U0189170

图书在版编目（CIP）数据

Cleveland Clinic 结直肠手术技巧 / （美）斯科特·R. 斯蒂尔 (Scott R. Steele) 原著；傅传刚，汪建平 主译 . —北京：中国科学技术出版社，2022.1

书名原文：Cleveland Clinic Illustrated Tips and Tricks in Colon and Rectal Surgery

ISBN 978-7-5046-9242-9

Ⅰ . ① C… Ⅱ . ①斯… ②傅… ③汪… Ⅲ . ①结肠疾病—外科手术②直肠疾病—外科手术 Ⅳ . ① R656.9 ② R657.1

中国版本图书馆 CIP 数据核字 (2021) 第 202154 号

著作权合同登记号：01-2021-5238

策划编辑	王久红　焦健姿	
责任编辑	黄维佳	
装帧设计	佳木水轩	
责任印制	李晓霖	

出　　版	中国科学技术出版社	
发　　行	中国科学技术出版社有限公司发行部	
地　　址	北京市海淀区中关村南大街 16 号	
邮　　编	100081	
发行电话	010-62173865	
传　　真	010-62179148	
网　　址	http://www.cspbooks.com.cn	

开　　本	889mm×1194mm　1/16	
字　　数	917 千字	
印　　张	39.5	
版　　次	2022 年 1 月第 1 版	
印　　次	2022 年 1 月第 1 次印刷	
印　　刷	天津翔远印刷有限公司	
书　　号	ISBN 978-7-5046-9242-9 / R·2784	
定　　价	398.00 元	

Cleveland Clinic
Illustrated Tips and Tricks in Colon and Rectal Surgery

Cleveland Clinic
结直肠手术技巧

原著　[美] Scott R. Steele

合著　[美] James M. Church

　　　[美] Conor P. Delaney

　　　[美] Tracy L. Hull

　　　[美] Matthew F. Kalady

主译　傅传刚　汪建平

中国科学技术出版社
·北 京·

版权声明

This is translation of *Cleveland Clinic Illustrated Tips and Tricks in Colon and Rectal Surgery*

ISBN–13: 9781975108250

Wolters Kluwer Health did not participate in the translation of this title and therefore it does not take any responsibility for the inaccuracy or errors of this translation.

译者名单

主　译　傅传刚　汪建平

副主译　杨　飖　窦若虚　周主青　朱　哲

译校者（以姓氏笔画为序）

王　琛　　王振宜　邓业巍　朱　哲　朱　莲　向作林　刘正尼

江期鑫　汤　睿　纪　昉　杜　涛　李　丹　李君宇　李旺林

李雪冬　李新星　杨　飖　吴　炯　吴现瑞　汪庆明　宋书铮

张　驰　张　顺　张振宇　陈　琳　陈文平　竺　平　岳　潇

周主青　周喜乐　柳　楠　夏利刚　倪　荔　徐　楷　徐美东

徐海霞　高　玮　黄　贲　黄晟宇　韩俊毅　傅传刚　鲁　兵

窦若虚

内容提要

本书引进自世界知名的 Wolters Kluwer 出版社，由美国 Cleveland Clinic 的 Scott R. Steele 教授联合众多权威专家共同编写，是一部新颖、独特、全面的结直肠手术操作实用参考书。本书分六篇 54 章，从手术设备、手术步骤、操作技巧等方面，系统介绍了结直肠各类疾病的外科手术流程，全面讨论了结直肠疾病的外科手术操作规范。全书图片精美，内容阐释明晰、深入浅出，既可供结直肠外科医师和手术室相关从业人员提高手术操作技巧时的查阅参考，又可作为结直肠外科医师获取结直肠手术规范依据时的参考用书。

原书序

在这样的循证医学时代，我们的大多数临床决策都是由数据驱动的，当然这是正确的选择。然而，患者在不断提醒我们人类生物学的无限变化，而这些提醒往往以无法衡量的方式影响我们的关注点。在结直肠手术实践中，数据只能为我们解读到目前为止，但我们有足够的空间在临床敏锐性方面增强实践。我们目前治疗的许多疾病，其呈现和发展方式通常的教科书或最新综述文章都没有涵盖。我们想知道如何注意这些细微差别以获得最佳结果。我们向更有经验的同伴寻求建议，有时我们会给导师打电话以征求他们的意见。在这本书中，著者把有关结直肠疾病的一系列章节放在一起讨论，就如同被要求对一个疑难病例发表评论一样。本书是世界上最繁忙的结直肠科基于多年实践积累的临床智慧的再次升华。

著者在编写这本书的时候，希望本书能够更易理解，这样可以减少给导师打电话和给专家发文字信息的频率。著者将他们从导师那里获得的智慧与其个人的临床经验结合起来，用以补充在教科书、同行评议和研究中所发现的知识。他们描述了在遇到棘手、危险和不寻常情况时的处理方式，以便当读者遇到类似情况时可以使用相同的技巧。书中描述的许多技巧都传承自上一代专家多年来的建议，并随着著者对疾病的理解、药物的选择和手术技巧的扩展而不断变化，而这些都基于正确规范之上的，而Cleveland Clinic能获得如今的辉煌也正是源于正确的规范。这是一部不寻常的书，非常实用。我们相信，读者也会有同感。

James M. Church, MBChB, FRACS

Ian Lavery, MD

Cleveland, Ohio

译者前言

"我们禀赋善良却难免有过失，我们遭遇过失败也收获过成功。过错难以完全避免，因为医学还不是一门精确的科学……"医学尤其是外科学发展至今，经历了不断实践、总结经验与探索创新的过程。迈入精准医疗的新时代，面对日趋普遍的结直肠肛门疾病，诸多学者在追求诊疗精确与安全的道路上砥砺前行。虽然有关结直肠肛门外科手术学的相关著作相继问世并随着时代发展不断更新，但对手术操作技巧、术中紧急事件应对及相关注意事项等问题进行全面系统阐述的著作却屈指可数。Cleveland Clinic 作为全球顶尖多专科学术综合医疗机构，其结直肠外科中心汇聚了全球著名的专家和引领者。由 Cleveland Clinic 结直肠外科著名教授 Scott R. Steele 领衔，联合 James Church、Conor P. Delaney、Tracy Hull、Matthew F. Kalady 四位知名教授，组织了 50 余位结直肠外科领域的优秀学者，在总结前辈经验基础上，汇聚共同智慧编撰了 *Cleveland Clinic Illustrated Tips and Tricks in Colon and Rectal Surgery* 一书。全书共 54 章，对各结直肠良恶性疾病的外科手术适应证、手术原则、手术实施过程、手术操作技巧、手术体位及器械配置、紧急状况应对、围术期并发症处理等均做了详尽描述。全书内容系统丰富，同时配有大量高清全彩色手术插图，直观明了，不但简明阐述了结直肠肛门疾病外科治疗领域内的基本理论和技术，还介绍了结直肠肛门外科手术学的最新进展及创新科技手段的应用理念，对结直肠肛门疾病的外科治疗有重要指导意义。我们觉得能将本书的中文翻译版呈现给国内读者非常有必要，同时也感到无比荣幸！

我们诚挚期望本书的中文翻译版能够帮助更多外科工作者学习和掌握最新的结直肠疾病外科诊疗理念与技能。本书是美国 Cleveland Clinic 结直肠外科专家经验与技术的结晶，其中一些做法（如日间手术等）目前尚无法在国内广泛开展，但仍不失为国内学者了解世界同行相关理论及技术的窗口，可帮助国内学者了解美国结直肠外科的情况，以借鉴经验提升自身。

本书的中文翻译版由同济大学附属东方医院、中山大学附属第六医院、浙江大学附属第一医院、上海中医药大学附属岳阳医院、上海中医药大学附属龙华医院、上海中医药大学附属曙光医院、海军军医大学附属长征医院、江苏省中医院、广州市第一人民医院、深圳市人民医院、北京市大兴区人民医院等多家医院的 40 余名专家共同参与，对书中大量的插图及手术专用器械进行精准翻译和仔细校对。由于中外术语规范及语言表达习惯有所差别，书中可能存在偏颇或失当之处，恳请各位读者批评指正。

最后，感谢参与本书翻译工作的诸位译者和中国科学技术出版社的编辑人员，感谢他们付出的艰辛劳动，同时也要感谢广大读者朋友对我们工作的关注与肯定。

同济大学附属东方医院普外科主任、胃肠肛肠外科主任

美国结直肠医师学会荣誉委员

俄罗斯结直肠外科学会荣誉委员

原书前言

那些曾经指引我们又深孚众望的外科巨匠、当今的杰出同仁及未来的继任引领者，非常荣幸成为你们当中的一员。愿这部秉承"Cleveland Clinic 医风"的手术技巧著作能给结直肠疾病患者的诊治带来帮助。

Scott R. Steele, MD, MBA
Chairman
Department of Colorectal Surgery
Cleveland Clinic
Cleveland, Ohio

Scott R. Steele, MD, MBA
James M. Church, MBChB, FRACS
Conor P. Delane, MD
Tracy L. Hull, MD
Matthew F. Kalady, MD

目 录

第六篇　盆腔疾病

第一篇

手术室与解剖
In the Operating Room and Anatomy

第 1 章　结肠、直肠和肛门的外科解剖
Anatomy of the Colon, Rectum, and Anus

Richard L. Drake　Jennifer M. Mcbride　Michelle D. Inkster　James S. Wu　著

黄　贲 译　傅传刚　杨　飘 校

正确理解外科解剖，不仅意味着知晓各部分间的关系，而且意味着对该区域结构的位置、功能和关系的了解，有助于诊断和治疗该区域的损伤和疾病；或者在某些病例中帮助判断适当的手术范围，并指导制订手术计划与方式。

Edward Bellamy, FRCS

The Student's Guide to Surgical Anatomy, 1885

Spence 教授撰写

肠道起于十二指肠，终于肛门。

一、腹膜

肠道差异化地被腹膜覆盖（图 1-1）。Thomas 教授在其 1903 年的外科解剖学课程纲要中这样描述腹膜：腹膜是一个封闭的浆液性囊，除了女性的输卵管外，没有外部交通。腹膜介于腹壁和脏器之间，脏器从其内陷于后腹膜的意义上说，是位于腹膜内的。脏器被腹膜或肠系膜的皱褶所固定。除了回肠和空肠、横结肠、胃和脾脏的两层皱襞融合的部分，其他部分有完整的腹膜覆盖。肾脏、膀胱、升结肠和降结肠通常只被部分覆盖。

二、小肠

小肠由十二指肠、空肠和回肠组成（图 1-2），除起始端（幽门）和末端（回盲瓣）外，是开放的。

（一）十二指肠

"十二指肠"一词来源于拉丁语"digitorum"（12 个手指的空间），因为它的长度约为 12 指宽。十二指肠是小肠的第一部分，除球部外，均位于腹膜后。十二指肠呈 C 形，包绕胰头（图 1-3）。

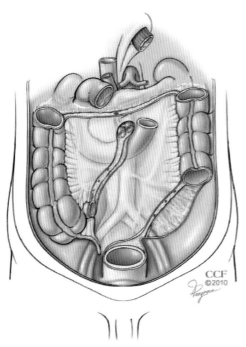

▲ 图 1-1　腹膜是一个完全或部分覆盖在肠道上的囊

肠道的第一部分，十二指肠位于腹膜后。空肠、回肠、横结肠和乙状结肠被腹膜覆盖，并固定于肠系膜。升结肠、降结肠和直肠部分被腹膜覆盖（经许可转载，引自 Cleveland Clinic Center for Medical Art & Photography © 2019，版权所有）

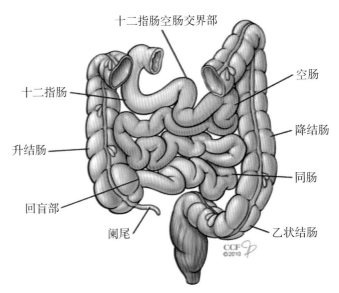

▲ 图 1-2　图示小肠与大肠的相对位置

经许可转载，引自 Cleveland Clinic Center for Medical Art & Photography © 2019，版权所有

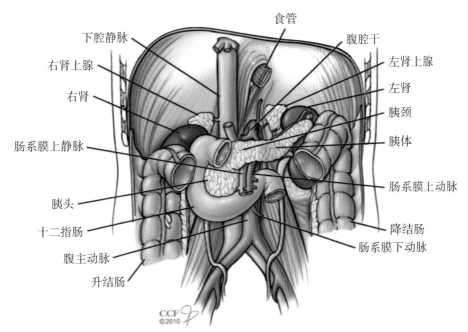

▲ 图 1-3　十二指肠位于胰腺、肝胆系统、腔静脉、门静脉、脊柱、主动脉、肠系膜上血管、泌尿系统和结肠附近

经许可转载，引自 Cleveland Clinic Center for Medical Art & Photography © 2019，版权所有

十二指肠分为以下四部分（图 1-4）。

- 十二指肠球部或第一部分起于幽门括约肌，止于胆囊颈部。位于胆管、胃十二指肠动脉、门静脉和下腔静脉前方。
- 十二指肠降部或第二部分从胆囊颈部走行至 L_3 椎体下缘。位于右肾内侧前方，胰头外侧。十二指肠大乳头和十二指肠小乳头位于降部。
- 十二指肠水平部或第三部分行走于下腔静脉、腹主动脉和脊柱前方，肠系膜上动、静脉紧贴其前面下行。
- 十二指肠升部或第四部分于腹主动脉左侧上行，止于十二指肠空肠交界部。屈氏韧带（十二指肠悬肌或十二指肠韧带）是交界部的标志。

十二指肠动脉供应来自胃十二指肠动脉、十二指肠上动脉、胰十二指肠上前和上后动脉的十二指肠支、胰十二指肠下前和下后动脉的十二指肠支和肠系膜上动脉的第一空肠支（图 1-5）。

（二）空肠和回肠

空肠和回肠完全被腹膜覆盖，并通过肠系膜与后腹壁相连。它们从左上腹走行至右下腹。

1. 空肠

"空肠"一词来源于拉丁语"ieiunum"或"empty"，因为在解剖时经常发现它是空的。空肠延续自十二指肠，约占小肠总长度的 2/5。空肠的动脉供应来自空肠动脉，是肠系膜上动脉的分支。肠系膜上静脉收集回肠的静脉血（图 1-6）。

2. 回肠

"回肠"一词来源于拉丁语"ilia"，意为"腹股沟"或"侧腹"。回肠是小肠的最后一段，约占小肠

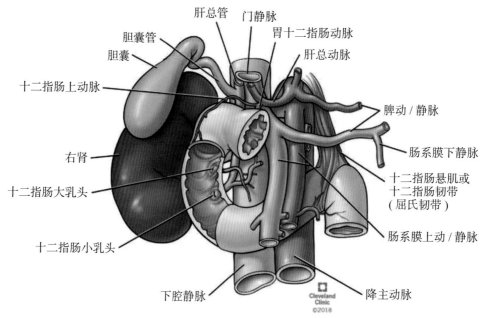

▲ 图 1-4　十二指肠及其与胆道系统、腔静脉、门静脉、肠系膜上动 / 静脉的关系，胰腺已移除
经许可转载，引自 Cleveland Clinic Center for Medical Art & Photography © 2019，版权所有

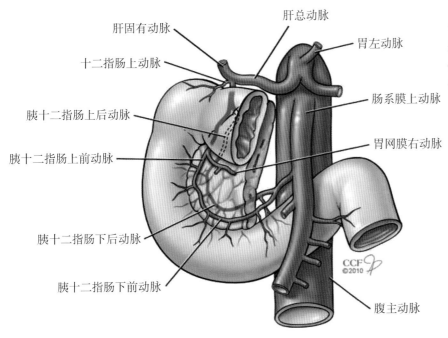

◀ 图 1-5　十二指肠的动脉供应
经许可转载，引自 Cleveland Clinic
Center for Medical Art & Photography
© 2019，版权所有

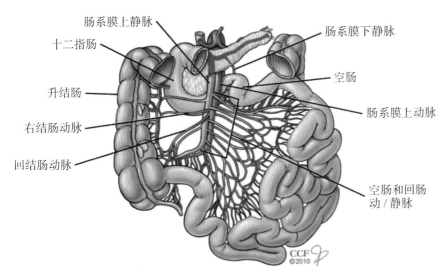

◀ 图 1-6　空肠和回肠属于腹膜内
器官，从左上腹走行至右下腹，固
定于肠系膜。血管供应来自肠系膜
上动、静脉
经许可转载，引自 Cleveland Clinic
Center for Medical Art & Photography
© 2019，版权所有

总长度的 3/5（图 1-6）。回肠在盲肠和升结肠交界部移行为大肠。回肠的动脉供应来自肠系膜上动脉和回结肠动脉的回肠支。

三、大肠

　　大肠始于右下腹的盲肠，上行延续为升结肠，至肝脏下方形成结肠右曲（肝曲）。横结肠继续左行，在结肠左曲（脾曲）处转向下行。降结肠继续下行，进入下腹部形成乙状结肠。乙状结肠延伸至盆腔，形成直肠和肛管（图 1-7）。结肠的外观特征为三条结肠带和结肠袋（"taenia" 的意思是 "丝带" 或 "带子"；"haustrum" 的意思是 "袋"）。结肠带是结肠表面的三条平滑肌的纵带，是纵行肌的一部分。脂肪垂是分布于结肠和直肠上段的充满脂肪的小腹膜袋。三条结肠带分别为系膜带、独立带和网膜带。当结肠带收缩时，就会形成结肠袋或凸起。结肠带起源于盲肠的阑尾口。它在直肠乙状结肠交界处消失，成为直肠的纵行肌层。升结肠和横结肠由肠系膜上动脉供血。降结肠、乙状结肠和直肠由肠系膜下动脉供血（图 1-8）。肠系膜下静脉、脾静脉和门静脉进行静脉引流（图 1-9）。大肠的淋巴引流沿血管分布。大肠及其与邻近结构的关系如图 1-10 所示。

（一）盲肠和阑尾

"盲肠"一词来源于拉丁语"intestinum caecum"或"blind gut"。盲肠是大肠的第一部分，在回盲口下方，位于右下腹。阑尾附着于盲肠下方，位于结肠带起始处。盲肠被腹膜覆盖，可活动。

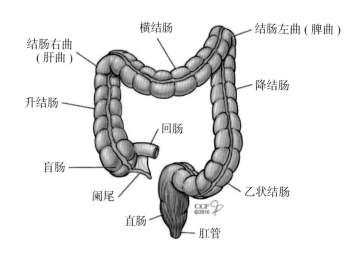

◀ 图 1-7 结肠及其与回肠末端和直肠肛管的关系

经许可转载，引自 Cleveland Clinic Center for Medical Art & Photography © 2019，版权所有

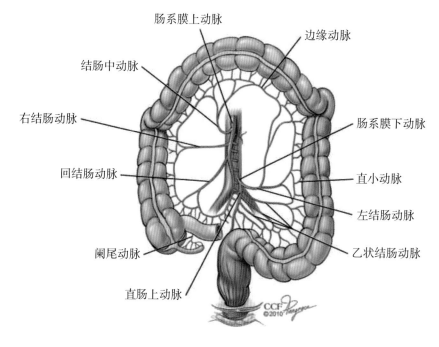

◀ 图 1-8 末端回肠、右半结肠和横结肠的血液供应来自肠系膜上动脉

左半结肠和乙状结肠由肠系膜下动脉供血。肠系膜上血管和肠系膜下血管的分界线在结肠脾曲。结肠脾区的边缘动脉（Drummond）连接。肠系膜上血管和肠系膜下血管（经许可转载，引自 Cleveland Clinic Center for Medical Art & Photography © 2019，版权所有）

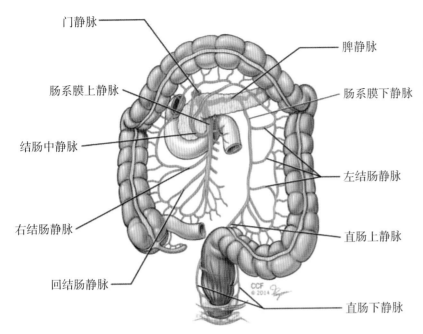

◀ 图 1-9 肠系膜上静脉和肠系膜下静脉接收来自结肠的静脉血

肠系膜下静脉汇入脾静脉。脾静脉与肠系膜上静脉汇合后形成门静脉。（经许可转载，引自 Cleveland Clinic Center for Medical Art & Photography © 2019，版权所有）

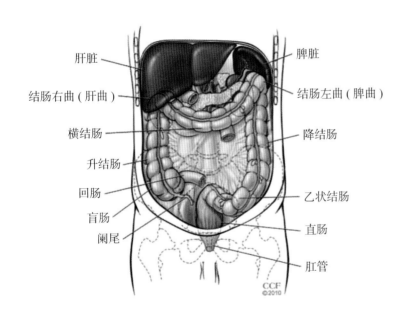

◀ 图 1-10 结肠及其与骨盆、肝、脾、膈和胸腔的关系

经许可转载，引自 Cleveland Clinic Center for Medical Art & Photography © 2019，版权所有

（二）结肠

1. 升结肠

升结肠继续向上行走，至肝下结肠右曲（肝曲）。虽然在大多数情况下，升结肠没有肠系膜并固定于后腹壁，但在某些情况下，它有自己的肠系膜。紧靠升结肠外侧的是右结肠旁沟。升结肠的动脉供应来自回结肠动脉（来自肠系膜上动脉）的结肠支。右结肠动脉的起源因人而异，该动脉可能来自肠系膜上动脉、回结肠动脉或中结肠动脉（MCA）的右支。

2. 横结肠

横结肠始于结肠右曲，终于结肠左曲。横结肠是腹膜内器官，通过横结肠系膜固定于后腹壁。横

结肠的动脉供应来自右结肠动脉、肠系膜上动脉的中结肠动脉和肠系膜下动脉的左结肠动脉。中结肠动脉的变异也见于报道，该动脉可起源于胃十二指肠动脉。

3. 降结肠

降结肠始于结肠左曲，延伸至髂嵴水平（图 1-12）。大部分情况下，降结肠也没有肠系膜，不同程度地固定于后腹壁。与升结肠相似，降结肠外侧为左结肠旁沟。降结肠的动脉供应来自起源于肠系膜下动脉的左结肠动脉。

4. 乙状结肠

"乙状结肠"一词来源于希腊字母表的第 18 个字母"Σ，σ"和拉丁语"S"。乙状结肠起始于髂嵴水平（图 1-12）。它延伸向下至肠系膜消失处，通常在 S_3 水平前方。这是直肠起始处的标志。乙状结肠附着于其起始处和终止处，全程固定于乙状结肠系膜，并且可移动。乙状结肠及其系膜后的重要结构包括左侧髂内髂外血管、左侧性腺血管、左侧输尿管和骶神经丛根部。乙状结肠的动脉供应来自起源于肠系膜下动脉的数支乙状结肠动脉（图 1-8）。

四、直肠

"直肠"一词来源于拉丁语"intestinum rectum"或"straight intestine"。直肠从乙状结肠延伸至肛管，直肠乙状结肠交界处被定义为 S_3 水平或者乙状结肠系膜终点（图 1-11）。直肠的动脉供应来自起源于肠系膜下动脉的直肠上动脉，起源于髂内动脉的直肠中动脉，以及起源于髂内动脉分支——阴部内动脉的直肠下动脉。

五、肛门

"肛门"一词来源于拉丁语"anus"或"ring"。肛管是大肠的最后一段。直肠壶腹穿行盆底，其末端延伸为肛管。肛管穿过会阴后止于肛门。肛管的动脉供应主要来自起源于髂内动脉分支——阴部内动脉的直肠下动脉（图 1-12）。

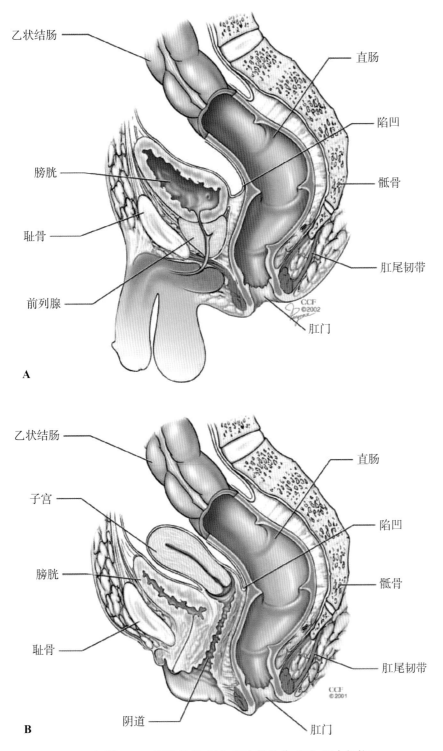

乙状结肠

直肠

陷凹

膀胱

骶骨

耻骨

肛尾韧带

前列腺

肛门

A

乙状结肠

直肠

子宫

陷凹

膀胱

骶骨

耻骨

肛尾韧带

阴道

肛门

B

▲ 图 1-11 男性骨盆（A）与女性骨盆（B）正中矢状面

相对于女性，男性骨盆较窄。男性骨盆前方是前列腺，女性骨盆前方是阴道（经许可转载，引自 Cleveland Clinic Center for Medical Art & Photography © 2019，版权所有）

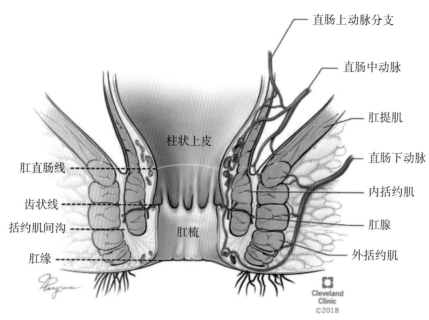

直肠上动脉分支

直肠中动脉

肛提肌

直肠下动脉

内括约肌

肛腺

外括约肌

柱状上皮

肛直肠线

齿状线

括约肌间沟

肛缘

肛梳

▲ 图 1-12 肛 门

肛门有内括约肌和外括约肌。肛管内括约肌是直肠平滑肌的延伸。肛管外括约肌是肛提肌的延伸。肛管由直肠上、中、下动脉供血。肛管内壁由四种类型的上皮组织覆盖。肠道黏膜柱状上皮在肛直肠线过渡至肛管移行区。内痔位于肛管移行区，肛柱和肛窦下方。肛管移行区下缘为齿状线，又名梳状线，因其齿状或扇形（梳状）外观而得名。齿状线以下为肛梳，由无毛的未角化鳞状上皮组织覆盖。肛梳与肛周皮肤（有毛）在肛缘融合（经许可转载，引自 Cleveland Clinic Center for Medical Art & Photography © 2019，版权所有）

推荐阅读

[1] Bellamy E. *The Student's Guide to Surgical Anatomy.* 3rd ed. London, England: J. & A. Churchill; 1885:vi. In his introduction, Dr. Bellamy attributed this quote to Professor Spence.

[2] Drake RL, Vogl AW, Mitchell AWM, Tibbitts R, Richardson P. *Gray's Atlas of Anatomy.* Philadelphia, PA: Churchville Livingstone; 2007.

[3] Drake RL, Vogl AW, Mitchell AWM. *Gray's Anatomy for Students.* 3rd ed. Philadelphia, PA: Churchville Livingstone/Elsevier; 2014.

[4] Etymonline. Anus. Available at: https://www.etymonline.com/word/anus. Accessed May 26, 2018.

[5] Etymonline. Caecum. Available at: https://www.etymonline.com/word/caecum. Accessed May 26, 2018.

[6] Etymonline. Duodenum. Available at: https://www.etymonline.com/word/duodenum. Accessed May 26, 2018.

[7] Etymonline. Ileum. Available at: https://www.etymonline.com/word/ileum. Accessed May 26, 2018.

[8] Etymonline. Jejunum. Available at: https://www.etymonline.com/word/jejunum. Accessed May 26, 2018.

[9] Etymonline. Rectum. Available at: https://www.etymonline.com/word/rectum. Accessed May 26, 2018.

[10] Garćia-Ruiz A, Milsom JW, Ludwig KA, Marchesa P. Right colonic arterial anatomy. Implications for laparoscopic surgery. *Dis Colon Rectum.* 1996;39:906–911.

[11] Gray H. *Anatomy of the Human Body.* 20th ed. Thoroughly revised and re-edited by Lewis WH. Philadelphia, PA: Lea & Febiger; 1918:1157–1158.

[12] Haywood M. Molyneux C, Mahadevan V, Lloyd J, Srinivasaiah, N. The right colic artery: an anatomical demonstration and its relevance in the laparoscopic era. *Ann R Coll Surg Engl.* 2016;98:560–563.

[13] Indrajit G, Ansuman R, Pallab B. Variant origin of the middle colic artery from the gastroduodenal artery. *Int J Anat Var.* 2013;6:13–17.

[14] Thomas TT. *A Syllabus of Surgical Anatomy.* 2nd ed. College Agency of U.P., F. W. S. Langmaid, M.D., Philadelphia, copyright 1903, pp. 100–101, 127. This content is DRM free.

[15] Treitz W. Ueber einen neuen Muskel am Duodenum des Menschen, über elastische Sehnen, under einige andere anatomische Verhältnisse. *Vierteljahrsschrift Praktisch Heilkund (Prague).* 1853;37:113–144.

第 2 章 医用工具：牵引器、观察仪、探针等
Tools of the Trade: Retractors, Scopes, Probes, and More

David Liska 著

倪 荔 译 傅传刚 杨 飘 校

一、门诊检查室设备

（一）通用设备（图 2-1）

- 用于制备电子病历和影像学检查的办公桌和计算机。
- 供患者和陪同者使用的椅子。
- 隐私检查时遮挡用的窗帘。
- 胃肠道解剖示意图。

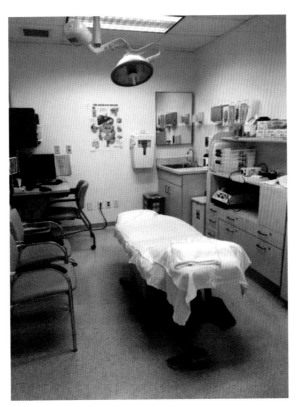

▲ 图 2-1 诊查室

- 水槽。
- 锐器收集容器。
- 器械收集容器。
- 检查灯。
- 可用于不同体位患者的检查床（图 2-2）。
- 坐位。
- 仰卧位。
- 侧卧位。
- 胸膝位（即 Kraske 体位）。
- 截石位。

（二）门诊检查流程

- 肛门镜和直肠镜检查（图 2-3 和图 2-4）。
- 光源。
- 不同长度和直径的可重复用肛门镜（如 Hirschman）。
- 带注气器的可重复用直肠镜（不同尺寸）。
- 痔疮橡胶圈套扎术。
- 带有无损伤痔抓钳的抽吸结扎器或 McGivney 结扎器（图 2-5）。
- 判断肛瘘及行单切口引流术的器械（图 2-6）。
- 无菌准备包（含碘）。
- 局部麻醉药（如利多卡因、丁哌卡因）。
- 注射器和针头。
- 手术刀。

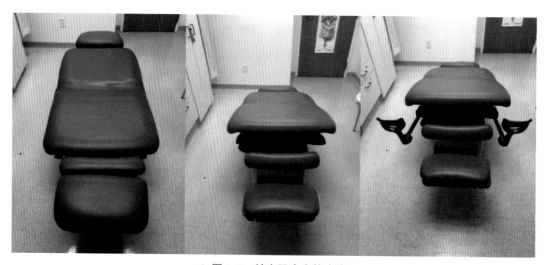

▲ 图 2-2　结直肠患者检查床

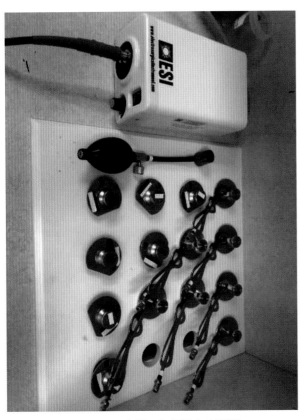

▲ 图 2-3　光源、肛门镜和直肠镜

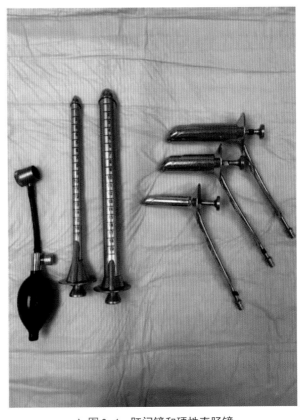

▲ 图 2-4　肛门镜和硬性直肠镜

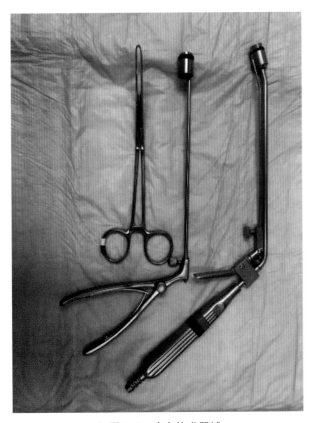

▲ 图 2-5　痔套扎术器械

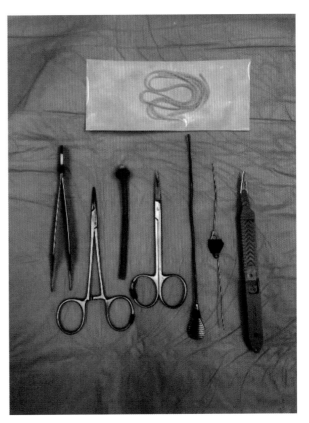

▲ 图 2-6　肛肠脓肿及肛瘘配套器械

- 剪刀。
- 镊子。
- 瘘管探条。
- 培养基拭子。
- 吸引器。
- 蘑菇头导管。
- 硅橡胶挂线。
- 缝线。
- 软性内镜。
- 内镜设备架（图 2-7）。
- 软性乙状结肠镜（图 2-8）。
- 用来对回肠造口或回肠储袋进行内镜评估的回肠镜。
- 活检钳和圈套器。
- 可烧灼电外科发生器。
- 标本杯。
- 吸引器。
- 灌注用注射器。

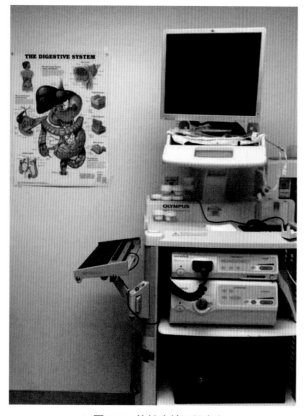

▲ 图 2-7　软性内镜及设备架

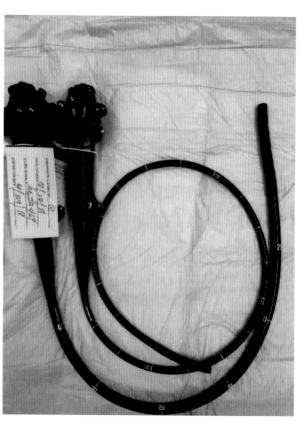

▲ 图 2-8　软性内镜

（三）盆底评估

- 直肠腔内和肛门内超声检查系统（图 2-9）。
- 肛肠测压系统（图 2-10）。

二、手术室设备

（一）小肛肠手术

Cleveland 医学中心 Lavery 医生瘘管套装（图 2-11）。

- 6 英寸直止血钳 2 把。
- 6 英寸弯血管钳 1 把。
- 7.5 英寸扁桃体钳 1 把。
- 6½ 英寸鼠齿钳 2 把。
- 7 英寸直角 Munion 钳 1 把。
- 6¼ 英寸 Mayo Hegar 持针器 1 把。
- 6¾ 英寸直 Mayo 缝合线剪刀 1 把。
- Reynolds 肌腱切断剪刀 1 把。

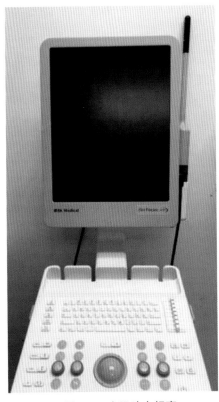

▲ 图 2-9 直肠腔内超声

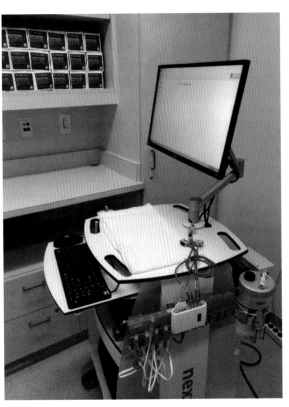

▲ 图 2-10 肛肠测压设备

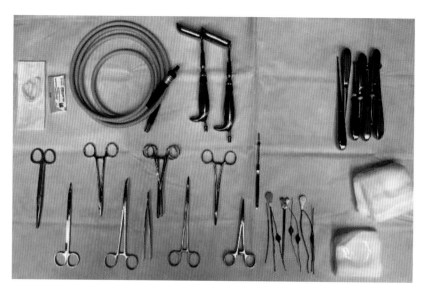

▲ 图 2-11　Dr. Lavery 瘘管套装

- 6 英寸有齿镊 1 把。
- 小型带灯的 Hill-Ferguson 撑开器 1 个。
- 中等亮的 Hill-Ferguson 撑开器 1 个。
- 带适配器的光纤电缆 1 根。
- 带导向槽的探条 1 根。
- 带针眼泪道探条 1 根。
- 带有重翼尖的瘘管探条 1 根。
- 带有轻翼尖的瘘管探条 1 根。
- 00-8 号 5½ 英寸泪道探条 5 根。
- 7 号 6½ 英寸刀柄 1 把。
- 0-6 号乳突刮匙 7 个。

（二）肛门镜检查、直肠镜检查和经肛手术

- Hill-Ferguson 牵开器（S、M、L）。
- Hirschman 肛门镜。
- Fansler 肛门镜（图 2-12E）。
- Pratt 双瓣牵开器（图 2-12D）。
- 硬直肠镜（图 2-12G）。
- Salvati 手术直肠镜（图 2-12F）。
- 扩张器。
- Bougie 扩张器（图 2-12A）。
- Hegar 扩张器。

- Frankfeldt 电热圈套器（图 2-12B）。

- 穿刺活检钳（图 2-12C）。

1. 经肛门微创手术（图 2-13）

- GelPOINT 专用经肛通路平台（Applied Medical，Rancho Santa Margarita，CA）。

- 空气密封装置和注气系统（Surgiquest，Milford，CT）。

- Lone Star 牵开器（Cooper Surgical，Trumbull，CT）。

- 腹腔镜器械套件。

2. 经肛门内镜显微手术（图 2-14）

- 具有二氧化碳注气压力控制功能的 WolfStorz 经肛门内镜显微手术（TEM）系统。

- TEM 器械套。

（三）牵开器

1. 自持式牵开器

- 带 C 臂的 balfour 牵开器（图 2-15）。

- Weitlaner 牵开器。

- 环形牵开器。

- Omni 牵开器。

- 双环形伤口保护器（图 2-16）。

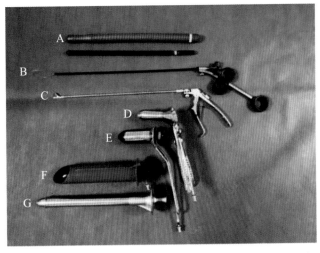

▲ 图 2-12　**A.** 扩张器；**B.** 圈套器；**C.** 活检钳；**D. Pratt** 肛门镜；**E. Fansler** 肛门镜；**F.** 手术用肛门镜；**G.** 硬直肠镜

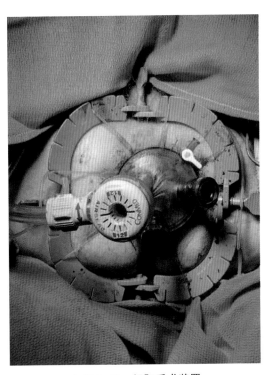

▲ 图 2-13　经肛手术装置

2. 带光源的盆腔牵开器（图 2-17）

- Fazio（图 2-17C 和 2-18）。

- Britric（图 2-17A）。

- 深部盆腔组合牵开器（图 2-17B）。

- Deaver（图 2-17D）。

- Sweetheart（图 2-17E）。

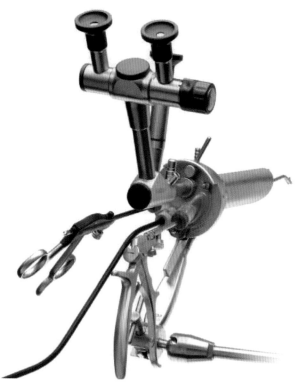

▲ 图 2-14　手术用直肠镜

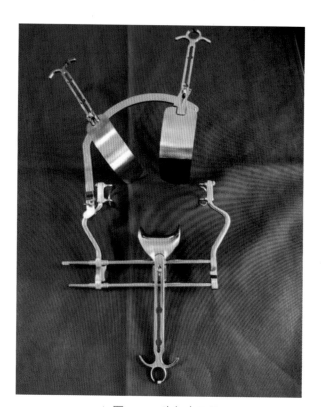

▲ 图 2-15　腹部牵开器

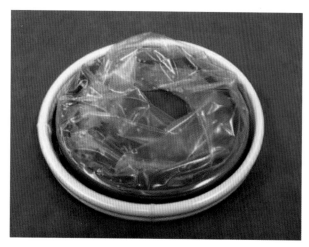

▲ 图 2-16　伤口保护器

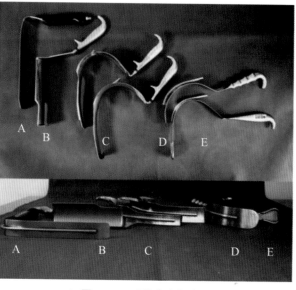

▲ 图 2-17　手持式腹部牵开器

（四）深部盆腔器械（图 2-19）

- 14 英寸特长 Kelly 钳（图 2-19A）。

- 9½ 英寸特长 Tonsil 夹钳（图 2-19B）。

- 10 英寸特长 Allis 钳（图 2-19C）。

- 11 英寸弯 Metzenbaum 剪刀（图 2-19D）。

- 10½ 英寸 Jones DuBois 剪刀（图 2-19E）。

- 11 英寸 Harrington 剪刀（图 2-19F）。

- 12 英寸加长 Gerald 镊子（图 2-19G）。

- 9 英寸 DeBakey 镊子（图 2-19H）。

- 10 英寸 Russian 镊子（图 2-19I）。

- 9¾ 英寸直海绵棒。

- 10⅜ 英寸 Crile Wood 持针。

（五）吻合器（图 2-20）

- GIA 80（图 2-20A）。

- TA 60（图 2-20B）。

- Endo GIA 60（图 2-20C）。

- PI 30（图 2-20D）。

- EEA 31（图 2-20E）。

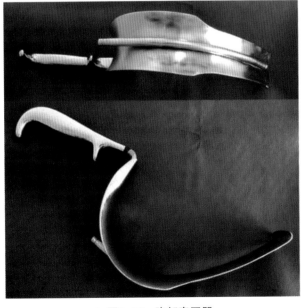

▲ 图 2-18　腹部牵开器

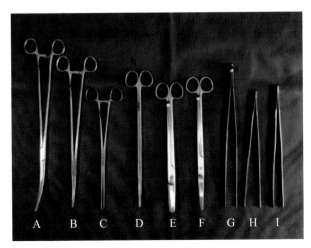

▲ 图 2-19　钳子、剪刀和镊子

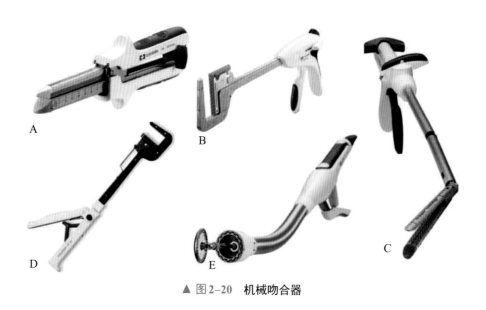

▲ 图 2-20　机械吻合器

推荐阅读

Steele SR, Hull T, Read TE, Saclarides T, Senagore A, Whitlow C, eds. *The ASCRS Textbook of Colon and Rectal Surgery.* 3rd ed. New York, NY: Springer Publishing; 2016.

第3章 手术体位规范
Principles of Operative Positioning

Daniel R. Fish **著**

李 丹 **译** 傅传刚 黄晟宇 **校**

一、围术期注意事项

- 体位放置的目的应是最大限度地为手术提供空间与便利，同时最大限度地降低与体位相关损伤的风险。
- 必要时，可在不显著影响无菌区域情况下，术中调整患者的体位。尽管如此，仍需在手术开始时就做好妥善的术前计划和体位摆放以获得最佳的效率和无菌效果。
- 一个协调良好的团队可常规进行重要的体位变换（例如，在经腹会阴联合直肠切除术中，从仰卧位转换为俯卧位）而不会明显延误手术进行。

二、仰卧位

（一）注意事项

- 常用于难以通过肛门完成的开放手术，如回肠造口闭合术、回肠造口术、开腹右半结肠切除术和开腹小肠手术，也可用于先前行肛门直肠切除术后肛门永久闭合的患者。
- 尽管可以与如四肢束缚或胸带等辅助技术相结合使用，但最常用的方法是捆绑腿部并展开手臂（见后述）。
- 仰卧位几乎不会导致与体位相关的损伤，通常也是外科手术在任何时候都适用的默认体位。

（二）设备

- 用于固定下肢和上肢的皮带，绑带或胶带／毛巾。
- 折叠的毛毯或泡沫垫。
- 双下肢气动加压装置。

（三）操作技术

- 手臂外展小于 90° 绑扎在位于中间位置的带衬垫的手臂板上，前臂上的绑带应放松。
- 可以通过在膝盖下方放置枕头来支撑双下肢，使其保持轻度的屈曲，在脚后跟下方放置衬垫可以预防压疮，同时用皮带或绑带舒适地固定大腿。
- 下肢和胸部应盖上毯子或使用暖风设备以保持体温。

三、截石位

（一）注意事项

- 截石位或人字位是结直肠外科手术最常用的体位之一，因为以上两个体位可以方便会阴部的手术操作。
- 应考虑在经肛手术中使用，包括肛周手术、经肛手术、术中结肠镜检查、经肛吻合术（如端 – 端吻合器吻合）、结肠肛管吻合或经直肠、阴道回收标本的手术。
- 此体位也可用于需要术者站立在患者两腿之间进行的手术（如腹腔镜右、横、左或结肠次全切除术或肝曲、脾曲游离）。
- 不同的腿部约束装置和姿势会给腿部神经，关节和骨筋膜室带来不同程度的损伤风险，并可加重神经根病患者的背痛。可通过适当的体位摆放和使用衬垫将以上的损伤风险降到最低。
- 骨筋膜室综合征是一种不常见的，被详细描述为由截石位引发的风险。可能与腿部筋膜室的灌注减少有关，而且似乎与肥胖、四肢重量、腿抬起的角度大小及截石位摆放的总时间有关。对于有骨筋膜室综合征风险的患者，在不破坏无菌原则的前提下，腿部位置可在手术过程中根据需要进行调整，使其退出或重新返回截石位的位置。
- 截石位经常与腹腔镜手术所配合的动作（如上肢约束），头低足高位（如胸带）或肛门、直肠术前准备（如直肠灌肠、肛门外翻缝合）相结合。
- 由于下半身无法被毛毯覆盖，因此应在患者胸部使用暖空气装置或覆盖毯子以帮助维持体温。

（二）设备

- 带有可拆卸（首选）或可向下折叠至 90° 的腿部支架的手术台。
- 带附件支架的可选腿箍（见其他章节）。
- 泡沫垫。
- 根据需要来支撑骶骨的折叠毯子。

（三）操作技术

- 放置下肢气动压缩装置。

- 一旦建立气道后，将患者整体向手术床腿侧移动，使其肛门超出手术床体部分的边缘，同时确保骶骨区域有适当的衬垫。
- 安装所选的腿部支架（见"截石位的支架类型"），将两条腿同时放在支撑架中减少脊柱的扭转。
- 如果使用分腿架，则卸下或放低手术床的腿部支架或将双腿展开（见"分腿截石位"）。
- 根据需要重新调整身体 / 骨盆在床上的位置，将会阴放置到最佳位置（图 3-1）。

对于很少需要或不需要经肛或经会阴部的手术（例如，针对结肠黑变病的腹腔镜右半结肠切除术），摆设骨盆时骶骨 / 尾骨得到充分支撑，可最大限度地降低与压力相关的损伤风险。

对于需经肛进行手术、置管或吻合的情况，摆放体位时肛门应略微悬垂于床边缘之外（2～7cm），以方便会阴部分的手术。

对于需经肛门后方会阴部的手术，肛门应垂悬于床缘外（5～15cm），以显露整个手术区域。通过用骶骨下面的折叠毯子支撑骨盆，可使会阴进一步显露。

如果预计患者将长时间保持头低足高位，则多预留 2～7cm，以防可能发生的患者身体朝向床头的滑移。

四、使用拐杖糖形脚蹬的截石位

（一）注意事项

- 对腿部关节提供较小支撑，且只能用于短时间的手术（如时间＜ 30min），如结肠镜检查或肛周手术。
- 尽管操作持续时间较短且麻醉程度较轻，但仍需使用气动压缩装置。

（二）设备

- 手术床附属固定支架（图 3-2）。

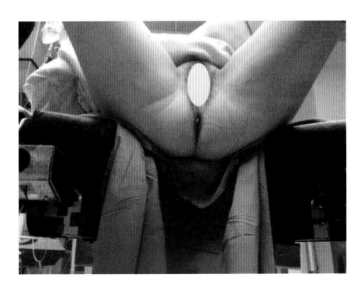

◀ 图 3-1　适合经肛手术的骶骨放松截石位

- 附有两皮带脚蹬的拐杖糖形支架。

（三）操作技术

- 将支架放在床体侧栏的最下部，然后固定拐杖糖形支架，使其与床平面垂直（图 3-3）。
- 同时抬起双腿，弯曲臀部和膝盖，以尽量减少在膝关节和踝关节处造成不利的外展 / 内收，然后将脚放到脚蹬中，使其中一只脚垫带托住前足到中足，另一只脚垫带托住足跟（图 3-4）。
- 如果膝盖或足踝出现过度弯曲，可以调整拐杖糖形支架的角度，使其处于良好的位置（图 3-5）。

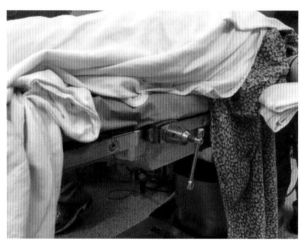

▲ 图 3-2　固定支架在床的侧面，可以使拐杖糖形支架调整至合适的角度

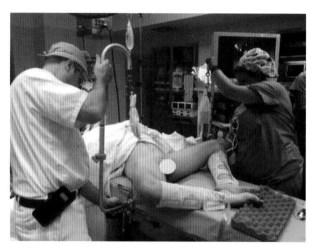

▲ 图 3-3　放置拐杖糖形支架

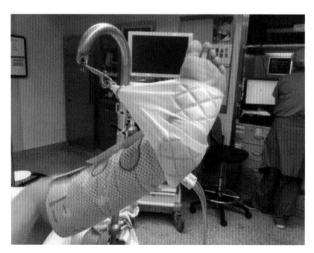

▲ 图 3-4　脚蹬放置在足后跟和中足的适当位置，避免对跟腱施加压力

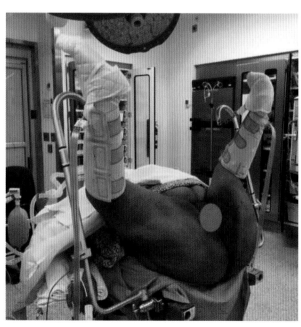

▲ 图 3-5　调整床上脚蹬的角度，使腿部和臀部适当对齐

五、带有靴形脚蹬的截石位（如 YELLOWFINS 马镫形腿架）

（一）注意事项

- 靴形脚蹬为腿部关节提供更好的支撑，并且对于时间超过 30min 的手术，靴形脚蹬比拐杖糖形支架更可取。

- 腓神经损伤是与靴形脚蹬相关的最常见的体位相关损伤，会导致感觉神经病变而无运动障碍，为避免这种损伤可采用适当的办法避免胫骨头侧面受到压力。

- 通过朝底部旋转靴形脚蹬使脚平坦放置在靴子底部（"站立在脚蹬中"），这样可避免对腘窝施加压力，同时也减轻小腿后部压力。也要避免靴形脚蹬过高从后方进入腘窝。

- 手术过程中腿部可以根据需要上下移动。保持膝关节低位（与髋部贴近）有助于避免上腹部腹腔镜手术或下腹部切口的干扰。相反，尽可能将脚抬高可最大限度地显露会阴后部。在悬垂双腿之前，应测试所有术中预计的双腿位置，确保每个腿的安全。

- 当将上肢约束与靴形截石位结合使用时，可使用衬垫保护手，对防止脚蹬移动时手指外伤至关重要（见"上肢约束"）。

（二）设备

- 手术床附属支架。
- 左右脚蹬。
- 泡沫填充物分成两个小方块和两个大方块。

（三）操作技术

- 将支架安装在手术床体侧栏轨道的最下部，然后牢固地固定靴形脚蹬（图 3-6）。
- 将靴形脚蹬调整为平行并靠近床腿部分，并沿着床杆向上移动脚蹬，使其位置靠近臀部，靴形的足趾朝前，脚底与床垂直。靴形脚蹬应稍微宽松地固定在床杆上，以便轻松操纵的同时不会发生意外滑动（图 3-7）。
- 如前所述，将双腿同时移动到脚蹬中，然后卸下 / 放低床脚。
- 在膝盖 / 小腿的外侧和脚蹬之间放置一块大的泡沫衬垫，并在气动压缩装置的管路和患者的脚之间放置一小块泡沫衬垫，最大限度地减小压力（图 3-8）。
- 站在脚蹬的末端并用身体支撑腿部，同时适度松开一个脚蹬，按照以下原则进行体位放置。
  - 脚、膝盖和对侧的肩膀应该成一条线。
  - 外侧膝盖 / 小腿上的压力应该降到最低，以避免腓神经受伤。
  - 足底应平放于脚蹬的底部，并且应将腿的重心落在脚的这一部分上，而不是小腿后部上（图 3-9）。
  - 膝盖应保持中立旋转，而不是外旋或内旋（图 3-10）。

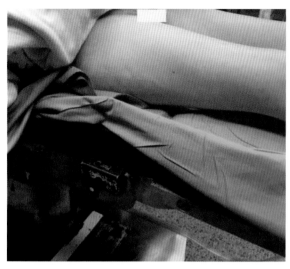

▲ 图 3-6 手术床上的靴形脚蹬固定支架

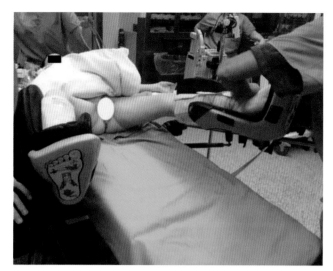

▲ 图 3-7 将腿放入靴形脚蹬

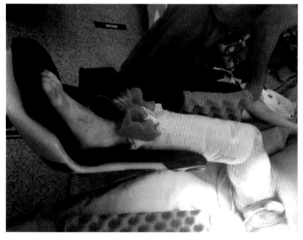

▲ 图 3-8 侧面使用泡沫垫并连接气动压缩装置

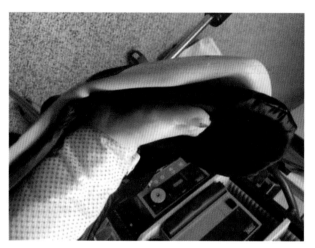

▲ 图 3-9 足跟在靴形脚蹬中的正确位置

- 膝盖应该弯曲，但不要过度弯曲，以免影响手术。足跟和床之间的距离应根据每个患者的腿长定制（图 3-11）。

膝盖完全伸展会在手术过程中出现过度伸展的危险。如果使用显著的头低足高位，需要预留出 2～7cm 可供患者的身体向头部滑动，为膝盖和髋部的伸展做好准备。

六、使用分腿架的截石位

（一）注意事项

- 分腿架为双腿提供了更好的支撑，双腿的姿势更类似于仰卧位，相比于其他形式的截石位，最大限度地降低了神经、关节或骨筋膜室损伤的风险。
- 不利的一面是，双腿分叉的体位使经肛门和经会阴的手术空间变得有限。

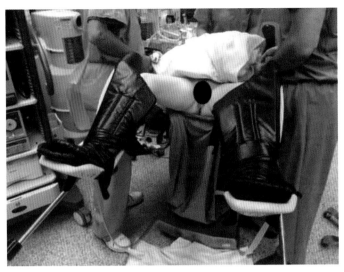

▲ 图 3-10 在靴形脚蹬中合理放置膝盖

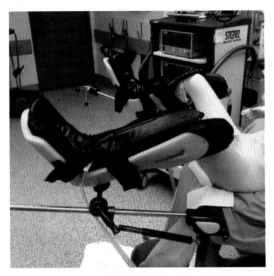

▲ 图 3-11 膝盖弯曲放置于靴形脚蹬中

- 对于需术者站在患者两腿之间，但不太可能需要经肛操作的手术（如腹腔镜右半 / 横结肠切除、左半结肠切除、全结肠切除伴末端回肠造口），该体位是有利的。
- 使用这个体位进行经肛吻合或结肠镜检查并非不可能，只是难度更大。
- 双腿分开使膝盖保持与臀部水平，有助于避免对朝向上腹部的腹腔镜器械产生干扰。
- 分腿架不能从本质上固定腿部，如果预计手术床会有任何明显的倾斜，则应用绑带 / 包裹物固定患者。
- 如果没有可拆卸腿部支架，可能无法将分开的腿部固定到手术床上。

（二）设备

- 带有支架 ×2（右和左）的分腿架脚蹬。
- 泡沫垫置于膝盖以下。
- 固定腿部的皮带或胶带 / 毛巾。

（三）操作技术

- 将患者移动到手术床上之前，将双腿支架放置在床体侧栏的最下部，并牢固固定。支架上的头部调节旋钮将搁脚板固定到床上。面向后的调节旋钮允许髋关节进行外展 / 内收，并可完成包括 A、B 和 C 位置的摆放。尾部调节旋钮可使髋部进行屈曲和伸展动作（图 3-12）。
- 如果患者已经在标准手术台上，请助手将双腿悬空，同时将手术床的腿 / 脚分开。然后旋转双腿使其与床平行（A 位置）。
- 患者在手术台上下移到位后，根据需要同时旋转、固定双腿使双腿呈对称性的中度（图 3-13）或重度（图 3-14）分开。
- 使用尾部调节旋钮将双腿稍微抬高约 10°，避免髋关节过度伸展。在每个膝盖下放置圆柱形或卷状泡沫垫使膝盖稍微弯曲，防止膝盖过度伸展。用泡沫垫在足跟 / 足踝下以减少压力点。

- 使用绑带、毛巾和胶带将双腿分别固定在分腿架的两点上，胶带可固定在膝盖上方的大腿以及膝盖以下的小腿上（图 3–15）。

七、约束上肢

（一）注意事项

- 约束上肢可以增加手术团队的灵活性，使其可站立在患者身旁。
- 腹腔镜结直肠手术时，术者通常需要站在患者肩部位置，应常规约束上肢。对于某些术者可能仅需站在患者腹部一侧的手术，对侧的手臂应收拢以允许两名术者在该侧，而位于解剖术野同一侧的上肢则可能裸露在外（如在腹腔镜右半结肠切除术中，将左上肢包裹约束，右上肢展出）。

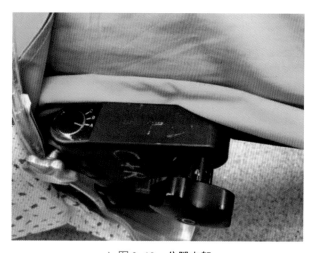

▲ 图 3–12　分腿支架

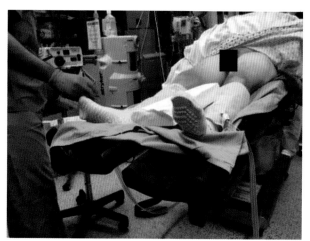

▲ 图 3–13　双腿在分腿架上的位置

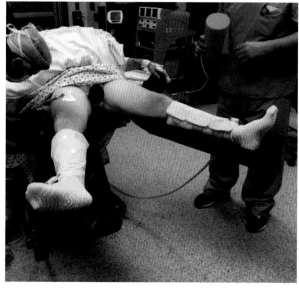

▲ 图 3–14　在分腿架上摆放的 B 形体位

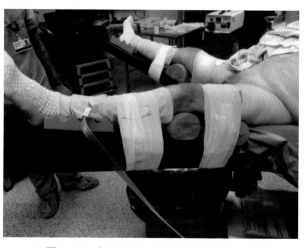

▲ 图 3–15　在分腿架上放置衬垫并固定好双腿

- 约束上肢会带来神经、关节或骨筋膜室损伤的风险，同时也会妨碍麻醉师在麻醉过程中的一些操作，如观察静脉通路情况、血压监测等。

（二）设备

- 可折叠或带有前后双层的床单；Cleveland Clinic 的手臂单是由两块分别垂直接缝缝合在床单上的单子组成的。
- 用于静脉注射的纱垫和用于垫腿的泡沫垫。
- 根据需要安装搁手板。

（三）操作技术

- 用折叠好的床单盖过手术床，使两侧床单向患者的两侧延伸出 30～45cm，患者躺在床单上（图 3-16 和图 3-17）。
- 手臂上的静脉通路和其他器械应使用纱布垫与皮肤隔开，以防止皮肤溃疡的发生。
- 术者托起患者的手和手臂使拇指朝上，并使其上肢完全伸展，助手站在手术台另一侧将上层单子抬起。将下层单子裹住上肢上方并环绕上肢至其内侧和后侧，紧紧地支撑上肢。最后再次确认拇指朝上（图 3-18）。
- 然后将上层单子紧紧包裹在手臂上，并塞到手臂和患者身体下方，直到上肢牢固固定。再次检查拇指是否向上（图 3-19）。
- 手臂应该被包裹单和手术床牢牢固定和支撑，不需要更多的支撑（图 3-20）。
- 对于腰围较宽的患者，手术台侧面的空间可能不足，从而无法稳定地固定手臂。这种情况下，可以插入带衬垫的手臂板进一步加固手臂。手臂板的位置应该在肘部水平或以下，手臂板的下端穿过手术床垫下方，尽可能向内侧推入，避免影响术者舒适的站姿，同时注意不要过度伸展肘部（图 3-21）。
- 如果患者采用截石位，在手和脚蹬支架之间放置一块泡沫垫，保护手免受压力伤害（图 3-22）。

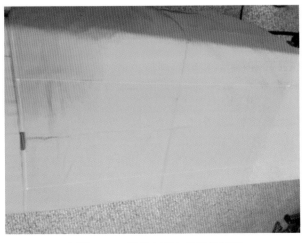

▲ 图 3-16　床单在床上的初始位置

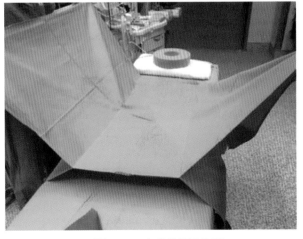

▲ 图 3-17　床单的两层分开

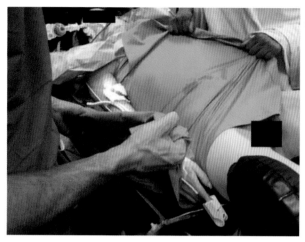

▲ 图 3-18 下层床单和手臂 / 手的位置关系

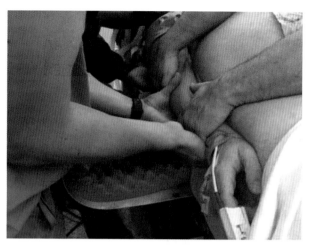

▲ 图 3-19 上层床单的位置

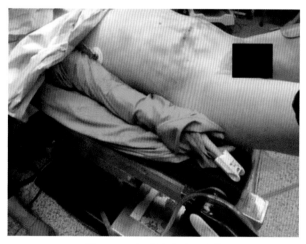

▲ 图 3-20 上肢约束的最终位置

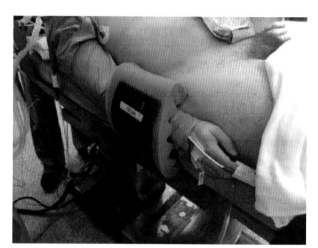

▲ 图 3-21 添加手臂板

八、胸带

（一）注意事项

• 绑紧胸部有助于将患者固定在床上。

• 如果预计术中手术床会明显向左或向右倾斜，或采用明显的头低足高位，应使用胸带固定。胸带固定可以防止头低足高位时患者在床上滑移，同时可以保持会阴部的显露。

• 一般胸带不应该（并且通常不会）影响术中通气。

（二）设备

• 防护巾。

• 胸带、尼龙搭扣或长的厚宽胶带。

（三）操作技术

- 将毛巾重新折叠成一条长而窄的带子，横穿过下胸部，捆绑位置大致低于乳头的水平，这样可以避免干扰手术区域。
- 胸带绕过胸前并固定在床上，也可使用胶带围绕患者在床上粘贴 3～4 次（图 3-23）。
- 可以将患者的保暖设备放置在绑带的上面或上方。
- 如有需要，在放置胸带之前检查患者通气情况；如果胸带影响通气，请麻醉师在捆绑胸带时用手放置在胸部上方，确保胸带有足够的松弛度，尽管松动可能会增加打滑的可能。

九、俯卧位（又名 Kraske 体位）

（一）注意事项

- 又称 Kraske 体位（尽管更具体是指折刀位），俯卧体位可使会阴后方、臀裂和肛管前方更好地显露。
- 在俯卧位基础上可摆放更多的符合人体工程学的体位，以便术者在肛门或肛周进行手术，并给助手提供了更多的术野显露。
- 俯卧位下建立术中气道会受到一定的限制，尽管喉罩也可行，但通常需要对患者进行气管插管。
- 俯卧位会带来上肢受伤 / 神经性疾病的风险。通常情况下我们可将手臂放在头的上方并固定在手臂板上，注意避免在手臂旋转移动的过程中出现肩关节脱位。应使用衬垫保护肘部，避免尺神经受到压迫。摆放体位并进行胸部翻滚时不应在手臂上施加过大的压力，这样会限制手臂的血流灌注。
- 腹部切口或造口术不是俯卧位的禁忌证，但硬的物品，如导管等应用衬垫隔离，防止压疮的发生。

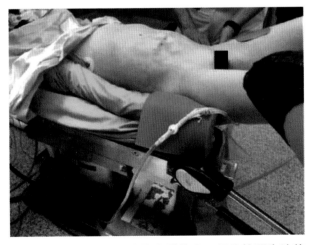

▲ 图 3-22　采取截石位的上臂约束，额外放置泡沫垫保护手

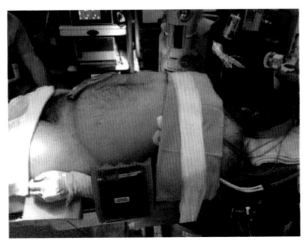

▲ 图 3-23　使用毛巾和胶带做的胸带，还要注意手的位置和保护

（二）设备

- 将患者的担架床放置在手术台附近。

- 软垫搁手板 2 个。

- 大型的横向骨盆卷；可以用大的毯子 / 枕头（通常直径至少 20cm）包裹。

- 两个中等大小的纵向胸部卷；可以使用卷毛毯和（或）液袋（通常直径至少 7cm）。

- 泡沫垫 2 个或膝盖枕头。

- 一叠毯子 2 个以支撑头和足部；泡沫垫支撑头部。

- 带子或胶带卷 / 毛巾将患者固定在手术床上。

- 如有需要，可使用宽胶带和安息香黏合剂进行臀部绑扎。

（三）操作技术

- 患者在担架床上时应放置并固定好气道，采取其他面部和颈部保护措施（如眼睛、牙齿、颈椎）。此时可根据需要放置导尿管。

- 布置手术台衬垫 —— 一叠毯子和泡沫支撑头部，两个从锁骨延伸到髂前上棘的纵向胸部卷，远离担架床的台子侧面需加以臂板衬垫，旋转头枕，大型骨盆横向卷，膝盖衬垫，一叠毯子覆盖脚。如果预计床会有额外的折刀弯曲，应确保在该弯曲点放置衬垫（图 3-24）。

- 将患者担架床抬高到手术台上方，紧靠至手术台旁边适当的位置并锁住。将患者的手臂放到身侧，由六名医务人员合作将患者翻转到手术台上，一个或多个麻醉医生控制患者头部，一名人员抬高 / 旋转双脚并保护导尿管，担架床侧有两个人翻转患者至手术台上，另两名人员站在手术台侧，伸开手臂，接受患者翻身，并根据需要将患者抬高 / 调整到适当的位置（图 3-25）。

- 移开担架床，然后将第二个带衬垫的手臂板放置在合适的位置。

- 小心地将患者的手臂向下旋转再向上旋转到手臂板上，注意不要向后大幅度旋转手臂致使肩部脱臼。确保肘部松弛或有软垫，避免对正好经过尺骨鹰嘴突内侧的尺神经造成压力（图 3-26）。

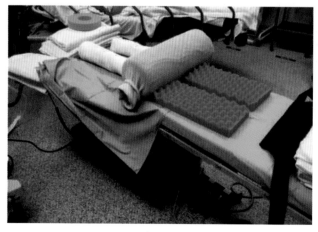

▲ 图 3-24　俯卧位的手术床布置

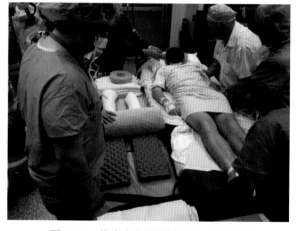

▲ 图 3-25　将患者翻转到俯卧位之前的体位

- 检查潜在的受压部位并相应地进行缓解压力——如肘部、膝盖和脚可能需要额外的支撑。阴茎应该朝下指向脚侧，避免其承受过大的压力。小心地包裹紧贴皮肤的导管以防止皮肤溃疡的发生。
- 在大腿上使用绑带或皮带；如果预计术中手术台需倾斜，则在胸部和手臂上使用额外的固定带。
- 根据折刀体位的需要弯曲手术床。弯曲完成后重新检查安全性和受压点的情况。
- 臀部可以用胶带分开，以便肛门或臀裂进一步显露。
- 如果患者体毛较多，应对胶带粘贴处进行备皮，备皮区域通常包括手术区域向两侧各延伸几厘米。
- 在每个臀部的纵向条纹上涂上安息香或其他黏合剂。
- 将胶带的末端粘贴在黏合剂涂抹区域的中心，距离手术区域中心几厘米处。牢牢地将胶带末端固定到位后，将胶带卷紧向下拉并使胶带末端略向下拉动，然后将胶带固定在床的侧面和底部，保持足够的接触面积。对另一侧臀部重复同样的操作，如果需要可再放置一条胶带。
- 将一条纵向的短胶带垂直放置在回缩力较大的胶带末端上，额外粘贴胶条以加固胶带末端（图 3-27 和图 3-28）。

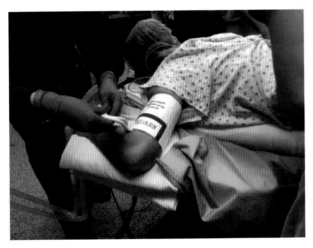

▲ 图 3-26 肩部就位后的位置

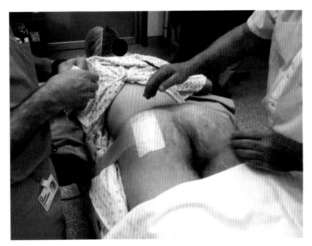

▲ 图 3-27 胶带固定在臀部

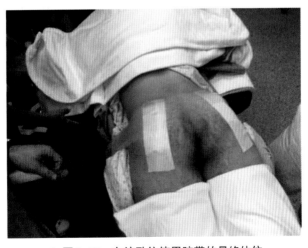

▲ 图 3-28 在俯卧位使用胶带的最终体位

十、直肠灌洗

（一）注意事项

- 可以使用肛管完成直肠灌洗，可以在手术开始前固定肛管并保持冲洗，也可以在引流完成后将肛管留置在直肠中以便在手术期间进一步从结肠中引流出空气或液体。
- 为结肠镜检查或经肛门操作行肠道准备，可以使用水或盐水灌洗清除直肠中未充分清除的粪便。
- 可以使用碘液冲洗直肠减少盆腔感染。
- 可以使用 40% 的乙醇溶液灌洗（即 Turnbull 溶液），以减少盆腔恶性肿瘤的复发。

（二）设备

- 34F Pezzer（即蘑菇状）导管（图 3-29）。
- 润滑剂。
- 40cm 长的棒状或巨型棉签涂药器。
- 引流袋。
- 纱布。
- 根据灌洗物及目的选择涂药器。
- 去除了球囊的球形注射器，用于瓶装冲洗溶液。
- 用于袋装冲洗液的冲洗管。

（三）操作技术

- 在涂抹润滑剂并将导引杆插入导管末端后，拉直导管末端，将导管轻轻插入直肠（图 3-30 和图 3-31）。取下导引杆，向下轻轻拉动导管，使导管末端位于肛门直肠环上方，完成后填塞肛门。

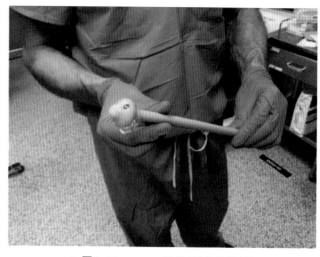

▲ 图 3-29　Pezzer 导管（蘑菇状导管）

- 如果使用袋装的冲洗液，将袋子悬挂在高处的输液架上并插上输液管（图 3–32）。将输液管插入导管中，一次性滴入几百毫升冲洗液，间断地通过导管清空直肠，直到冲洗干净为止（图 3–33）。
- 如使用瓶装冲洗液，则将球形注射器插入导管末端，然后卸下球囊。将注射器直立放置并保持高度在患者水平以上充当一个漏斗，将冲洗液倒入导管中，直到注射器中的液位开始上升，表示有良好的液体充盈和流体压力（图 3–34）。如果准备将冲洗液留置在直肠中进行灭菌，则在导管上放置一个大的夹钳，以免导管因重力滑出。在操作过程可松开夹钳，将冲洗液排出（图 3–35）。
- 在导管的末端留置一个引流袋收集液体，在引流袋和肛门附近的导管上绑上纱布（图 3–36），然后把纱布末端塞到臀部下面，可以在手术过程中根据需要移除导管和引流袋。

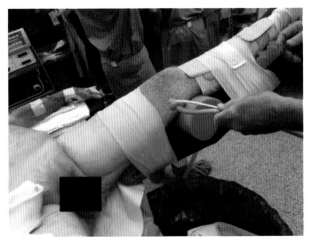

▲ 图 3–30　导引杆插入导管的尖端

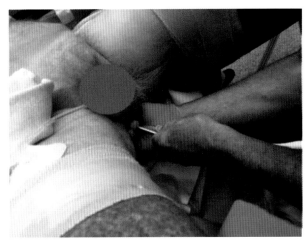

▲ 图 3–31　将导管插入直肠

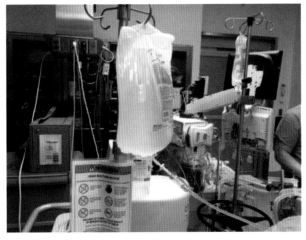

▲ 图 3–32　灌洗液

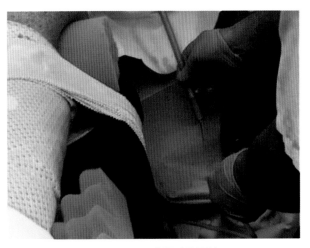

▲ 图 3–33　直肠冲洗回流

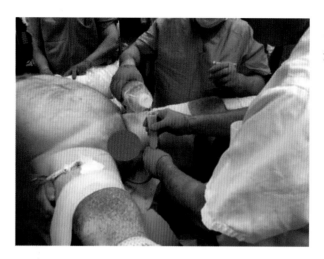

◀ 图 3-34 用瓶装冲洗液进行直肠冲洗，注意保持导管的水平高于患者

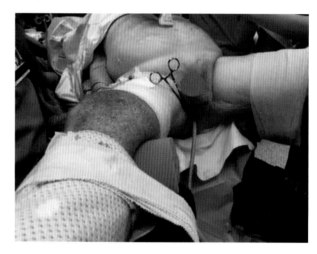

◀ 图 3-35 夹钳固定导管

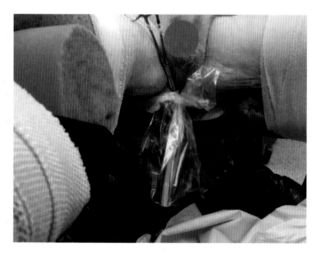

◀ 图 3-36 在肛管上连接引流袋收集冲洗液

推荐阅读

Steele SR, Hull T, Read TE, Saclarides T, Senagore A, Whitlow C, eds. *The ASCRS Textbook of Colon and Rectal Surgery.* 3rd ed. New York, NY: Springer Publishing; 2016.

第 4 章　高阶内镜手术：内镜下黏膜切除与内镜黏膜下剥离

Advanced Endoluminal Surgery: Endoscopic Mucosal Resection and Endoscopic Submucosal Dissection

Emre Gorgun　**著**

徐美东　**译**　　傅传刚　杨　飘　**校**

一、内镜下黏膜切除

（一）注意事项

- EMR 可以在镇静的情况下于常规内镜检查室中进行，也可以全麻于手术室进行。
- 根据病变的位置决定患者的体位。
- 将病变位置定位在 6 点钟方向（即中下线）。
- 插镜后，首先进行标准的结肠镜检查，评估有无其他病理改变。

（二）设备

- 结肠镜 / 普通内镜。
- 亚甲蓝或靛蓝胭脂红染料与局部麻醉剂的混合制剂。
- 黏膜下注射液 Eleview 或其他溶液制剂（如需要）。
- 选择适用于肠镜的圈套器、标本篮和注射针头。
- 双极 / 单极模式单元。
- 内镜金属夹。
- 标本网篮。

（三）操作技术

- 完成标准结肠镜检查后，定位病变部位并予以切除。
- 可将亚甲蓝或靛蓝胭脂红染料添加到黏膜下注射液中，以便在病变与正常黏膜之间建立更好的视觉效果（图 4-1）。

- 将黏膜下注射液（如 Eleview）预混好，备用。
- 定位病变后，将黏膜下注射液准确地注射至黏膜和黏膜下层之间。
- 从难以接近的区域开始注射（通常从口端 / 近端开始）。同时调整针头，使其与病变边缘以相切的角度进针。
- 沿病变环周进行黏膜下注射，边缘至少留出 2mm。
- 黏膜下注射时，要动态改变进针角度，根据实际情况调整注射的深度和注射的量（图 4-2）。
- 黏膜下抬举充分且适宜切除后，停止黏膜下注射。
- 根据病变大小选择圈套器的大小和形状（图 4-3）。
- 根据病变的位置和大小，选择分块切除或整块切除。
- 从较难接近的区域开始，切除时，包含 2～3mm 的正常黏膜边缘。
- 对准病变部位之前，完全打开圈套器后再将圈套器放置在病变部位上方（图 4-4）。
- 将病灶完全纳入圈套器后，水平倾斜圈套器以适应病变位置，将其紧紧关闭。
- 必要时可进行追加注射。例如发生注射液扩散，或需要进一步黏膜下抬举，以及划分病灶界限等必要情况。
- 重复以上操作，直至病变被完全切除。
- 每次切除操作完成后，需使用生理盐水冲洗病变部位，观察该部位是否有切除缺陷或病灶残留。
- 可以使用圈套器尖端或钳夹器电凝止血及减少腺瘤复发（图 4-5）。

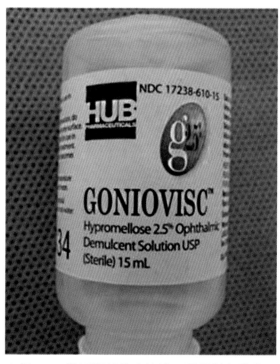

▲ 图 4-1　羟丙甲纤维素溶液可用于制备黏膜下注射剂

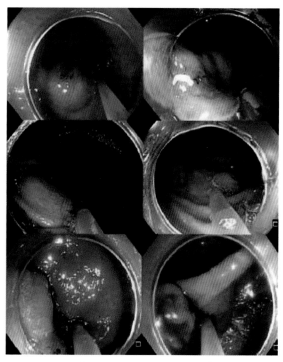

▲ 图 4-2　沿病灶周围开始黏膜下注射，持续注射直至观察到有足够充分的黏膜抬起

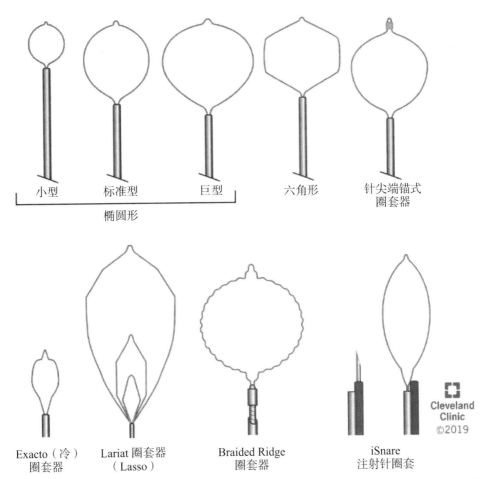

小型　　标准型　　巨型　　　　六角形　　　针尖端锚式
圈套器

椭圆形

Exacto（冷）　　Lariat 圈套器　　Braided Ridge　　　iSnare
圈套器　　　　（Lasso）　　　　圈套器　　　　注射针圈套

Cleveland
Clinic
©2019

▲ 图 4-3　根据大小和形状分为不同种类的圈套器，临床应用中应根据病变特征选择合适的圈套器

经许可转载，引自 Cleveland Clinic Center for Medical Art & Photography © 2019，版权所有

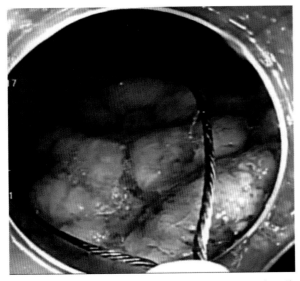

▲ 图 4-4　注射完成后，将圈套器放置在病变上方，将病变完全包括在圈套器中，关闭圈套器

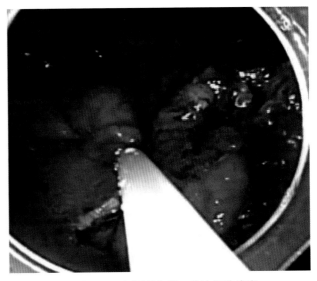

▲ 图 4-5　夹闭圈套器，分块切除病变

经验与教训

- 黏膜下注射时应注意动态操作，进针注射，慢慢回撤针头。
- 避免过度的黏膜下注射，以防在圈套过程中遮挡视野。
- 若黏膜下注射失败（即不抬举征），应终止 EMR 术，考虑改行 ESD，黏膜下注射失败可能意味着由于潜在瘢痕或恶性病变导致黏膜下纤维化。
- 除此之外，不抬举征的病变可能需要进一步外科手术切除。
- 若电凝难以止血，应使用内镜下止血钳或一次性热活检钳予以止血。
- 确保大部分病变碎片组织通过内镜通道吸出并收纳至标本收集器中，较大的病变组织可以使用罗斯网或内镜网篮收集。

二、内镜黏膜下剥离术

（一）注意事项

- ESD 可以在镇静的情况下在普通检查室进行，也可以全麻下在手术室进行。
- ESD 早期学习曲线期间，可在手术室进行，并根据需要在手术室中配备腹腔镜作为备选方案。
- 根据可能会造成的全层缺损情况和患者自身的总体状况，决定手术地点。切除及所遗留的陈旧性瘢痕病变通常会留在肌层上，导致后续的手术无法进入黏膜下层。
- 术后至少观察 4h，如有必要，可能需要整晚留观。
- 具有高度调节功能的检查床对于内镜医师的舒适性至关重要。
- 内镜医师在内镜室进行操作时应站立在患者的右侧，在手术室进行操作时则站在患者两腿中间，并且应在术前进行标准的结肠镜检查。
- 手术台的腿部延伸部分保持原位，将手术台上的患者向下移动，腿部固定于 Yellowfins 腿架上，可使手术台的底部对未插入的结肠镜部分提供支撑，提供稳定性。
- 根据病变位置调整患者体位，必要时通过外力增加腹压以获取更好的视野。
- 手术过程中，一般将病变定位在 6 点钟（即中线下方）位置。
- EMR 和 ESD 可使用不同的黏膜下注射液。
- 本中心的经验是，将 100ml 的羟乙基淀粉溶液和 1ml 的 0.1% 肾上腺素溶液混合作为黏膜下注射液，当然也可用其他配方制备。
- 将亚甲蓝或靛蓝胭脂红添加入注射液，建立更好的视觉效果。
- 除此之外，也可以根据便利性和成本因素选择含有甘油、透明质酸、白蛋白溶液或无菌盐水的注射液。
- 使用稀释 6~8 倍的无菌盐水时，倾向于选择羟丙甲纤维素作为廉价的替代品。

- 也可以使用近期美国食品药品管理局批准的预混合溶液，如 Eleview。

（二）器械设备

- 结肠镜。
- 亚甲蓝或靛蓝胭脂红染料与局部麻醉剂的混合制剂。
- 黏膜下注射液 Eleview 或其他溶液制剂（如需要）。
- 适用于肠镜的圈套器、标本篮和注射针头。
- 双极 / 单极模式单元。
- 100ml 的羟乙基淀粉溶液和 1ml 的 0.1% 肾上腺素溶液。
- Dual 刀（Olympus America Inc., Center Valley，PA）或钩刀（Olympus America Inc., Center Valley，PA）。
- DiLumen 或 ORIS 的手术仪器固定架。
- 内镜钛夹或内镜止血金属夹。

（三）操作技术（图 4-6）

1. 注射

- 根据病变的位置和形状确定注射方式。
- 如果息肉位于肠壁的褶皱上，应沿病灶的远侧（口侧）初次注射，以免其向视野前方倾斜。
- 将 100ml 羟乙基淀粉溶液和 1ml 的 0.1% 肾上腺素混合液注射至黏膜下层。
- 继续推进针头，使针头与病变黏膜形成相切的角度（图 4-7）。

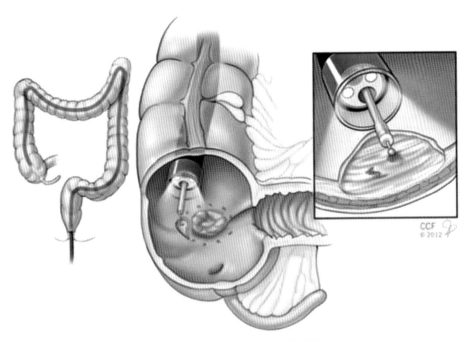

▲ 图 4-6　内镜黏膜下剥离术示意图

经许可转载，引自 Cleveland Clinic Center for Medical Art & Photography © 2019，版权所有

- 助手帮助推进针头至黏膜下层，注射后形成黏膜下液体垫。
- 继续注射观察病变黏膜抬高情况。
- 黏膜抬举不足可能是由于进针至错误的平面导致。
- 重新定位进针的位置，然后再次注射。
- 退针的过程中，继续黏膜下注射（图 4-8）。

2. 切除

- 电刀进入黏膜下层后，沿着标记好的边界进行切除。
- Dual 刀（Olympus America Inc., Center Valley, PA）或钩刀（Olympus America Inc., Center Valley, PA）可以用于切除（图 4-9）。
- 切开病变的前半部分后，沿着黏膜下层继续推进剥离。
- 在病变前半部分黏膜下深度剥离完成后，继续沿病变的环周方向，并在亚甲蓝指示的部位继续

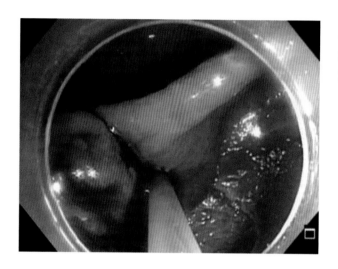

◀ 图 4-7 推进注射针并开始注射溶液
若病变位于褶皱等困难部位时，可以再次定位，
重复注射

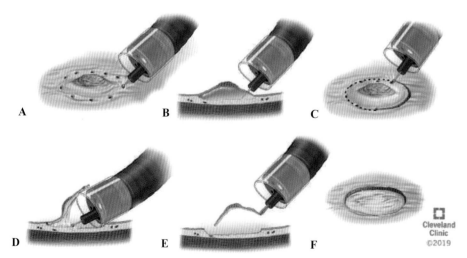

▲ 图 4-8 内镜黏膜下剥离术的步骤示意图
A. 标记；B. 染色；C. 黏膜预切开；D. 黏膜下剥离；E. 取出病理标本；F. 创面止血（经许可转载，引自 Cleveland Clinic Center for Medical Art & Photography © 2019，版权所有）

予以黏膜下剥离术。在此阶段，内镜远端一次性帽有助于产生牵引力和反牵引力（图 4-10）。

- 可以使用如 DiLumen 或 ORISE 手术仪器固定架，有利于建立稳定的治疗区域。

- 这些固定架也有助于回撤导丝（图 4-11）。

- 切除每部分病变后，清洗手术区域，清晰术野，同时确定止血效果。

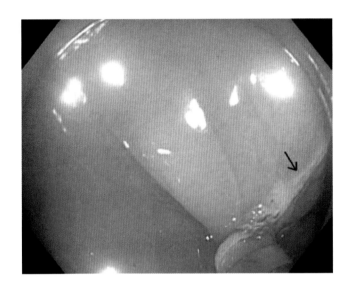

◀ 图 4-9　完成充分的注射后，沿环周进行黏膜下剥离，在图像的右下方可见使用 Dual 刀的部分切口

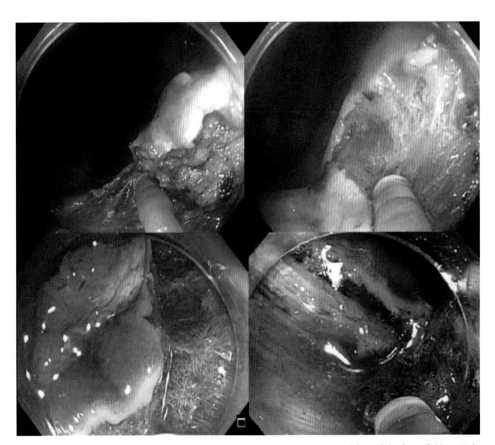

▲ 图 4-10　予以环周切开后，在亚甲蓝染料的指导下逐步予以剥离，确保在正确的平面上操作。远端透明帽对安全的剥离操作有一定帮助

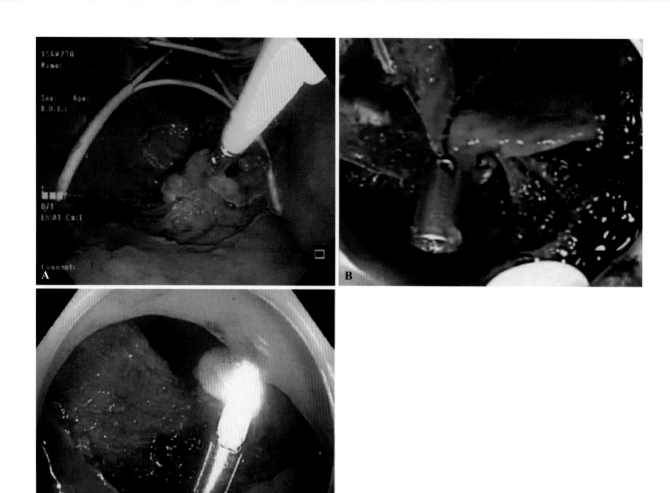

▲ 图 4-11 **ORISE** 操作平台（**A**），**DiLumen** 球囊辅助回收（**B**），切除肠壁病变（**C**）可用来实现回收

- 始终保持电刀与黏膜下层相切，防止切除深入肌层。
- 继续予以黏膜下剥离，直至完全切除病变。
- 必要时，对较大的病变或难以剥离的病变，可结合圈套的混合方法完成切除（图 4-12）。
- 使用电凝钳对任何微小出血点予以止血。
- 若发现深及黏膜下层及以下部位缺损，使用内镜止血钳夹闭。
- 较大的缺损，也可以使用 OTSC 钳夹闭（图 4-13）。

三、术后护理

- 大部分 EMR 患者可在手术当天出院。
- ESD 患者入院观察 24h。
- 通常不需要延长围术期的抗生素使用时间。

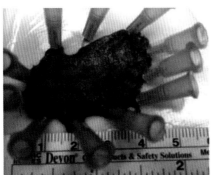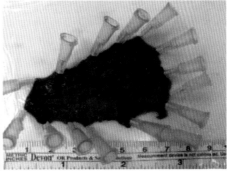

▲ 图 4-12　内镜黏膜下剥离可以整块切除病变

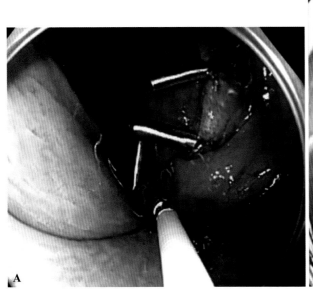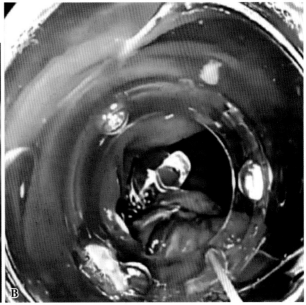

▲ 图 4-13　内镜止血钳（A）或 OTSC（B）可用于内镜黏膜下剥离术后关闭创面

- 除接受全层切除患者，在情况稳定后逐渐恢复饮食。术后一般即可直接恢复饮食
- 病理学结果随访至关重要，若切除病灶为恶性肿瘤，可能需行外科切除。

推荐阅读

[1] Benlice C, Gorgun E. Endoscopic mucosal dissection. In: Lee SW, Ross HM, Rivadeneira DE, Steele SR, Feingold DL, eds. *Advanced Colonoscopy and Endoluminal Surgery.* Cham, Switzerland: Springer Publishing; 2017:159–169.

[2] Gamaledin M, Benlice C, Delaney CP, Steele S, Gorgun E. Management of the colorectal polyp referred for resection: a casematched comparison of advanced endoscopic surgery and laparoscopic colectomy. *Surgery.* 2018;163(3):522–527.

[3] Gorgun E, Benlice C, Abbas MA, Steele S. Experience in colon sparing surgery in North America: advanced endoscopic approaches for complex colorectal lesions. *Surg Endosc.* 2018;32(7):3114–3121.

第5章 内镜与腹腔镜联合手术
Combined Endoscopic and Laparoscopic Surgery

Emre Gorgun **著**

黄 贲 **译** 傅传刚 杨 飘 **校**

一、注意事项

- 内镜和腹腔镜联合手术（CELS）可以游离结肠，方便结肠镜下剥离和切除结肠病变，同步观察病变切除后的结肠壁，并在必要时缝合肠壁全层缺损。

- 内镜和腹腔镜联合手术适用于较大的良性病变或位于内镜切除困难区域（如弯曲和皱褶）的病变。

- 内镜和腹腔镜联合手术同样适用于多次尝试内镜切除并留下瘢痕的病变。这些病变在切除过程中有较高的肠壁全层缺损风险，可能需要微创手术修复。

- 内镜和腹腔镜联合手术同样适用于良性病变和高级别异常增生病变（图 5-1）。

- 手术室应配备结肠镜，最重要的是为结肠镜配备 CO_2 充气设备。

- 根据外科医生的位置，应放置两台显示器，分别显示内镜和腹腔镜视野。

- 一位经验丰富的助手或主治医生应在场协助主刀，进行腹腔镜或结肠镜手术操作（图 5-2）。

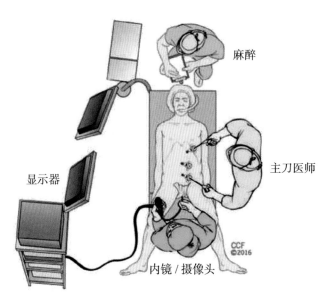

麻醉

主刀医师

显示器

内镜/摄像头

▲ 图 5-1 内镜与腹腔镜联合手术的手术室准备

经许可转载，引自 Cleveland Clinic Center for Medical Art & Photography © 2019，版权所有

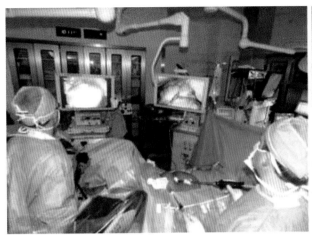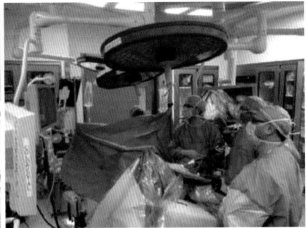

▲ 图 5-2　根据外科医生的位置，应放置两台显示器，保证手术团队可以看到结肠镜和腹腔镜视野

二、设备

- 成人结肠镜。
- CO_2 充气设备。
- 各种型号的结肠镜圈套器、网篮和冲洗器械。
- 双极和单极内镜能量平台。
- 10mm 和 5mm 腹部戳卡。
- 带抓钳（无创）的标准腹腔镜结肠切除手术器械。
- 胃肠吻合器或其他机械吻合器。

三、手术技巧

- 全身麻醉，将患者固定于手术台上，放置鼻胃管和导尿管。
- 选择使用小儿或成人结肠镜。
- 首先插入结肠镜定位病变。如果病变适合内镜手术，可以直接内镜下切除，无须进一步腹腔镜操作。
- 如果病变呈现非抬举征或恶性肿瘤形态，可在术中活检做冰冻切片，并进行 CELS 或标准的肿瘤根治性切除。
- 如果仅用内镜无法切除息肉，可以使用腹腔镜（图 5-3）。
- 做一个脐周切口，锐性切开进腹。置入 10～12mm 套管后充气。
- 根据病变位置不同，置入 2～3 个 5mm 套管。
- 对于左半结肠病变，在右下腹和耻骨弓上方置入套管。
- 对于右半结肠和回盲瓣病变，在左下腹和耻骨弓上方置入套管。

- 如果需要使用切割闭合器，应另置入 5~12mm 套管，或者使用 5mm 腹腔镜镜头，利用脐周套管置入切割闭合器。
- 结肠镜定位病变后，采用透光或内镜操作在腹腔镜下定位病变。
- 如果病变位于腹膜后，应侧方充分游离结肠。
- 如果病变位于切除困难区域，应充分游离结肠。
- 使用注射液抬举息肉。
- 将病变处黏膜自黏膜下抬举，创造可进行圈除或切除操作的空间，将圈套器对准病变顶部。
- 使用腹腔镜设备操作结肠壁，确认病变全部进入圈套器后，圈除病变。
- 圈除病变后使用腹腔镜观察浆膜，探查有无热损伤或缺损。
- 如果发现肠壁缺损，腹腔镜下进行缝合关闭缺损。
- 如果病变由于瘢痕或纤维化难以切除，应进行内镜与腹腔镜联合全层切除（图 5-4）。
- 使用腹腔镜电剪刀切开肠壁的浆膜层及肌层至黏膜下层。
- 让病变突入肠腔，圈套器圈套病变。
- 圈套切割病变前，先腹腔镜缝合肠壁浆肌层缺损，然后内镜圈套切除病变。

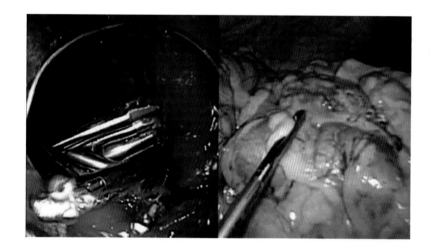

◀ 图 5-3　结肠镜和腹腔镜联合手术使外科医生可以实时地观察和处理肠道

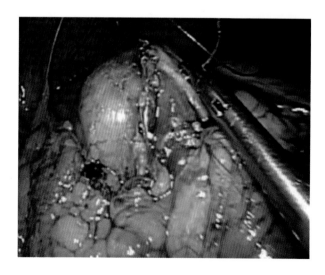

◀ 图 5-4　完成内镜下病变切除后，可使用腹腔镜缝合缺损

内镜与腹腔镜联合楔形切除术

- 如果病变位于盲肠（或任何不适合圈套切除的结肠肠段），可以在腹腔镜下进行楔形切除。

- 注意不要阻塞肠腔、回盲瓣或阑尾口。可通过内镜观察肠腔是否通畅及上述结构情况。

- 如果需要使用切割闭合器，应另置入 5～12mm 套管（图 5-5）。

- 置入切割闭合器，同时与内镜配合，将切割闭合器跨过肠道，确保足够的切缘（图 5-6）。

- 楔形切除后，观察结肠壁有无缺损，如有缺损进行修补。

- 检查腹腔进行止血，结束手术。

经验与教训

- CO_2 结肠镜在这一过程中至关重要。正常的空气结肠镜会使肠管过度扩张，影响腹腔镜视野。

- 按照内镜和腹腔镜联合手术摆放患者体位，按照腹腔镜手术进行备皮。

- 确保患者和手术团队做好腹腔镜手术的准备，如果不适合结肠镜切除病变，则改行标准腹腔镜手术。

四、术后护理

- 常规安排内镜和腹腔镜联合手术术后患者住院治疗。

- 常规安排内镜和腹腔镜联合手术术后患者进行快速康复。

- 避免放置鼻胃管。

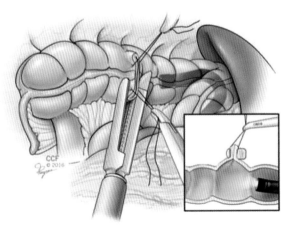

▲ 图 5-5　对于不适合内镜切除的病变，可以使用切割闭合器完成内镜与腹腔镜联合全层切除手术，同时使用内镜进行评估，确保切除术中或术后肠腔内没有阻塞

经许可转载，引自 Cleveland Clinic Center for Medical Art & Photography © 2019，版权所有

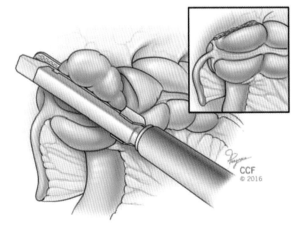

▲ 图 5-6　对于位于盲肠等切除困难区域的病变，可以行楔形切除术切除病变

经许可转载，引自 Cleveland Clinic Center for Medical Art & Photography © 2019，版权所有

- 早期拔除导尿管。
- 早期开放饮食。
- 静脉血栓的药物预防（具体情况视手术方式和患者危险因素而定）。
- 早期下床活动。
- 多学科协作，慎用麻醉药，疼痛控制。

推 荐 阅 读

[1] Gorgun E, Benlice C. En bloc resection of a 5–cm flat ascending colon lesion with endoscopic submucosal dissection combined with laparoscopy. *Dis Colon Rectum*. 2016;59(12):1230.

[2] Gorgun E, Benlice C, Abbas MA, Steele S. Experience in colon sparing surgery in North America: advanced endoscopic approaches for complex colorectal lesions. *Surg Endosc*. 2018;32(7):3114–3121.

第6章 介入性炎症性肠病：疑难炎症性肠病的内镜治疗

Interventional Inflammatory Bowel Disease: Endoscopic Management of Complex Inflammatory Bowel Disease

Bo Shen 著

徐美东 译 傅传刚 杨 飘 校

一、内镜下球囊扩张治疗肠腔吻合口狭窄

（一）注意事项

- 狭窄是炎症性肠病，包括克罗恩病与溃疡性结肠炎的常见并发症。

- 慢性炎症过程和潜在病变的组织修复，以及药物治疗引起的炎症组织愈合、同时使用非甾体抗炎药或与手术相关缺血，都可能导致狭窄。

- 炎症性肠病的狭窄可分为以下几种：①基于病因（图 6-1 和图 6-2），原发性（即疾病相关）还是继发性（如吻合口）；②基于长度，短（＜4cm）还是长（≥4cm）；③基于组织学类型判断是良性或恶性、炎性、纤维狭窄性或混合性；④基于程度，分为轻度、中度和重度；⑤基于位置，如

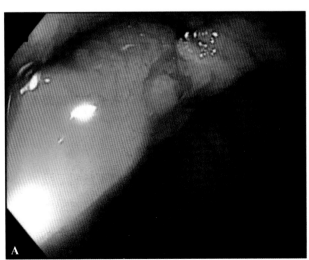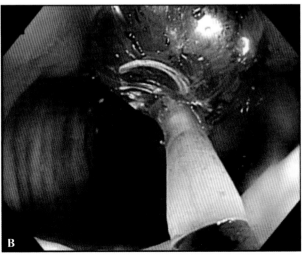

▲ 图 6-1 内镜下球囊扩张治疗回盲瓣部狭窄

回结肠吻合（图 6-2）或狭窄成形术部位（图 6-3）；⑥基于疾病（如瘘管、脓肿或恶性肿瘤）。

- 内镜球囊扩张（EBD）逐渐成为炎症性肠病以及非炎症性肠病相关肠腔狭窄的主要治疗方式。

- 内镜球囊扩张有一定的并发症发生率，包括肠穿孔和大出血。

- 接受全身性糖皮质激素治疗的炎症性肠病患者发生手术相关肠穿孔的风险更高。对于此类患者，应避免或推迟内镜球囊扩张术。

- 高质量的肠道准备对内镜球囊扩张的安全和成功至关重要。

- 术前应提供及仔细检查腹部影像学资料，这将有助于对内镜操作提供指导。

- 重要的是内镜手术前，仔细回顾以前所有的手术记录（考虑到患者既往可能接受过其他手术）和内镜检查记录。

- 确保能够及时提供外科手术补救措施，以防术中发生肠穿孔。

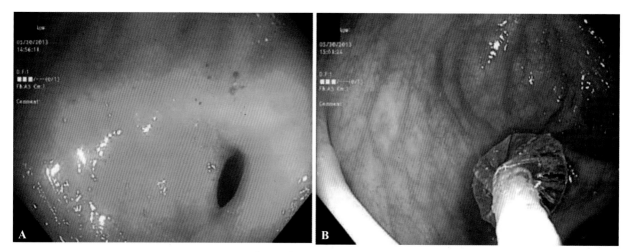

▲ 图 6-2　内镜下球囊扩张治疗回 – 结肠吻合口狭窄

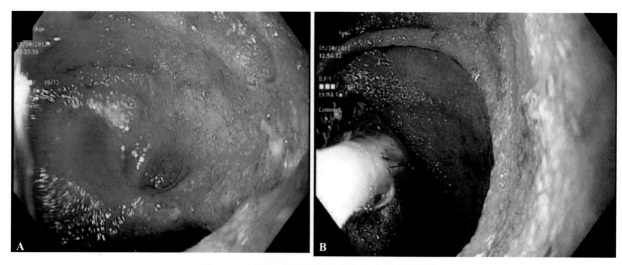

▲ 图 6-3　内镜下球囊扩张治疗狭窄成形术处狭窄

（二）设备

- 使用 CO_2 充气的成人结肠镜，小儿结肠镜或胃镜。
- 能够通过结肠镜的导丝以及各种尺寸的气囊（通常为 5.5cm 和 8.0cm）。
- 可提供电凝或电灼的能量系统，合适的取物钳、活检钳和球形电极（图 6-4）。
- 抽吸、电灼和冲洗设备。

（三）操作技术

- 可以在门诊诊室进行内镜球囊扩张，有无透视导向均可。
- 大多数情况下，可在清醒状态下通过使用镇静药进行内镜球囊扩张。
- 可以使用成人结肠镜、小儿结肠镜或胃镜进行内镜球囊扩张术，具体选择取决于狭窄的程度和位置。
- 患者一般取左侧卧位，方便从会阴部进行插镜，同时也能避免俯卧位引起呼吸不畅等问题。
- 内镜检查时，应对所有狭窄部位进行活检，排除恶性肿瘤。
- 即使遇到阻力，内镜医师也应反复尝试插镜越过狭窄部位。若失败，可使用超薄内镜穿过狭窄部位，观察狭窄部位近端的肠段。
- 通过狭窄部位后，应仔细观察狭窄部位近端的肠腔解剖结构及狭窄部位的长度、性质和程度等。
- 可以通过倒镜予以内镜球囊扩张（内镜穿过狭窄处后引入球囊，然后退镜并对球囊进行充气）或正镜方式进行。一般来说，倒镜内镜球囊扩张术优于正镜内镜球囊扩张。
- 对于难以通过的狭窄，可以正镜行内镜球囊扩张。正镜行内镜球囊扩张时，应及时更换金属导丝，以减少肠穿孔的风险。
- 给球囊充气时，应将金属丝从球囊的顶端抽出，以减少球囊的顶端气压过高对肠壁产生气压伤。
- 炎症性肠病相关狭窄的球囊扩张治疗，应根据狭窄部位、程度、长度和形状确定球囊大小，一般选取 15～20mm 的球囊。

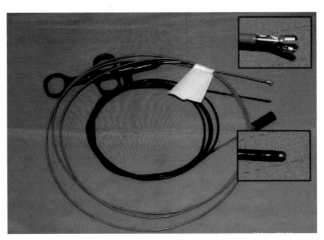

▲ 图 6-4 内镜手术中用于止血的球形电极示意图

- 长度为 5.5cm 和 8.0cm 的球囊较为常用，较短者（5.5cm）配有导丝。
- 气囊充气时间约持续 5s。
- 内镜球囊扩张术后应再次检查狭窄和狭窄附近的肠段，观察治疗效果。确保没有发生大出血或穿孔。如有必要，应及时进入抢救（如夹闭出血血管或处理穿孔）。扩张后如果内镜能够通过狭窄处，则代表内镜球囊扩张"操作成功"。
- 内镜球囊扩张术后，是否在狭窄病灶内注射长效皮质类固醇，保持扩张效果，避免再狭窄作用仍存一定争议。
- 术后在内镜复苏室观察至少 30min，若出现严重疼痛、腹胀或生命体征不稳定，应立即进一步评估病情，如行腹部 X 线片排除穿孔。

经验与教训

- 手术过程中应尽量减少空气充气，建议使用 CO_2 代替空气。
- 术后腹胀伴肠内积存气体常见，多由于空气或 CO_2 过度充气引起的；手术过程中使用镇静药、肠切除术所致的肠容量减少也可以引起肠内积气。可以通过在肛门或造口处放置鼻胃管排气来减轻肠道的压力。
- 溃疡性狭窄并非是内镜下球囊扩张的禁忌证。
- 反复进行内镜球囊扩张的主要风险是穿孔，应始终牢记及充分准备好抢救计划（如夹闭出血血管或穿孔处理）。
- 原发性狭窄伴有狭窄近端管腔扩张者，内镜球囊扩张效果一般较差，建议早期予以外科手术。
- 较长狭窄（＞4cm）、成角的狭窄、多发狭窄或者与瘘管和脓肿相关的狭窄，由于不良反应和穿孔风险高，不建议进行内镜球囊扩张术。

二、内镜下狭窄切开术

（一）注意事项

- 使用针刀或者 IT 刀进行内镜下狭窄切开，已成为一种有效的内镜治疗选择。
- 内镜下狭窄切开比内镜球囊扩张更有效，特别是对于较短的纤维性狭窄（＜3cm），可以用于原发性以及吻合口狭窄（图 6-5 和图 6-6）。
- 内镜下狭窄切开的穿孔风险较低，但发生迟发性出血的风险高于内镜球囊扩张。
- 与内镜球囊扩张相比，内镜下狭窄切开的主要优点是内镜医师可以完全控制电刀切除的深度和位置，这一优点特别适合用于处理邻近肛门括约肌和阴道等毗邻重要器官的狭窄。
- 与内镜球囊扩张的作用力不同，内镜下狭窄切开可以通过各个方向进行电切，包括放射状切开、环形切开和水平切开。

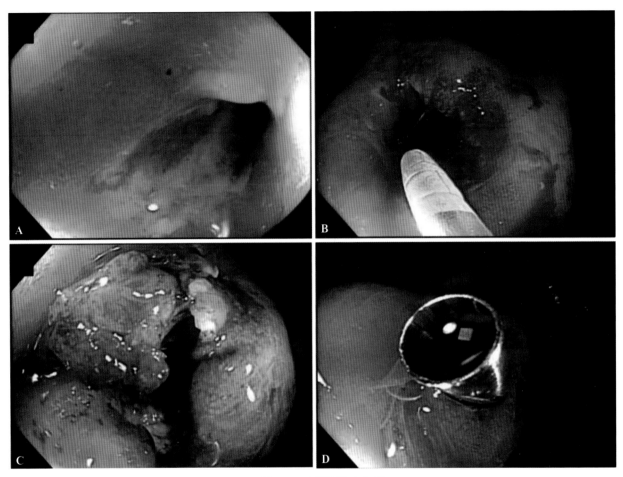

▲ 图 6-5　内镜下狭窄切开

A. 克罗恩病所致的肠腔狭窄；B. 使用针刀；C. 放射状切开；D. 使用内镜钛夹夹闭创面

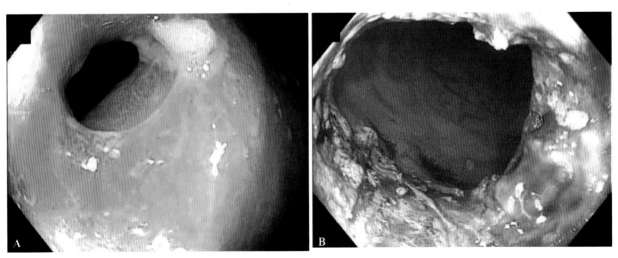

▲ 图 6-6　内镜下狭窄切开

A. 回结肠吻合口狭窄；B. 环形切开狭窄

（二）设备

- 使用 CO_2 充气的成人结肠镜，小儿结肠镜或胃镜。
- 可提供电切的能量系统。
- 吸引器，电灼和冲洗设备。
- 针刀或 IT 刀。
- 内镜钛夹。
- 局部止血药，如高渗葡萄糖（50% 葡萄糖溶液）。
- 根据需要使用肛门插管（如鼻胃管）。

（三）操作技术

- 内镜下狭窄切开的肠道准备和内镜设置与内镜球囊扩张术的要求相同。
- 重要的是镜头保持稳定，并保持正视狭窄部位。
- 电切的具体设置与经内镜逆行性胰胆管造影（ERCP）电切模式一致。
- 使用针刀或 IT 刀。
- 切割方式可以是放射状（图 6-5）、水平或环形（图 6-6），具体方式取决于狭窄的程度、深度和位置。
- 切开的目标长度通常一般在 15～20mm，以保持足够的管腔通畅性，同时将穿孔风险降至最低。
- 通常在水平或放射状切开的部位常规放置钛夹，以保持腔内通畅并防止出血。
- 完成切开术后，重新检查管腔是否恢复通畅。

经验与教训

- 内镜下的定位十分重要，尤其是治疗远端肠管或肛门狭窄。准确识别直肠或肛管的前壁（左侧卧位时的 4 点钟至 5 点钟位置），以及相对的后壁（10 点钟至 11 点钟位置），对于避免对阴道和前列腺的医源性损伤很重要。
- 内镜下狭窄切开可能会导致大面积溃疡，表现为术后 1～4 天发生出血。内镜医师可考虑在治疗部位喷洒或注射高渗葡萄糖（50% 葡萄糖溶液）。
- 狭窄切开后，尤其是放射状或水平切开术后，通常使用钛夹夹毕创面，以保持管腔通畅并防止出血。
- 在手术过程中会引入一定量的气体，建议尽量减少空气充气，使用 CO_2 替代，并在手术后通过肛门放置鼻胃管进行抽吸。
- 术后发生出血并再次内镜检查者，建议患者在术后的 1～2 天内继续接受观察，或予以住院治疗。

三、内镜下瘘管切开术

（一）注意事项

- 内镜下瘘管切开的概念和实践源自外科瘘管切开术。后者的应用仅限于肛周瘘管。内镜下瘘管切开可以在某些炎症性肠病患者的肠道深处进行，特别是那些由于手术漏而导致瘘管形成的患者。

- 内镜下瘘管切开可用于浅表（< 2cm 深度）、短瘘管（< 3cm），包括回结肠瘘（图 6-7）、储袋间瘘和肛周瘘管的患者（肛门外括约肌外）。结肠 – 皮肤瘘通常不适合内镜治疗。

（二）设备

- 使用 CO_2 充气的成人结肠镜，小儿结肠镜或胃镜。
- 不同尺寸的软尖经内镜钳道（TTS）导丝。
- 可提供电切的能量系统。

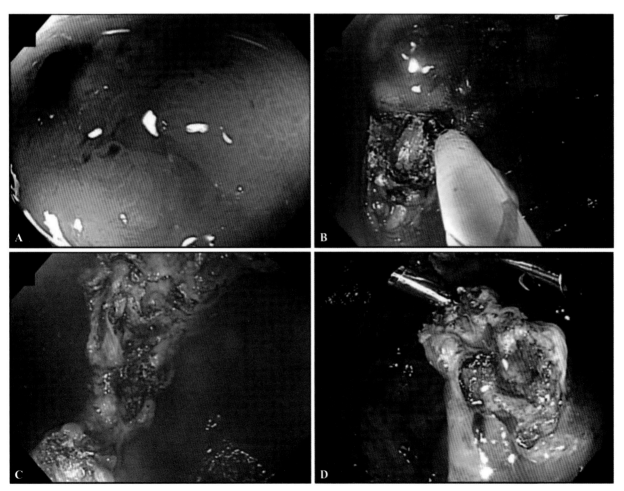

▲ 图 6-7　内镜下瘘管切开

A. 回 – 结肠瘘管，开口在回肠端；B 和 C. 针刀进行瘘管切开；D. 切开部位钛夹钳夹

- 吸引，电灼和冲洗设备。
- 针刀或 IT 刀。
- 内镜夹。
- 局部止血药，如高渗葡萄糖（50% 葡萄糖溶液）。

（三）操作技术

- 内镜下瘘管切开可以在内镜门诊诊室进行，对患者予以清醒镇静，有无透视导向均可。
- 通过肠镜的工作通道插入软导丝，探查瘘管。
- 保持导丝位置的同时，予以退镜。
- 再次插镜，直至瘘管的远端开口。
- 用针刀或 IT 刀沿导丝切开瘘管，模式设置同 ERCP 设置。
- 沿着被切开瘘管的两个边缘分别使用数个钛夹予以夹闭，以保持其瘘管通畅并防止发生出血。
- 患者在观察室留观 30min。

经验与教训

- 若患者经过仔细筛选，内镜下瘘管切开的成功率很高。
- 准确测量瘘管的深度和长度很重要。
- 接受此术的大部分患者可以完成瘘管切开。

四、内镜下手术漏口闭合术

（一）注意事项

- 炎症性肠病术后缝合线或吻合口处发生漏较为常见，可导致脓肿或窦道形成，其中一些甚至可能导致肠 – 皮肤瘘（图 6-8）。
- 尽管目前多采用内镜真空系统治疗急性吻合口漏，但一些内镜夹，如内镜止血夹（TTSC）和吻合止血夹（OTSC）也已投入使用。
- 该项技术已用于治疗回结肠切除术后回肠结肠吻合口、J 端（有 J 形储袋的患者）和行侧 – 侧吻合的横向缝合线处的渗漏（图 6-9）。

（二）设备

- 使用 CO_2 充气的成人结肠镜，小儿结肠镜或胃镜。
- 不同尺寸的软尖经内镜钳道（TTS）导丝。
- 能量系统。

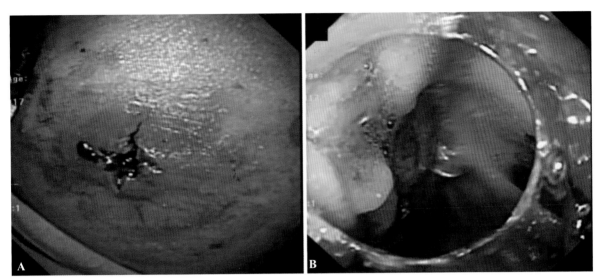

▲ 图 6-8　内镜下皮肤 – 回肠漏关闭术

A. 皮肤漏部位；B. 使用吻合止血夹关闭后展示

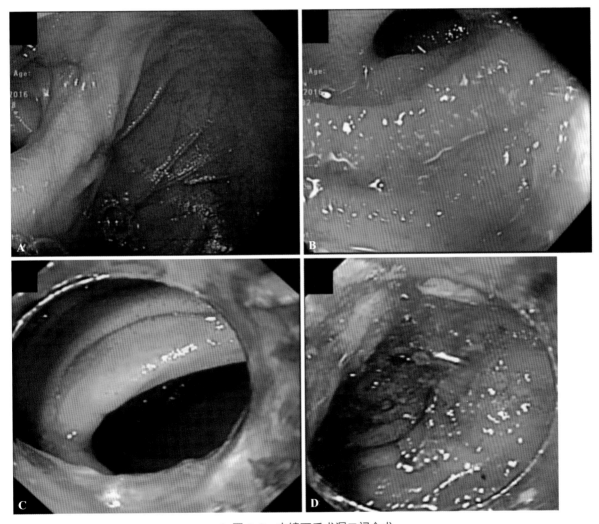

▲ 图 6-9　内镜下手术漏口闭合术

A. 克罗恩病行回结肠切除术后的侧 – 侧吻合；B. 横向吻合钉线处的漏口；C 和 D. 放置了一个吻合止血夹

- 吸引、电灼和冲洗设备。

- 针刀或 IT 刀。

- 内镜金属夹。

- 局部止血药，如高渗葡萄糖（50% 葡萄糖溶液）。

- 内镜夹，如内镜止血夹和吻合止血夹。

- 聚维酮碘、亚甲蓝、过氧化氢或其他注射液。

- 细胞刷。

- 氩离子束凝固术（argon plasma coagulation，APC）所需器械。

（三）操作技术

- 内镜下钳夹的操作可以在内镜门诊、清醒镇静的情况下进行。

- 可通过软尖导丝探查手术漏口。

- 通过观察从皮肤瘘管中注入的聚维酮碘、亚甲基蓝或过氧化氢，可以检测到肠 – 皮肤瘘管的手术漏口。

- 较小的渗漏可以使用内镜止血夹，而较大的渗漏可以通过吻合止血夹进行处理。

- 可用细胞刷或氩离子束凝固术清除瘘管周围的黏膜，以提高内镜下关闭外科渗漏的成功率。

经验与教训

- 需要高质量的腹部成像来描绘渗漏的位置、长度和程度。常用的影像学检查方法有泛影葡胺灌肠术、计算机断层扫描小肠造影术或磁共振小肠造影术。

- 内镜治疗对 CD 相关、非外科吻合、非缝合线瘘管的疗效较差。

五、内镜下窦道切开术

（一）注意事项

- 窦道主要是由慢性吻合口漏造成的，慢性吻合口漏通常位于接受回肠储袋 – 肛管吻合的恢复性结直肠切除术患者的骶前部位。

- 骶前窦道多通过外科去顶术或间隔切除术治疗。但由于器械的限制，外科去顶术并不适用于某些患者。

- 内镜下窦道切开是从外科去顶术演变而来的，其原理是在肠腔和窦道之间行肠壁电切术，使窦道变成肠道上皮的憩室（图 6-10）。

- 各种形状的窦道见上述。

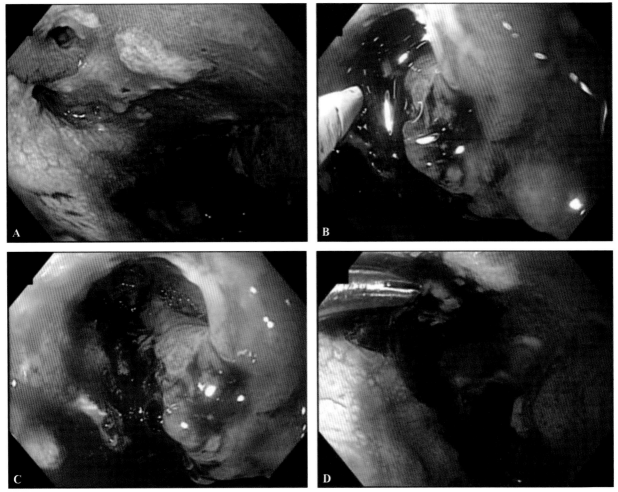

▲ 图 6-10 内镜下窦道切开术

A. 回肠储袋处的骶前窦道；B 和 C. 用针刀进行窦道切开；D. 将钛夹放置在切口区域

（二）设备

- 使用 CO_2 充气的成人结肠镜，小儿结肠镜或胃镜。

- 不同尺寸的软尖经内镜钳道（TTS）导丝。

- 可提供电切的能量系统。

- 吸引、电灼和冲洗设备。

- 针刀或 IT 刀。

- 内镜金属夹。

- 局部止血药，如高渗葡萄糖（50% 葡萄糖溶液）。

（三）操作技术

- 内镜下窦道切开可以在内镜门诊、清醒镇静的情况下进行。

- 可以用软尖导丝探测骶前区的窦道。

- 用针刀或 IT 刀进行电切，模式设置同 ERCP 设置。
- 在电切后，内镜医师应在窦道的切缘放置多个内镜金属夹，以保持管腔通畅，同时也可以防止出血。
- 根据窦道的长度不同，可以一次性完成切开治疗，也可分次治疗。
- 内镜下窦道切开对 L 形的窦道疗效最佳。

经验与教训

- 新形成的窦道（少于 6 个月）不应进行内镜下窦道切开，此时由于窦道还未完全形成，行内镜下窦道切开可能导致肠腔气体泄漏，形成腹膜后游离气体。但是，对于接受回肠造口转流的患者，可以在新形成的窦道内进行此术。
- 内镜治疗后，窦道也有可能复发，体重增加和并发克罗恩病是窦道复发的主要危险因素。

推 荐 阅 读

[1] Lan N, Hull TL, Shen B. Endoscopic sinusotomy versus redo surgery for the treatment of chronic pouch anastomotic sinus in ulcerative colitis patients. *Gastrointest Endosc.* 2019;89(1):144–156.

[2] Shen B, Kochhar G, Navaneethan U, et al. Role of interventional inflammatory bowel disease in the era of biologic therapy: a position statement from the Global Interventional IBD Group. *Gastrointest Endosc.* 2019;89(2):215–237.

第 7 章　诊室内镜检查
Office Endoscopy

James Church　**著**

王振宜　**译**　　傅传刚　**校**

一、注意事项

- 完整齐全的内镜设备能最大限度地提高门诊诊疗效率，即每一种设备都有可能在不同的情况下使用。

- 内镜检查前：虽然内镜检查需要完整实施，但通常是在病史询问和体格检查得到初步诊断结果后针对性地进行。

- 通过体格检查即能明确诊断的患者不需要在门诊进行内镜检查。如肛门疼痛且血栓性外痔显而易见的患者，或肛周脓肿的患者。对这些患者应直接治疗血栓或脓肿。而直肠出血、直肠疼痛或排便功能异常的患者才是内镜检查的合适对象。

- 判断患者的精神状态。患者知道会有肛门检查，但同时又害怕这些检查。在他们的观念里，肛门检查是痛苦的，尴尬的，并让他们颜面无存的。这种恐惧和焦虑需要通过非常放松且有尊严感的检查方式来化解。

- 控制房间里的人数。这里不需要多个观察者和学生。

- 确保在大多数时间里遮盖住患者的肛门。

- 准确地提前告知患者下一步的操作或发生的情况。

- 始终保持操作轻柔。

- 使用足够的润滑剂。

- 如果肛门疼痛，请使用利多卡因胶浆。

- 如果必须行即刻肛门镜检查且怀疑患者肛门有溃疡或肛裂，需要使用局部浸润麻醉。

二、设备（见第 2 章）

- 肛门镜（短口、长口、成人款和儿童款）（图 7-1）。

- 直肠镜（儿童款、成人款、成人大号款）（图 7-2）。

- 软性乙状结肠镜（成人款和窄款）（儿童款胃镜 = "回肠镜"）。

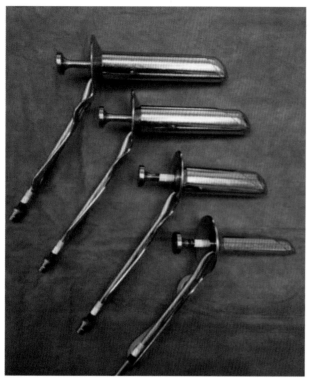

▲ 图 7-1 用于诊室肛门镜检查的全口肛门镜的选择，包括不同长度的成人肛门镜和儿童肛门镜

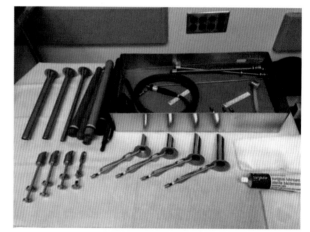

▲ 图 7-2 硬式肛门直肠镜器械的选择

- 棉签。
- 吸引装置。
- 灌肠器。
- 手套和润滑剂。
- 备用：局部麻醉剂及相应的碘伏，5mm 或 10mm 注射器及 27 号针头。
- 活检钳（开放式和内镜式）。

三、操作技术

（一）体位

- 检查肛门最简单的方式是让患者在诊查床上取膝胸位，身体前倾，使肛门位置抬高并降低头部位置。
- 操作人员和助手站在患者两边并扒开臀部。
- 左侧卧位也可以使用，事实上，如果存在盆底肌肉无法放松的问题，应首选左侧卧位。

（二）检查

- 进一步检查肛门是否对称，有无瘢痕、闭合程度、会阴周围皮肤情况，是否有皮赘、肿块或其他异常情况。

1. 直肠指检

- 用棉签轻触肛周皮肤，引起肛门收缩。肛门皮下皱襞肌收缩，这是良好的肛门神经支配的表现。接下来是"芝麻开门"技术。

- "芝麻开门"这种肛门检查方法是用于解决许多患者（尤其是年轻患者）由于肛门括约肌紧张，而导致难以接受检查的问题。

- 要做好指检，首先必须先使患者肛门放松，将一根润滑良好的手指用画圈方式轻轻地进入肛门，然后逐渐插入。如果强行暴力插入，会使肛门受到外界刺激，导致患者会有痉挛和疼痛感。间歇平缓的插入可以避免痉挛发生。

- 检查舒适的关键是嘱患者在插入过程中肛门向下用力，这样能够让患者括约肌松弛，从而使检查手指或者肛门镜能够完全插入肛门内。

- 此外，让患者肛门向下用力会使直肠下段的黏膜向下移动，从而使检查手指能够触及原本无法触及的一些肿块。这种方法在插入肛门镜和硬式或软式乙状结肠镜时也很有用。

- 如果最初的探查发现患者括约肌非常紧绷，最好使用小拇指或者小儿肛门镜进行检查。

- 如果由于小口径的检查器械所提供的视野有限而无法提供足够的信息，则需要在全身麻醉下对患者进行检查。

2. 肛门镜检查

- 检查前通常无须特别准备，如果要做治疗（如痔胶圈套扎术），患者先排空大便。

- 短斜角肛门镜适合检查肛管、肛管移行区（ATZ）、痔疮区域和直肠下段。

- 肛门镜斜角对齐后朝肛门的纵向（前/后）轴插入。

- 通过括约肌后，旋转肛门镜观察肛门的前部区域。去除肛门镜内芯，将肛门镜缓慢退出。

- 在齿状线可见的情况下，嘱患者肛门向下用力，这样可以看到直肠下段的黏膜脱垂和痔疮脱垂（图 7-3）。

- 用棉签戳黏膜可测试深层肌肉的松弛程度，因此可判断其是否适合使用胶圈套扎。

- 在将肛门镜完全退出之前，先将内芯塞回，然后将肛门镜重新插入肛门中并旋转 90°，重复以上步骤 2 次，以便检查肛管的所有四个象限。

- 较长的斜角肛门镜可以检查更多的直肠下段区域。如果使用这些肛门镜，最好让患者膝胸位，因为这样能使直肠完全扩张从而提供良好的视野。

3. 硬式直肠镜检查

- 硬式直肠镜检查，作为检查全直肠的一种方式，在很大程度上已被软式直肠乙状结肠镜所取代。

- 硬式直肠镜所获得的视野不如软式器械，且在治疗及活检程序上也更为复杂。但对于随访的直肠炎患者而言，这是一种简便检查直肠黏膜状态的方法，也可用于检查低位直肠息肉切除术后患者，排除复发。

- 硬式直肠镜可通过肿瘤到肛缘的距离及肛周的方向确定肛门内肿瘤的位置，这是确定肛门内肿瘤位置最准确的方法。

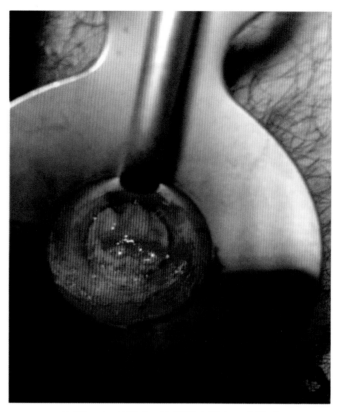

▲ 图 7-3 使用全口肛门镜来观察痔疮脱垂

- 这项检查通常需要灌肠准备。采用膝胸位或左侧卧位，以"芝麻开门"技巧将合适大小的直肠镜插入肛门内。
- 当镜端超过盆底时，将其向前倾斜，使得顶端进入直肠顶部。
- 然后向直肠内注气使其膨胀，并在直视下继续推进镜端。
- 当镜端到达直肠顶端后，通常略微回拉直肠镜，使镜头环形转动检查直肠四周。
- 硬式活检和抽吸可用来改善视野并获取异常黏膜样本。

4. 软式乙状结肠镜检查

- 软式乙状结肠镜可用于检查直肠出血，腹泻和其他紧急情况为主诉的病症，以及直肠乙状结肠病变局部治疗、直肠炎、溃疡性结肠炎、家族性腺瘤性息肉病（FAP）行回肠直肠吻合患者的随访。
- 目的是检查直肠及大部分乙状结肠，虽然 60cm 长的肠镜有时可到达横结肠中部。
- 目标是未麻醉的患者能够在不引起疼痛的情况下完成检查，因此检查务必尽可能轻柔，如有任何不适应立即停止。
- 检查开始前最好进行两次快速灌肠准备。患者签署检查同意书，取左侧卧位进行检查。
- 再次确认患者的身份和病情，内镜检查前先行直肠指检。
- 当镜端穿过肛门时，注入空气和水有助于镜头通过使其完成对肛管的观察。将镜端继续推进，使其从直肠进入至乙状结肠。

- 尝试通过选择合适的角度，回拉内镜、吸气及增加腹压使肠道弯曲变直。如果乙状结肠可以取直，镜头通常可推进至脾曲。

- 在推进和回拉镜头时都应观察黏膜状况。如果患者感到疼痛且通过调直镜身也无法缓解，则中止检查。

- 憩室病患者年龄通常在 60 岁以上，有时伴有肠道痉挛、僵硬和狭窄。这类患者不进行完整检查。

- 如果需要更为彻底的检查，或乙状结肠镜检查的范围不够理想，则可进行全结肠镜检查。

5. 储袋镜检查

- 溃疡性结肠炎、结肠型克罗恩病及 FAP 手术采用回肠 J 形或 S 形储袋的患者需定期复查（FAP 每年 1 次，结肠炎每 2～3 年 1 次），对有症状的患者也需行储袋诊断性检查。

- 检查前可进行 1～2 次灌肠，但由于储袋中粪便通常为液体，也可不经肠道准备就进行检查。储袋 – 肛管吻合的存在是储袋镜检查和其他内镜检查的唯一区别。

- 通过吻合器进行缝合的手术方式（目前更常见）更易于检查，但即便如此仍可能出现狭窄的情况。通过手工缝合的吻合普遍有狭窄和僵硬的情况，或伴有粪便渗出，肛周和肛管表皮剥落的倾向。这些问题会导致内镜插入时非常痛苦，可使用利多卡因凝胶缓解。

- 将储袋镜缓慢插入的同时通过镜管注入水和空气，从而达到检查肛门，观察有无肛门息肉和溃疡的目的。缓慢插入储袋镜可使肛门放松并改善视野（图 7-4）。拔出储袋镜时采用同样的操作。

- 储袋镜检查技术相对简单。推进至 J 形储袋输入襻和输出襻的交界处（图 7-5）。然后进入输入襻。拔出时，检查是否存在肛管移行区，回答下列问题。

  - 储袋是直的吗？检查者应该能从储袋底部看到输入 / 输出襻交界处的"猫头鹰眼"（图 7-6）。如果看不到，则可能存在扭转或弯曲。这可能损害储袋的排空功能，导致更频繁的排便。

  - 储袋是否为正常尺寸？一个巨大的储袋可能意味慢性排便障碍（便秘）与粪便蓄积。

  - 输入襻是否打襻？如果无法插入管子，那可能出现了输入襻综合征。

  - 是否有搁板状物在储袋中？如果有，那么储袋中可能存在旋转扭曲，这将对储袋的排空有不利影响。

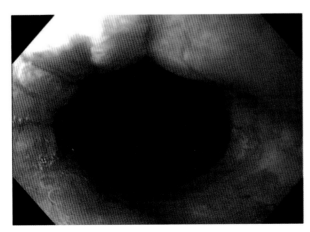

▲ 图 7-4　储袋镜检查观察肛管

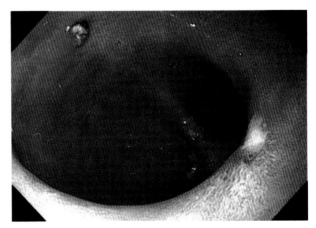

▲ 图 7-5　输入襻与输出襻的交界处

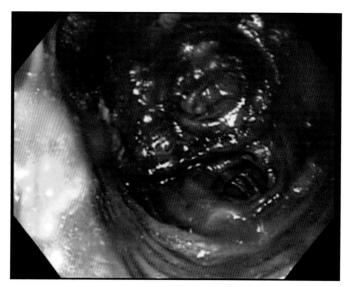

▲ 图 7-6　猫头鹰眼

- 黏膜是否正常？对于结肠炎患者，需警惕储袋炎伴发溃疡、红斑及颗粒。纵向溃疡可能提示患有克罗恩病。家族性腺瘤性息肉病（FAP）患者需警惕腺瘤。

- 孤立性溃疡，尤其是位于手术缝合或输入襻与输出襻的交界处的溃疡，通常是正常的，不代表克罗恩病或储袋炎。

- 关注肛管移行上皮区。如果为结肠炎患者，是否出现红肿；如果为 FAP 患者，此处是否有息肉？息肉可能较难以察觉。

- 是否能安全且便捷的翻转或调整视野，以能更好地观察低位储袋以及肛门上端；如果可以，请尝试。

- 如果是 S 形储袋，输出襻有多长。接近 2cm（总长 5cm）的长度会严重导致储袋的排空困难。

- 若术后随访超过 10 年，或结肠切除术的适应证为肿瘤时，储袋及肛管移行区处的常规活检非常必要。

（三）造口和肠道闭合段检查

- 回肠造口术和结肠造口术后可以在诊室内用软式镜或硬式镜检查。

- 回肠造口术后检查的适应证是检查 FAP 患者的腺瘤和诊断为克罗恩病的患者。

- 结肠造口术后检查的适应证是用来检查新建造口的缺血程度，或检查腹壁筋膜水平及以下的狭窄，或结肠肿瘤术后结肠镜复查。

1. 硬式回肠镜检查

- 儿科直肠镜是该检查的理想选择。

- 首先，在造口放入一支棉签并检查。如果棉签上有血迹则代表着炎症。这是不正常的表现。

- 润滑直肠镜并将闭孔器尖端放在造口的开口上，让镜头的重量依靠在造口上，使造口放松以接纳内镜。

- 一旦直肠镜完全进入造口，去除内芯闭孔器，使用空气吹气器。一旦通过筋膜，循管腔推进。小肠会不断产生粪便，因此必须备有良好的吸引器。

2. 软式回肠镜检查

- 小儿胃镜是一个相当好的器械，可用于伴有狭窄的回肠贮袋肛管吻合术患者，或给节制性回肠造口置管。

- 该技术需要适量地注入空气以显露肠腔。肠道可能令人吃惊的弯曲，所以插入，回退，顶端调整，扭转等操作都是相当重要的。我们需要耐心等待肠道收缩和放松。

3. 结肠造口术的结肠镜检查

- 此类型与通过肛门的结肠镜检查相似。或许有人认为该操作相对简单，但造口近端的肠道通常会相当曲折，有的能向下延伸至骨盆，有的会绕行至右下腹部。

- 造口旁疝将使得回肠镜检查变得困难。

（四）肠道闭合段检查

- 肠道闭合段易引发炎症是由于闭合段肠腔内缺乏短链脂肪酸，易变硬、变脆及狭窄。

- 放疗或感染等其他因素也会影响病情。使用窄视野的内镜（儿童款结肠镜、回肠镜）检查动作柔和，如果患者感到严重不适，立即停止检查。

- 由于肠道僵硬及黏膜弹性减低等原因，活检可能很难。

推 荐 阅 读

[1] Ashburn J, Church J. Open sesame revisited. *Am J Gastroenterol*. 2013;108(1):143. doi: 10.1038/ajg.2012.382.
[2] Farmer KC, Church JM. Open sesame: tips for traversing the anal canal. *Dis Colon Rectum.* 1992;35(11):1092–1093.
[3] Hurlstone DP, Saunders BP, Church JM. Endoscopic surveillance of the ileoanal pouch following restorative proctocolectomy for familial adenomatous polyposis. *Endoscopy.* 2008;40(5):437–442.

第二篇

肛门直肠疾病
Anorectal Disease

第8章 痔疮切除术
Hemorrhoidectomy

Massarat Zutshi **著**

邓业巍 **译**　傅传刚　杨　飙 **校**

一、注意事项

- 单纯的痔疮并不是痔切除术的适应证，手术目的在于摒除痔疮相关的临床症状。

- 许多患者有所谓的"痔疮"，其实并不是真正的痔疮，需要与其他的肛门部疾病鉴别。

- 对于保守治疗失败的外痔或Ⅲ / Ⅳ度痔患者，应行痔疮切除术。

- 痔疮手术前，应当告知患者术后有疼痛、出血、伤口裂开、复发和皮赘形成的风险。

- 痔疮切除术后出现肛门狭窄罕见，2 个痔切除之间保留 1cm 的肛管黏膜，可以使狭窄发生率变的最小。

- 同样，痔疮切除术后发生大便失禁也罕见，但应尽力识别和保护好括约肌。

- 痔疮患者，尤其伴有相关症状的患者，应行结肠镜检查，排除近端结直肠病变。

二、无菌仪器 / 设备

- 用聚维酮碘溶液皮肤消毒。

- 带光源的 Hill–Ferguson 肛门牵开器。

- 止血钳，包括直形和弯形的。

- 持针器。

- 医用无损伤齿镊（如 Adson–Debakey）。

- 解剖剪刀（Metzenbaum 剪）。

- 电刀。

- 利多卡因加 0.5% 肾上腺素以及用于肛门阻滞的注射器械。

三、手术技术

- 术前准备：两次快速灌肠。

- 麻醉：全身麻醉 / 喉罩通气。
- 体位：根据外科医生 / 麻醉医生的习惯采用截石位或俯卧位（图 8-1）。

（一）外剥内扎术：传统痔切除术（开放手术）

手术方法

- 截石位，检查会阴部，确定病理性异常并评估痔核（图 8-2）。
- 痔疮大小很少相同，肛门镜检查可以确定最大的或最有问题的痔疮。手术从这个开始，然后按顺序进行处理。
- 有时可以用胶圈套扎成功处理 3 个痔核中的 1～2 个。
- 首先用浸过聚维酮碘溶液的纱布清洁肛管内部。
- 清洁会阴阴囊或阴道前方至尾骨后方的皮肤。在外侧，皮肤清洁需要超过坐骨粗隆。

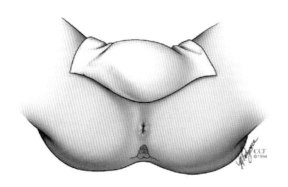

◀ 图 8-1　取截石位显露会阴

经许可转载，引自 Cleveland Clinic Center for Medical Art & Photography © 2019，版权所有

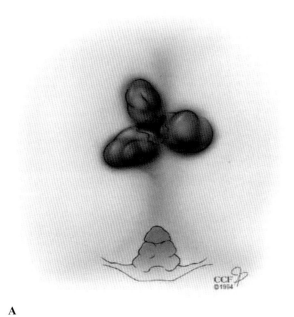

A

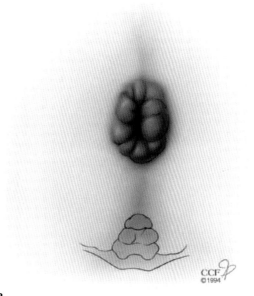

B

▲ 图 8-2　A. 传统 3 个外痔在右前、右后、左外侧位；B. 环状痔脱垂

经许可转载，引自 Cleveland Clinic Center for Medical Art & Photography © 2019，版权所有

- 将手指插入肛管进行肛门检查，并检查肛管是否有异常。

- 插入 Hill-Ferguson 肛门牵开器，进行视诊，并记录痔疮的任何异常情况和痔的位置。

- 制订相应的手术计划，确保在切除的 3 个痔核之间有足够的皮肤桥（＞ 1cm 的肛管黏膜）。如有必要，标记可能切除的区域。

- 用细针将 0.5% 丁哌卡因和肾上腺素注射在痔核下，在每个痔核处注射约 5mm（图 8-3）。

- 等待 5min，让其阻滞到一定区域。

- 评估 3 个痔核（图 8-4）。

- 将一个止血钳夹在皮肤边缘，另一个夹在黏膜上（图 8-5）。轻轻地拉痔核，使皮肤最小限度地支起，另外也可使用手术刀进行切开。

- 使用解剖剪刀，弯向下，提起痔核在皮肤底部切开，将肌肉和结缔组织朝皮肤方向向下推，这一过程需施加较小的力量进行（图 8-6）。

- 根据需要使用电凝止血。

- 继续解剖，直至到达痔核，放置一个弯止血钳包夹痔核和黏膜。

- 使用 2-0 Polysorb/ 薇乔线缝合，确保缝合牢固。

- 可在缝线的远端额外地再扎一道。

- 切除痔核，检查出血情况。

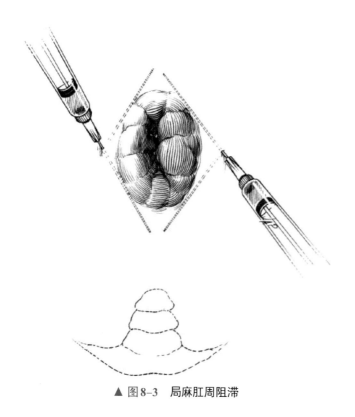

▲ 图 8-3　局麻肛周阻滞

▲ 图 8-4　3 个内痔（星号）从肛管处脱出，止血钳夹在左侧痔核的皮肤上

经许可转载，引自 Cleveland Clinic Center for Medical Art & Photography © 2019，版权所有

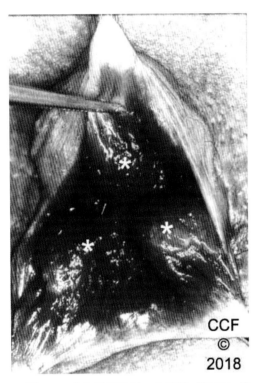

▲ 图 8-5　止血钳撤除后 3 个痔核（星号）的显露情况

经许可转载，引自 Cleveland Clinic Center for Medical Art & Photography © 2019，版权所有

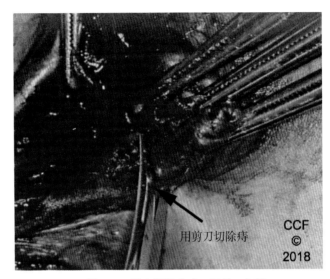

用剪刀切除痔

▲ 图 8-6　用夹钳抬高痔，用剪刀切除

经许可转载，引自 Cleveland Clinic Center for Medical Art & Photography © 2019，版权所有

- 换到下一个痔核，重复上述步骤，确保在被切除的两个切口区域之间有一个皮肤桥（图 8-7）。
- 继续电凝止血。
- 传统痔切除术操作到此结束。长效麻醉剂可在前一次注射利多卡因 20min 后再注射 1 次。
- 在伤口上敷上一层涂有抗生素软膏的敷料。

（二）Ferguson 手术（闭合手术）

手术方法
- 按照传统痔切除术的步骤进行。
- 采用 2-0 薇乔或 Polysorb 缝合线，从痔蒂部开始缝合，包埋蒂部附近的黏膜，然后连续缝合附近的黏膜（图 8-8）传统痔切除术。

四、使用能量装置

- 使超声刀（Ethicon，Cincinnati，OH）或 Ligasure（Medtronic，St. Paul，MN）时，要遵循的步骤与前面描述的相同；但是，由于看不见括约肌，所以要格外小心，避免牵拉皮肤时将肌肉拉起损伤。

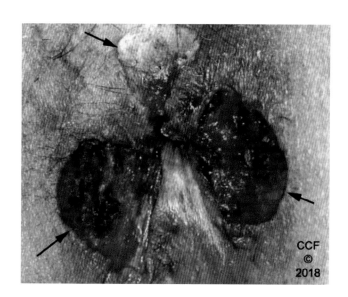

◀ 图 8-7　传统痔切除术留有 3
个开放切口，箭示初始切除部位

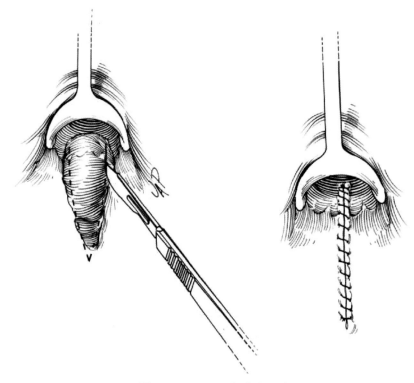

▲ 图 8-8　Ferguson 闭式痔切除术

- 能量平台不应太靠近拉起皮肤底部肌肉所在的区域。

- 由于皮肤很厚，如果钳夹太大，不能很好地起到电凝封闭，所以要用小口钳夹对皮肤进行切除（图 8-9）。

- 当到达蒂部时，要确保整个部位被电凝并密封好。一旦蒂部已被烧灼，可用 3-0 含铬肠线来间断缝合加固皮肤（图 8-10）。

- 如前所述，注射长效丁哌卡因。

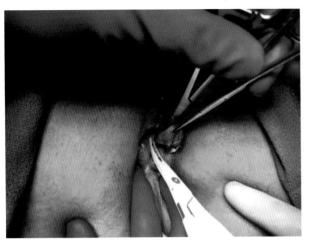

▲ 图 8-9　使用能量平台从皮肤小切口至蒂部

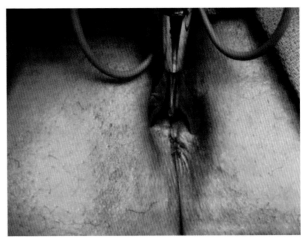

▲ 图 8-10　在能量平台切除痔组织后关闭黏膜

五、术后护理

建议患者采取以下措施。

- 外科医生或患者选择使用镇痛药物进行疼痛管理。
- 使用大便软化剂，如多库脂钠，每日 2 次，每次 100mg。
- 补充纤维素。
- 按需要口服矿物油 2 汤匙。
- 排便前后局部涂抹 2% 利多卡因凝胶。
- 局部涂抹 0.75% 甲硝唑乳膏，每日 1~2 次。
- 温水坐浴或使用冰袋。
- 术后 4~6 周和（或）更早（如有必要）进行随访。

经验与教训

- 对于大束结扎，可用手术肛门镜（Fansler）观察脱垂组织，也可用 Hill-Ferguson 肛门镜进行术前观察或术后检查出血情况。
- 切除的痔之间至少要留出 1cm 黏膜，以避免肛门狭窄。
- 手术结束时确保肛管可放入中等大小的 Hill-Ferguson 型肛门镜，避免肛管狭窄。

推荐阅读

[1] Davis BR, Lee-Kong SA, Migaly J, Feingold DL, Steele SR. The American Society of Colon and Rectal Surgeons Clinical Practice Guidelines for the Management of Hemorrhoids. *Dis Colon Rectum*. 2018;61(3):284–292.

[2] Sohn VY, Martin MJ, Mullenix PS, Cuadrado DG, Place RJ, Steele SR. A comparison of open versus closed techniques using the Harmonic Scalpel in outpatient hemorrhoid surgery. *Mil Med*. 2008;173(7):689–692.

第9章 肛裂：侧位内括约肌切开术
Anal Fissures: Lateral Internal Sphincterotomy

James S. Wu 著

王振宜 译　　傅传刚 杨 飙 校

一、注意事项

- 肛裂是引起内括约肌显露并在受到刺激时引起肛门括约肌痉挛的肛管鳞状上皮层的纵向撕裂。

- 大部分肛裂的裂口位于肛管中线（后正中多于前正中）（图 9-1）。位于肛管侧壁的肛裂不典型，常与艾滋病毒感染、克罗恩病、梅毒、结核病和血液恶性肿瘤有关。

- 急性肛裂（病程＜ 8 周）表现为纵向撕裂。病程＞ 8 周的肛裂被归类为慢性肛裂，这类肛裂可能会在裂口的远端出现"哨兵痔"，并显露肛门内括约肌。

- 一线治疗一般是非手术治疗，包括温水坐浴、车前草膳食纤维、局部麻醉药、局部硝酸盐和局

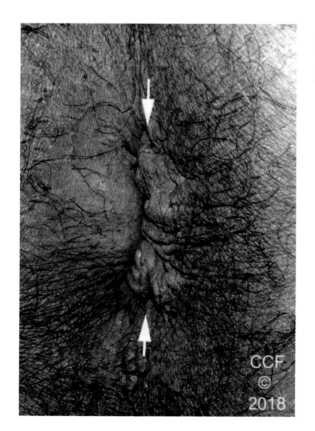

◀ 图 9-1　裂口最常发生在肛门的后角和前角（箭）

经许可转载，引自 Cleveland Clinic Center for Medical Art & Photography © 2019，版权所有

部钙通道阻滞药。肉毒素注射和球囊扩张是替代治疗方法。

- 手术治疗包括侧方内括约肌切开、肛裂切除和肛管成形。

二、病史

- 肛裂常见的临床表现是排便时肛门疼痛和出血。
- 其他引起肛门疼痛的良性疾病包括脓肿、外痔血栓形成、肛提肌痉挛和尾骨疼痛。
- 出血也可由内痔、肿瘤和炎症性肠病引起。

三、体格检查

- 轻柔侧向牵拉肛周皮肤即可显露"哨兵痔"和肛裂裂口。
- 如果无法看到裂口，可以用涂好润滑油的指套轻柔触诊肛管远端，确定裂口的存在及其位置。
- 由于肛门内括约肌张力较高，裂口区域易于受损，因此患者可能无法耐受肛门镜检查，如果肛裂能够确诊，可以不做肛门镜检查。图 9-2 显示肛裂裂口的各种形态。

四、侧方内括约肌切开术

（一）注意事项

可能存在内括约肌切开禁忌的患者特征（表 9-1）。

表 9-1　可能存在肛门内括约肌手术禁忌证的既往病史

- 既往大便失禁病史
- 既往产科肛门括约肌损伤病史
- 既往肛门括约肌切开病史
- 既往肛瘘切开病史

（二）无菌仪器 / 设备

- 皮肤外用聚维酮碘溶液。
- 针刀。
- 手术肛门镜（最好带冷光源；如 Hill-Ferguson）。
- 0.5% 利多卡因肾上腺素溶液及肛门局部封闭用注射器。
- 15 号刀片（可选）。
- 电刀。
- 血管钳。

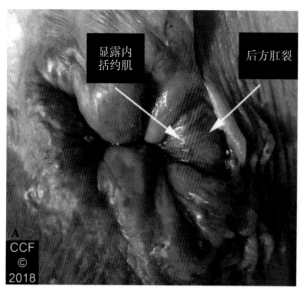

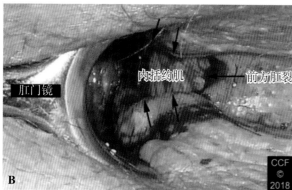

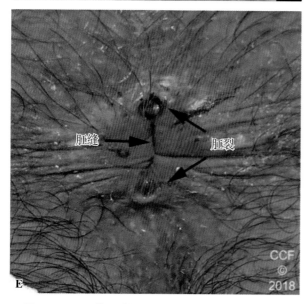

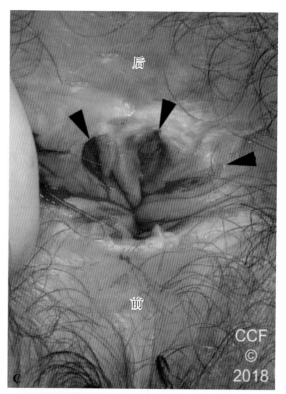

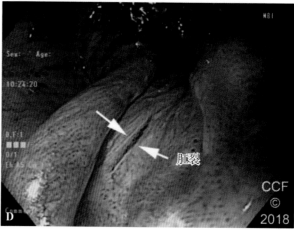

▲ 图 9-2　A. 肛管后壁慢性肛裂伴裸露的肛门内括约肌（IAS）；B. 肛管前壁慢性肛裂（箭）伴有外露的肛门内括约肌；C. 3 个同时存在的后方和后外侧肛裂，箭所指区为肛裂开口处；D. 肠道准备过程中腹泻引起的急性肛裂，可在结肠镜检查中利用窄带成像显示；E. 同时出现肛管前裂和后裂

- 组织钳。
- 3-0 薇乔或含铬缝线。

（三）手术技巧

- 手术采用局部或全身麻醉，使用开放或闭合技术俯卧折刀位或截石位进行。
- 下面的病例是在全身麻醉下，患者以俯卧折刀位固定于支架手术床上，使用 2 英寸（约 5cm）胶带拉开臀沟以便充分显露和使用开放手术技术。
- 选择俯卧姿势的原因是，它能充分显露手术范围，并方便助手站在手术台的对面位置。
- 术前未进行肠道准备，肛周皮肤和肛门区域局部消毒。
使用肛门镜扩开肛门口，充分显露肛裂（图 9-3），肛门内括约肌可通过触诊确定。
- 前位或后位的括约肌切开可能造成"锁孔"畸形，并可能导致肛门失禁。因此，可以使用肛门镜来显露侧方的肛门内括约肌。
- 通过切开括约肌间沟来确定肛门内括约肌（图 9-4）。
- 使用血管钳从括约肌间沟侧方及肛管的中间位置将肛门内括约肌游离出来。然后使用组织钳夹持远端肛门内括约肌，再用弯血管钳从底部穿透肛门内括约肌，并上挑到手术区域（图 9-5）。
- 肛门内括约肌的白色肌纤维在直视下用电刀切断（图 9-6），内括约肌离断的长度与肛裂裂口长度一致。

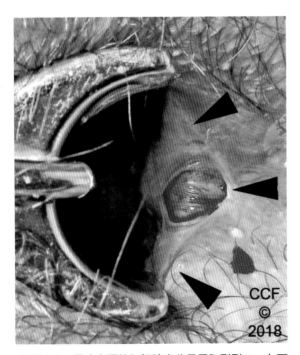

▲ 图 9-3　带冷光源的肛门镜充分显露肛裂裂口，向下牵拉固定肛门内括约肌，以便可以在皮下被触及（箭头）

经许可转载，引自 Cleveland Clinic Center for Medical Art & Photography © 2019，版权所有

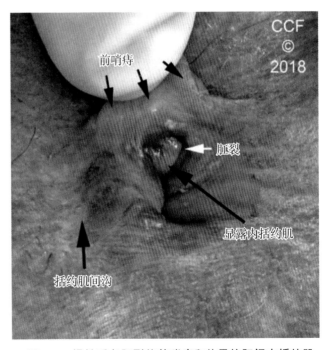

▲ 图 9-4　慢性后角肛裂伴前哨痔和外露的肛门内括约肌。肛门内括约肌的高度紧张使内外括约肌间沟更加明显

经许可转载，引自 Cleveland Clinic Center for Medical Art & Photography © 2019，版权所有

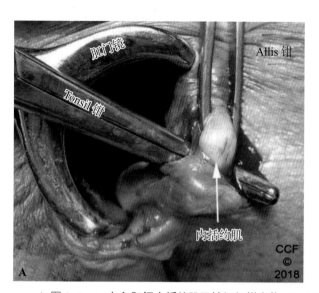
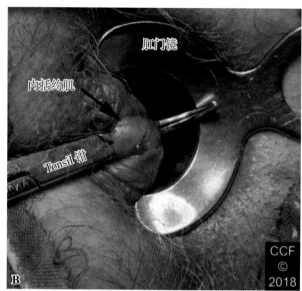

▲ 图 9-5　**A.** 白色肛门内括约肌已被组织钳夹住；**B.** 远端肛门内括约肌用弯血管钳穿透，上挑显露到手术区域

经许可转载，引自 Cleveland Clinic Center for Medical Art & Photography © 2019，版权所有

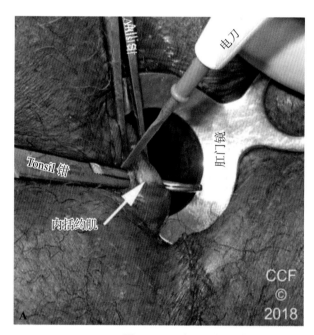
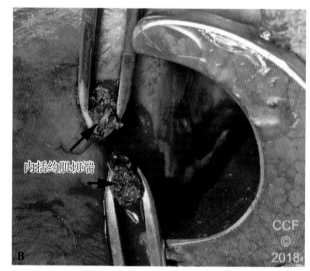

▲ 图 9-6　**A.** 电刀直视下离断肛门内括约肌（IAS）；**B.** 显示远端 IAS 的切割残端

经许可转载，引自 Cleveland Clinic Center for Medical Art & Photography © 2019，版权所有

- 术中彻底止血，伤口保持开放或宽松的闭合，伤口闭合过紧可能导致脓肿。
- 手术部位局部浸润麻醉，用于缓解术后疼痛。

五、术后护理

- 术后护理包括以下几个方面。

- 每天淋浴或坐浴以保持手术部位清洁。
- 使用镇痛药物。
- 病假休息。

六、总结

- 肛裂是结直肠外科医生最常见的疾病之一。1951 年，Eisenhammer 发现肛门内括约肌痉挛为可通过手术修正的慢性肛裂综合征病因。

肛门内括约肌是大肠环状肌的延续，因此它容易发生痉挛性收缩，其中肛管的发生率最高。组织结构性改变导致痉挛被称为慢性肛门内挛缩。肛门内括约肌切开联合扩肛是纠正这种病理生理缺陷、重获肛门正常肌紧张和扩展性的满意疗法。该术式简化了肛管部手术操作，尤其是对于慢性肛裂而言。

- 需要切断的内括约肌的百分比尚未达成广泛一致，Eisenhammer 建议"至少有 4/5 的内括约肌需被切断。"更少的括约肌离断和"个体化括约肌切开术"，即只对肛裂顶端的括约肌切开的手术方法，可以用于降低术后大便失禁的发生率。

推荐阅读

[1] Eisenhammer S. The surgical correction of chronic internal anal (sphincteric) contracture. *S A Med* J. 1951;25:486–489.
[2] Nelson RL, Chattopadhyay A, Brooks W, Platt I, Paavana T, Earl S. Operative procedures for fissure in ano (review). *Cochrane Database Syst Rev*. 2011;(11):CD002199.
[3] Nelson RL, Thomas K, Morgan J, Jones A. Non–surgical therapy for anal fissure. *Cochrane Database Syst Rev*. 2012;(2):CD003431.
[4] Perry WB, Dykes SL, Buie WD, Rafferty JF. Practice parameters for the management of anal fissures (3rd revision). *Dis Colon Rectum*. 2010;53:1110–1115.
[5] Stewart DB Sr, Gaertner W, Glasgow S, Migaly J, Feingold D, Steele SRT. Clinical Practice Guideline for the management of anal fissures. *Dis Colon Rectum*. 2017;60:7–14.

第 10 章 肛门狭窄成形术
Anoplasty for Anal Stenosis

Michael A. Valente **著**

陈文平 **译**　傅传刚　杨　飘 **校**

一、注意事项

- 肛门狭窄最常见的原因是激进的痔切除术引起的肛管上皮过度损伤，而形成的医源性损伤（图 10-1）。
- 其他发病可能的原因包括先天性、肿瘤、感染性（克罗恩病）、外伤性或放射性因素等。
- 肛门成形技术也可用于肛门外翻、肛管溃疡、肛裂、肛瘘及癌前 / 恶性病变切除后（如 Paget 病，肛管 – 肛周异型增生 / 癌）的肛门整形。
- 其他适应证包括肛管上皮缺如和瘢痕，最常见的是术中损伤肛管上皮。
- 皮瓣存在多样性，应根据病因、瘢痕的大小 / 位置、解剖结构和外科医生的喜好和技术来选择。
- 确定狭窄的病因，决定手术入路。
- 术前评估肛周 / 臀部组织的适宜性 / 状态。
- 如果存在克罗恩、放疗病史，在修补前，需评估臀部皮肤的质量。
- 标记狭窄的位置和范围。
- 根据上述信息决定采用单侧或双侧皮瓣。

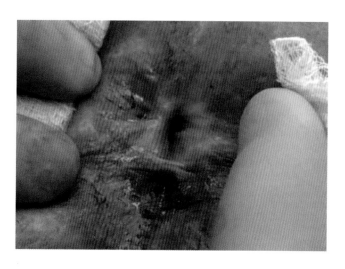

◀ 图 10-1　继发于痔切除术后的严重肛门狭窄

- 保持良好的整形外科原则如下。
  - 锐性分离；尽可能少的灼烧。
  - 广基且血供丰富。
  - 最大限度地松解供体皮瓣的附着韧带使其保持最大活动度，而非过多的游离皮瓣。
  - 肛门成形的原则是去除瘢痕，恢复肛管长度和大小，采用上皮组织（或称皮肤）覆盖缺损。

二、术前准备

- 可根据医生习惯进行彻底的肠道准备。倾向于做全结肠和直肠的肠道准备，以期在恢复早期尽可能延迟排便。
- 如果没有做彻底的肠道准备，术晨需行两次灌肠。
- 可通过连续加压装置和抗凝药物来预防深静脉血栓。
- 切口前 1h 预防性静脉注射抗生素，如头孢曲松纳 2g 和甲硝唑 500mg。
- 多数病例建议导尿。

三、患者体位

- 患者常规行仰卧位气管内插管全麻。
- 固定好气道后，翻转为俯卧折刀位。
- 髂嵴下垫大 Kraske 垫以适度抬高臀部和肛周区域。
- 用胶布将双侧臀部牵拉固定在手术床上，注意确保适当的臀部牵拉和显露，完成对肛门的显露，同时确保重建所需软组织适当显露。
- 肛周和臀部区域无菌消毒。

四、方法和设备

- 针式电刀。
- 不褪色记号笔。
- 3-0 可吸收线（薇乔或含铬缝线）。
- 局部麻醉（利多卡因不加肾上腺素）。
- Kraske 垫。
- 3 条胶带。
- 带光源的 Hill-Ferguson 肛门镜。
- 肛管黏膜必妥碘消毒，臀部皮肤酒精消毒。

五、肛门狭窄手术

- 不同类型的肛门成形技术，如房形、菱形、U 形或 V–Y 形皮瓣推移等，这些都是常用的肛门狭窄的皮瓣成形技术，S 形皮瓣常用于严重的狭窄及广泛的肛管上皮缺损。
- 通常多采用同侧皮瓣，如果瘢痕较大，必要时联合采用对侧皮瓣。
- 皮瓣的目的是提供可存活的组织来填补因狭窄切除而造成的缺损，同时也可防止瘢痕复发和挛缩。

六、皮瓣准备和瘢痕松解

- 不褪色记号笔标记皮瓣（图 10-2）。
- 在齿线近侧用刀片做纵向切口，贯穿瘢痕至肛周皮肤，对于较大狭窄（齿线至肛周皮肤）可用房形皮瓣，在肛管内和瘢痕末端的肛管上皮做放射状切口，与纵向切口连接，完全松解较大的瘢痕（图 10-3）。
- 切除瘢痕，保护括约肌，初始切口的长度约等于皮瓣的长度（图 10-4）。
- 慢性瘢痕的完全切除是确保皮瓣成活的关键。

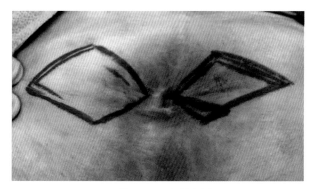

▲ 图 10–2　房形皮瓣

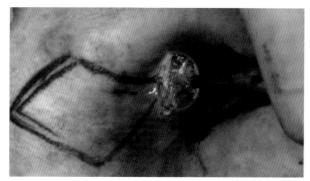

▲ 图 10–3　不褪色记号笔标记菱形皮瓣

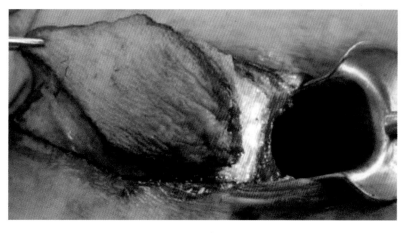

◀ 图 10–4　完全去除瘢痕是皮瓣成活的基础

- 将皮瓣边缘缝合到血供良好、无瘢痕区域至关重要，肛管内缝合不能有炎症或发硬组织，这些毫无疑问都会导致皮瓣裂开和缝合失败。
- 此时可行部分内括约肌切开，一些外科医生常规行内括约肌切开，而另外一些医生则认为没有必要，内括约肌切开需要根据狭窄的病因、大小个体化选择。

（一）制作皮瓣的基本步骤

- 无论采用哪种类型的皮瓣，首先采用 15 号刀片切开皮肤至皮下组织。
- 沿着标记线切开皮瓣，随后向内切开至肛管，直到正常肛管黏膜水平。
- 通过游离供区皮瓣边缘以彻底松解皮瓣附着，皮瓣游离时应向外倾斜，而不是向内倾斜（图 10-5）。
- 这种向外倾斜游离可以确保皮瓣有更宽阔的蒂，以确保充足血供。
- 建议采用电刀游离，也可采用手术刀。
- 强烈不建议在皮瓣游离时采用电凝过度烧灼，这样会导致组织坏死、崩解，进而引起感染。
- 一旦皮瓣在臀部的顶点松解开，组织瓣就会很容易的"落入"肛管上皮缺损区域（图 10-6）。
- 手术过程中要始终注意保护伤口边缘。
- 确保组织瓣推移到肛管之后无张力。

（二）缝合皮瓣

- 将皮瓣推移缝合至缺损处：3-0 可吸收线间断缝合，针距 2～3cm，这是首选的肛管缝合方法（图 10-7）。
- 缝合应贯穿皮瓣的皮肤、皮下组织和供皮的全层，以保持良好的血供，不应撕裂皮瓣皮肤。
- 供皮区采用简单间断缝合或水平褥式缝合，呈线性关闭（图 10-8）。

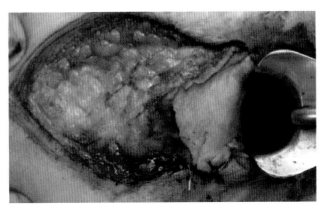

▲ 图 10-5　通过游离供区皮瓣边缘彻底松解皮瓣附着，皮瓣游离时应向外倾斜，而不是向内倾斜

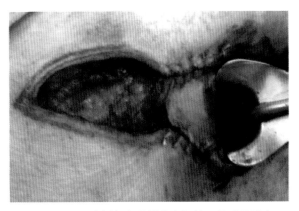

▲ 图 10-6　皮瓣很容易推移入肛管，几乎无张力

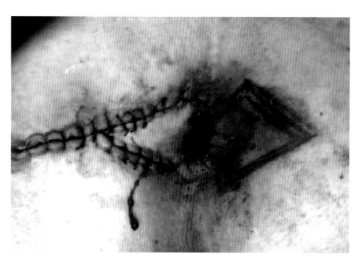

▲ 图 10-7　皮瓣采用 3-0 可吸收线间断缝合至肛管

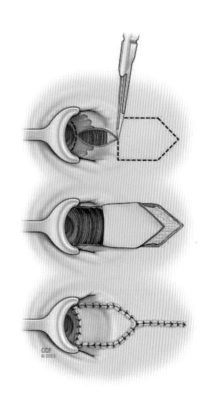

▲ 图 10-8　供皮区 3-0 可吸收线间断缝合

经许可转载，引自 Cleveland Clinic Center for Medical Art & Photography © 2019，版权所有

七、特殊皮瓣制备

（一）Y-V 形或 V-Y 形皮瓣

- Y-V 形或 V-V 形肛门成形通常用于齿线以下的较短节段狭窄并伴有黏膜外翻的情况。可在任何象限进行，通常是单侧的，也可以行双侧皮瓣成形。

- Y-V 形皮瓣：狭窄进行解剖游离后，将切口向肛周皮肤 / 臀部的 Y 形两臂游离 5~8cm，（图 10-9）。将形成的 V 形皮瓣推入肛管；皮瓣的顶端缝合在肛门直肠黏膜（齿状线）和内括约肌上。

- V-Y 形皮瓣：作为 Y-V 形皮瓣的替代，皮瓣推移部更宽，缺血和坏死更少（图 10-10）。

- Y-V 形和 V-Y 形皮瓣对于齿线近端狭窄并不理想，因为皮瓣的活动度有限。皮瓣越靠近齿线，张力越大。此外，Y-V 形皮瓣有一个狭窄的皮瓣近侧端，容易缺血。

（二）房形皮瓣

- 房形皮瓣可用于中至长型、远近侧的各种狭窄，可用于任何象限，包括环周狭窄（图 10-2）。

- 此外，房形皮瓣增加了肛管直径，很容易推移入近端肛管，且基底较宽，避免了尖部狭窄导致缺血 / 坏死的危险。

- 供皮区一期闭合，有助于皮瓣在肛管无张力保留。

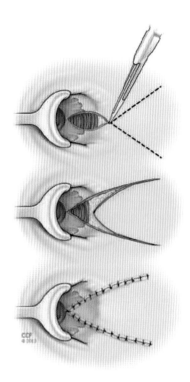

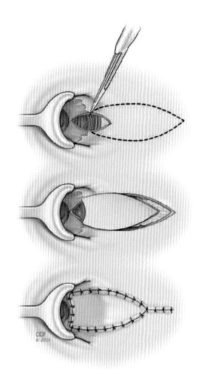

▲ 图 10-9　**Y-V 形皮瓣**

▲ 图 10-10　**V-Y 形皮瓣**

（三）菱形皮瓣

- 菱形皮瓣是肛管和齿线以上中重度狭窄的理想选择。
- 切开瘢痕，留下菱形缺损（图 10-11），根据狭窄程度，可选择双侧菱形皮瓣。
- 与房形皮瓣类似，供皮区呈线性关闭，有助于皮瓣在肛管内无张力存留。
- 对菱形皮瓣各角的有限破坏可有助于保留皮瓣的血供。

（四）U 形皮瓣

- U 形皮瓣与上述皮瓣相似，但供区开放，待二期肉芽组织填充（图 10-12）。
- 当狭窄处有大量黏膜外翻需要切除时，这种皮瓣尤其有用。

（五）S 形选择皮瓣

- S 形皮瓣适合于最为严重的狭窄，通常狭窄位置较高且呈环周分布。
- 当需要去除大部分肛管上皮，如 Whitehead 畸形，这种皮瓣尤为适合。
- 环形切除瘢痕，肛周皮肤制作全厚 S 形皮瓣，基底部大小与其长度基本相当。
- 切口自齿线开始，8～10cm 长（图 10-13），皮瓣旋转缝合至正常肛管黏膜。
- 这是一项较为复杂的皮瓣技术，有较高的并发症发生率和需要更长的住院时间。

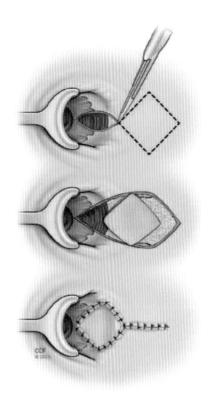

▲ 图 10-11　菱形皮瓣

经许可转载，引自 Cleveland Clinic Center for Medical Art & Photography © 2019，版权所有

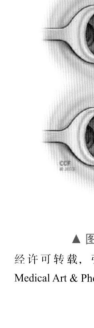

▲ 图 10-12　U 形皮瓣

经许可转载，引自 Cleveland Clinic Center for Medical Art & Photography © 2019，版权所有

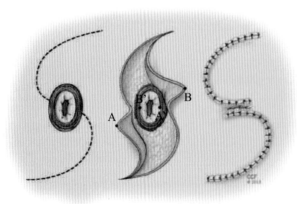

◀ 图 10-13　S 形旋转皮瓣成形术。缝合时 A 与 A' 对合，B 与 B' 对合

经许可转载，引自 Cleveland Clinic Center for Medical Art & Photography © 2019，版权所有

经验与教训

- 需要把皮瓣画的比想象的大一些，一开始看起来皮瓣很庞大，但当游离后会有很大程度的萎缩，看起来大几厘米的皮瓣比小的更实用，如果皮瓣太小，狭窄无法纠正，甚至需要双侧皮瓣。

- 不要破坏皮瓣，总是向外倾斜游离。

- 张力会引起皮瓣缺血坏死，最终导致失败。

- 如果将皮瓣缝合在瘢痕缺损的位置，瘢痕必须完整切除。

- 通常情况下，单侧皮瓣是纠正狭窄的第一步，对于严重狭窄或治疗失败的狭窄需要采用双侧皮瓣。
- 在完成肛门成形后，中号 Hill-Ferguson 肛门镜要能够轻松置入肛门，如果无法置入，则需考虑双侧皮瓣（图 10-14）。

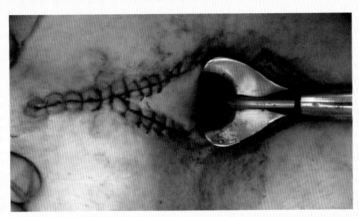

▲ 图 10-14　在完成肛门成形后，中号 Hill-Ferguson 肛门镜要能够轻松置入肛门，如果无法置入，则需考虑双侧皮瓣

八、术后护理

- 术后制动、皮瓣加压至少 1 周。
- 大多数患者可门诊手术，部分患者需要住院 1～2 天。
- 术后 1 周内口服抗生素可减少感染风险。
- 感染和皮瓣裂开并不常见，抗生素有助于减少这些风险。
- 如果存在感染，需要麻醉下检查，以便早期清创。
- 供皮区裂开很常见，需要二期肉芽填充。
- 术后患者应坚持随访，直至痊愈。
- 就伤口愈合和总体成功率而言，糖尿病、吸烟及之前的放疗史都是风险因素。

推荐阅读

[1] Feingold DL, Lee-Kong SA. Anal fissure and anal stenosis. In: Beck DE, Steele SR, Wexner SD, eds. *Fundamentals of Anorectal Surgery*. 3rd ed. Philadelphia, PA: Springer Publishers; 2019:241–255.

[2] Lagares-Garcia JA, Nogueras JJ. Anal stenosis and mucosal ectropion. *Surg Clin North Am*. 2002;82(6):1225–1231.

[3] Milsom JW, MAzier WP. Classification and management of postsurgical anal stenosis. *Surg Gynecol Obstet*. 1986;163(1):60–64.

第 11 章　肛门直肠周围脓肿
Anorectal Abscess

Vladimir Bolshinsky　Joseph Trunzo　著

汪庆明 译　傅传刚　杨　飘 校

一、注意事项

肛周脓肿治疗准则

- 无论肛周脓肿的复杂性和潜在的相关瘘管如何，所有患者的初始治疗步骤均相同。

- 在门诊或急诊查询病史并进行查体后，需对患者进行麻醉下检查（EUA）。

- 对于存在多个瘘管拟行择期手术的复杂病例，会阴部磁共振成像（MRI）有助于进一步明确盆腔脓肿部位。磁共振成像的质量和解读更具可重复性，相对于肛管内超声，我们更倾向磁共振成像检查。

- 急诊病例，可借助计算机断层扫描（CT）在术前发现深部间隙脓肿，但大多数肛门直肠周围脓肿通过临床查体即可确认。急性脓肿通常仅需要切开引流，在门诊局麻下即可进行，无须 MRI 或其他影像学检查。

- 可能需要多次麻醉下检查才能充分控制病灶。

- 半数的肛周脓肿会形成肛瘘。典型的单纯的腺源性肛门直肠周围脓肿由一个脓肿，一根通向单一内口的瘘管构成。Goodsall 定律（图 11-1）可以根据外口的位置来预测肛瘘的内口和走行。

- 在治疗复杂的肛门直肠周围脓肿时，必须了解肛管后间隙的解剖结构，并了解由于肛提肌上间隙、坐骨肛门窝和括约肌肌间间隙之间的交通引起的马蹄形脓肿非常重要（图 11-2）。

二、无菌器材 / 设备

用于肛肠科的设备如下。

- 光纤照明的 Hill-Ferguson 拉钩：小号、中号和大号。
    - 适用于所有采取截石位的肛周病例。
- 光纤照明的 Fansler 拉钩：小号、中号和大号。
    - 选择性用于采取俯卧位（Kraske）的肛周手术。

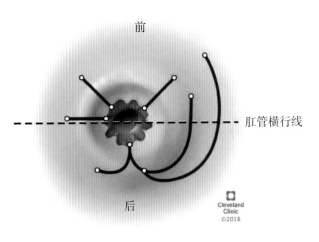

前

肛管横行线

后

Cleveland
Clinic
©2018

▲ 图 11-1 **Goodsall 定律**

经许可转载，引自 Cleveland Clinic Center for Medical Art & Photography © 2019，版权所有

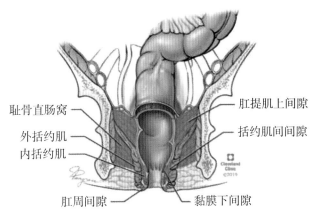

耻骨直肠窝

外括约肌
内括约肌

肛提肌上间隙

括约肌间间隙

肛周间隙

黏膜下间隙

Cleveland
Clinic
©2019

▲ 图 11-2 **肛门直肠周围脓肿的部位**

经许可转载，引自 Cleveland Clinic Center for Medical Art & Photography © 2019，版权所有

- Lockhart–Mummery 肛瘘探针。
- 刮匙。
- 止血带（用于挂线）。
- 单极电刀。
  – 常规设置电切 40，电凝 60。
- Pezzer（即蘑菇头）引流管。
- 硅橡胶引流管。
- 过氧化氢溶液。

三、手术技术

（一）体位

- 检查会阴和肛门直肠周围脓肿引流的默认体位是截石位，通常采用截石位，臀部悬在手术台边缘。
- 特殊情况下可采用俯卧折刀位，该体位主要用于处理内口位于前侧的肛瘘。

（二）麻醉下检查

- 体位摆放好后，仔细检查会阴部情况。
  – 可发现未经引流的脓肿、瘢痕和外口。
- 然后行肛门直肠指检和肛门镜检查。首选 Hill–Ferguson 光纤照明拉钩，表面需涂润滑剂。
- 亦可在肛门直肠指诊前进行肛门镜检查，镜下检查可观察到齿状线处的肛隐窝里的"脓珠"，可能就是内口。

经验与教训

- 注意不要将克罗恩病、藏毛囊肿和化脓性汗腺炎等误诊为肛瘘外口。此外，若内口位置不在齿状线，应高度怀疑克罗恩病，医源性损伤或恶性肿瘤。这些疾病的诊治见其他章节。
- 肛管后深间隙的脓肿可能没有外在明显的脓肿表现或清楚的内口。肛门直肠指诊发现肛管后侧饱满感应引起注意。这种情况应注意与骶前肿瘤进行鉴别，需通过腔内超声或 MRI 成像进行鉴别。

四、肛门直肠周围脓肿治疗的注意事项

（一）抗生素的使用

- 不常规应用术后抗生素，但免疫力低下、糖尿病或伴有蜂窝织炎的患者应酌情考虑。
- 若无上述情况，引流充分时不需使用抗生素。
- 对于持续发作的蜂窝织炎，应考虑存在未引流到的脓肿或其他疾病。

（二）脓肿引流时瘘管的识别

- 为了避免形成医源性瘘管，不要在直肠肛门脓肿腔中探查可能的瘘管。
- 如果肛门镜检查有脓性分泌物从肛隐窝进入肛管，应考虑潜在瘘管存在的可能，可尝试挂线控制。
- 对于复发性脓肿，可使用探针探查瘘管，检查过程要慎而又慎。

五、肛周及坐骨肛门窝（又称坐骨直肠窝）脓肿

- 需对急性脓肿或腔隙进行引流。引流原则包括尽量缩小切口到肛管边缘的距离（较短的瘘管处理治疗原则）。
- 浅表脓腔引流可采用十字形（去角）或椭圆切口。
- 对于仅有红肿但无波动感的患者，可使用中大口径针头抽吸明确是否形成脓肿。
- 通过比对皮肤微生物，脓肿腔中的肠道微生物的培养可以帮助确定脓肿的病理学起源。
- 深部腔隙可通过蘑菇头导管进行引流。治疗过程中很少使用伤口填充（图 11-3）。
- 建议使用蘑菇头导管，放置前剪除多余的开口。"Malecot"导管容易脱落。
- 通常引流放置 7～10 天，在门诊拆除。

经验与教训

- 脓液非常黏稠，细针头穿刺可能无法有效发现脓液的存在。

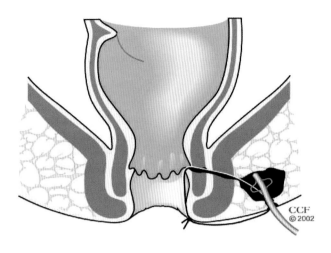

六、黏膜下脓肿

● 使用电刀向直肠腔内引流。

七、括约肌肌间脓肿

● 该脓肿很少见。患者主诉通常为肛周疼痛并可伴发热。

- 这种脓肿的引流需要同时切开内括约肌。

八、肛提肌上脓肿

● 肛提肌上脓肿可能是由于括约肌间脓肿向头端蔓延（如腺源性）或是盆腔脓肿（如憩室炎）向尾端蔓延导致。

● 原发病的控制直接决定了后续治疗，所以病因学鉴别异常重要。肛周疾病病原学也是基于此考量，下图是以 Park 分型图示瘘管的起源（图 11-4）。

- 腺源性脓肿可采用括约肌切开术和蘑菇头导管引流相结合的方法进行治疗。

- 盆腔脓肿可能需要经腹引流。

- 对重症病例，需进行临时造口才能控制原发病灶。

九、肛门前、后侧深部及马蹄形脓肿

● 比较罕见，但非常复杂。

● 这种最常见的肛管感染形式是肛管后间隙深部的脓肿。这是一个潜在的腔隙，由肛提肌、肛尾韧带、外括约肌和骶骨构成并与坐骨窝相通（图 11-5）。

● 术前的 CT 成像有助于诊断和确定病变范围（图 11-6 和图 11-7）。

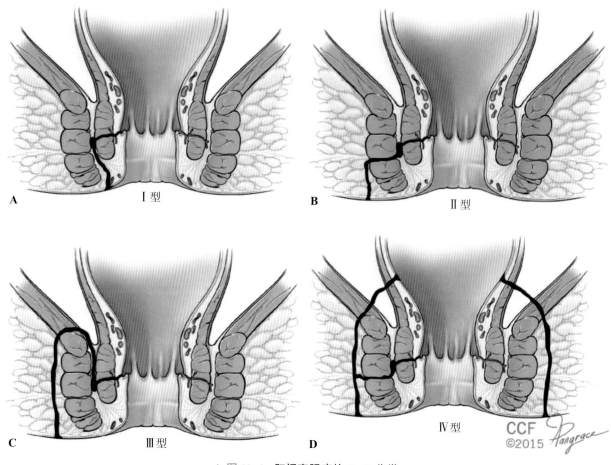

▲ 图 11-4 肛门直肠瘘的 **Park** 分类

A. 内括约肌（Ⅰ型）；B. 经括约肌（Ⅱ型）；C. 括约肌上（Ⅲ型）；D. 括约肌外（Ⅳ型）（经许可转载，引自 Cleveland Clinic Center for Medical Art & Photography © 2019，版权所有）

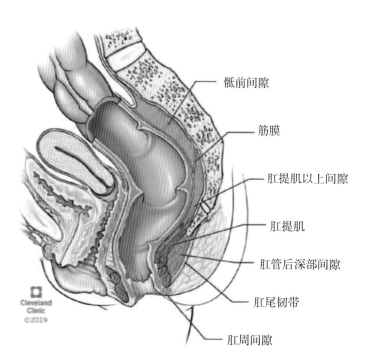

◀ 图 11-5 后侧间隙的矢状位图

经许可转载，引自 Cleveland Clinic Center for Medical Art & Photography © 2019，版权所有

骶前间隙

筋膜

肛提肌以上间隙

肛提肌

肛管后深部间隙

肛尾韧带

肛周间隙

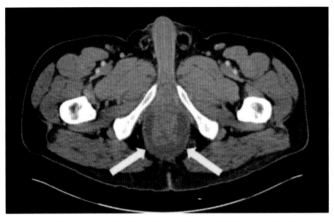

▲ 图 11-6　马蹄形脓肿水平位 CT 影像，箭示脓肿

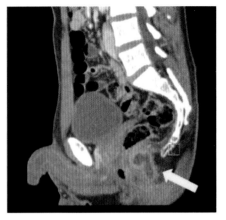

▲ 图 11-7　马蹄形脓肿矢状位 CT 影像示脓肿达到肛管后深间隙，注意脓肿和尾骨的关系，箭示脓肿

- 典型表现是肛门后中线处内口瘘口，伴有向肛管两侧延伸的肛管间隙深部脓肿。
- 后侧浅表和前侧马蹄形瘘发生率很低。马蹄形瘘的处理原则是对口切开引流脓肿（图 11-8）。

手术技术

- 患者取截石位，肛门直肠周围脓肿的内口通常是位于齿状线后中线上。
  - 若外口在前外侧延伸处，可使用 Lockhart-Mummery 瘘管探针扩创并明确瘘管的走行，通常瘘管在肛管后方相互交通。
  - 在括约肌复合体的后侧沿中线做一个皮肤切口。切口须在后中线处横断肛门韧带，以便进入肛门后间隙保证充分引流。以注射器上针头进行抽吸，有助于在做切口前明确受累的后间隙。
  - 马蹄形瘘有外口，马蹄形脓肿则没有前外侧开口。从后侧切口探入 Kelly 钳，将其穿过肛门后深间隙，侧向进入坐骨肛管窝。然后，以 Kelly 钳的尖端在前外侧延伸处对口切开。以丝带贯穿整个区域。对于半马蹄瘘进行单侧操作，而经典马蹄形瘘在双侧进行此操作（图 11-9 和图 11-10）。
  - 如果确实存在前侧外口，则将其与后侧切口连接起来。
  - 之后引流并冲洗脓腔，刮除所有瘘管。
    - 将展开的纱布条从中线处切口经瘘管进入前侧外开口可帮助清创。
  - 经外侧开口至对侧切口放置硅橡胶引流（最好是 1/4 英寸的引流管），环形固定。经对侧切口放置硅橡胶引流管有助于肛门后间隙腔减压，缩小空腔（图 11-11）。
  - 确定内口后，将中号止血带自内口放入，从后中线切口拉出，固定挂线。

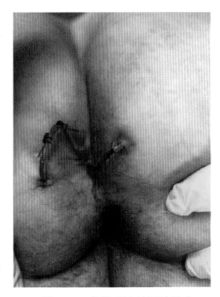

▲ 图 11-8　拖线引流的马蹄形瘘

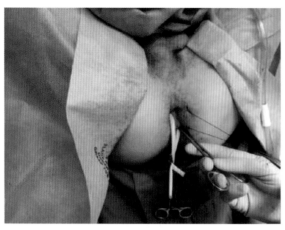

▲ 图 11-9 Kelly 钳插入肛管后深间隙到达坐骨肛门窝

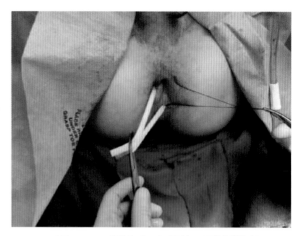

▲ 图 11-10 通过对口切开处理两侧感染灶

十、术后护理

- 急性脓肿缓解后（通常在 2~4 周内），对肛周情况在门诊进行重新评估。此时可拆除切口上一根硅橡胶引流管，2 周内再拆出第二根。必要时可将瘘管开放或部分开放，二期手术时刮除肉芽组织。

- 二期可以使用肛门直肠推移瓣或括约肌间瘘管（LIFT）结扎来进行，如果这些技术失败，也可以考虑行切割挂线（图 11-12）。有关 LIFT 的更多细节，请参见第 12 章。

- 也可采用改良 Hanley 术，尽管此术我们不常用。

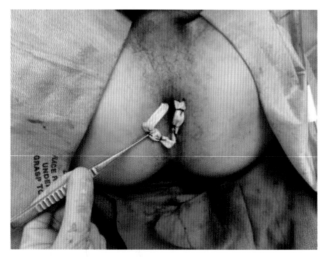

▲ 图 11-11 在对口切开处放置硅橡胶引流

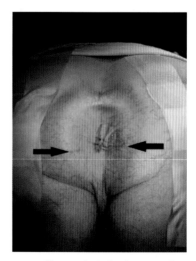

▲ 图 11-12 箭示已愈合的对口切开的切口，术前后部中线瘘管保留挂线，为最终修复做准备（取俯卧位准备行肌间瘘管结扎术）

推 荐 阅 读

Vogel JD, Johnson EK, Morris AM, et al. Clinical practice guideline for the management of anorectal abscess, fistula-in-ano, and rectovaginal fistula. *Dis Colon Rectum*. 2016;59(12):1117-1133.

第 12 章　复杂性肛瘘
Complex Anorectal Fistulas

Vladimir Bolshinsky　Stefan D. Holubar　著

汪庆明　译　　傅传刚　王　琛　校

一、注意事项

- 肛瘘依照其与肛门括约肌的关系可分为括约肌间瘘、经括约肌瘘、括约肌上瘘及括约肌外瘘（图 12-1）。

- 每一个肛瘘都是独一无二的。为了获得高的治愈率和最大限度减少肛门失禁的发生，确定每一个肛瘘的解剖结构至关重要。方法如下。

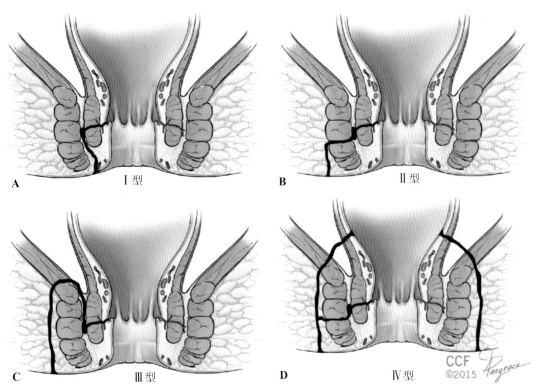

A	Ⅰ 型
B	Ⅱ 型
C	Ⅲ 型
D	Ⅳ 型

▲ 图 12-1　肛瘘类型

A. 括约肌间型（Ⅰ 型）；B. 经括约肌型（Ⅱ 型）；C. 括约肌上型（Ⅲ 型）；D. 括约肌外型（Ⅳ 型）（经许可转载，引自 Cleveland Clinic Center for Medical Art & Photography © 2019，版权所有）

- 麻醉下检查。

- 磁共振。

- 超声检查。

● "经验法则"表明，将长度不超过 1/3 的括约肌切断是安全的。尽管如此，即使括约肌的损伤符合这种情况，也可能出现肛门失禁，因此应向患者提供相应的建议。

对以下情况应保持关注。

● 肛门直肠手术史，克罗恩病，肛门自制功能持续下降，女性前侧肛瘘，以及其他括约肌离断可能导致肛门失禁进一步恶化的情况。

● 患者应该知情可能需要多次手术才能最终使瘘管愈合。

● 无症状肛瘘无须手术，只需观察。

二、器材 / 设备

用于肛肠手术的设备如下。

● 光纤照明肛门拉钩：小号、中号和大号。

- Hill-Ferguson 拉钩（图 12-2）：多用于截石位的手术（图 12-3）。

- Fansler 拉钩（图 12-4）：小号，选择性使用俯卧位肛周手术（如 Kraske）（图 12-5）或需进行大面积黏膜处理的手术。

- Pratt 双阀肛门拉钩（图 12-6）。

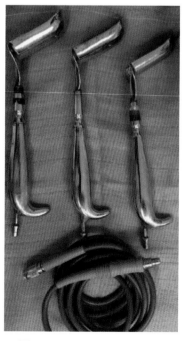

▲ 图 12-2 **Hill-Ferguson** 各型号自带光源肛门镜

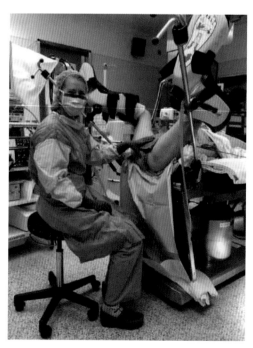

▲ 图 12-3 截石位

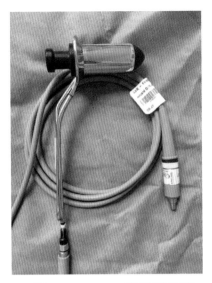

▲ 图 12-4　**Fansler** 带光源肛门镜

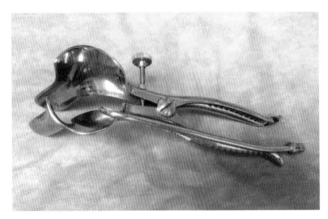

▲ 图 12-6　**Pratt** 双阀肛门镜

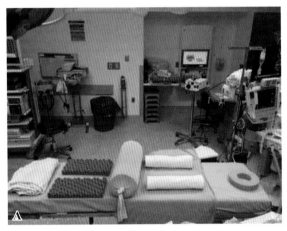

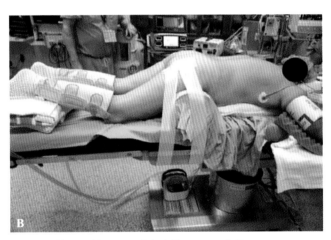

▲ 图 12-5　**A.** 俯卧位（即 **Kraske** 位）时手术台靠垫的摆放；**B.** 手术台上的 **Kraske** 体位

　　– 直角拉钩。

- Lockhart–Mummery 肛瘘探针（图 12-7）。

- 刮匙一套（图 12-8）。

- 00- 丝线结。

- 硅胶不透明黄色（mini）止血带，1.3mm 宽，0.9mm 厚，或蓝色（maxi）止血带，2.5mm 宽，
  1mm 厚（图 12-9）。

　　– 单极电刀

　　– 常规设置 电切 40/ 电凝 60，单纯或混合模式。

- 针形电刀用于制作直肠推移瓣（ERAF）。

- Pezzer（蘑菇头）引流，尺寸为 10～32F（图 12-10）。

- ¼ 和 ½ 硅橡胶引流。

- 过氧化氢溶液：用生理盐水 1∶1 稀释，放置在带有 14 号导管或钝头针头的 10ml 注射器中。

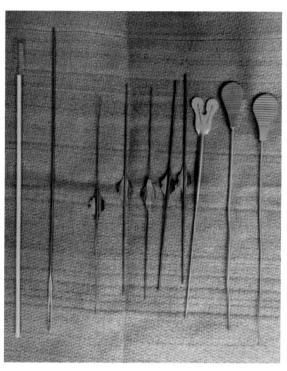

▲ 图 12-7　**Lockhart–Mummery 肛瘘探针**

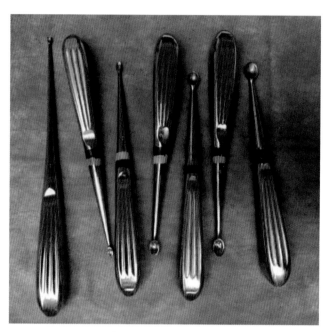

▲ 图 12-8　瘘管清创刮匙

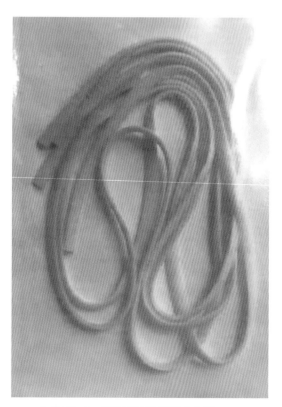

▲ 图 12-9　用作引流的硅胶止血带

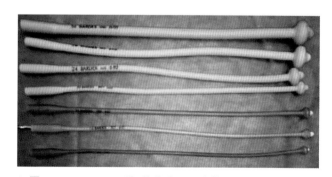

▲ 图 12-10　**Pezzer**（如蘑菇头）引流管，尺寸为 **10～32F**

三、体位

- 根据内口的位置确定患者采取的体位，内口在前侧取俯卧折刀位，内口在后侧取截石位。
  - 截石位（图 12-3）。
    ➤ 不能忽视人体工程学的重要性。手术台的尾侧边台需移除，确保术者座椅和双脚不受手术台底座的限制。此外，将患者的臀部悬在手术台边缘。
  - 俯卧折刀位。
    ➤ 将两个肩部卷轴放在胸部下方（着重在保护乳房）和一个泡沫枕（Kraske 卷）放在骨盆下（重点是保护避免生殖器的压伤）（图 12-5A）。
    ➤ 用固定带固定患者防止滚落（图 12-5B）。
    ➤ 用胶带侧方牵引臀部，酌情使用二苯乙醇酮。
- 胶带过度牵拉可导致医源性肛周皮肤撕伤，应注意避免。

四、挂线

- 挂线引流主要作为正式手术修补的过渡（通常在挂线 6 周后进行），或作为复发性肛瘘长期引流或是针对手术禁忌的患者（如严重肛周克罗恩病）。
- 挂线断裂脱落时，如果瘘管已完全上皮化，可不必更换。但应告知患者如果出现疼痛或引流物增加等症状，可能是脓肿和肛瘘复发。
- 切割挂线在某些选择性病例中可作为 "缓慢肛瘘切开术"。一般不建议使用此法。

五、手术技术

（一）引流挂线

- 确定坐骨结节旁横穿的阴部神经后进行标准的肛周阻滞（图 12-11）。另可在括约肌复合体周围进行肛周局部麻醉。
- Lockhart-Mummery 肛瘘探针确认瘘管，将一根 00- 丝线系在探针上然后逐步替换为 00 丝线结合黄色止血带（图 12-12）。
  - 用最小规格的黄色止血带，既保证引流效果又易被患者耐受。
- 在止血带两端止血钳钳夹便于拖拽。
- 将两端交叉重叠，评估其张力。
  - 引流挂线应保持平整 / 有一定张力，以防如厕和擦拭困难，但也应足够宽松，避免皮肤损伤。
  - 合适的张力通常为可以将指尖置于挂线和皮肤之间。

- 由于弹性挂线固定后有一定回缩，固定时需考虑其弹性特性，不宜过紧。
- 打外科结将血管环的两端重叠固定，再额外用丝线打结形成一个方形（图 12-13）。保持结平整，剪短结扎线和导管的末端，减少患者的不适感（图 12-14）。
  - 如果结打的过紧，可能会勒断弹性挂线。
- 可以使用两根黄色的止血带，一根蓝色的止血带或一个 ¼ 英寸（很少是 ½ 英寸）的硅橡胶引流管对管腔较大的瘘管进行引流。可能要再次麻醉下检查、清创。
- 市售的 Comfort Drain（A.M.I. Inc.）是无结环，可用作引流挂线。该装置避免了引流管重叠，丝线结扎及形成的结。Comfort Drain 的直径较小，可能致引流不充分。我们通常不使用该产品。

（二）切割挂线

- 如前述，我们很少使用切割挂线，仅用于慎重选择，采用其他方法失败或有特殊需要的患者。
  - 切割挂线与肛门失禁发生率较高有关，有风险的患者应避免采用。
- 切割挂线的原理挂线缓慢切割括约肌，在此过程中被切割的瘘管组织通过纤维化闭合（类似于热

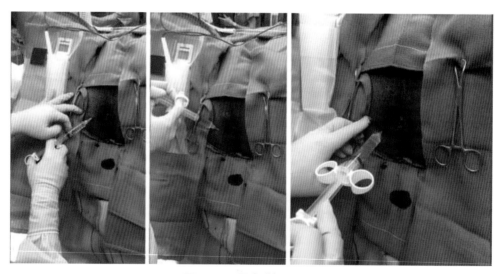

▲ 图 12-11　局麻进行肛周阻滞

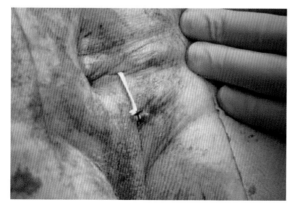

▲ 图 12-12　在位引流的硅胶止血带挂线

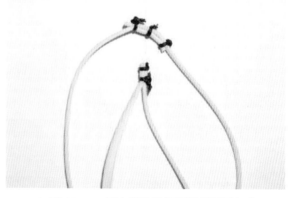

▲ 图 12-13　固定引流挂线两端的不同方法

刀从上到下切割冰块，切割过的部分从上向下重新形成冰）。

 – 这种情况下，只要按以下操作，也可以在门诊将"引流"挂线转换为切割挂线。

- 瘘管被确认后，切开分离皮肤和皮下组织（图 12-15）至括约肌水平。

- 伤口的表面可修剪成碟状，防止挂线上方的皮肤愈合。

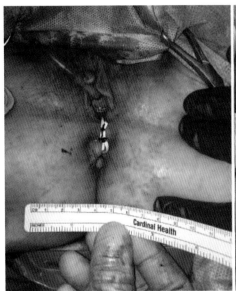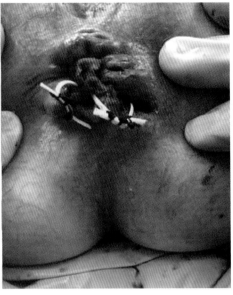

▲ 图 12-14　引流挂线在位，将其两端重叠结扎在一起

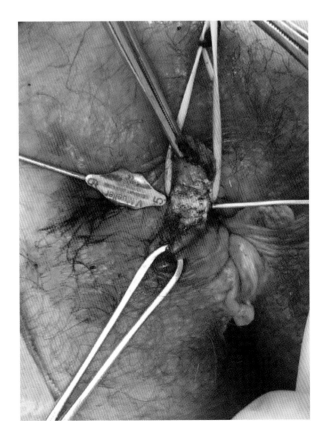

◀ 图 12-15　挂线在位时切开皮肤和皮下组织

- 将挂线紧紧地绑在肌肉上。我们更喜欢用黄色的带有弹性的止血带，收紧更容易而不是丝线结，止血带的两端在保持张力的情况下用止血器加压。丝线打结拉紧挂线。

  – 止血带结构不同于引流挂线（图12-13），挂线的两端以平行方式固定在一起。

- 切割挂线每周或每两周在门诊调整一次。通过在止血带的两端施加牵引并在前一个结的近端再打结来完成紧线。也可用胶圈代替近端的打结。

六、肛瘘切开术

- 该术式对腺源性肛瘘的治愈率最高。

- 是括约肌间瘘的首选术式。

- 对于经括约肌瘘，肛瘘切开术颇具争议。对于年轻男性，低位后侧经括约肌瘘，肛瘘切开术成功率高，肛门失禁风险低。

- 对于特定人群，应该谨慎使用此术式。如高位经括约肌肛瘘或前侧经括约肌瘘，女性阴道分娩导致括约肌受损，若行瘘管切开可能导致失禁，无法修复。

- 后正中线瘘管切开时应小心，此处切开可导致钥匙孔畸形。

经验与教训

- 男性和女性的肛门括约肌长度不同，女性的前侧肌肉明显不足。产伤，肛周脓肿和肛门直肠手术可进一步减少肛门括约肌的肌肉。同样，对于有肛瘘切开术或括约肌切开手术史的患者，应谨慎操作。术前肛门直肠测压、肛门内超声检查可使这些患者受益，应考虑使用切割挂线，皮瓣推移或括约肌间瘘管结扎术（LIFT）等术式。

操作技术

- 重新评估受累的括约肌后，将Lockhart–Mummery瘘管探针插入瘘管内（图12-16），通过丝线

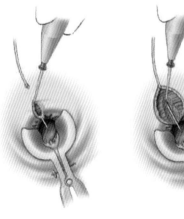
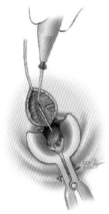

◀ 图12-16　使用探针切开部分低位括约肌的肛瘘切开术

经许可转载，引自 Cleveland Clinic Center for Medical Art & Photography © 2019，版权所有

引导用挂线置换探针。

- 探针贯穿整个瘘管后，尖端弯曲探针防止掉落（图 12-17）。

- 沿探针用电刀切开肛瘘（图 12-18）。

- 搔刮瘘管并保持开放；常规不包扎伤口。

- 可疑组织活检，送组织学检查。

- 如果缺损较大，伤口边缘可行袋状缝合（图 12-19）。

　　– 为了防止皮下瘘的复发，伤口表面要进行碟形处理。

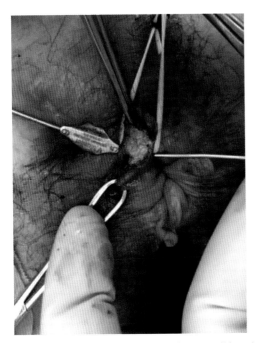 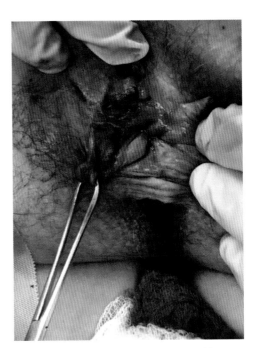

▲ 图 12-17　肛瘘切开过程中，深部切开到达肌肉　　　　▲ 图 12-18　完全开放的肛瘘瘘管

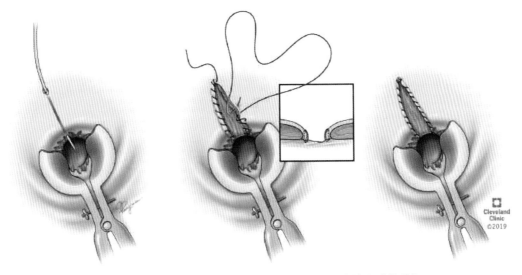

▲ 图 12-19　瘘管进行袋状缝合，通常以 3-0 含铬线或薇乔线

经许可转载，引自 Cleveland Clinic Center for Medical Art & Photography © 2019，版权所有

七、直肠推移瓣

（一）注意事项

- 该术式适用于高位经括约肌瘘、括约肌上瘘或括约肌外瘘等不适于肛瘘切开术的患者。
- 脓肿控制后，也可用于马蹄形肛瘘的内口处理。
  - ERAF 术的先决条件是引流挂线至少 6 周后方进行瘘管修复。
- 术前 1 天，患者口服抗生素结合全肠道准备。
- 预防性静脉使用抗生素。
- 避免使用狭窄的 U 形皮瓣，因为这些皮瓣更容易缺血。宽基的对称皮瓣能更好地分配张力，减少缺血，并有助于提高疗效（图 12-20）。
- 注意：推移瓣可以是黏膜，部分厚度或全层。建议在推移瓣包含部分肌层。

（二）体位

- 手术体位取决于内口的部位，其中 Kraske 折刀位适合于前侧内口（即直肠阴道瘘），截石位适合位于内口后侧的肛瘘。
- 光纤照明 Hill-Ferguson 拉钩用于显示病灶部位。
  - 也可使用 Pratt 双阀拉钩。

（三）操作技术

- 术中先拆除挂线，然后用电刀环周切除内口（图 12-21）。
- 瘘管以宫颈刷或小刮匙搔刮，然后用 50% 的过氧化氢溶液冲洗。
- 切除部位在内口两侧横向延伸 7mm（图 12-22）。
- 传统方法，采用两个水平全层宽基皮瓣（切口近端远端各一个），约 1cm 深。替代方法是采用广基半圆形近端全层瓣。

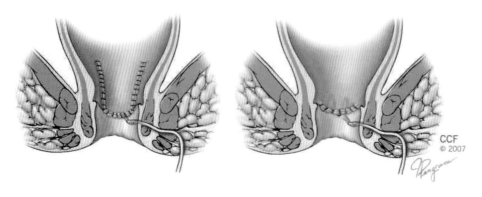

▲ 图 12-20　直肠推移瓣

经许可转载，引自 Cleveland Clinic Center for Medical Art & Photography © 2019，版权所有

- 2-0 可吸收线间断缝合关闭内口（图 12-23）。
- 为了提供针最大的活动度和针的曲度，背靠近缝合线处以 45° 夹住缝针，可保证最大弧度，便于深度缝合组织（图 12-24）。
- 自外口注入液体做修复完整性测试，使用 14～16 口径套管的塑料护套，连接 10ml50% 稀释过氧化氢溶液的注射器自外口向瘘管内注入，过氧化氢溶液可显示细微的漏口，也可单独使用生理盐水进行测试。
- 皮瓣关闭后，用 2-0 可吸收线间断缝合消除无效腔（图 12-25）。建议使用 UR-6 半圆形粗针。
- 根据瘘管的长度，外口要么完全打开（即扩大外口），要么用蘑菇头导管引流 7～10 天。

（四）术后护理

- 通常手术当天出院。
- 出院后口服抗生素 1 周，外口处引流最多持续 6 周。

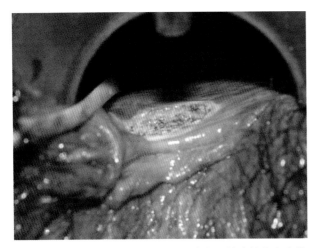

▲ 图 12-21 直肠推移瓣。环周切除内口并将其去上皮化

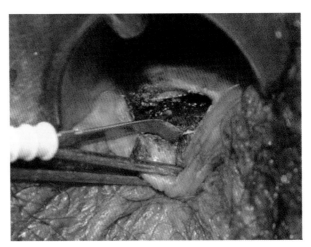

▲ 图 12-22 直肠推移瓣，做一横向非全层瓣，厚约 5mm

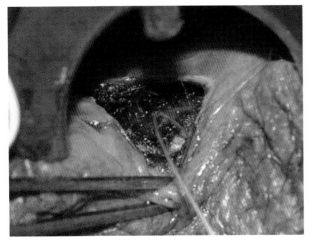

▲ 图 12-23 直肠推移瓣，在内口经过内括约肌处以间断缝合关闭内口（如 2-0 薇乔线），注意缝合要深

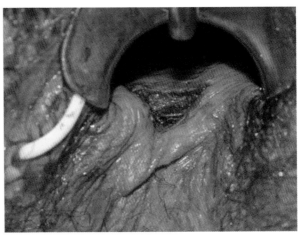

▲ 图 12-24 直肠推移瓣，关闭肌层

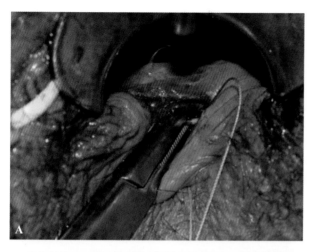
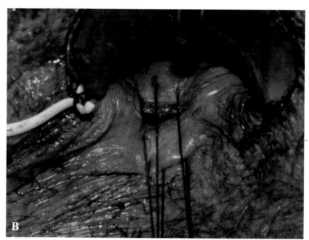
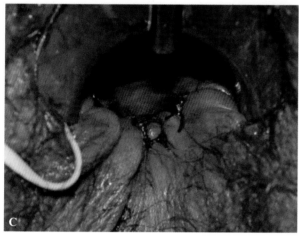

▲ 图 12-25　直肠推移瓣
A. 关闭黏膜；B. 缝合固定；C. 术毕

八、括约肌肌间瘘管结扎术

（一）注意事项

- 该术式在 2007 年由来自泰国曼谷的 Rojanasakul 等描述。适应证与 ERAF 类似。

- 这种手术的术前和术后处理与 ERAF 一致，尽管目前运用瘘管结扎术越来越多。

- 通常需要挂线引流 6 周。

- 瘘管结扎术治疗经括约肌瘘，手术成功率约为 50%。失败复发病例的 50% 表现为括约肌间瘘形式。这些病例多数可以肛瘘切开治疗。

经验与教训
- 前侧肛瘘的女性患者行瘘管结扎术手术非常困难。女性肛门外括约肌较少，术者很可能进入错误的解剖平面，在外括约肌和阴道之间进行手术。

（二）体位

- 手术患者体位取决于内口的位置，Kraske 折刀位是前侧内口的最佳体位，而对于内口在后侧的肛瘘，截石位最佳。
- Lone Star 拉钩系统（Cooper Surgical，Trumbull，CT）有助于显露括约间肌沟。如果没有，可用 00 丝线缝合牵拉代替。

（三）操作技术

- 首先用丝线引导将留置的挂线替换为探针。
- 将探针尖端弯曲，固定，防止滑脱。
- 以刮匙或子宫颈刷（首选）搔刮瘘管，然后用 50% 的稀释过氧化氢溶液冲洗。
- 在括约肌间沟外侧的肛周区域作弧形切口（图 12-26）。
    - 切口类似于行侧方内括约肌切开术的切口，但略大。
    - 切口长度建议为 2cm，具体应与臀部的解剖结构以及肛瘘 / 肛门边缘的大小、高度、长度及肛管的深度等对应。
- 用止血钳、扁桃体钳或直角钳在无血的肌间沟平面里仔细解剖分离。
    - 相对于红色的外括约肌肌纤维，更应注意保护白色的内括约肌肌纤维，避免医源性肛门黏膜损伤。

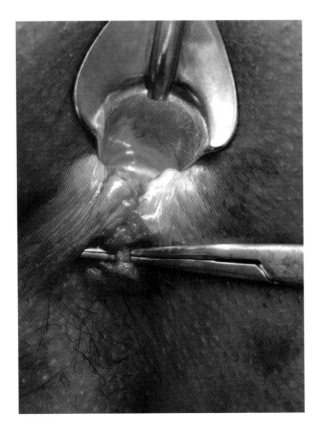

◀ 图 12-26　括约肌间瘘管结扎术，进入括约肌间沟将瘘管游离

- 将肛瘘探针放在瘘管中有助于瘘管的识别，借助尖头直角钳进行环周解剖分离瘘管。
- 将瘘管游离后，移除探针，在肌间沟内以 4-0 可吸收线缝扎瘘管两端（图 12-27）。
- 用 15 号刀片切开瘘管（图 12-28）。
  - 相对于缝扎，瘘管结扎存在线结脱落的风险。
- 将生理盐水或稀释的过氧化氢溶液自外口注入，可确认修复的完整性。
- 用 3-0 可吸收线进行褥式缝合对合括约肌间切口。
- 根据瘘管长度，可将外口扩大或用蘑菇头导管引流 7～10 天。

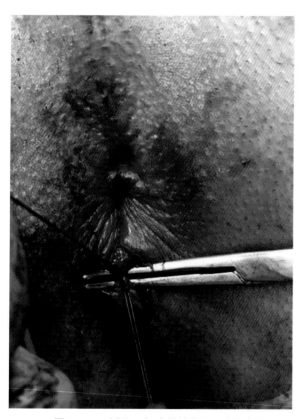

▲ 图 12-27 括约肌间瘘管结扎术，缝扎瘘管

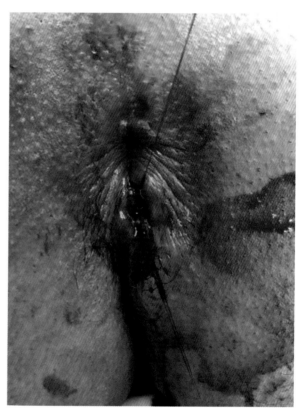

▲ 图 12-28 括约肌间瘘管结扎术，切断瘘管

九、其他术式

- 本章所提及的其他术式具体内容见相关章节。
  - 皮肤推移瓣（见第 10 章肛门狭窄的成形术）。
  - 改良 Hanley 术（见第 11 章直肠周围脓肿切开引流术）。
  - 股薄肌及 Martius（即球海绵体）瓣（见第 14 章直肠阴道瘘）。
  - 直肠尿道瘘（见第 15 章直肠尿道瘘的经会阴修补）。
  - 肛周克罗恩病（见第 16 章克罗恩病患者的肛周症状）。

– Turnbull–Cutait（见第 20 章 Turnbull–Cutait 腹会阴联合拖出式结肛吻合术）。

– 腹腔镜回肠造口术（见第 41 章腹部克罗恩病的外科治疗）。

以下方法因疗效不佳，实际上临床已弃用不做介绍。

- 生物胶。

- 肛瘘栓。

推荐阅读

[1] Bolshinsky V, Church J. How to insert a draining seton correctly. *Dis Colon Rectum*. 2018;61(9):1121–1123.

[2] Causey MW, Nelson D, Johnson EK, et al. A NSQIP evaluation of practice patterns and outcomes following surgery for anorectal abscess and fistula in patients with and without Crohn's disease. *Gastroenterol Rep*. 2013;1(1):58–63.

[3] Vogel JD, Johnson EK, Morris AM, et al. Clinical practice guideline for the management of anorectal abscess, fistula-in-ano, and rectovaginal fistula. *Dis Colon Rectum*. 2016;59(12):1117–1133.

第 13 章　化脓性汗腺炎
Hidradenitis Suppurativa

Anuradha R. Bhama　Scott R. Steele　**著**

王　琛　**译**　　傅传刚　王　琛　**校**

一、注意事项

- 化脓性汗腺炎（HS）在全世界患病率为 0.1%～4%，平均发病年龄为 20—24 岁。
- 化脓性汗腺炎的已知发病因素如下。
  - 吸烟和肥胖。
  - 饮食因素，包括乳制品和精加工的单糖食品。
- 肛周区域是仅次于腋窝的第二大受累区域，30%～50% 的化脓性汗腺炎患者有肛周表现（图 13-1）。
- HS 患者可能伴发其他疾病。
  - 粉刺。
  - 炎症性肠病。

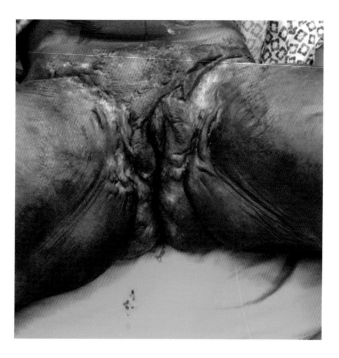

◀ 图 13-1　肛周和腹股沟部位的严重汗腺炎病

- 脊柱关节病。

- 遗传性角蛋白疾病。

- 鳞状细胞癌。

● 局部病变范围小者可采取药物治疗，但复发率较高。

- 抗生素治疗。

  ➤ 外用药物（如克林霉素）。

  ➤ 口服药物（如四环素、克林霉素、利福平）。

- 单克隆抗体（如阿达单抗、英夫利昔单抗）。

● 手术治疗的适应证如下。

- 病变范围大时需要手术彻底切除病灶，可能需要联合皮瓣修复重建。

- 伴急性脓肿（切开引流）。

- 药物治疗无效的慢性或复发性 HS。

- 不能耐受药物治疗的患者。

二、手术体位

● 根据患者的病变部位和范围决定手术体位。

- 俯卧折刀位或者膀胱截石位均可（图 13-2）。

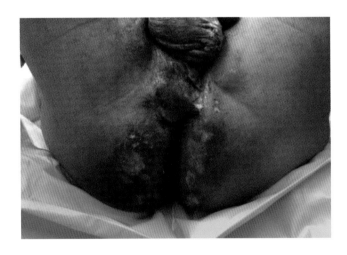

◀ 图 13-2 膀胱截石位

● 手术体位应考虑植皮及皮瓣旋转可能。

- 手术过程中根据不同部位进行体位调整。

三、特殊器械用品

● 切开引流 / 切开旷置术。

- 瘘管探针。

- 电刀。

- 过氧化氢溶液。

- 带有皮管的 10ml 注射器。

• 切除术和皮肤移植。

  - 切除术。

    ➤15 号或 10 号刀片及刀柄。

    ➤电刀。

    ➤组织钳。

  - 植皮手术。

    ➤皮片。

      ◆ 空气动力取皮仪（Zimmer）。

      ◆ 电动取皮仪。

      ◆ 皮片宽度可有 1、2、3、4 四种选择。

    ➤皮肤补片。

      ◆ 分为两种。

        ○ 含载体：一次性载体可减少薄弱皮片受损。

        ○ 不含载体。

      ◆ 不同皮片比例（1∶1、1∶2、1∶3）。

    ➤浸有肾上腺素（1∶1000 稀释）的纱布（Telfa）。

    ➤负压敷料（创面负压系统）。

    ➤手术镊。

    ➤缝线或皮肤吻合钉。

• 皮瓣手术。

    ➤标准的软组织手术包。

    ➤引流条。

四、手术治疗

• 切开引流／切开旷置术。

• 使用瘘管探针探查深部管道（图 13-3）。

• 若管道不明显，可以使用带软管的注射器自瘘口注入稀释的过氧化氢，可见气泡自相通的瘘口溢出（图 13-4）。

• 沿瘘管探针走行将瘘管及其表面组织全部切除（图 13-5）。

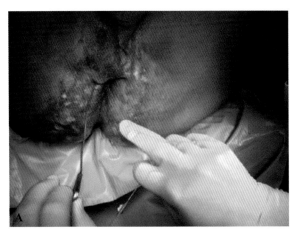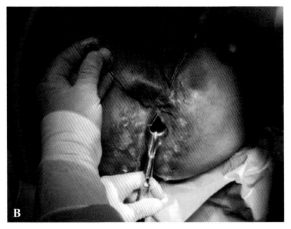

▲ 图 13-3　探针探查管道

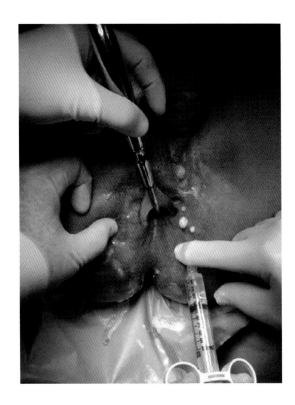

◀ 图 13-4　注入稀释的过氧化氢溶液探查瘘管

- 刮匙搔刮清创后电刀彻底止血（图 13-6）。

- 将含有大汗腺的组织广泛切除。

- 使用电刀切除病变组织，要达到皮下层或脂肪层（图 13-7）。

- 根治性切除会导致较大缺损，可能需要皮瓣覆盖或植皮（见后述）。

- 负压敷料有助于加快伤口缺损愈合速度。

  - 当创面肉芽组织生长，可将负压敷料与植皮联合使用。

- 该方法适合症状轻，病灶局限的患者，但远期疗效欠佳。

- 如无法进行植皮，可使用各类外用敷料（如凡士林纱布或 Xeroform 纱布）。

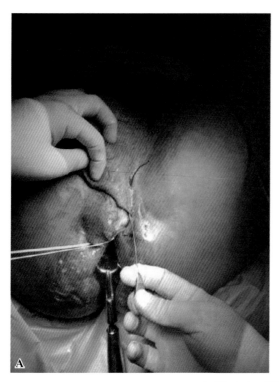
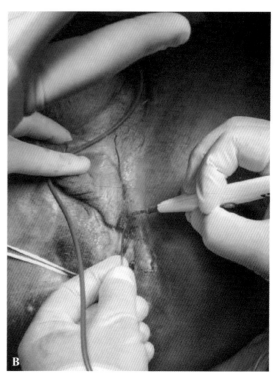

▲ 图 13-5 切除所有病变组织

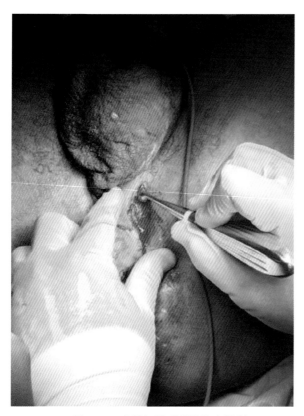

▲ 图 13-6 瘘管切开后刮匙彻底搔刮

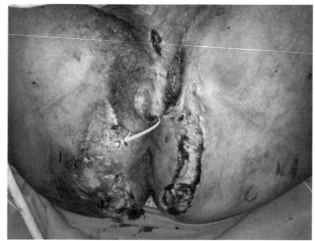

▲ 图 13-7 切除病变组织

- 局部切除和植皮。

- 彻底切除是愈合的唯一方法，但仍可能会复发。

- 应持续使用负压敷料（如创面负压系统），直到创面肉芽完全生长。

- 肛周病变手术时应避免过度切除肛周皮肤，以免引起瘢痕性肛门狭窄。

  - 核心要点：汗腺炎只发生于毛发生长的区域并不会发生于肛门部。

- 采用薄皮片移植。

  - 大腿前外侧是理想的皮瓣获取部位。

  - 皮片的厚度约为 0.01 英寸（0.25mm）（取皮刀设置的厚度）。

  - 供皮区域预先标记并用矿物油润滑皮肤，保证取皮刀在皮肤上可以顺利滑动。

  - 使用取皮刀时应用力均匀、平稳并垂直施力于皮肤表面。

  - 取皮的大小以覆盖创面为宜。

  - 取皮后立即覆盖浸透稀释肾上腺素的 Telfa 纱布，可以有效止血。

- 补片。

  - 补片有小空隙有利于引流积血和积液。

  - 将补片充分展开，保证覆盖整个创面。

  - 补片按照 1∶1 或 2∶1 的比例制作。

  - 将皮片通过补片放置时，应喷洒生理盐水，防止皮片在补片内黏着。

  - 皮片的应用。

    ➢ 确保创面基底部肉芽组织正常（图 13-8A）。

    ➢ 皮片边缘与正常皮肤保持 1mm 间距，不能重叠（如果皮片与正常皮肤重叠，重叠处皮肤会坏死并脱落）。

    ➢ 皮片应真皮面朝下放置（真皮较光亮湿润，图 13-8B）。

    ➢ 固定皮片的方法。

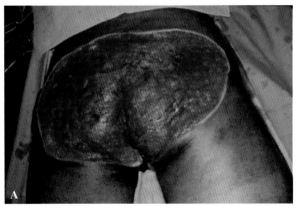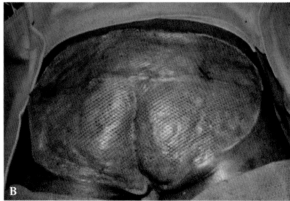

▲ 图 13-8　**Hurley Ⅲ 期患者，根治性切除后采用薄皮片移植**
图片由 Bradley Davis，MD. 提供

- ◆ 用 3-0 可吸收线将皮片与周围正常皮肤间断缝合，保持 1cm 左右针距。
- ◆ 用外科皮肤吻合钉。
- ◆ 纤维蛋白胶。
- ◆ 外用皮肤黏合剂。
- ➢ 植皮的皮片应与伤口基底完全贴合。
  - ◆ 未与创面基底贴合的皮片可能会坏死影响愈合。
  - ◆ 确保植皮的皮片与创面完全接触，防止出现局部隆起不贴合的情况。
- 创面敷料选择。
  - 供皮区。
  - ➢ 使用塑料薄膜敷料 /Tegaderm/Ioban（3M）包扎创面。
    - ◆ 通常认为患者是最舒适的。
  - ➢ 根据取皮区域创面大小修剪 Xeroform 敷料，并涂抹抗生素后敷于取皮区创面，外部覆盖 Telfa 纱布，并用 Kerlix 纱布包裹，24h 后去除外层的 Telfa 和 Kerlix 纱布。
  - ➢ 使用亲水性纤维含银敷料（ConvaTec，Bridgewater，NJ）。
  - 植皮区。
  - ➢ 创面负压装置可有效保证皮片固定不发生移位。
    - ◆ 在皮片上放一层防粘连辅料，如 ADAPTIC 纱布（KCI/Acelity）。
    - ◆ 黑色或银色海绵敷料。
    - ◆ 塑料贴膜。
    - ◆ 负压压力设置为 -125mmHg。
    - ◆ 负压装置连续使用 4~5 天，术后第 5 天进行创面评估。
    - ◆ 去除负压敷料后，评估皮片生长情况并外用 Xeroform 纱布。
    - ◆ 当创面上皮爬生后，可以改用保湿乳液。

五、病变切除和皮瓣移植

皮瓣类型：带蒂股薄肌皮瓣、闭孔前动脉穿支皮瓣、臀大肌肌皮瓣。
- 与整形外科医生联合进行皮瓣手术。
- 如前所述，应切除所有带汗腺的病变组织，直到健康的皮下脂肪组织为止。
- 皮瓣需依靠臀上动脉、臀下动脉和股深动脉的穿支提供丰富的血供。
  - 何时行粪便转流。
- 先要评估患者肠道功能和控便能力。
  - 排便的频率。
  - 粪便质地。

- 排便感觉。
- 急便感。
- 控便能力。
- 括约肌功能评估。
  - 体格检查。
  - 一般而言，仔细肛门指检即可，也可行肛门直肠压力检查，客观记录肛门括约肌功能。
- 切除范围评估。
  - 需关注切除部位与肛缘的关系，以及植皮 / 皮瓣缝合固定线是否会涉及肛缘区域。
- 适当应用缓泻药和止泻药是否可以减少换药次数。
  - 每天可以补充两次纤维素。
  - 每天服用洛哌丁胺 16mg。

六、术后护理

患者可能需要在术前术后持续接受抗生素治疗（如多西环素）。

- 可以减轻脓毒反应。
- 严格卧床休息和限制洗浴，避免皮片移位。
- 可留置导尿管。
- 供皮区相比植皮区疼痛更明显。
- 植皮区域使用负压装置时，应反复使用。
- 加强负压吸引密闭性。
  - 可使用造口黏合剂。
  - 天然水凝胶敷料（ConvaTec）。
  - 液性黏合剂。
- 如果术后早期负压失败。
  - 移除负压吸引敷料，使用涂有抗生素的 Xeroform 纱布和疏松敷料紧贴于创面基底部。
  - 对于控制粪便困难或创面护理困难的患者，可以选择粪便转流。

推荐阅读

[1] Asgeirsson T, Nunoo R, Luchtefeld MA. Hidradenitis suppurativa and pruritus ani. *Clin Colon Rectal Surg*. 2011;24(1):71–80. doi:10.1055/s–0031–1272826.
[2] Church JM, Fazio VW, Lavery IC, Oakley JR, Milsom JW. The differential diagnosis and comorbidity of hidradenitis suppurativa and perianal Crohn's disease. *Int J Colorectal Dis*. 1993;8(3):117–119.

第 14 章 直肠阴道瘘
Rectovaginal Fistula

Tracy Hull 著

周喜乐 译 傅传刚 王 琛 校

一、注意事项

- 考虑修补肛门直肠阴道瘘具体手术方法和步骤之前最重要的工作是对患者进行术前评估。
  - 局部组织必须柔韧，并且没有合并炎症和感染。
  - 在麻醉下放置挂线引流（通常 1 个月）并开放空腔以利引流。
- 瘘管完全打开至肛门括约肌水平，使其自下而上愈合，并尽可能缩短瘘管。然后，等该区域完全愈合后再进行修补。
- 当组织不柔软时，应考虑造口。
- 高压氧治疗对因修补失败而发生组织纤维化的病例非常有帮助。在辐射诱发的瘘管治疗中也有作用。
  - 手术前通常先进行 20 次高压氧治疗（每天 1 次，每周 5 天），然后等待 2～3 周进行修补手术是我们的首选。
  - 手术后立即再进行 20 次高压氧治疗。
- 另外，更年期的妇女在手术前一个月使用阴道激素霜对局部组织可能有改善作用。
- 对于克罗恩病患者，肛管和直肠的外观极为重要。
  - 克罗恩病相关瘘管的内口通常位于溃疡的底部。
  - 挂线引流，并多次积极地使用生物制剂治疗将使溃疡面干燥，然后才可以考虑修补手术。
  - 如果肛管一直有炎症，修补手术将无法成功。
- 肛门括约肌的状态也是术前重要的考虑因素。
  - 即使会阴体比较厚，括约肌也可能不完整。
  - 建议肛门超声检查肛门括约肌情况，这可能很大程度上影响修补方案的选择（图 14-1）。
- 进行修补手术前一定要保持耐心，确保局部组织柔软，没有炎症感染。
- 除非患者有肠道造口，否则所有患者术前应进行充分的肠道准备。插入 Foley 导尿管，并静脉给予抗生素。手术部位以聚维酮碘进行消毒（如果碘过敏，则采用婴儿洗发水）。手术过程中，会阴部伤口反复用抗生素溶液冲洗（我们使用杆菌肽）。

● 我们的修补流程如图 14-2 所示。

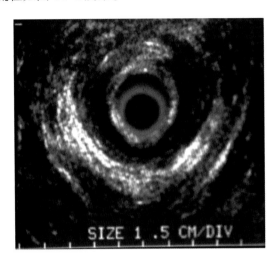

◀ 图 14-1 会阴体完整的女性肛门超声检查，但肛门前侧的内括约肌和肛门外括约肌有缺损

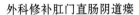
外科修补肛门直肠阴道瘘

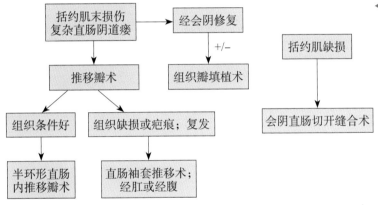

◀ 图 14-2 直肠阴道瘘修补流程

二、无菌仪器 / 设备

● 带灯的肛门牵开器：小号、中号和大号。

– Hill-Ferguson 牵开器：常用于截石位肛周手术。

– Fansler 牵开器：小型，选择性应用于肛周患者，如俯卧的病例或黏膜宽大冗余的患者。

– Pratt 双叶肛门牵开器。

– 直角牵开器。

● Lockhart–Mummery 瘘管探针套装。

● 刮匙套装。

● 0 号丝线。

● 黄色不透射线的硅橡胶血管吊带（微型），宽 1.3mm，厚 0.9mm，或蓝色（最大）血管吊带，宽 2.5mm，厚 1mm。

- 单极电凝。
  - 通常切割 40 / 电凝 60（纯凝或混凝）。
  - 针头备用于直肠内推移瓣术。
- 蘑菇头引流管，尺寸范围 10～32F。
- 1/4 和 1/2 烟卷式引流。
- 用无菌生理盐水 1∶1 稀释过氧化氢溶液，并置于 10ml 注射器中。

三、体位

- 患者的体位取决于手术入路的选择（经阴道或经直肠）。
  - 截石位。
    ➢ 拆除手术台尾侧边缘，确保术中外科医生的椅子和脚不受手术台底座的限制。此外，患者的臀部需要突出手术台边缘以利操作。
  - 俯卧折刀位。
    ➢ 在胸部下方放置两个肩托（要特别注意保护胸部），骨盆下面放置泡沫枕头（要特别小心保护生殖器免受压力伤害）。
    ➢ 通常用皮带固定患者，以防止意外滚动。
    ➢ 使用胶带将臀部向外拉开。
      ◆ 胶带过度的牵拉会导致肛门的医源性撕裂，请避免。

四、直肠阴道瘘修补技术

（一）推移瓣术

- 当肛门括约肌完好并且组织状态总体健康时，可以考虑进行推移瓣术，包括半环形直肠内推移瓣术和直肠袖套推移术。

1. 半环形直肠内推移瓣术

- 患者通常取俯卧折刀位，对于直肠后位瘘管，除非游离视野可得到改善，否则很少利用截石位。
- 俯卧位时使用 1 号丝线在 2 点钟、4 点钟、8 点钟和 10 点钟的位置将皮肤缝合牵开。如果需要，可以使用更多的缝合线。这样可以实现肛管可视化（图 14-3）。
- 在肛管中放置打开光源的 Hill-Ferguson 牵开器。
- 识别出瘘管，并从直肠内口的远端开始做一个近 180° 的半圆形切口。
- 黏膜向头侧游离，开始可以游离一部分内括约肌，然后游离全厚直肠。由于直肠阴道隔中有血管，术中可能会出血，采用 Bovie 电灼或 3-0 可吸收缝线止血。
- 一直游离到直肠内推移瓣能下拉覆盖住瘘口并且没有张力（图 14-4）。

- 清除瘘管时仅尝试在肛门括约肌水平上积极清除病灶，避免内口过大。然后以 2-0 或 3-0 polyglactin 可吸收缝合线将瘘口分层缝闭（图 14-5）。先左右，然后前后至少两层缝合，关闭瘘口。这将消灭无效腔并减轻新齿状线上的吻合张力。
- 将直肠内推移瓣末端修剪，缝合到新齿状线上（图 14-6 至图 14-10）。

2. 直肠袖套推移术

- 如果肛管中有过多瘢痕或存在狭窄，最好选择直肠袖套推移术。
- 在签署患者知情同意书并制订手术计划时，有一点必须告知患方如果经肛门游离直肠袖套时张

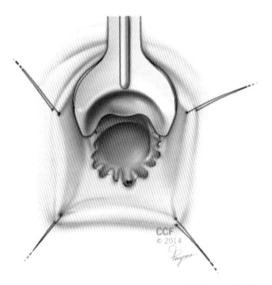

▲ 图 14-3　肛门外翻缝合线分别缝合于 2 点钟、4 点钟、8 点钟和 10 点钟位置以显露肛管

经许可转载，引自 Cleveland Clinic Center for Medical Art & Photography © 2019，权利所有

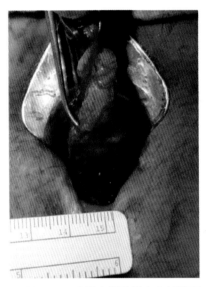

▲ 图 14-4　直肠内推移瓣向头侧游离直到能无张力下拉至肛缘

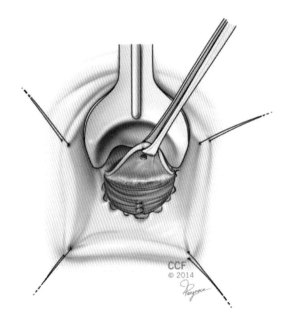

◀ 图 14-5　瘘管剔除干净后缝闭

经许可转载，引自 Cleveland Clinic Center for Medical Art & Photography © 2019，版权所有

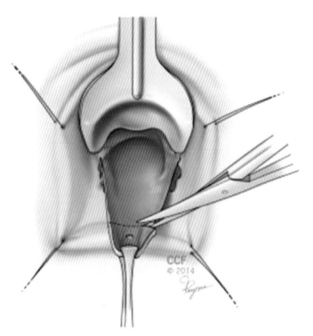

▲ 图 14-6　修剪直肠内推移瓣远端

经许可转载，引自 Cleveland Clinic Center for Medical Art & Photography © 2019，版权所有

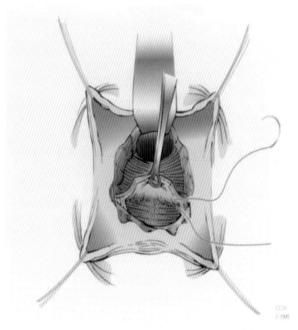

▲ 图 14-7　将直肠内推移瓣下拉并缝到新齿状线

经许可转载，引自 Cleveland Clinic Center for Medical Art & Photography © 2019，版权所有

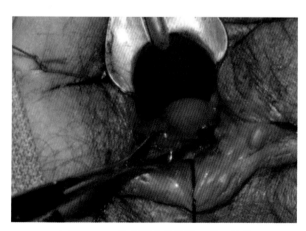

▲ 图 14-8　将直肠内推移瓣下拉至肛缘

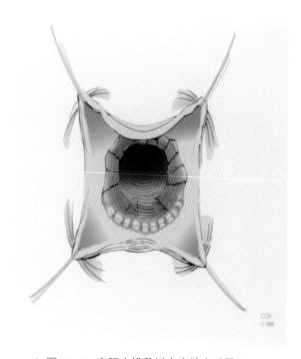

▲ 图 14-9　直肠内推移瓣完全缝合后展示

经许可转载，引自 Cleveland Clinic Center for Medical Art & Photography © 2019，版权所有

力过大，可能需要采取经腹途径游离。因此，患者和手术医生都必须有经腹游离直肠袖套的准备。

- 从齿状线开始游离，切除近端肛管黏膜（图 14-11）。

- 游离到达直肠后，解剖平面加深到同 Altemeier 手术相同的操作平面（图 14-12）。

- 持续游离，直到直肠袖套可以无张力下拉吻合于新齿线。如前所述，将远端部分修剪（图 14-13），并关闭瘘管内口。

- 然后将直肠袖套缝合于新齿线上，缝合完成后类似于结肠肛管吻合术（图 14-14 和图 14-15）。

- 当需要进行经腹游离直肠袖套时，在全直肠系膜切除层面通过开放或微创入路经腹游离直肠。如果需要可以将肠系膜下血管离断以实现无张力直肠袖套推移。

- 进行直肠袖套推移术时，建议保护性造口。

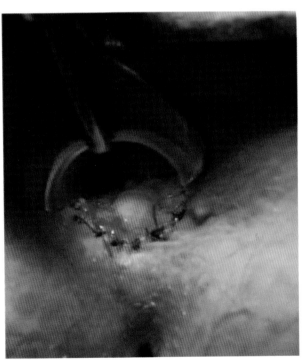

▲ 图 14-10　直肠内推移瓣完成缝合后实图展示

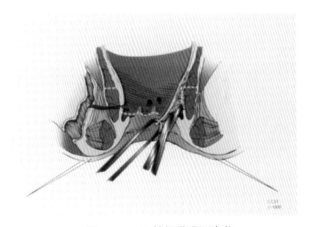

▲ 图 14-11　肛管行黏膜切除术

经许可转载，引自 Cleveland Clinic Center for Medical Art & Photography © 2019，版权所有

（二）会阴直肠切开缝合术

当患者肛管前方括约肌有缺损时，选择会阴直肠切开缝合术进行修补。手术体位通常取俯卧位。

- 探针穿过瘘管放置（图 14-16A），并从会阴切开瘘管（图 14-16B 和图 14-17）。瘘管切开后类似于四度产伤（图 14-18 和图 14-19）。

- 沿直肠阴道隔横行切开（图 14-20）。

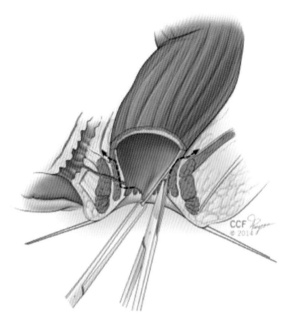

▲ 图 14-12　沿直肠环周游离解剖

经许可转载，引自 Cleveland Clinic Center for Medical Art & Photography © 2019，版权所有

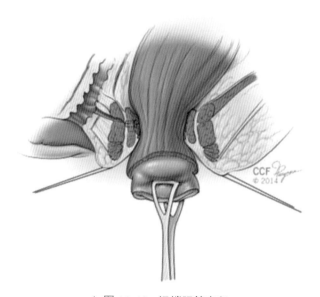

▲ 图 14-13　远端肠管离断

经许可转载，引自 Cleveland Clinic Center for Medical Art & Photography © 2019，版权所有

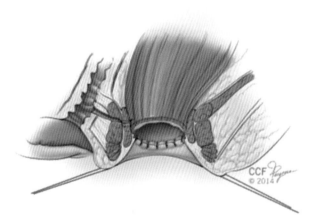

▲ 图 14-14　瘘管缝闭后，将直肠袖套环周缝合于新齿线

经许可转载，引自 Cleveland Clinic Center for Medical Art & Photography © 2019，版权所有

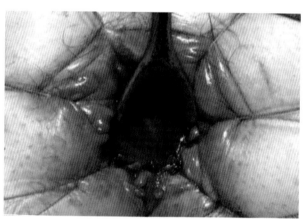

▲ 图 14-15　直肠袖套环周缝合于新齿状线后实图

经许可转载，引自 Cleveland Clinic Center for Medical Art & Photography © 2019，版权所有

- 从切口外侧边缘游离识别括约肌。我们不将内括约肌与外括约肌分开（图 14-21 和图 14-22）。
- 括约肌游离后，将直肠和肛管黏膜用 3-0 polyglactin 可吸收线间断褥式缝闭直到肛缘（图 14-23）。在此阶段缝闭直肠和肛管内衬组织很重要，因为一旦括约肌折叠后，手术视野明显变差。缝闭肛管内衬组织重要的一条是正确识别肛门齿状线。
- 肛门括约肌采用叠盖式技术折叠（同括约肌修补一样）。我们偏好使用 2-0 polydioxanone 可吸收线缝合（图 14-24 至图 14-26）。
- 很重要的一步是可能遗留无效腔的括约肌折叠近段。否则可能会形成空腔，导致近端瘘管复发。

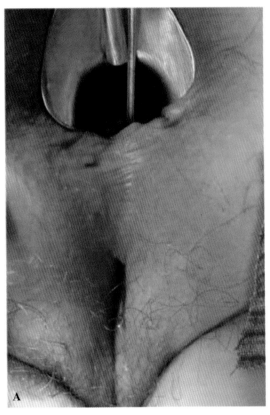

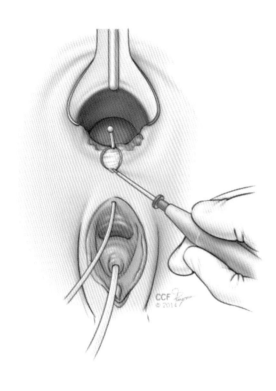

A　　　　　　　　　　　　　　**B**

▲ 图 14-16　探针穿过瘘管放置

该患者会阴体完整，但肛管前方内、外括约肌都有缺陷。A. 术中照片；B. 解剖示意图（经许可转载，引自 Cleveland Clinic Center for Medical Art & Photography © 2019，版权所有）

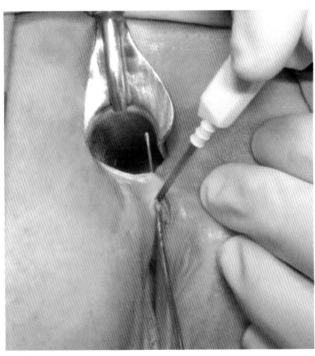

▲ 图 14-17　**Bovie** 电刀切开瘘管

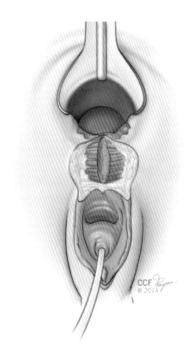

▲ 图 14-18　结果将类似于产科四度撕裂伤

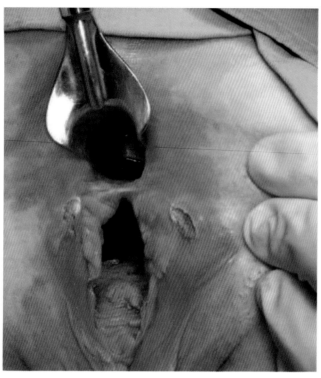

▲ 图 14–19　结果将类似于产科四度撕裂伤

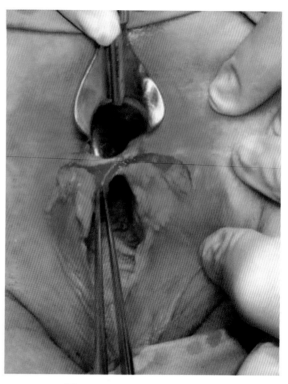

▲ 图 14–20　沿直肠阴道隔横行切开

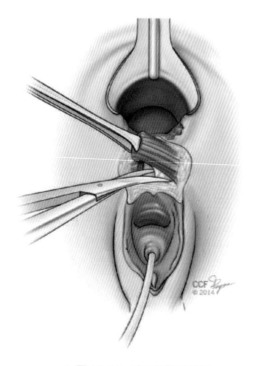

▲ 图 14–21　确认肛门括约肌

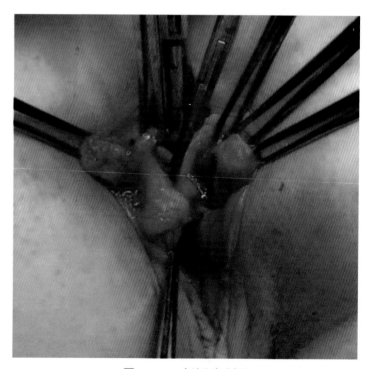

▲ 图 14–22　确认肛门括约肌

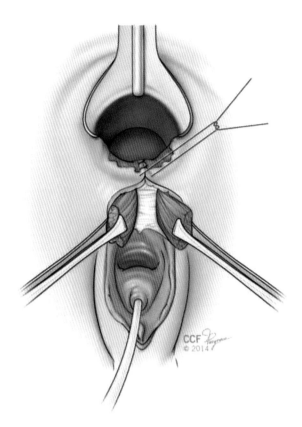

▲ 图 14-23 肛门直肠黏膜首先缝闭

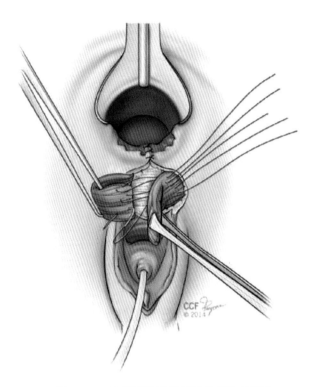

▲ 图 14-24 肛门括约肌采用叠盖式技术折叠

- 括约肌头端同样采用叠盖式技术用 2-0 polydioxanone 可吸收线缝合固定（图 14-27）。
- 使用 2-0 或 3-0 polyglactin 可吸收线间断褥式缝闭阴道黏膜和会阴体（图 14-28）。
- 最后缝闭会阴体皮肤（图 14-29 和图 14-30）。
- 有时我们将会阴体和阴道交界处皮肤松松缝合以利引流。
- 关闭阴道时，必须将处女环对齐。

（三）组织瓣填植术

当括约肌完好无损时，特别是在直肠中有很多瘢痕时，可以选择直肠阴道隔间组织插入修补直肠阴道瘘。我们选择使用球海绵体肌或股薄肌作为中间填植组织。通常首先考虑球海绵体肌，因为股薄肌游离可引起很多的术后问题。

- 采用球海绵体肌组织瓣技术时通常采用截石位。将两侧阴唇上的毛发刮除，将 Foley 导尿管固定在中线位置（图 14-31）。
- 整个会阴区包括两侧阴唇区域做好手术准备。将探针放置在瘘管中，然后在会阴体上做一个横切口。探针留置在瘘管中（图 14-32）。

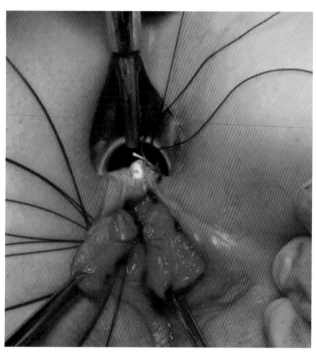

▲ 图 14-25　肛门括约肌采用叠盖式技术折叠

经许可转载，引自 Cleveland Clinic Center for Medical Art & Photography
© 2019，版权所有

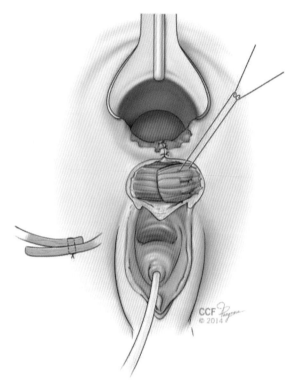

▲ 图 14-26　括约肌修补中将第一排缝合线绑紧

经许可转载，引自 Cleveland Clinic Center for Medical Art
& Photography © 2019，版权所有

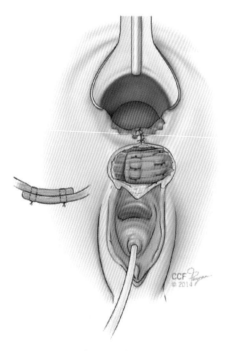

▲ 图 14-27　第二排缝合线固定重叠的肌肉
和瘢痕

经许可转载，引自 Cleveland Clinic Center for
Medical Art & Photography © 2019，版权所有

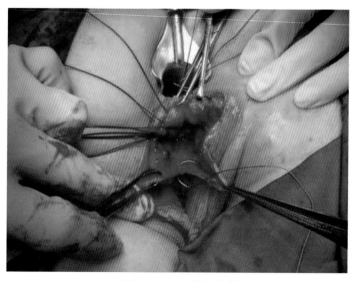

▲ 图 14-28　阴道黏膜缝闭

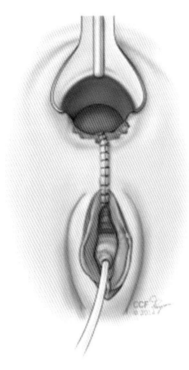

▲ 图 14-29 会阴体缝闭示意图

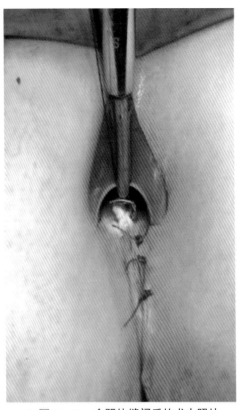

▲ 图 14-30 会阴体缝闭后的术中照片

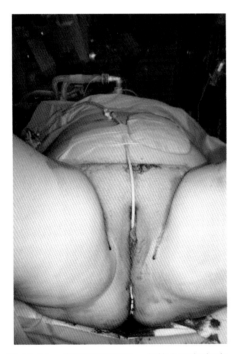

▲ 图 14-31 患者取截石位，术前会阴部备皮，将 **Foley** 导尿管固定在中线，该患者修补前已经有造口

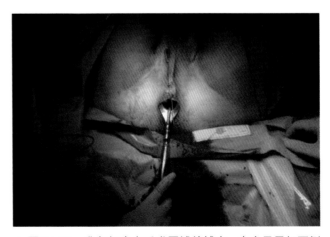

▲ 图 14-32 准备好患者手术区域并铺巾，完全显露好两侧阴唇，探针穿过瘘管后留置

- 取会阴横切口（图 14-33）。沿着直肠阴道隔平面进行解剖，用手指顶在肛门或阴道内，确保在游离过程中不会发生穿孔。
- 继续游离直到确认碰到探针（图 14-34）。
- 至关重要的是，从确认瘘管的位置开始至少还要向头侧游离 3～4cm。当不再需要引导时可取走探针（图 14-35）。
- 剔除直肠侧的瘘管后用 2-0 和 3-0 polyglactin 可吸收缝合线分层封闭。通常左右和前后都予缝合（图 14-36）。
- 前后缝合后将缝合针头留在缝合线上，可用于在直肠阴道隔间隙头侧缝合组织瓣。
- 8 字形缝合线从肛门侧缝闭内口（图 14-37）。
- 剔除阴道或阴唇侧的瘘管外口（图 14-38）。
- 在会阴横切口侧，八字缝闭阴道侧开口。有时将针头留在这些缝合线上以帮助固定球海绵体肌组织瓣。如果进行了充分的游离，则直肠和阴道侧开口应相距较远。
- 在术区放置了一块浸有抗生素的纱布，然后将手术转移到阴唇部位。根据瘘管走向选择阴唇游离侧。例如，如果瘘管外口位于左阴唇的底部，选择右侧球海绵体肌做球海绵体肌组织瓣。

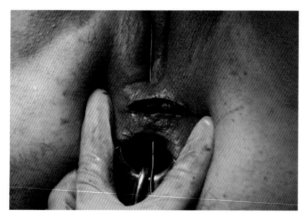

▲ 图 14-33　会阴部取横切口

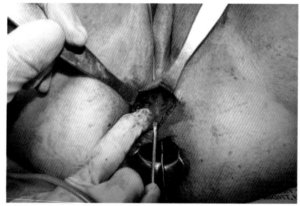

▲ 图 14-34　探针原位引导解剖进入直肠阴道隔平面

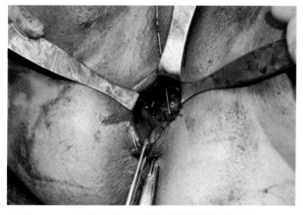

▲ 图 14-35　向探针所在的瘘管头侧继续游离至少 3～4cm

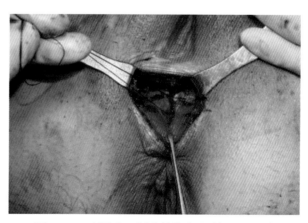

▲ 图 14-36　剔除直肠侧瘘管并分层缝闭直肠侧瘘口

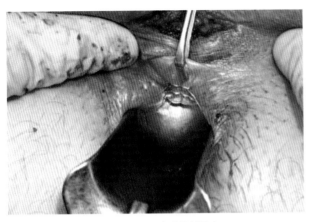

▲ 图 14-37　肛门侧缝闭瘘口

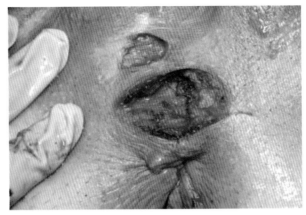

▲ 图 14-38　阴道侧的外口被剜除

- 在大阴唇上做一个较深的切口（图 14-39）。
- 见到脂肪后，从侧面将皮肤从脂肪上移开（图 14-40 和图 14-41），并寻找特征上能代表球海绵体肌蒂的脂肪。
- 在该区域下大范围解剖，并留置一个硅橡胶引流管牵引肌瓣（图 14-42）。小心避免会阴部一侧的脂肪组织瓣受损，因为血液供应来自该部位。所需的组织粘连少，可用剪刀轻松向头侧游离。

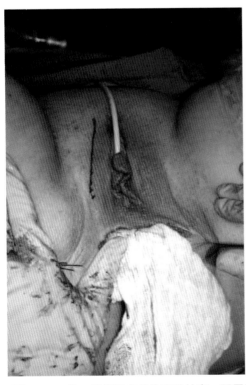

▲ 图 14-39　伤口放置浸有抗生素的纱布，阴唇切口如图

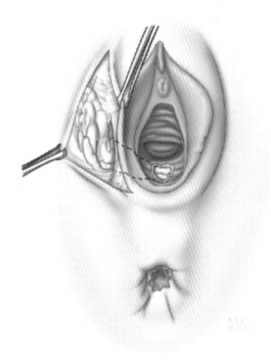

▲ 图 14-40　切到脂肪后将皮肤向侧方游离

经许可转载，引自 Cleveland Clinic Center for Medical Art & Photography © 2019，版权所有

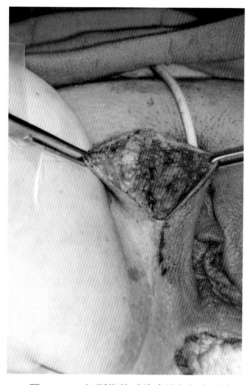

▲ 图 14-41 切到脂肪后将皮肤向侧方游离

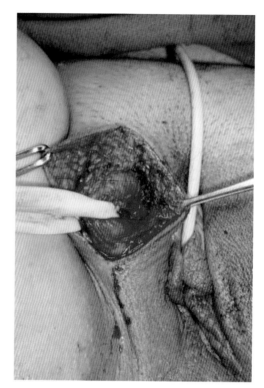

▲ 图 14-42 硅橡胶引流管绕置在球海绵体肌周围

- 到达耻骨时，将组织瓣从耻骨联合离断，使组织瓣尾端像手柄一样长（图 14-43）。确定组织瓣存活，有时需要非常小心的进行组织瓣远端解剖，并时刻注意该区域的血液供应。

- 使用钝性分离建立连通会阴横切口的皮下隧道（图 14-44），必须将隧道扩大至可容纳两个手指（图 14-45）。

- 皮下隧道有时可能会出血，通常在皮肤上压迫 5min 即可控制出血。认真观察方向，避免组织瓣扭转。使用牵引线的长端（图 14-46），将组织瓣通过隧道带入会阴伤口并固定好方向（图 14-47）。

- 填入会阴部切口的组织瓣头侧浅层缝合（使用缝闭直肠内口的针线）固定。根据需要加固缝合以保持方向和稳定性。

- 如果直肠阴道瘘位于直肠中段，可使用股薄肌充填，因为球海绵体肌组织瓣通常不容易达到该水平。我们与整形外科同事一起合作手术，他们负责游离股薄肌并把股薄肌通过隧道填入直肠阴道隔间隙。我们则协助确保将其固定好方向并牢固缝合防止移位。

- 皮肤低张缝合即可（图 14-48）。如果引流量很大，可在侧面留置硅橡胶（1/4）引流管。但是皮肤仍仅需低张缝合，便于引流。

- 大阴唇伤口创面留置引流管（在图 14-48 的最上方可见），皮肤表面缝闭。患者通常会带管回家，直到引流量达到每天约 30ml 或更少才考虑拔除引流管。

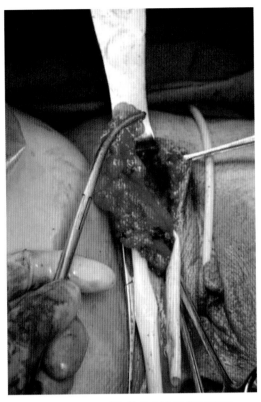

▲ 图 14-43　球海绵体在耻骨以下离断

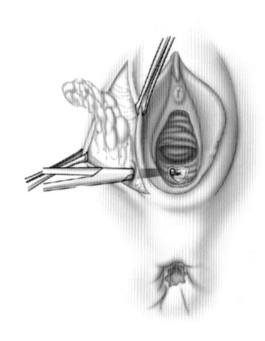

▲ 图 14-44　可以使用血管钳等工具来制作皮下隧道
经许可转载，引自 Cleveland Clinic Center for Medical Art & Photography © 2019，版权所有

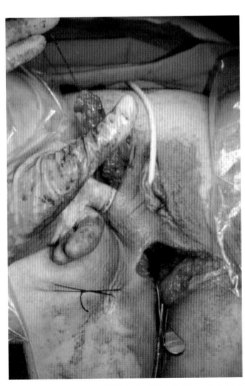

▲ 图 14-45　皮下隧道必须足够容纳一个手指，以免压迫组织瓣而导致坏死

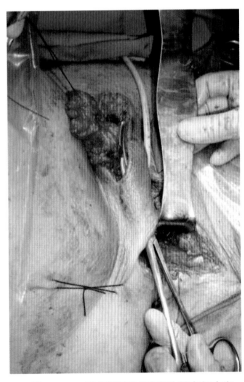

▲ 图 14-46　组织瓣穿过隧道并固定好方向

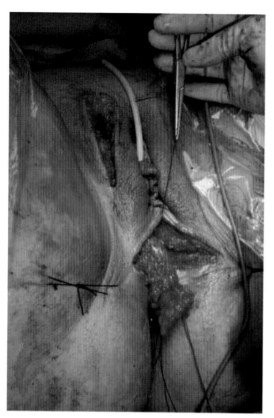

▲ 图 14-47　组织瓣穿过隧道并固定好方向

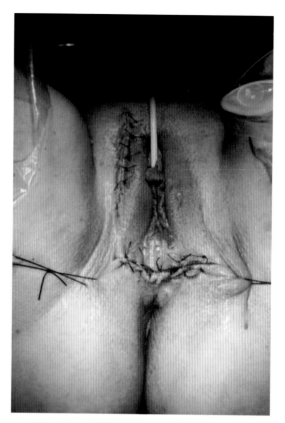

▲ 图 14-48　缝闭皮肤切口，顶部可看到引流管

经验与教训

- 造口并不能保证直肠阴道瘘修补成功，但是如果条件不理想或以前进行过多次修补，仍建议使用肠道造口。

- 没有造口的患者，建议留在医院过夜，并继续静脉注射抗生素。

- 通常会让患者进食，如果觉得还可以的话，第二天即可出院。

- 我们将给她们使用 1 周抗生素（静脉注射和口服）。

- 对于没有造口的患者，建议每天口服 1 盎司（≈29.6ml）矿物油来避免便秘。如果在开始进食 3 天后仍未排便，则每晚服用 1 盎司氧化镁乳剂，直到排便为止。

- 可以淋浴，但避免泡澡因为这似乎会浸透组织。

- 如果需要，建议坐在枕头上，但不要坐在类似甜甜圈形状的物品上（这会拉扯臀部，可能会给修补处带来张力）。

- 建议患者避免在 6～8 周内提起超过 1 加仑（≈3.79L）牛奶的重物或强迫进行骨盆相关的活动。压力作用于骨盆时导致牵扯会阴的力量会给修补处带来张力。

- 鼓励轻柔地走路。

- 当患者的组织条件似乎不那么柔软时建议采用高压氧治疗，对加快伤口愈合非常有帮助。

- 对于有造口的患者，麻醉下约 8 周进行检查以评估瘘口愈合情况，然后在造口闭合之前进行直肠泛影葡胺造影确认瘘口已经愈合。

推荐阅读

[1]　Hull TL. Expert commentary on the evaluation and management of rectovaginal fistulas. *Dis Colon Rectum*. 2018;61(1):24–26.

[2]　Valente MA, Hull TL. Contemporary surgical management of rectovaginal fistula in Crohn's disease. *World J Gastrointest Pathophysiol*. 2014;5(4):487–495.

第 15 章　直肠尿道瘘
Rectourethral Fistulas

Nicholas Hauser　Hadley Wood　Kenneth Angermeier　**著**

周喜乐 **译**　　傅传刚　王琛 **校**

一、注意事项

- 直肠尿道瘘（RUF），可因骨盆放疗、前列腺冷冻疗法、既往手术、炎症、外伤或先天性缺陷而引起，是泌尿外科和结直肠外科医师面临的一个挑战性的难题。

- 尽管可以对手术引起的小瘘管经肛或经肛门括约肌（York Mason）入路进行修补，但对于复杂的直肠尿道瘘，包括有放射治疗或消融手术病史（如冷冻治疗或高强度聚焦超声）的直肠尿道瘘，以及缺损较大的瘘管或修补失败的瘘管，建议行经会阴股薄肌填植术。

- 复杂直肠尿道瘘修补之前，至关重要的是术前进行 3～6 个月的粪便转流（襻式结肠造口术或襻式回肠造口术）和选择性尿液转流（耻骨上插管导尿），减少会阴部和周围组织的炎症。

- 经过一段时间的粪尿转流后，在麻醉下通过内镜仔细检查。（图 15-1）并检查外尿道和肛门括约肌、瘘管的大小和位置、直肠和瘘管周围组织的条件、尿道狭窄情况以及膀胱的大致容量，这些因素将有助于制订最终的手术计划。

- 如果根据以上检查结果判断，术后尿道和肠道排便功能正常，可选择使用颊黏膜移植物修补尿道缺损。通过直肠修补及直肠尿道间填植股薄肌瓣恢复肠道功能。在极少数情况下，肛门括约肌完好无损，但直肠瘘口无法闭合，可考虑瘘口部位直肠切除，经肛拖出吻合术。

- 如果术后可能出现肠道功能不全或肛门括约肌明显受损，则可选择采用颊黏膜移植物并通过转移股薄肌瓣以加固尿道缺损的修补。如果患者已经有结肠造口则继续当前的造口，如果患者既往有回肠造口则将回肠造口改为结肠造口。根据患者的解剖结构，还需要直肠切除术或直肠修补术。

- 如果术后肠道排便功能正常，但由于膀胱挛缩，广泛的放射性膀胱炎或膀胱出口受阻而无法恢复泌尿功能可行膀胱前列腺切除，回肠代膀胱转流术。通过直肠修补或直肠切除术，结肠拖出肛门吻合恢复肠道功能，结肠造口或回肠造口后期可予回纳。必要时可考虑骨盆内填植带蒂网膜瓣。

- 最后，如果肠道排便功能和泌尿功能均无法恢复，可行盆腔脏器全切除，回肠代膀胱术转流及结肠造口术。

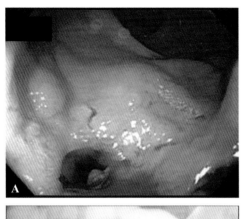
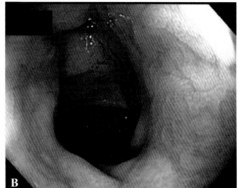
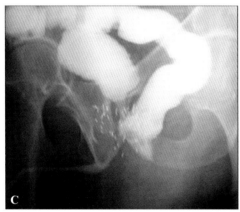

▲ 图 15-1　术前评估

A. 可弯曲乙状结肠镜查看直肠尿道瘘（RUF）；
B. 膀胱镜检查直肠尿道瘘；C. 一位曾接受近距离放疗的前列腺癌患者的造影显示直肠和尿道前列腺部的瘘管

二、无菌器械

- 改良带凹槽的 Denis-Browne 拉钩或改良带弹性的 Scott 环形拉钩。
- Gelpi 拉钩。
- 手持式可延展拉钩。
- 光纤照明的手持式拉钩，如 St. Mark 或 Deaver 拉钩。
- 皮肤订合器。
- 多普勒超声探头。

三、患者体位与铺巾（见第 3 章）

（一）高截石位

- 患者卧床，会阴部位于床边缘。
- 将腿放在可调节的马镫形腿架中；抬高腿架直到臀部弯曲为 75°～80°，然后将腿伸展直到膝盖弯曲为 90°～100°（图 15-2）。
- 如果手术时间较长，建议短时间内降下腿架以保持正常下肢灌注，以降低发生横纹肌溶解或神经损伤等并发症的风险。

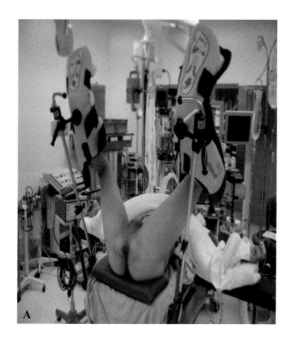

▶ 图 15-2　**A.** 患者取高截石位；**B.** 铺巾；**C.** 手术野周围和标记切口

注意无菌巾铺在标记切口的下方，通过铺巾中间的缝隙可进行直肠部手术

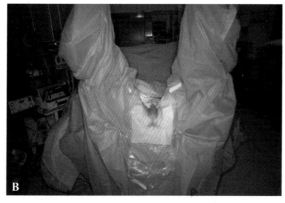

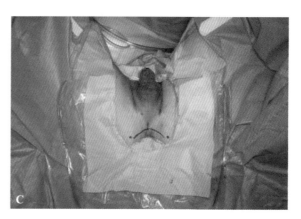

（二）压力点填充

- 在臀部下方承重部位使用凝胶垫保护。

- 泡沫垫在腿架内垫住膝盖的外侧部分，防止腓总神经损伤。

- 在患者身体和任何有可能压迫小腿的间隙内放置类似的泡沫垫。

（三）准备和铺巾

- 采用股薄肌瓣修补的患者，除了会阴部和外生殖器备皮外，还要对大腿内侧和后侧进行备皮。消毒准备区域包括膝关节以上的整个大腿。

- 大多数患者术前已在耻骨上留置导尿管用于尿流改道，拔除该导尿管，下腹一起消毒。

- 在进一步消毒手术部位前，先用注射针筒将稀释聚维酮碘溶液轻轻冲洗直肠。

- 使用小腿铺巾覆盖小腿和腿架前，先用粘贴手术巾覆盖大腿部。需要显露时，可以剪掉顶部的铺巾以便显露出已消毒好的大腿进行手术。

- 在肛门两侧铺巾、固定，肛门部留有缝隙，以便术中直肠指诊。

四、手术技术

会阴部股薄肌填植术

- 会阴入路的优点包括良好的显露，修补尿道狭窄时可以直接进入尿道，并且在获取股薄肌移植瓣时不需要重新摆设体位。

- 解剖分离前，更换耻骨上导尿管引流膀胱；可减少尿液体通过瘘管漏出，改善修补过程中的视野。如果可能，尿道也留置导尿管，以便会阴部组织剥离时触诊指引。

- 切口呈倒 U 形，顶点在肛门括约肌水平上方两侧延伸至坐骨结节内侧（图 15-3）。如果软组织过多或者需要进一步进入前尿道以便行后尿道成形术，可追加中线垂直切口以增加显露。

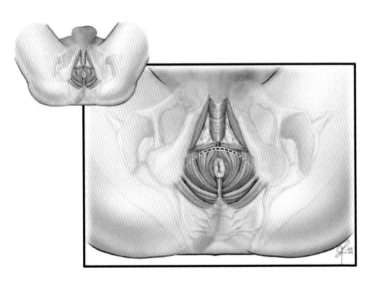

五、初始解剖

- 加深切口后，利用钝性分离进入两侧坐骨直肠窝。

- 在直肠与尿道、前列腺和膀胱之间的间隙仔细分离，在球海绵体肌和肛门括约肌之间的中央肌腱区域开始，一旦超过肛门括约肌，就进入到直肠前壁和直肠周围横向脂肪区域。

- 沿直肠表面游离直到瘘管位置，既往手术局部有瘢痕或行放疗、射频治疗患者，分离平面的识别很困难，可反复直肠指检确认瘘管位置，避免过早损伤直肠壁。

- 具有光纤照明的手持式拉钩可增加视野的显露。助手站在患者一侧（一只腿后）握住拉钩向前方牵拉，同时向后方牵拉直肠显露术野。

- 分离至瘘管后，环周切开瘘管，继续向直肠近端平面分离。越过瘘管后，为避免意外进入膀胱，解剖路线稍靠近直肠侧。经常碰到直肠周围和精囊腺周围的脂肪，这是一个安全的平面，可进一步向近端游离（图 15-4）。继续游离使直肠可以在无张力条件下闭合瘘口，并有足够的空间容纳股薄肌瓣完全覆盖修补处。

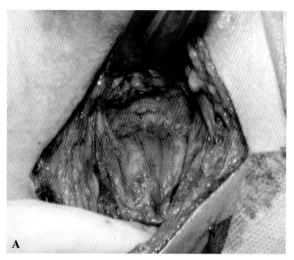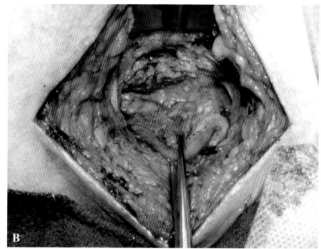

▲ 图 15–4　**A.** 在直肠和尿道之间分离，手持式拉钩向前方牵拉，并提供附加照明，图示瘘管被环形切断，可见直肠周围脂肪，前列腺处尿道和直肠有缺损；**B.** 使用组织钳牵拉显露，近端直肠游离，直肠横向缝合关闭

六、直肠瘘口修补

- 一旦尿道和直肠之间的空间分离完成，修补直肠瘘口，如果可能同时修补尿道缺损。

- 直肠瘘口修补应分两层进行，并在解剖允许的情况下横向缝合。第一层可以使用 3–0 可吸收缝线［如薇乔可吸收缝线或聚二恶烷酮（PDS）］全层间断缝合，第二层应使用 3–0 编织的聚酯缝线（如 Ethibond）间断缝合覆盖第一层。

七、尿道瘘口修补

- 如果尿道缺损可以一期修补，应使用可吸收缝合线（如 3–0 PDS）间断缝合闭合瘘口。

- 如果需要，可以行膀胱镜检查确认瘘管位置并确保缺损闭合后未导致尿道狭窄。

- 如果尿道缺损过大或组织固定无法一期闭合，可通过颊黏膜移植物闭合缺损。

- 获取颊黏膜移植物后，仔细去除附着的组织，使移植物变薄以优化移植物的使用。

- 移植物的黏膜面对尿道腔，使用可吸收的单股缝合线（优选 4–0 PDS）修补尿道缺损（图 15–5A）。

- 如果尿道膜部伴有中度狭窄，可在瘘管狭窄段切开尿道，用更长的颊黏膜移植物封闭尿道缺损，增大管腔。

- 注水检查，使用生理盐水逆行灌注尿道，若发现较大的渗漏，间断缝合修补。

- 尿道修补完成后，重新放置 16Fr 或 18Fr 软硅胶 Foley 导尿管。

八、后尿道成形术

- 对于同时存在后尿道狭窄或闭塞的病例，可选择性行后尿道吻合成形一期吻合术。术前通过影像学及麻醉下检查确定尿道狭窄的情况，会阴部切口可以在倒 U 形切口基础上添加垂直中线切口。

- 用电刀将中线切口延伸至球海绵体肌，分开球海绵体肌，并用组织剪环周游离尿道。

- 尿道可向远侧游离至阴茎悬韧带水平。

- 使用导尿管或探针探查远端狭窄范围，横断尿道，切开背侧健康尿道约 1cm。

- 游离瘢痕化的尿道膜部或前列腺尿道部，直至有足够的管腔进行尿道吻合。这需要切除一部分尿道，甚至一部分前列腺，直至到达足够健康的组织进行缝合为止。如果尿道完全闭塞，通过耻骨上膀胱造口使用弯曲的金属膀胱镜或膀胱软镜进入膀胱颈和后尿道为该部位的游离提供可明显触摸的标志。

- 测量尿道近端或膀胱颈以及横断的尿道直径期望达到 26～30Fr 的目标值。

- 为实现无张力的尿道吻合，可进行辅助操作以增加尿道长度。通过在两个勃起体之间锐性依次用刀片和组织剪分离阴茎海绵体，直到可明显触及耻骨联合为止。

- 如果需要进一步增加尿道长度进行吻合，可缝扎阴茎背静脉，行下部耻骨切除。

- 使用 3-0 PDS 缝线间断行尿道吻合成形术，将线结留在管腔之外。通常 6～8 针就已足够（图 15-5）。

九、股薄肌填植

- 尿道和直肠缺损分别修补完成后，尿道和直肠间填植具有良好血供的组织是复杂瘘管修补的最终关键。

- 将腿放低至标准的截石位。大腿选定部位切开手术铺巾，固定到皮肤上（图 15-6A）。

- 沿股薄肌走行在大腿内侧切开，远端肌腱通常可以在近膝盖处触及，在肌腱近端数厘米将股薄肌切断。

- 用电刀加深切口，识别股薄肌。从股薄肌远侧分开筋膜显露肌腱，确认股薄肌后，继续向近端分离。

- 分离股薄肌瓣时小心保留供应肌肉的血管蒂（图 15-6B）。血管蒂位于距耻骨结节约 9cm 处。完成股薄肌瓣游离过程中使用多普勒超声检查，确保结扎任一次要血管蒂前主血管蒂有足够的动脉血流。

- 将筋膜组织和肌肉分离至主血管蒂水平，最大限度实现其旋转到位，可采用锐性和钝性分离，断离股薄肌远端肌腱。

- 在耻骨降支上方与会阴和大腿切口之间制作一条宽阔的皮下隧道。旋转股薄肌瓣，将其填植到会阴部（图 15-6C）。

- 3-0 PDS 缝线间断缝合股薄肌瓣远侧，将其固定在修补后的直肠和尿道缺损之间，然后股薄肌瓣近端间断缝合固定（图 15-6D）。让股薄肌瓣填充会阴部分离层行形成的空腔（图 15-6E），采用 3-0 薇乔缝线间断缝合法进一步将股薄肌瓣固定于会阴肌肉和侧面脂肪组织。

- 大腿伤口缝合前，经远侧切口在股薄肌分离创面留置闭式引流管，3-0 薇乔缝线间断低张地对合缝合股薄肌筋膜。

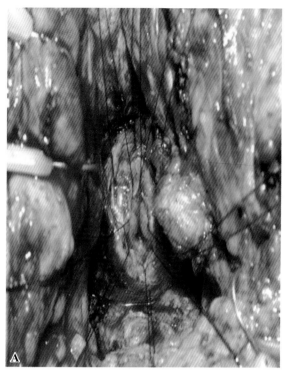

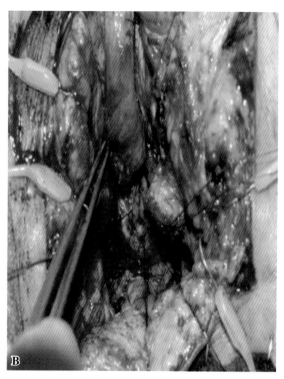

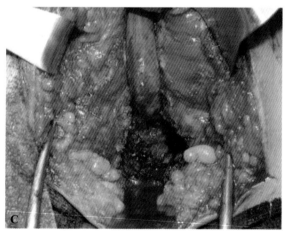

▲ 图 15-5 合并后尿道狭窄的尿道吻合成形术

A. 瘘管及相关纤维性狭窄切除后，前列腺远端尿道缝合吻合；B. 球部尿道无张力拉至吻合处；C. 完成吻合，后方可见直肠瘘口缝合线，直肠瘘口修补处和尿道吻合口之间的间隙填塞股薄肌瓣

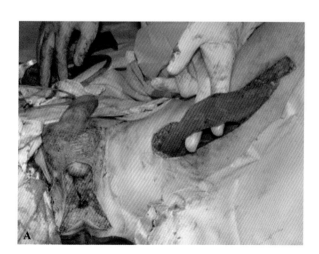

◀ 图 15-6 股薄肌瓣填植

A. 大腿中部以下做切口获取左侧股薄肌瓣，切断股薄肌腱后，通过皮下隧道将股薄肌瓣转到会阴切口内（经许可转载，引自 Cleveland Clinic Center for Medical Art & Photography © 2019，版权所有）

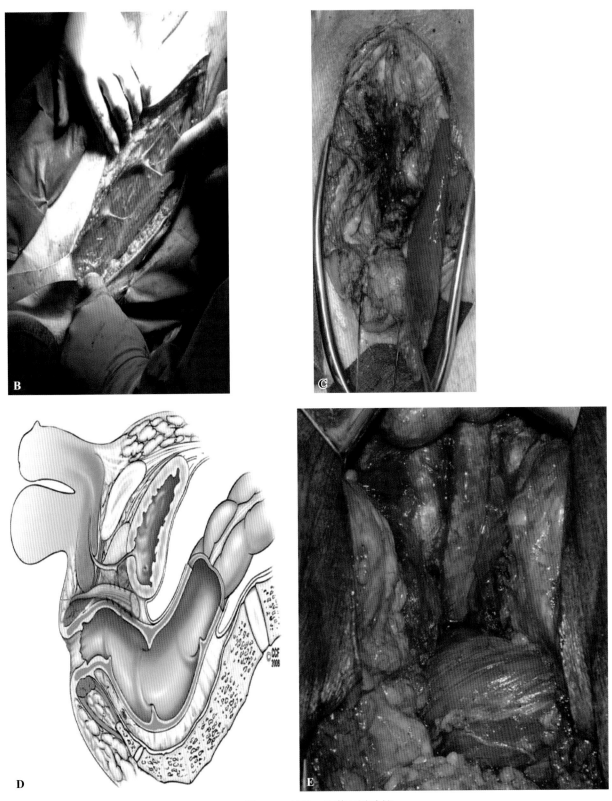

▲ 图 15-6（续） 股薄肌瓣填植

B. 股薄肌瓣血管蒂，主血管蒂距耻骨结节约 9cm，多普勒超声检查确定主血管蒂动脉搏动良好后，结扎所有剩余的次要血管，游离股薄肌瓣；C. 股薄肌瓣通过同侧坐骨支上方的皮下隧道进入会阴切口；D. 图示股薄肌在直肠和尿道闭合水平上方固定，注意股薄肌瓣位于膀胱后方，尿道和直肠修补的近侧；E. 填植股薄肌完成直肠和尿道修补，股薄肌瓣刚好填充了会阴切口的空间，并将尿道和直肠修补处隔开

- 3-0 薇乔缝线间断缝合皮下组织，皮钉闭合大腿皮肤。

十、会阴部伤口闭合

- 会阴部创面放置硅橡胶引流管，从倒 U 形切口的一个角引出。大量冲洗伤口后，使用可吸收的缝合线缝合会阴脂肪，封闭无效腔。如果术中将阴茎海绵体肌切开以游离尿道，用 3-0 薇乔缝线间断缝闭。
- 使用 3-0 薇乔缝线关闭 Colles 筋膜，并对合所有伤口边缘。
- 以 4-0 薇乔缝合线连续缝合关闭会阴部皮肤。

经验与教训

- 解剖分离范围扩大到瘘管近端膀胱下方，确保直肠有充分的游离度进行无张力缝合，并为填植股薄肌瓣提供空间。这样可以确保健康的带血管蒂的股薄肌瓣完全将尿道和直肠瘘口修补处隔离开。
- 会阴部游离超过瘘管后，至关重要的是以直肠周围脂肪为引导向近侧游离，如果直接穿过会阴组织向近侧游离可能会引起膀胱后方的损伤。
- 为避免直肠管腔狭窄直肠缺损处修补采用横向闭合优于纵向闭合。但是，在某些解剖情况下，可能需要纵向封闭。
- 为避免术后肌肉肿胀影响肌肉的血液供应，股薄肌隧道应达 4 个手指宽度。

十一、术后护理

- 会阴部填植股薄肌瓣后，患者术后应卧床休息 48～72h。使用适当的抗凝药物预防深静脉血栓形成。
- 准备出院时，可通过尿道导尿管或耻骨上导尿管与尿道导尿联合进行尿液引流。
- 术后 5～6 周进行膀胱造影，如果瘘口愈合，可拔除导尿管。如果有明显的对比剂外渗，则继续耻骨上导尿引流，并在几周后复查。术后 5～6 个月进行泛影葡胺直肠造影，若直肠瘘口完全愈合，可行肠造口回纳。

推荐阅读

[1] Lane BR, Stein DE, Remzi FH, Strong SA, Fazio VW, Angermeier KW. Management of radiotherapy induced rectourethral fistula. *J Urol.* 2006;175(4):1382–1387; discussion 1387–1388.

[2] Samplaski MK, Wood HM, Lane BR, Remzi FH, Lucas A, Angermeier KW. Functional and quality-of-life outcomes in patients undergoing transperineal repair with gracilis muscle interposition for complex rectourethral fistula. *Urology.* 2011;77(3):736–741.

第 16 章　肛门直肠克罗恩病
Crohn Anorectal Disease

James Church　著

张　驰　吴现瑞　译　　傅传刚　江期鑫　校

一、注意事项

- 克罗恩病患者肛周症状的处理原则如下。
  - 明确近端肠道的状态。
    - ➢ 结肠镜。
    - ➢ 食管胃十二指肠镜。
    - ➢ 磁共振小肠造影（magnetic resolution enterography，MRE）/ 计算机断层扫描小肠造影（computed tomography enterography，CTE）。
    - ➢ ± 小肠钡餐检查（首选 MRE/CTE）。
  - 患者是否存在活动性克罗恩病，如果是，则需要药物或手术治疗。药物治疗通常对会阴部克罗恩病有效（位于会阴组织内的克罗恩病）。
  - 患者是否接受过肠道切除手术。
    - ➢ 如果是，他们术后是否存在腹泻，且腹泻使他们易于大便失禁。这种情况将加重肛门周围的症状。
    - ➢ 使用肠道运动抑制药或促大便形成药物可能对改善症状有所帮助。
- 明确肛门括约肌的状态。
  - 肛门括约肌处于什么状态，既往是否接受过手术或分娩。
    - ➢ 如果条件容许，使用肛门超声检查有助于对患者的评估。
    - ➢ 女性患者会阴部过薄不利于前方瘘管（包括直肠阴道瘘）的皮瓣法修复，但是符合以下手术方式之一的适应证，如会阴成形术、Martius 皮瓣、股薄肌皮瓣。
- 患者是否存在感染，如果存在，需予以控制。
  - 通常需要麻醉状态下检查来充分和完整的评估下段直肠、肛门和会阴部情况。
  - 检查时应注意肛周皮肤是否有波动感和外形是否对称。
    - ➢ 如果存在肿胀，可以行穿刺抽液检查；如果发现有脓液抽出，应该行脓肿切开引流。

> 可以轻柔的探查已引流的切口，但需明白汗腺炎常与肛周克罗恩病相关，肛周皮肤上的开口常常源自于汗腺炎或瘘管（图 16-1）。

> 可以溯源至齿状线的开口为肛瘘，这些瘘管应该用挂线和（或）烟卷引流管予以充分引流（图 16-2）。

> 检查瘘管的走行、空腔或窦道，确保所有病灶被充分引流或切开。

● 如果麻醉下检查 24h 内症状和蜂窝织炎没有缓解，则需要再做另一次麻醉下检查。

● 如果感染无法通过局部治疗控制，可能需考虑粪便转流。

● 是否存在会阴部克罗恩病。

- 会阴部克罗恩病指的是克罗恩病累及会阴部组织，这类疾病常有一些特征性的临床表现，并且多数病例活检提示会阴部肉芽肿。

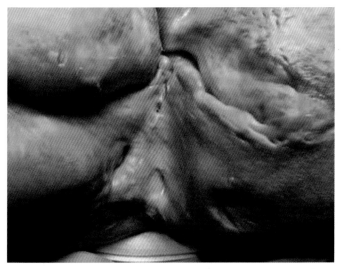

▲ 图 16-1　结肠克罗恩病患者化脓性汗腺炎造成的肛周损害

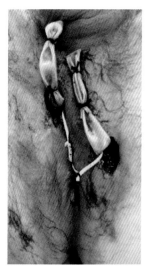

▲ 图 16-2　使用烟卷引流管引流前部的瘘管，而瘘管的主要部分使用挂线引流

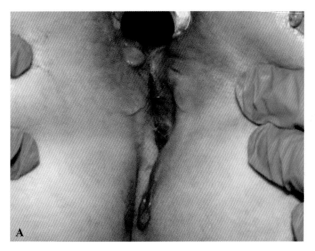

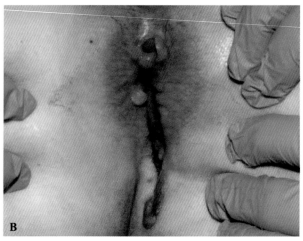

▲ 图 16-3　A. 会阴克罗恩病患者未愈合的肛周伤口。这个伤口已经持续存在超过 1 年。会阴活检提示为典型的肉芽肿；B. 会阴克罗恩病，瘘管切除术后 1 年伤口仍未愈合

– 会阴部克罗恩病是手术切开的禁忌证，因手术伤口无法愈合（图 16-3）。

– 会阴部克罗恩病通常对生物治疗反应良好，并且能够为成功的局部修复做好准备。

二、无菌器械和设备

用于肛门直肠患者的器械如下：

- 肛门拉钩、光源：小号、中号、大号。
- Hill–Ferguson 拉钩：通常用于截石位的肛周疾病患者。
- Pratt bivalve 肛门拉钩。
- 直角拉钩。
- Lockhart–Mummery 瘘管探条 1 套。
- 刮匙。
- 00 – 丝线。
- 放射显影黄色硅胶引流套环，1.3mm 宽，0.9mm 薄，或者蓝色引流套环，2.5mm 宽，1mm 厚。
- 单极电刀：设置为电切 40/ 电凝 60，针头电刀可以用于直肠推移瓣修补术。
- 蘑菇引流管，大小 10～32F。
- 1/4 英寸和 1/2 英寸的烟卷引流管。
- 过氧化氢溶液按 1∶1 比例与无菌生理盐水稀释，装入带 14 号留置针或钝针头的 10ml 注射器。

三、手术体位

- 手术体位取决于内口和外口的位置，前内位开口最佳选择俯卧折刀位，后内位开口的瘘管选择截石位最合适。

  – 截石位

    ➢ 人体工程学的重要性不言而喻。患者骶骨部需与手术台边缘靠近，确保手术椅和术者的脚不会受到手术台底座的限制。此外，患者的臀部要悬空于手术台边缘之上。

  – 俯卧折刀位

    ➢ 胸部下面放置两个肩托（注意保护乳房），并在骨盆下面放一个泡沫枕（Kraske 垫）（注意保护生殖器避免受压伤）。

    ➢ 用带子固定患者以避免意外的滚动。

    ➢ 使用有或没有安息香的胶带从两侧牵拉臀部。

      ◆ 过度的胶带牵拉将导致肛管上皮医源性撕裂——注意避免。

四、肛门皮赘手术（图 16-4）

- 经典的 C 形象耳样皮赘是会阴克罗恩病的症状，并且不应被切除。
- 有症状但不合并会阴克罗恩病的赘生物可以被切除，但仅在排便习惯尽可能正常之后。

（一）肛门狭窄（图 16-5）

- 克罗恩病患者的肛门狭窄可并发于短肠综合征导致的慢性腹泻、肛门疾病愈合后的慢性瘢痕、克罗恩病相关狭窄、感染或者癌症引起。
- 麻醉下活检可以确定病因。
- 只要排便控制在正常范围，由慢性腹泻导致的继发性狭窄不需要治疗。
- 瘢痕引起的狭窄可以进行扩张并注射类固醇（曲安奈德 40mg/1ml，4ml 盐水稀释）。感染性狭窄治疗采取脓液引流伴或不伴粪便转流，恶性狭窄根据疾病的性质和分期进行治疗。

（二）肛裂（图 16-6）

- 如果克罗恩病患者发生典型疼痛性肛裂，可以外用常规的软膏（地尔硫草和硝苯地平），如果药物无效，可审慎地采取括约肌切开术。
    - 肛裂的疼痛来源于肛门内括约肌痉挛，括约肌切开可以治疗肛裂。
- 克罗恩病患者的无痛性肛裂需考虑为会阴部克罗恩病。这类肛裂更符合于肛管溃疡而非撕裂，需要使用生物制剂治疗，为括约肌切开术的禁忌证。
- 如果肛裂无法愈合，应该考虑其他病因，甚至考虑组织培养或活检。

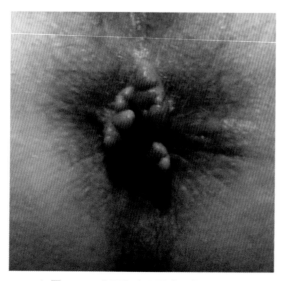

▲ 图 16-4　会阴部克罗恩病的象耳样皮赘

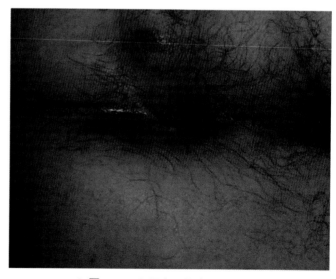

▲ 图 16-5　肛周克罗恩病伴肛门狭窄

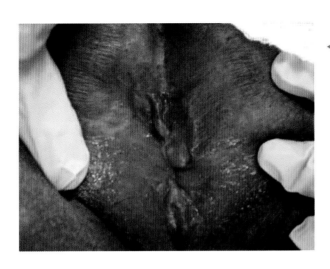

◀ 图 16-6　肛周克罗恩病伴深而宽基底的肛裂

（三）肛瘘

● 克罗恩病患者肛瘘发生较为普遍。有时与会阴部克罗恩病相关，并在接受生物治疗之前就已经采用挂线引流治疗。

● 一旦会阴克罗恩病被控制并且相对无症状，可以修补内口。

● 对于发生于克罗恩病早期的肛隐窝腺体性肛瘘，不需要生物治疗，可以立即进行修补。

● 修复的方法由手术医生自己确定，但更倾向于推移瓣修补术。在我们的实践中，推移皮瓣具有较高的成功率（87% 愈合），对肛门控便无影响，如果失败，可以再次手术。

● 有时，由于肛管内部及周围的溃疡或急性炎症，肛瘘无法修复。长期的挂线引流是控制症状的良好方法。

● 一些病例会阴部呈现"花洒"样的多部位溢脓液的症状，也是克罗恩病的表现；使用稀释的过氧化氢溶液能够有效识别所有瘘管（图 16-7）。此时，应当充分引流脓液，并挂线治疗。

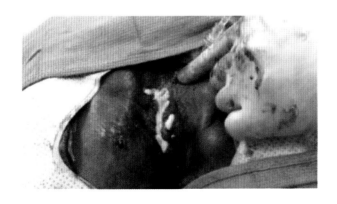

◀ 图 16-7　克罗恩病患者的会阴部花洒样溢液表现
将过氧化氢溶液注射进一个开口就可以识别多个相连的开口

（四）肛周脓肿

- 需要引流。引流时注意观察肛门，确定是否有脓液来源于肛隐窝。

- 脓肿引流经常会导致瘘管形成，需要手术修复。

- 通常，这些患者会阴部呈现紫色（图16-8），可能会掩盖明显的脓肿。麻醉下检查对于脓肿波动性的触诊和脓液的引流至关重要。

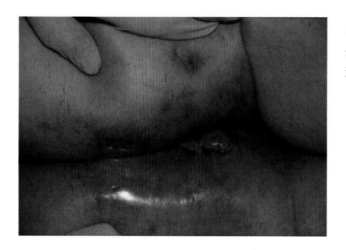

◀ 图16-8　克罗恩病患者的会阴
注意紫色的外观和巨大的赘生物，有瘘管形成的证据，触诊可以证实脓肿的波动感

（五）痔疾病

- 克罗恩病患者痔相关症状可能是由近端肠管病变引起的排便习惯改变或少渣饮食引起，或因为患者本身易于患痔疾病。

- 如果患者没有会阴部克罗恩病，可以根据症状的严重程度和脱垂的程度进行治疗。

- 如果存在会阴部克罗恩病，则必须首先采用生物治疗。之后，如果痔症状仍十分严重，可以采用尽量保守的治疗措施（可首先考虑橡筋带套扎）。

推荐阅读

[1] Church J. Missing the boat? Appreciating the importance of the pathophysiology of perianal Crohn's disease in guiding biological and surgical therapy. *Dis Colon Rectum.* 2018;61:529–531.

[2] El–Gazzaz G, Hull T, Church JM. Biological immunomodulators improve the healing rate in surgically treated perianal Crohn's fistulas. *Colorectal Dis.* 2012;14:1217–1223.

[3] Figg RE, Church JM. Perineal Crohn's disease: an indicator of poor prognosis and potential proctectomy. *Dis Colon Rectum.* 2009;52:646–650.

[4] Jarrar A, Church J. Advancement flap repair: a good option for complex anorectal fistulas. *Dis Colon Rectum.* 2011;54:1537–1541.

第 17 章　藏毛性疾病切除与皮瓣转移的手术技巧

Pilonidal Disease Excise versus Flap: Technical Tips

Anuradha R. Bhama　Scott R. Steele　**著**

陈文平　**译**　　傅传刚　**校**

一、注意事项

- 藏毛性疾病可见于各个年龄段，但以年轻人居多，男性多于女性。
- 肥胖、久坐、臀沟较深是藏毛性疾病的发病危险因素。
- 尽管有多种发病理论，目前多认为藏毛性疾病是一种后天获得性疾病，由毛囊对异物的反应而致病。
- 藏毛性疾病的非手术治疗包括剃毛、蜡疗、激光和脱毛剂。
- 急性藏毛脓肿应予切开引流。
- 切除 ± 袋形缝合和不同的皮瓣技术可用于慢性、难治性和复发性藏毛性疾病的治疗。

二、患者体位

- 带垫子的手术床，臂板斜向床头。
- 俯卧位。
  - 易于显露臀裂。
  - 垫好所有骨骼突起。
  - 采用 Kraske 垫和（或）折刀位（图 17-1）。
- 患者需固定于手术台上。
- 调整手臂时要小心。手臂应该在手术床立柱位置，朝向头部。小心地将手臂旋转到该位置，同时避免肱神经损伤。
- 如果切开引流，应选择膝胸位。
  - 患者跪在床上，枕头支撑胸部，臀部弯曲，充分显露。

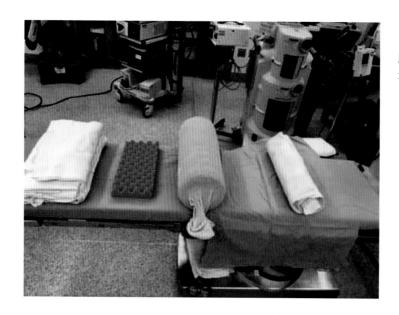

◀ 图 17-1　手术床的设置与患者体位
胸垫（左）、Kraske 垫、膝部泡沫垫、还
有一叠毯子垫在小腿下

三、手术器械

- 基本器械。
- 15 号刀片。
- 针持和止血钳。
- 电刀和吸引器。
- 刮匙。
- 辅助器械。
- 10cm×10cm 洞巾覆盖肛门显露术野。
- 缝线。
- 2-0 薇乔线。
- 3-0 尼龙线。

四、手术适应证

- 脓肿应予以切开引流，如果患者无镇静麻醉无法接受，可在手术室完成。
- 当藏毛性疾病经保守治疗后多次复发，则需手术治疗，虽然没有"固定"数字，3 次或更多次失败后肯定是需要手术治疗的，我们的经验是第一次复发后即考虑手术。
- 手术方法包括创面敞开、局部扩大切除一期缝合、局部扩大切除并伤口袋形缝合、换药，局部扩大切除并伤口一期闭合、放置负压引流等。
- 皮瓣技术包括 Limberg 皮瓣、Bascom 皮瓣和 Karydakis 皮瓣。

五、体位和准备

- 患者取俯卧折刀位。
- 术区必妥碘清洁消毒。
- 10cm×10cm 洞巾显露术区。

六、切开引流

- 检查脓肿，初诊识别波动感最明显的区域。
- 局部浸润麻醉：1% 利多卡因或 0.25% 丁哌卡因加肾上腺素。
- 皮肤测试，确保术区没有痛感。
- 波动感最明显位置做切口，可偏移中线。
- 看到有脓性分泌物流出，脓腔内反复冲洗。
- 切口轻微碟形处理，确保皮缘分离。
- 伤口包扎。
- 患者定期随访伤口变化。
- 无须常规使用抗生素。

七、适合于所有病例的常规技术

- 手术室一般采用俯卧位，臀部胶布牵拉显露手术区域。
- 臀沟去除毛发。
- 皮肤清洁消毒。
- 瘘管探针探查所有单独的小凹（图 17-2）。
- 如果发现任何可疑瘘口，可用静脉留置针导管将亚甲蓝液（用无菌生理盐水 1∶1 稀释）注射至主要瘘口，有助于判断窦道的位置（图 17-3）。

（一）藏毛窦切除创面敞开毯边缝合技术

- 瘘管探针探查瘘管，电刀切开，修整创缘（图 17-4）。
- 刮除瘘管坏死组织。
- 可吸收线袋形缝合瘘管边缘（图 17-5）。
- 伤口局麻药浸润。
- 无菌包扎。

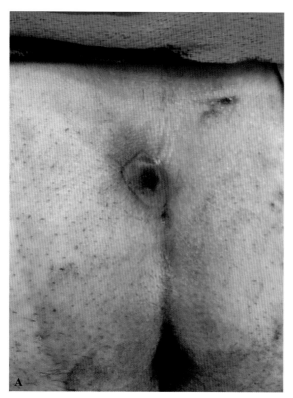
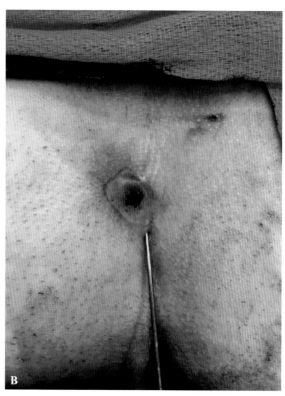

▲ 图 17-2　瘘管探针识别小凹

A. 藏毛性疾病；B. 探针探查窦道

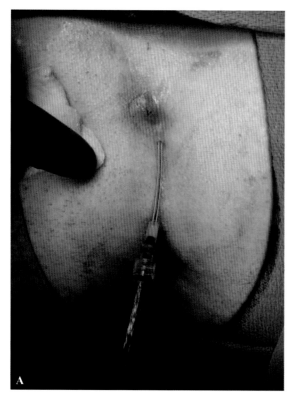
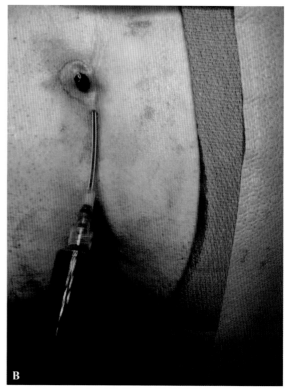

▲ 图 17-3　注射亚甲蓝

A. 放置导管；B. 注射染色剂识别开口

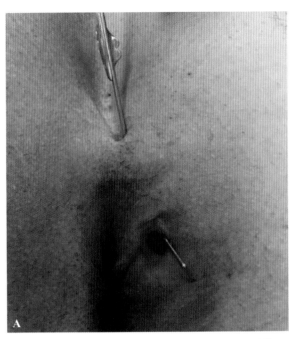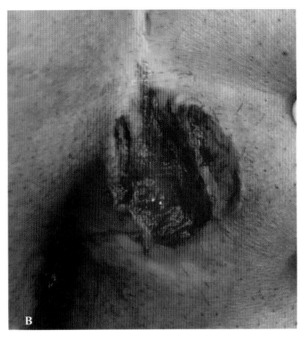

▲ 图 17-4　切开技术

A. 探针探查；B. 瘘管切开后

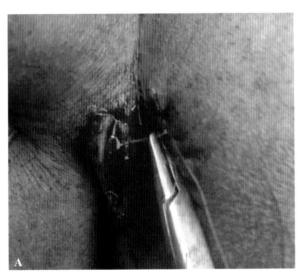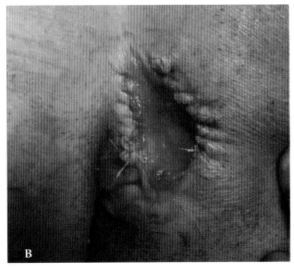

▲ 图 17-5　创缘袋形缝合

A. 瘘管袋形缝合；B. 缝合后伤口

（二）局部扩大切除

- 体位与术前准备同上所述。

- 如上所述识别病变瘘管。

- 围绕所有病变瘘口做梭形皮肤切口。

- 沿切口向筋膜方向切开，切开深度不必一定到筋膜水平，但深度要足够完整切除病变瘘管基底部，在游离过程中尽可能紧贴瘘管，不要向外侧扩大游离，以确保伤口尽可能小。

- 可一期关闭伤口或保持伤口开放，每日换药 2 次。
- 如果关闭伤口，应注意以下事项。
  - 用薇桥线分层缝合。
  - 每层缝合前无菌盐水冲洗伤口。
  - 缝皮时：采用单股不可吸收线垂直褥式缝合。
  - 包扎选择如下。
    - ➢ 可采用小的负压伤口治疗装置。
    - ➢ 可采用常规无菌敷料覆盖，48h 后更换。

（三）Limberg 皮瓣（菱形皮瓣）

- 根据探针和亚甲蓝探查结果确定切除范围，切除范围为菱形（图 17-6）。
- 标记皮瓣切口——切口向右臀外侧延伸，边长与切除去边长相同（图 17-7）。
- 皮瓣第二边与切除区侧边平行（图 17-8）。
- 图 17-9 显示了皮瓣的计划旋转。
- 自菱形切除区开始，沿标记线仔细观察并切除亚甲蓝染色区域，切除应在染色区外侧，染色区应包含在切除区内（图 17-10）。

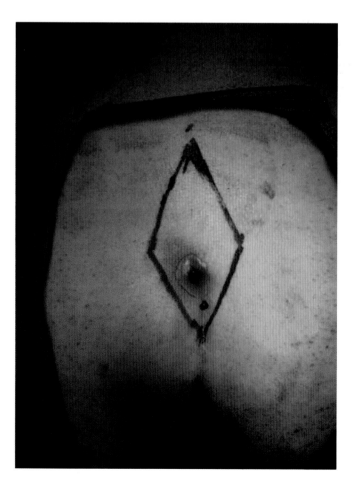

◀ 图 17-6　Limberg 皮瓣菱形切除范围

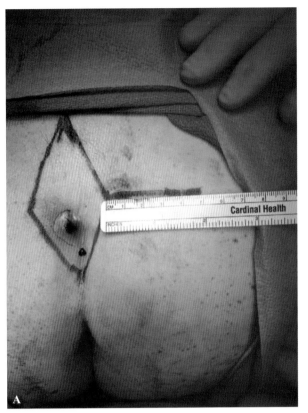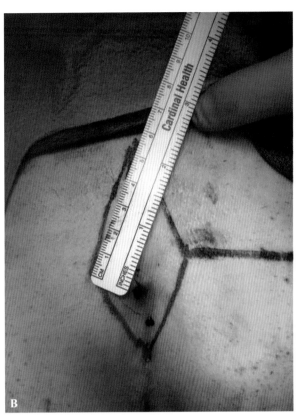

▲ 图 17-7　标记 Limberg 皮瓣

A. 测量横向延伸范围；B. 测量切除区边长确保与皮瓣区边长相同

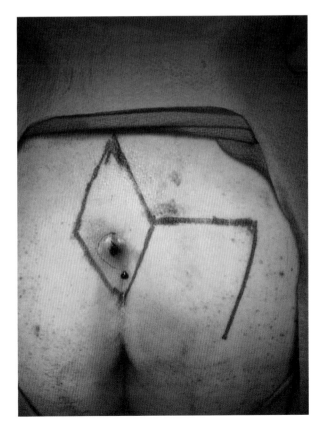

◀ 图 17-8　标记 Limberg 皮瓣

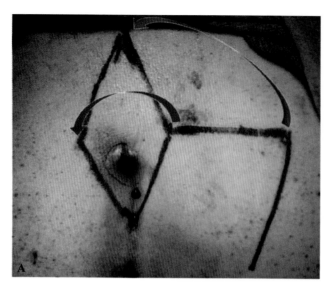

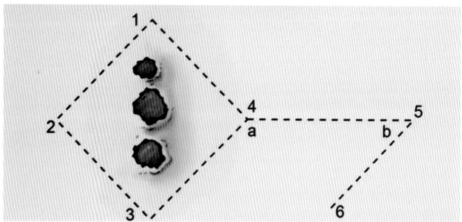

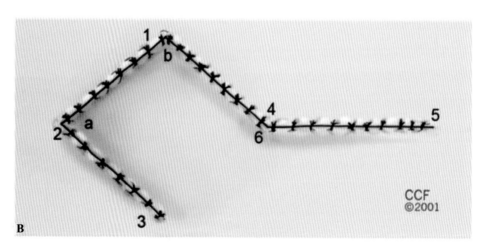

▲ 图 17-9 皮瓣旋转情况

A. 术中图；B. 皮瓣旋转示意图（经许可转载，引自 Cleveland Clinic Center for Medical Art & Photography © 2019，版权所有）

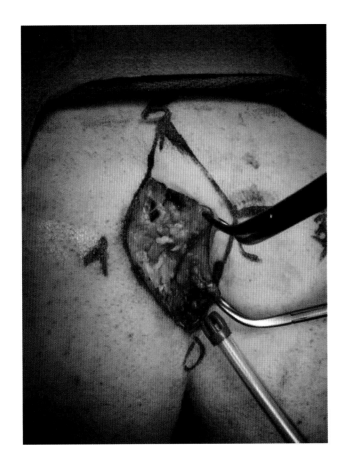

◀ 图 17–10　切除亚甲蓝染色组织

- 切开皮瓣区皮肤，向下游离至臀大肌筋膜水平。
- 2-0 薇乔线缝合，对合皮瓣区与切除区的各角（图 17–11）。
- 第二层采用 2-0 薇乔线缝合关闭皮下无效腔。
- 最后一层采用 3-0 单股不可吸收线垂直褥式间断缝合皮肤（图 17–12）。

经验与教训
- 避免将下角置于肛门上方。
- 切口下角应偏移中线。
- 皮下组织一定程度的潜行游离，以确保皮瓣更易旋转且没有张力。
- 尽量减少组织切除深度。
- 切除时只需切除必要的组织，无须切除过多过深。

八、Bascom 皮瓣（臀沟抬高）

- 体位和术前准备同前。
- 通过挤压臀沟，在两侧臀部皮肤接触处标记臀沟安全区（图 17–13）。

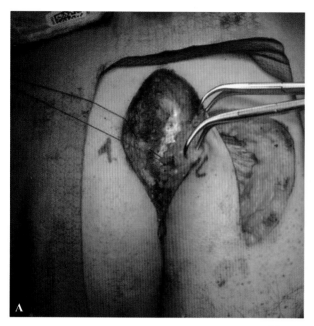

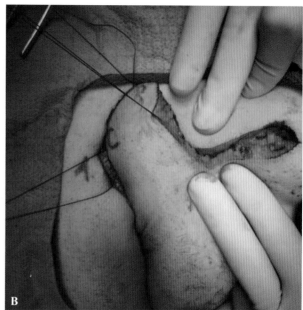

▲ 图 17-11　皮瓣旋转

A. 初始旋转；B. 皮瓣旋转到位

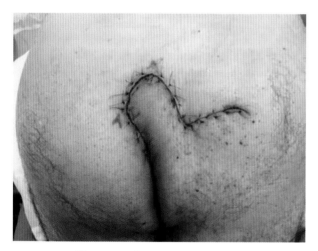

▲ 图 17-12　皮肤缝合后最终皮瓣情况

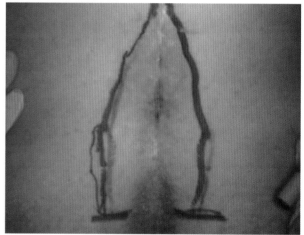

▲ 图 17-13　标记安全区

- 按上步骤确认瘘口。

- 在皮肤下方做弧形切口，包含所有病变瘘口，确保切口偏移中线（图 17-14）。

- 沿切口标记线向筋膜方向切开，切开深度不必一定到筋膜水平，但深度要足够完整切除病变瘘口基底部，游离过程中尽可能紧贴窦道，不要向外侧扩大游离，以确保伤口尽可能小。

- 在切口对面的一侧掀起一小片皮瓣（图 17-15）。

- 如前所述逐层关闭伤口并包扎。

- 最终皮肤闭合线应刚好偏移中线。

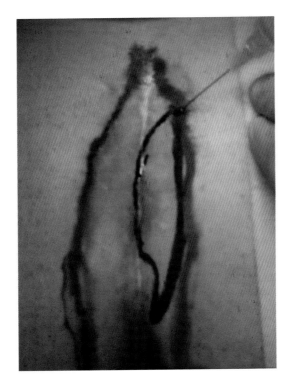

◀ 图 17-14　弧形切口

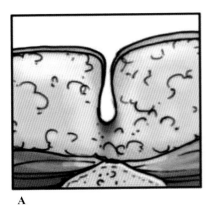
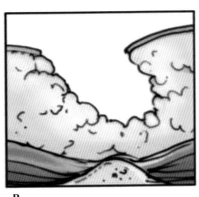
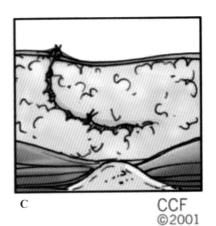

A

B

C

▲ 图 17-15　臀沟皮瓣游离抬高

A. 初始伤口；B. 切除游离后；C. 皮瓣缝合（经许可转载，引自 Cleveland Clinic Center for Medical Art & Photography © 2019，版权所有）

经验与教训

- 弧形切口应指向下方，有助于肛周重建。
- 可用电刀或剪刀抬高皮瓣。
- 肛门处的皮瓣要厚一些。
- 可用电刀将中线瘢痕和附着组织游离。
- 采用薇乔线缝合以消灭无效腔。
- 伤口闭合负压引流。

九、术后护理

- 切开引流需要在 24h 更换敷料以预防出血，随后可简单换药引流。
- 如未合并相应疾病或蜂窝织炎，无须使用抗生素。
- 24～72h 后根据引流情况（通常＜ 30ml）拔除引流管。
- 通常在几周后拆除皮瓣缝线。
- 所有皮瓣技术均应限制活动（不要长时间久坐，不要进行对皮瓣产生压力的运动）

推荐阅读

Johnson EK, Vogel JD, Cowan ML, Feingold DL, Steele SR; Clinical Practice Guidelines Committee of the American Society of Colon and Rectal Surgeons. The American Society of Colon and Rectal Surgeons' Clinical Practice Guidelines for the Management of Pilonidal Disease. *Dis Colon Rectum.* 2019;62(2):146–157.

第18章　肛门上皮内瘤变的高分辨率肛门镜检查

Anal Intraepithelial Neoplasia: Performing High-Resolution Anoscopy

Michelle D. Inkster　Eric D. Willis　James S. Wu　著

徐　楷　译　　傅传刚　江期鑫　校

一、注意事项

- 肛门鳞状上皮内病变（SIL）是肛门鳞状细胞癌的前兆。大多数病例的诱因是人乳头状瘤病毒感染（HPV）。

- 肛门鳞状细胞癌产生于肛缘和肛门直肠线之间（图18-1）。

- 虽然艾滋病毒（HIV）阳性者（尤其是男男性行为者）、实体器官移植者和有宫颈、外阴、阴茎或阴道病史者属高危人群，但是肛门鳞状上皮内病变可以发生于任何人。

- 肛门鳞状上皮内病变的检测是诊断和治疗所必须的。配以充足照明、放大和化学增强检查高危上皮有利于鳞状上皮内病变的检测。

  - 所用的诊断技术来源于 Hinselmann 等在1925年描述的阴道镜检查。

  - 1989年，Scholefield 等前瞻性地使用显微镜检查肛管以检测癌前病变。

  - 1997年，Jay 等报道了利用阴道镜进行高分辨率的肛门镜检查（HRA），并结合了肛门镜来描述肛门鳞状上皮内病变的外观及其与组织病理学的关系。

  - 2017年，Oette 和其同事描述了使用胃肠视频内镜进行肛门色素内镜检查（ACE）。

  - Inkster 等描述了使用窄带成像（NBI）及窄带成像联合醋酸（NBIA）的色素内镜来进行检查。这种检查同时使用直视和倒镜来检测肛门异常结构。

二、术前准备

- 采集病史并进行体格检查。确定肛门人乳头状瘤病毒（HPV）疾病的危险因素。

- 一般进行基线肛门细胞学检查。

- 通过检查、触诊和1倍肛门镜来检查肛周皮肤和肛管。注意肛周尖锐湿疣（图18-2）。

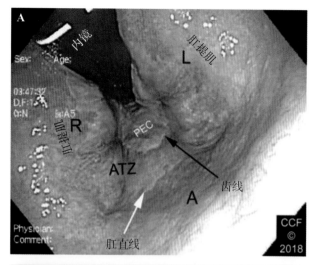

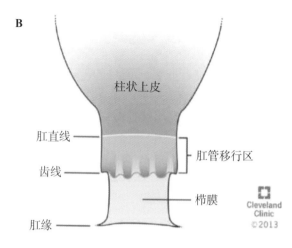

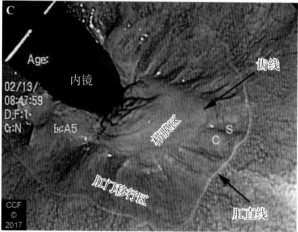

▲ 图 18-1　**A.** 肛门鳞状上皮内病变的危险上皮从肛缘延伸至肛门直肠线；**B.** 肛门直肠线为肛门移行区和直肠柱状上皮的交界；肛门移行区源于胚胎泄殖腔，从肛门直肠线延伸至齿状线；齿状皮肤末梢是无汗腺或汗腺少的栉膜区，从齿状线延伸到肛缘；肛缘远侧为生长毛发的肛周皮肤或肛周；**C.** 翻转倒镜观察解剖结构

A. 前部；ATZ. 肛门移行区；PEC. 栉膜区；R. 右侧；Scope. 内镜（经许可转载，引自 Cleveland Clinic Center for Medical Art & Photography © 2019，版权所有）

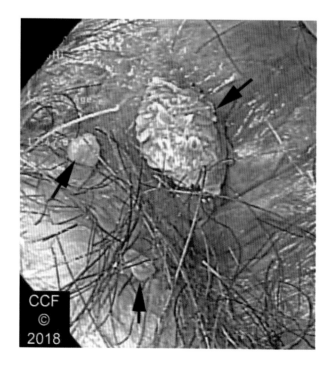

◀ 图 18-2　肛周或肛缘尖锐湿疣（箭）位于带毛皮肤上

- 对口腔、鼻腔、眼睑、阴茎或妇科部位的病变进行随访。

三、无菌仪器 / 设备

- 阴道镜。
- 稀释的醋酸（3% 溶液）。
- Lugol 碘液。
- 棉花棒。
- 镊子 / 持针器 / 剪刀。
- 活检钳。
- 电络器。
- 3-0 薇乔线（Vicryl）或铬合金缝合线。
- 窄带成像结肠镜。
- 透明自发光塑料一次性肛门镜。

四、手术技术

（一）肛门异常结构的检查

1. 肛门阴道镜 / 高分辨率肛门镜

- 术前聚乙二醇进行充分的肠道准备。
- 检查在手术室全麻下进行。
- 截石位。
- 通过阴道镜检查肛周皮肤和肛管，确定病变（图 18-3）。
- 用浸泡在醋酸中的棉头涂抹肛管会使异常的上皮呈现白色（"醋酸白"）。
- 将浸泡在 Lugol 碘液中饱和的棉花棒涂在病变部位，含糖原的正常上皮染成褐色；而异常上皮因糖原耗尽无法染色。
- 图 18-4 用 Lugol 碘液染色的肛管外观。
- 绿色滤光器可以提高病变检测。
- 对外观异常的上皮病变进行活检，确定其组织病理学特征。
- 图 18-5 和图 18-6 分别显示了通过阴道镜看到的肛门低级别和高级别病变的外观。

2. 肛门色素内镜检查

- Oette 等利用胃肠镜对艾滋病病毒感染患者进行高分辨率肛门镜（HRA）检查，诊断肛管上皮内异常结构和肛管癌。
- 肛门色素内镜检查（ACE）技术包括用醋酸和 Lugol 溶液将表面染色后再进行肛管检查。

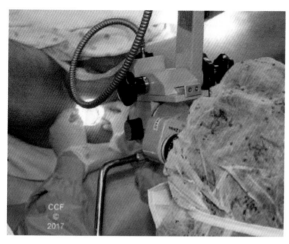

▲ 图 18-3　肛门阴道镜检查（高分辨率肛门镜），通过肛门镜用阴道镜检查肛管

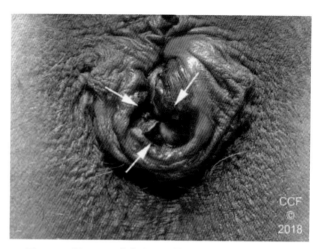

▲ 图 18-4　用 **Lugol** 碘液涂于肛管，正常肛膜染成褐色（箭）

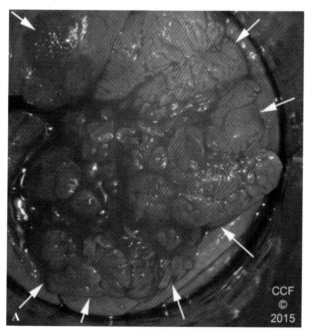

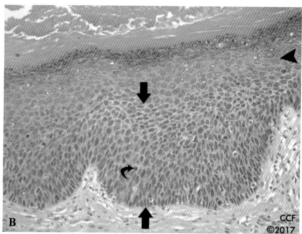

▲ 图 18-5　**A.** 通过阴道镜看到的肛门弥漫性低级别病变（白箭）；**B.** 图 A 中病变的组织病理学表现，鳞状上皮细胞表现为突出的角质细胞，其特点是核仁扩大、高色度、有棱角（箭），显示核周晕。双核化很常见（箭头），细胞整体保持较低的核与细胞质比值，基底层无明显扩张（弯箭），整体结果可诊断为低级别鳞状上皮内瘤变

- 肛门色素内镜检查（ACE）是通过内镜顶端的黏膜切除帽进行。
- 作者得出的结论为，如果由训练有素的内镜医生进行肛门色素内镜检查，它是一种有价值的排除肛管结构异常的方法。

（二）用色素内镜翻转倒镜和充气检查

- 使用高分辨率色素内镜在直视和翻转倒镜下检测肛管病变（图 18-7），同时记录窄带成像（NBI）结果。

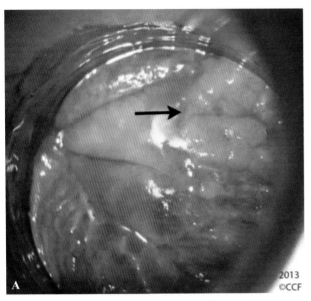
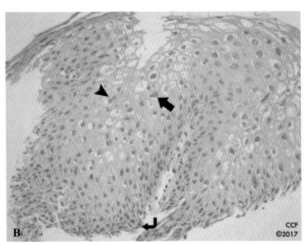

▲ 图 18-6　**A.** 用醋酸处理后，通过阴道镜用绿色滤光片检查肛管，可见突起的病变（箭）；**B.** 该病变的鳞状上皮呈部分非典型增厚（箭头），特征为胞质呈嗜酸性的不规则多角形细胞，核质比增加，核染色过深，核分裂增多（弯箭），角质细胞角化不良，鳞状上皮的上 1/3（箭头）显示成熟，细胞核间距均匀，核质比低，以之前会被归类为肛门上皮内瘤变 Ⅱ 型（AIN Ⅱ）；然而，根据下肛门 – 生殖器鳞状细胞术语学（lower anogenital squamous terminology, LAST）标准，它现在被归类为高级别鳞状上皮内瘤变（**HSIL**）

AIN. 肛门上皮内瘤变；HSIL. 高级别鳞状上皮内瘤变

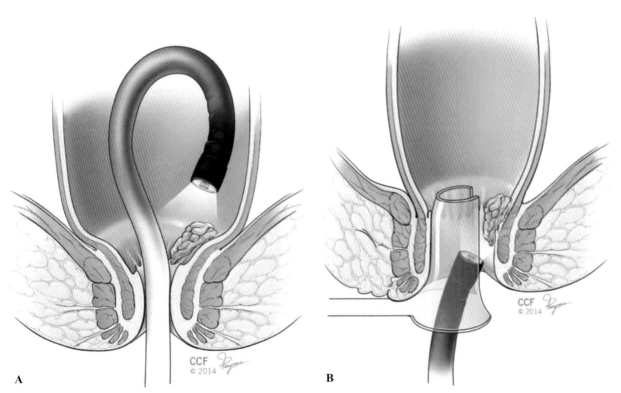

▲ 图 18-7　**A.** 充气后利用翻转倒镜对肛管移行区（直肠远端）的病变进行检查；**B.** 通过斜面透明塑料肛门镜检查肛管内的病变

- 正如 Tanaka 等所指出的那样，翻转倒镜和充气使直肠扩张，有助于肛柱和肛管移行区（ATZ）肛窦可视化，这种形态类似于一把打开的伞（图 18-8）。
- Inkster 等在窄带光谱成像（NBI）和醋酸联合窄带成像（NBIA）技术的帮助下，通过色素内镜直视和翻转倒镜来检测肛门鳞状上皮内瘤变。
- 使用一次性透明自发光塑料肛门镜方便检查、活检和切除肛管内病变。

五、方法上的优势

- 在直肠充气的倒镜视图上可以看到被忽视的肛门移行区。
- 通过一个斜面的自照式透明塑料肛门镜进行检查，可提供肛门移行区和栉膜区的直视图。肛门镜增加了肛管的直径，有利于放大内镜下的上皮细胞。
- 带有窄带图像（NBI）和醋酸联合窄带图像（NBIA）的色素内镜有助于肛门鳞状上皮内病变的识别。
- 可以使用标准内镜设备对病变进行活检和切除。
- 病变的位置和外观可作为电子记录的一部分被保存下来。任何区域的外观都可以与先前的检查结果进行比较。
- 技术的使用是日常胃肠实践的一部分。

六、正常肛门解剖标志

- 直肠远端和肛管的倒镜和直视图显示了肛门直肠线、肛门移行区、齿状线和栉膜区。

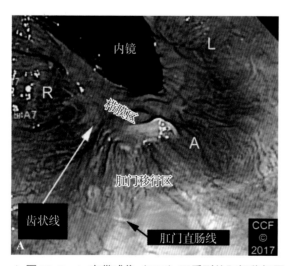 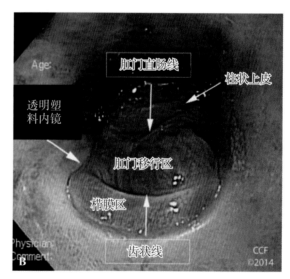

▲ 图 18-8　A. 窄带成像（NBI）下看到的肛门移行区的倒镜视图，近端以肛门直肠线为界，远端以齿状线为界。齿状线的远端为栉膜区。B. 通过白光自照斜面肛门镜看到肛门移行区（柱状上皮和栉膜区之间）的直视图
A. 前部；L. 左侧；R. 右侧（经许可转载，引自 Cleveland Clinic Center for Medical Art & Photography © 2019，版权所有）

- 正常患者的解剖结构如图 18-8 所示。

用色素内镜翻转倒镜和充气检查实例

- 以下的图像里使用了以下缩写。A. 前部；ARL. 肛门直肠线；ATZ. 肛门移行区；L. 左侧；P. 后部；PEC. 栉膜区；R. 右侧；Scope. 内镜。

- 图 18-9 显示了如何通过显著的解剖标志和水的位置来确定直肠解剖结构。

- 常规白光筛查结肠镜检查中，直视图可见多处肛管表浅病变（图 18-10A），翻转倒镜可直接看到多处病变（图 18-10B）。

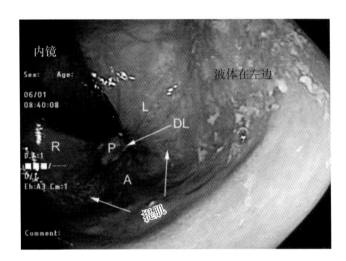

◀ 图 18-9　患者取左侧卧位进行检查，液体位于相同位置，可以看到左右肛提肌的轮廓，提肌吊带向前打开，可以看到齿状线远端的栉膜区

A. 前部；DL. 齿状线；L. 左侧；P. 后部；R. 右侧

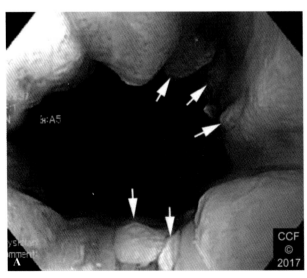

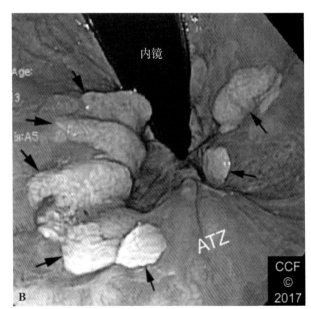

▲ 图 18-10　**A.** 白光下肛门直视图显示多个不明病变（白箭）；**B.** 在充气和白光照明下直肠翻转倒镜显示多个离散的肛门移行区病变（黑箭），活检显示低级别鳞状上皮内病变

ATZ. 肛门移行区（经许可转载，引自 Cleveland Clinic Center for Medical Art & Photography © 2019，版权所有）

- 图 18-11 中描述的患者接受了结肠镜检查。
- 通过色素内镜的翻转倒镜和充气，在白光和窄带光谱图像（NBI）照明下确定了一处病变（图 18-11A 和 B）*。
- 病变被切除，后续检查显示没有残留病变（图 18-11C）。
- 图 18-12A 和 B 说明了倒镜过程中通过旋转内镜获得肛门直肠后方和前方视图的重要性。
- 有些情况下，病变可能特别难以发现。
- 由于图 18-13 中描述的患者细胞学检查发现了肛门高级别鳞状上皮内病变，因此进行了色素内镜检查以检测肛门鳞状上皮内病变。

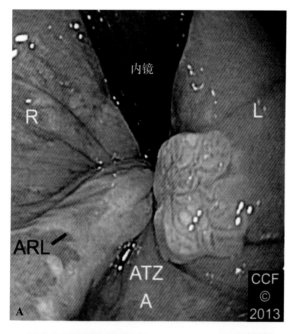

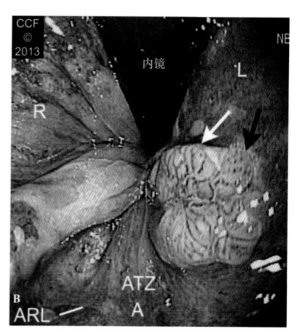

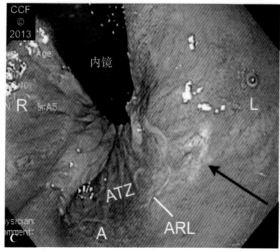

▲ 图 18-11　**A.** 左前肛门移行区处经倒镜和白光照射可见病变；**B.** 用窄带光谱图像观察 **A** 图中相同病变，显示出斑点（黑箭）和嵌合现象（白箭）；**C.** 同一部位病灶切除后的随访检查显示出一个瘢痕（黑箭），没有残留的肿瘤，病理检查显示高级别鳞状上皮内病变

A. 前部；ARL. 肛门直肠线；ATZ. 肛门过渡区；L. 左侧；R. 右侧（经许可转载，引自 Cleveland Clinic Center for Medical Art & Photography © 2019，版权所有）

---

*. 图 18-6A 肛门阴道镜检查显示的病变与此相同

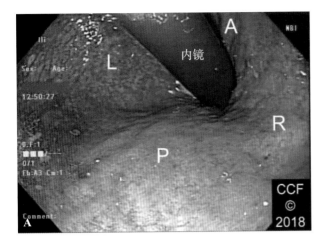

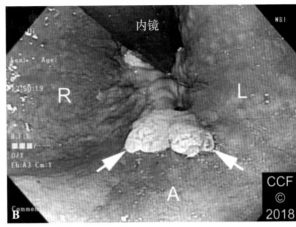

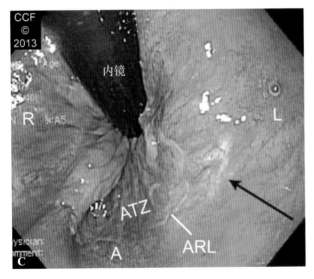

▲ 图 18–12　**A.** 在向后翻转倒镜视图中，直肠窄带光谱图像（NBI）联合醋酸未见病变；**B.** 同一患者在向前翻转倒镜视图中，显示直肠前部一个大的病变（箭）；**C.** 内镜的倒镜视图，活检显示低级别鳞状上皮内病变

A. 前部；ARL. 肛门直肠线；ATZ. 肛门移行区；L. 左侧；P. 后部；R. 右侧；Scope. 内镜（经许可转载，引自 Cleveland Clinic Center for Medical Art & Photography © 2019，版权所有）

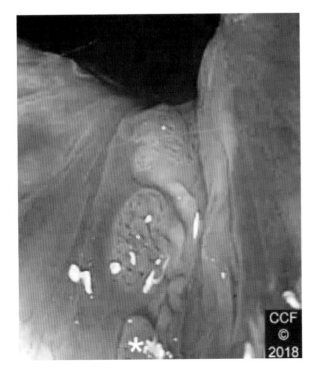

◀ 图 18–13　用醋酸处理并通过自发光斜面肛门镜用窄带光谱图像（NBI）照射后，栉膜区中可见复杂的病变，突出的表面血管证实了病变的多血管特征。对病变进行活检并切除，活检显示高级别鳞状上皮内病变，符合肛门细胞学的原则

*.关注的区域（经许可转载，引自 Cleveland Clinic Center for Medical Art & Photography © 2019，版权所有）

● 在肛门上皮褶皱之间发现了 3 处小的高级别病灶，并进行了切除。

七、术后护理

● 恢复正常饮食。

● 恢复正常活动。

● 病理学的随访。

   – 根据病理结果决定随访时间间隔。

八、结论

● 肛门鳞状上皮内病变是与人乳头状瘤病毒（HPV）相关肿瘤，可发展为鳞状细胞癌。病变检测对于诊断和治疗是必要的。

● 放大、绿色滤光器 / 窄带光谱图像、用醋酸和其他化学制剂处理肛管有助于识别病变。

● 目前用于肛门鳞状上皮内病变检测的方法包括肛门阴道镜和肛门色素内镜检查。

推荐阅读

[1] Berry JM, Jay N, Cranston RD, et al. Progression of anal high–grade squamous intraepithelial lesions to invasive anal cancer among HIV–infected men who have sex with men. *Int J Cancer*. 2014;134:1147–1155.

[2] Chou YP, Saito Y, Matsuda T, et al. Novel diagnostic methods for early–stage squamous cell carcinoma of the anal canal successfully resected by endoscopic submucosal dissection. *Endoscopy*. 2009;41:E283–E285.

[3] Darragh TM, Berry JM, Jay N, Palefsky JM. The anal canal and perianus: HPV–related disease. In: Mayeaux EJ Jr, Thomas Cox J, eds. *Modern Colposcopy: Textbook & Atlas*. 3rd ed. Philadelphia, PA: Wolters Kluwer; 2012:484–538.

[4] Darragh TM, Colgan TJ, Cox JT, Heller DS, Henry MR, Luff RD. The lower anogenital squamous terminology standardization project for HPV–associated lesions. *Arch Pathol Lab Med*. 2012;136:1266–1297.

[5] Hinselmann H. Verbessereung der Inspektionsmöglichkeitein von Vulva, Vagina und Portio. *München Medizin Wochenschr*. 1925;72:1733.

[6] Horimatsu T, Miyamoto S, Ezoe Y, Muto M, Yoshizawa A, Sakai Y. Gastrointestinal: case of early–stage squamous cell carcinoma of the anal canal diagnosed using narrow–band imaging system with magnification. *J Gastroenterol Hepatol*. 2012;27:1406.

[7] Inkster MD, Wiland HO, Wu JS. Detection of anal dysplasia is enhanced with narrow band imaging and acetic acid. *Colorectal Dis*. 2016;18:O17–O21.

[8] Inkster MD, Wu JS. Detection of anal dysplasia by chromoendoscopy with narrow band imaging and acetic acid (NBIA) in 182 patients. *Clin Surg*. 2017;2:1–5.

[9] Jay N, Berry JM, Hogeboom CJ, Holly EA, Darragh TM, Palefsky JM. Colposcopic appearance of anal squamous intraepithelial lesions. Relationship to histopathology. *Dis Colon Rectum*. 1997;40:919–928.

[10] Morisaki T, Isomoto H, Akazawa Y, et al. Beneficial use of magnifying endoscopy with narrow–band imaging for diagnosing a patient with squamous cell carcinoma of the anal canal. *Dig Endosc*. 2012;24:42–45.

[11] Oette M, Wieland U, Schünemann M, et al. Anal chromoendoscopy using gastroenterological video endoscopes: a new method to perform high–resolution anoscopy for diagnosing intraepithelial neoplasia and anal carcinoma in HIV–infected patients. *Z Gastroenterol*. 2017;55:23–31.

[12] Oono Y, Fu K, Nakamura H, et al. Narrowband imaging colonoscopy with a transparent hood for diagnosis of a squamous cell carcinoma in situ in the anal canal. *Endoscopy*. 2010;42:E183–E184.

[13] Rezaee A. The anal margin or perianal skin is arbitrarily defined as a skin tissue with a radius of 5 cm from the anal verge, consisting of keratinizing squamous epithelial tissue containing hair follicles. Anal margin. Radiopaedia. Available at: radiopaedia. org

[14] Scholefield JH, Castle MT, Watson NF. Malignant transformation of high-grade anal intraepithelial neoplasia. *Br J Surg.* 2005;92:1133–1136.

[15] Scholefield JH, Johnson J, Hitchcock A, et al. Guidelines for anal cytology—to make cytological diagnosis and follow-up much more reliable. *Cytopathology.* 1998;9:15–22.

[16] Scholefield JH, Talbot IC, Whatrup C, et al. Anal and cervical intraepithelial neoplasia: possible parallel. *Lancet.* 1989;334:765–769.

[17] Tanaka E, Noguchi T, Nagai K, Akashi Y, Kawahara K, Shimada T. Morphology of the epithelium of the lower rectum and the anal canal in the adult human. *Med Mol Morphol.* 2012;45:72–79.

[18] Wagner A, Neureiter D, Holfzinger J, Kiesslich T, Klieser E, Berr F. Endoscopic submucosal dissection (ESD) for anal highgrade intraepithelial neoplasia: a case report. *Z Gastroenterol.* 2018;56:495–498.

[19] Welton ML, Winkler B, Darragh TM. Anal-rectal cytology and anal cancer screening. *Semin Colon Rectal Surg.* 2004;15:196–200.

第三篇

腹 部

The Abdomen

第 19 章　吻合重建技术
Anastomotic Construction Techniques

Matthew F. Kalady　著

李旺林　译　　江期鑫　校

一、注意事项

- 构建安全有效的肠道吻合的方法有很多。

- 没有哪一种特定的吻合方法是被公认为"最好的",通常是根据外科医生的个人偏好,当时的临床情况及个人经验来选择。

- 外科医生应该掌握使用吻合器或缝合线进行各种吻合方法。

- 外科医生必须根据每位患者的解剖特点、组织质量、个人和疾病相关因素,做出临床判断决定使用哪种吻合技术最适合。

- 吻合技术也取决于某些器械的实用程度,器械的功能及技术的可行性。

- 临床判断何种情况下不进行吻合与如何重构建吻合一样重要。
  - 严重营养不良、免疫抑制、败血症、休克或粪便污染的患者应考虑肠造口,不进行吻合。

常规技术性注意事项

- 使用健康的组织进行吻合。

- 确保肠管的两端有足够血液供应。

- 肠管两端充分游离,避免吻合口张力。

- 对齐相应的肠系膜,避免扭曲或扭转。

二、小肠 - 小肠吻合或回结肠吻合

(一)方法

- 小肠吻合通常用于克罗恩病(见第 41 章)、放射性肠炎、回肠造口术(见第 43 章和第 44 章)、肠外瘘(见第 27 章)和小肠肿瘤切除术的小肠切除吻合。

- 回结肠吻合通常用于克罗恩病的回肠结肠切除术（见第 41 章）或结肠癌的右结肠切除术（见第 22 章）。

（二）器械

- 吻合器械（图 19-1）。
  - 一次性可再装卸线性切割闭合器（线性切割，长度为 60mm 或 80mm），钉高 3.8mm。
  - 线性非切割闭合器（长度 60mm，钉高 3.8mm 或 4.8mm）。
  - 环形端 - 端吻合（EEA）吻合器（钉高 3.5mm，直径 28mm、31mm 或 33mm）。
- 缝线：薇乔、聚二氧杂酮（PDS）、各种大小、尺寸和厚度缝线和缝针。

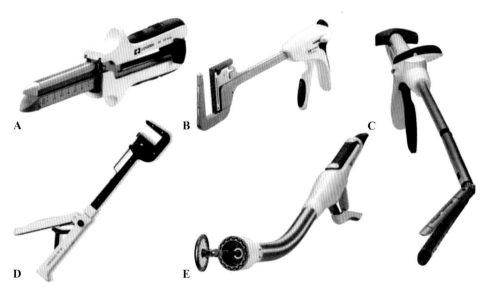

▲ 图 19-1　用于肠吻合的不同类型的外科闭合器

A. 线性切割闭合器；B. 横向（TA）线性非切割吻合器；C. 腹腔镜铰接式线性切割吻合器；D. PI 线性非切割闭合器；E. 环形端端（EEA）吻合器

（三）技术

1. 侧 - 侧吻合（功能性端 - 端吻合）（吻合器法）

- 使用切口保护器保护切口避免污染。
- 分离出肠系膜边缘，离断结扎肠系膜。
- 在健康肠道组织区域使用线性切割闭合器跨过肠管。
- 切割线与肠系膜平行，在同一平面内从肠系膜缘到对肠系膜缘跨过肠管。
- 切割闭合器的尖端放在对肠系膜缘。
- 切割闭合器与肠系膜成一定角度，使对肠系膜侧肠管略短于肠系膜侧（图 19-2A）。
- 闭合线对肠系膜缘边角处剪开，用鼠齿夹钳固定提起（图 19-2B）。
- 将切割闭合器的两臂分别插入两断端肠腔（图 19-2C）。

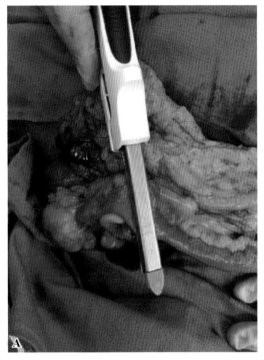
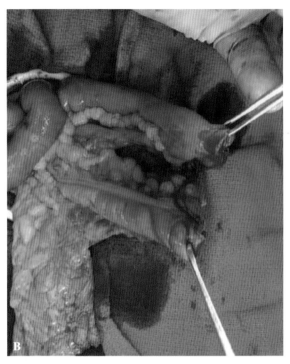
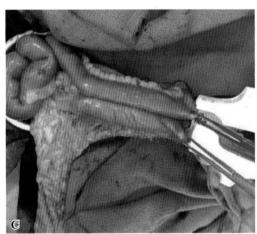
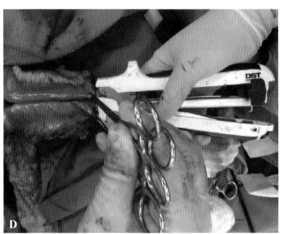
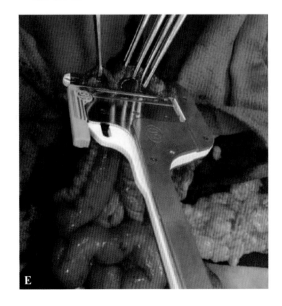

▲ 图 19-2　使用闭合器的侧 – 侧吻合，图示为回结肠吻合

A. 用一个线性切割闭合器离断肠管，请注意切割闭合器的角度朝向肠管的一侧，该侧将保留于吻合口，确保肠管肠壁的血流；B. 在小肠和结肠切割线的肠系膜对侧角上切开小口，开口用鼠齿夹钳提起；C. 将线性切割闭合器插入断开的两节肠腔，并对齐肠系膜肠壁；D. 在闭合和击发切割闭合器之前，外科医生的手放在肠下方，确保没有肠系膜或其他组织包含在吻合口中，并且保证肠系膜对侧肠壁在吻合口中；E. 用线性非切割闭合器吻合共通的肠腔，鼠齿钳用于提拉肠管的开口端，以确保肠壁全部包含在吻合器中

- 对齐肠系膜关闭切割闭合器，将手指放在肠管下方使其展开，向外侧推动肠系膜，确保对肠系膜侧肠管进行吻合（图 19-2D），启动切割器。
- 用线性非切割闭合器，如横向（TA）闭合器（图 19-1），钉高 3.8mm 或 4.8mm，关闭共通的肠腔切口（图 19-2E）。
- 确保肠吻合线没有出血。
- 对齐关闭切开的肠腔时，错开肠吻合线。
- 确保黏膜、黏膜下层和浆膜全部提拉进入闭合器；关闭闭合器后，击发前再次检查。
- 用手术刀切除缝钉线远端剩余边缘；当手术刀穿过小肠缝钉时会有一些阻力。
- 确保横向闭合线上没有出血。
- 3-0 薇乔缝线缝合边角。
- 3-0 薇乔缝线加固吻合口的分叉处。
- 或者用 3-0 薇乔缝线间断垂直褥式内翻缝合覆盖整个吻合线。
- 用 3-0 薇乔缝线锁边缝合小肠切割处的切割线。
- 或者，肠断端用缝线或另一个线性切割缝合器闭合。
- 笔者更喜欢用大网膜蒂皮瓣（图 19-3）包绕回结肠吻合口。

2. 侧 - 侧吻合（非功能性端 - 端吻合）（缝合法）

- 如前所述，将肠管的近端和远端切割闭合，离断。
- 或者，离断缝合。
- 肠管对系膜缘对齐合拢，用缝线缝合固定（图 19-4A）。
- 3-0 PDS 缝合线浆肌层连续缝合两个肠管的后壁（图 19-4A）。
- 纵向切开肠壁（图 19-4B）。
- 3-0 PDS 缝合线连续全层缝合肠后壁，注意对合黏膜下层。肠管后壁中间有两个初始牵引缝线，继续缝合吻合口至末端（图 19-4C）。
- 在拐角处沿前壁过渡为 Connel 缝合（图 19-4D）。
- 用 3-0 PDS 垂直褥式内翻间断式连续重叠缝合吻合口的第二层（图 19-4E）。
- 笔者倾向于使用 PDS 缝合线进行缝合，因为它易于穿透组织。

3. 端 - 端吻合（吻合器法）

- 锐性将肠管两端离断。
- 打开肠腔，确保肠腔组织健康、血供良好。
- 选择适合小肠肠腔合适尺寸的吻合器。
- 使用 "0" 普理灵荷包缝线将吻合器砧头固定在小肠的开口端（图 19-5A）。
- 全层、小针距荷包缝合肠管，使全部肠壁进入砧头，同时避免过多组织聚集。
- 修剪钉砧周围组织调整肠管使腹膜和脂肪不在吻合口处。不需要去除全部脂肪，只需要去除腹膜或外层，吻合器闭合时，脂肪基本上被挤压推出吻合器。

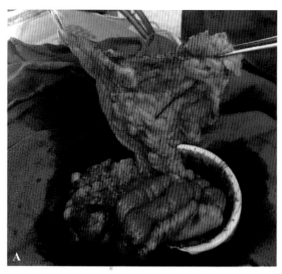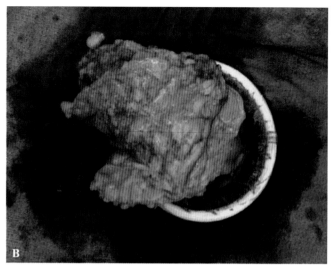

▲ 图 19-3　网膜蒂皮瓣覆盖吻合口

A. 从剩余的横结肠游离和松动网膜，形成一个松软的网膜瓣；B. 网膜瓣用 3-0 薇乔缝线松散地固定在肠或肠系膜上

- 避免将肠系膜拉入环形吻合器。
- 打开结肠末端，将带有砧头轴的吻合器穿过结肠系膜对侧肠壁，距离开口边缘或最终闭合线约 5cm（图 19-5B）。
- 连接吻合器砧头和砧头轴（图 19-5C），闭合吻合器，轻度牵拉小肠使吻合器牢靠地闭合（图 19-5D）。
- 击发并取下吻合器，检查吻合口环的完整性。
- 用止血钳检查吻合口，确保近端和远端肠腔完全通畅。
- 距离残端 5cm，确保良好的血供部位，用切割闭合器闭合残端（图 19-5D）。
- 3-0 薇乔缝线合理缝合残端。
- 用 3-0 薇乔缝线间断缝合加固环形吻合口。

4. 端侧吻合（缝合法）

- 锐性离断小肠，用线性切割闭合器离断结肠。
- 打开小肠肠腔，确保肠壁健康、黏膜血供良好。
- 距端侧吻合的吻合线约 5cm，在肠系膜对侧缘切开结肠（图 19-6A）。
- 全层缝合结肠切口和小肠的后壁（图 19-6B）。
- 3-0 薇乔缝线全层缝合吻合口前壁（图 19-6C），可以考虑在前层增加一层重叠的缝合。

5. 端 - 端吻合（缝合法）

- 适用于肠管扩张，肠壁增厚或两侧肠腔管径不匹配的吻合。
- 在两侧无创肠钳之间锐性离断肠管。
- 两侧残端相对各缝 2 针牵引线，避免过度牵拉肠管（图 19-7A）。
- Turnbull 法缝合肠管后壁，使全层合拢，然后垂直褥式内翻缝合黏膜层（图 19-7B）。

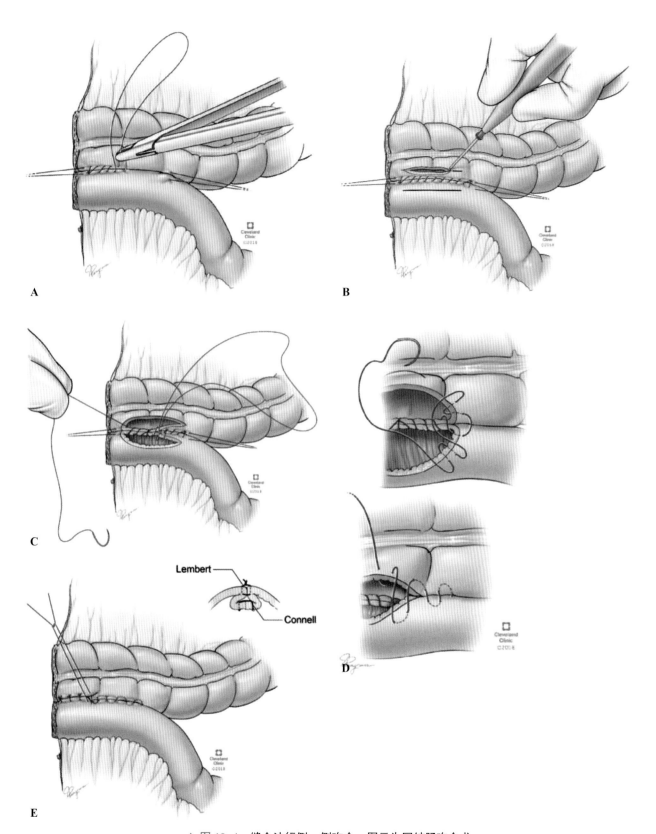

▲ 图 19-4 缝合法行侧 - 侧吻合，图示为回结肠吻合术

A. 对齐肠系膜对侧肠壁，缝线缝合帮助对齐牵引，将后壁连续缝合作为吻合口的深层；B. 纵向切开小肠和结肠；C. 全层缝合切开的肠管后壁；D. 吻合口拐角缝线的过渡以及吻合口前壁内层过渡为 Connell 缝合；E. 间断垂直褥式内翻缝合法缝合前壁外层（经许可转载，引自 Cleveland Clinic Center for Medical Art & Photography © 2019，版权所有）

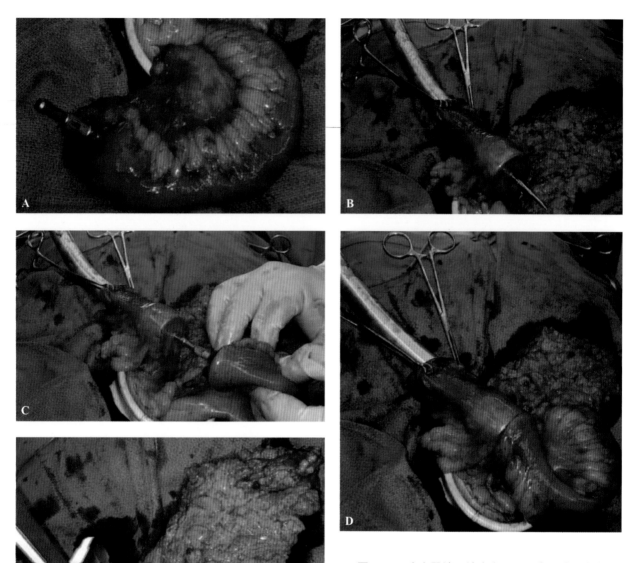

▲ 图 19-5 吻合器端 – 端吻合，图示为回结肠吻合术

A. 吻合器砧头用连续 "0" 普理灵缝线固定，肠壁在铁砧上结扎完整，不要有任何遗漏；B. 吻合器通过结肠开口端进入，砧头轴的穿刺钉在距离开口边缘约 5cm 的肠系膜对侧肠壁上穿出；C. 穿刺针与砧头对拢；D. 闭合已对齐肠的两段，确保不卷入其他组织，对齐肠系膜；E. 线性非切割缝合器将结肠的开口端吻合

- 如果存在大小对合差异，如肠管扩张或肠壁增厚，可纵形裂口切开扩大管腔，再进行吻合（图 19-7C）。

- 在拐角处过渡到肌层缝合，黏膜内翻。

- 前壁 3-0 缝线缝合（图 19-7D）。

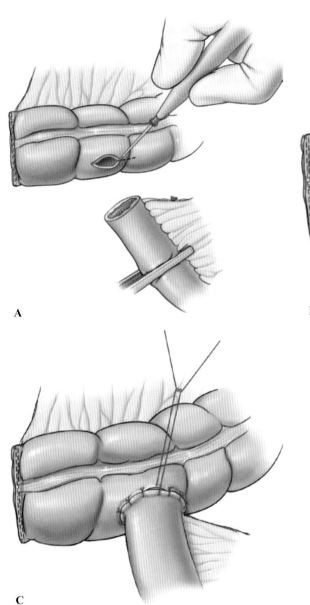
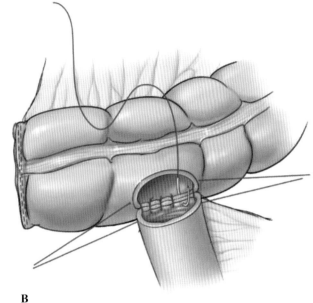

A

B

C

▲ 图 19-6　缝合法行端侧吻合术，图示为回结肠吻合术
A. 线性切割闭合器离断结肠，在肠系膜对侧缘的结肠壁上切开结肠，大小与小肠腔相匹配；B. 缝线牵拉有助于肠壁对齐，间断全层缝合吻合口后壁；C. 间断全层缝合吻合口侧面和前壁（经许可转载，引自 Cleveland Clinic Center for Medical Art & Photography © 2019，版权所有）

经验与教训

● 黏膜下层是肠壁最强的区域，是任何手缝吻合术的基石，确保缝合线包含这一层。

● 结扎动脉前先松开钳夹，确定血供良好。另外，肠管切缘应有活动性出血。

● 始终确保所连接肠段的末端有足够的活动度，避免吻合口处张力或扭转。

● 避免或限制吻合口上的"狗耳朵"。可以通过将一侧狗耳朵纳入吻合圈。如果角上有"狗耳朵"，应包埋缝合。

● 血肿可导致吻合口缝合线分离或损伤动脉 / 静脉血流。一定要确认完成吻合的止血情况。吻合器侧 - 侧吻合时，应在闭合残端肠管前检查吻合线是否有出血。

● 确保结肠闭合口残端与端侧吻合口之间有足够的距离，以免造成缺血。

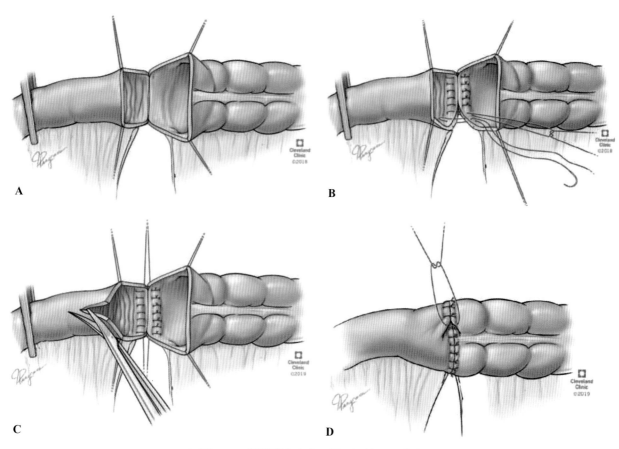

▲ 图 19-7　端端缝合吻合，显示回结肠切除吻合

A. 肠管对侧缝合牵拉，尽量减少肠管活动；B. 肠管后壁间断 Turnbull 缝合；C. 如果肠腔之间大小不匹配，在较小的管腔上纵行切开，扩大肠腔利于吻合；D. 前壁加固缝合（经许可转载，引自 Cleveland Clinic Center for Medical Art & Photography © 2019，版权所有）

三、回肠直肠吻合术与结肠直肠吻合术

（一）注意事项

- 全结肠切除术通常适用于回肠直肠吻合术治疗克罗恩病，家族性腺瘤性息肉病，便秘或遗传综合性结肠癌。

- 结肠直结肠吻合术通常用于因憩室炎或癌症行乙状结肠切除或左结肠切除术。

（二）器械设备

- 吻合器械（图 19-1）
  - 腹腔镜：美敦力 45mm 或 60mm 腹腔镜切割器。
  - 美敦力 一次性可装卸切割吻合器（线性，切割，长度为 60mm 或 80mm），钉高 3.8mm 或 4.8mm。
  - 美敦力闭合吻合器（线性，非切割，长度为 60mm），钉高 3.8mm 或 4.8mm。
  - 圆形端 - 端吻合器；钉离 3.5mm，直径 28mm、31mm 和 33mm。

－ 缝合线：薇乔（可吸收缝合线）、普迪思、爱惜邦。

（三）手术技术

1. 端 - 端吻合术

- 清理直肠周围的系膜至肠壁，切割闭合器横断。
  - 如果是腹腔镜手术，首选铰接式直线切割吻合器。通常情况下，肠系膜脂肪可以被充分清除，可一次击发完成。
    - ➢ 图 19-8A 中显示了切割闭合后直肠残端的腹腔镜视图。
  - 腹腔镜手术，远端肠管离断后，近侧肠管从切口拉出体外，通过锐性游离回肠和结肠。回肠和结肠吻合后被肠钳迅速分开。
- 打开近端肠腔，确保肠管健康和有血液供应血运良好。
  - 结直肠吻合，在完全夹闭并结扎边缘血管动脉前先将其切开，确保良好的血供。
- 肠管充分游离，避免吻合口张力，通常需要游离结肠脾曲，行结直肠吻合。
  - 适当大小的抵钉座插入近端肠管，缝线结扎固定。
- 荷包缝合时，应采用全层小针距缝合，使整个肠壁带入抵钉座。
  - 确保肠管没有太多组织留在抵钉座处。
- 笔者偏好使用 33mm EEA 吻合器，但由于肠腔管径的原因，31mm 吻合器更为常用。为了辅助将抵钉座放入腔内，可以用阑尾钳夹住肠腔的相对端以提供牵引力（图 19-8B）。
- 抵钉座进入管腔后，拉紧荷包缝合线，使肠壁紧贴抵钉座。避免将肠系膜拉入圆形吻合器中。
- 做好肠道准备修剪抵钉座周围组织，使系膜腹膜和脂肪不在吻合处。不需要去除全部脂肪，仅需去除系膜腹膜或外周衬脂肪，以便在关闭吻合器时基本上将脂肪挤压出吻合口推出。
- EEA 吻合器插入肛门，推进到直肠残端顶部，避免损伤直肠黏膜，也避免穿透直肠残端闭合线的顶部。

> **建议**：圆形的 EEA 扩张器可用于沿直肠的全长轻轻扩张直肠，以便吻合器顺利进入。

  - 可以使用乙状结肠镜通气扩张直肠。
  - 如果这些方法不起作用，寻找盆底腹膜反折带，该条带可能会阻碍吻合器通过。
  - 最后，确保没有残留过度冗长，需要切除的乙状结肠。
- 吻合器到达直肠残端的顶部后，吻合器的中心杆钉砧通过横向闭合线，略微不对称的一侧穿出，使闭线的一个角包入环形吻合口中。
  - 腹腔镜视图 19-8C 所示。
  - 此操作避免了形成与圆形吻合线距离较容易出现吻合口漏的两个小 " 狗耳朵 "。
  - 另一种方法是，用荷包缝合线将角部缝合到吻合口中。

- 将抵钉座连接到中心杆上，旋闭吻合器，确保卵巢、输尿管、输卵管等其他结构远离吻合口未在吻合口内（图 19-8D）。图 19-8E 为该步骤的示意图。

- 再次检查肠系膜的方位，确保没有张力或扭转。

- 只有在满足以上两点安全检查后，才可以击发并取出吻合器。

- 检查吻合口圈环是否完整。

- 如果有一角"狗耳朵"，则用 3-0 薇乔 1 缝合。

- 对吻合口进行评估。盆腔内注入生理盐水或无菌水（肿瘤患者癌症病例），轻柔地夹闭吻合口近端的肠管。

  - 柔软的将乙状结肠镜从肛门进入，并将其推进到吻合口水平，注入空气

  - 腹腔内观察，确保水下吻合口无气泡出现。在内镜侧，可以观察吻合口的通畅性和出止血情况（图 19-8F）。

2. 端端缝合术

- 准备缝合法进行远端直肠端 – 端吻合时，在直肠钳夹钳的远侧锐性切断。

- 用于吻合的近端肠管准备如上。

- 评估肠管的尺寸差异，准备大小匹配的肠腔管。

- 回肠直肠吻合时可能需要做 Cheatle 小肠残端切开，便于吻合。

  - 笔者倾向于在小肠上进行大小不匹配的吻合严重到需要 Cheatle 切口时，则选择行端侧吻合术。

  - 结直肠吻合术通常呈现合理的大小匹配。

- 吻合用间断的 3-0 薇乔间断缝合线完成。后壁首先使用间断 Turnbull 缝合完成，结合全层的入路和仅通过黏膜下层和黏膜入路的回路，并在管腔的同一侧进行打结结扎，使黏膜内翻。后壁完成后，两个角缝线仅在黏膜内翻的情况下过渡到浆肌层。前壁用间断浆肌层缝合完成。前壁的加固是第二层用间断 3-0 叠瓦式缝合完成。此技术与图 19-7 所示相似。

- 如前所述，进行渗漏试验和吻合口漏评估。

3. 端侧吻合术

- 用线性切割吻合器将近端和远端肠管离断。

- 在近侧肠管距残端约 5cm 的对系膜缘处切开，或通过吻合器钉砧引导装置（图 19-9A）完成，然后将引导装置移去。

- TA60 绿色闭合器将结肠末端或小肠闭合（图 19-9B）。

- 笔者更喜欢用 3-0 薇乔缝线连续加固缝合闭合线，减少出血和渗漏可能（图 19-9C）。

- EEA 吻合器伸入肛门，推进至直肠残端顶部，避免损伤直肠黏膜，同时避免穿透直肠残端顶部闭合线（19-8C）。也可用圆形 EEA 扩张器沿直肠全长轻轻扩张直肠，以便容纳吻合器顺利进入。

- 然后，如前所述，按照 EEA 吻合器的描述完成吻合。进行吻合口漏渗漏测试。图 19-9D 中显示了已经完成的端侧吻合器吻合的图片。

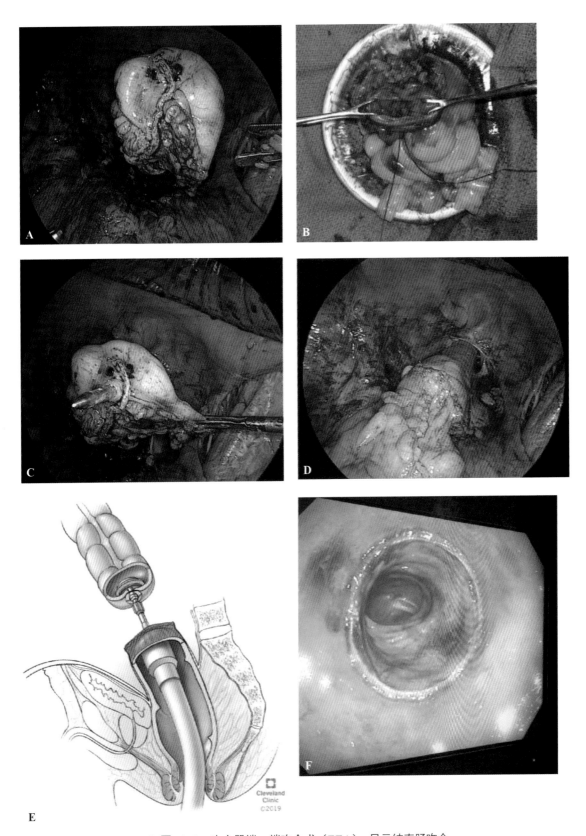

▲ 图 19-8　吻合器端 – 端吻合术（EEA），显示结直肠吻合

A. 切割闭合器离断直肠远侧；B. 用有齿钳夹住外置的结肠，并做荷包缝合，固定 EEA 吻合器的抵钉座；C. 吻合器中心杆穿过直肠末端闭合线；D. 通过关闭 EEA 吻合器连接结肠和直肠；E. 连接吻合器的示意图；F. 已完成吻合术后的内镜视图，展示通畅性和出止血情况（经许可转载，引自 Cleveland Clinic Center for Medical Art & Photography © 2019，版权所有）

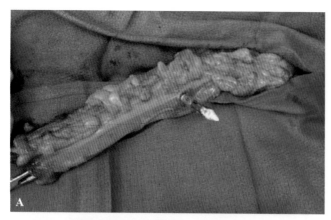
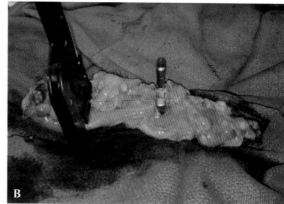
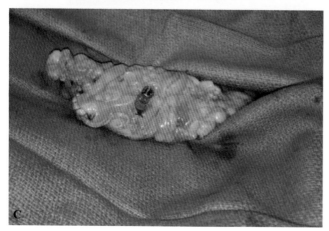
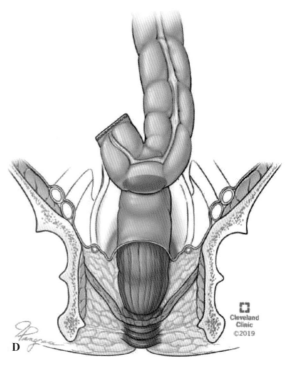

▲ 图 19-9　吻合器端侧吻合术

A. 将吻合器从结肠末端的开口部伸入，并将穿刺尖穿出；B. 将结肠末端闭合，确保结肠末端与环形吻合口之间至少保留 5cm，避免潜在的缺血；C. 加固缝合残端闭合线，露出抵钉座，钉砧回放腹腔，完成结直肠吻合；D. 已完成的侧端结直肠吻合术的情况（经许可转载，引自 Cleveland Clinic Center for Medical Art & Photography © 2019，版权所有）

4. 端侧缝合术

● 近侧肠管用线性切割闭合器离断，远侧肠管（直肠）锐性离断，远侧肠钳钳夹。

● 在近侧肠管的肠系膜对侧缘选择近端距闭合线约 5cm 处切开肠壁（或结肠切口）（图 19-10A）。肠道开口的长度与远侧肠道的肠腔相对应，以便进行吻合。

● 3-0 薇乔缝合线间断缝合吻合口。后壁首先使用间断的 Turnbull 缝合完成，以由 in-in 缝合方式全层缝合，然后缝合黏膜下层和黏膜层，在管腔的同一侧打结，使黏膜内翻（图 19-10B）。后壁完成后，缝针在黏膜内翻时过渡到浆肌层缝合。

● 前壁间断浆肌层缝合。

● 前壁间断 3-0 缝线叠瓦缝合加固一层（图 19-10C）。

● 如前所述进行渗漏试验和吻合口漏检测。

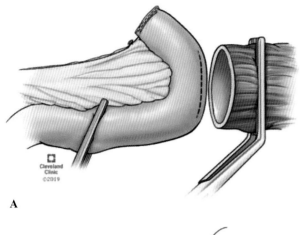

A

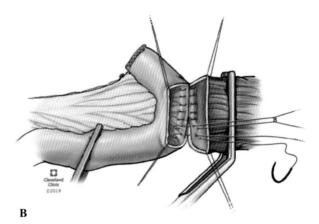

B

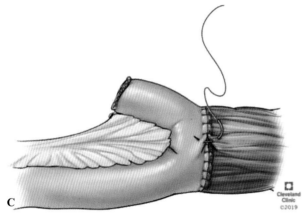

C

▲ 图 19–10　端侧缝合吻合，图中显示回肠直肠吻合

A. 将小肠系膜对缘与直肠开口端对齐，切开适当大小的肠管与直肠内腔相匹配；B. 吻合口后壁间断 Turnbull 缝合完成；C. 吻合口前壁内层完成后，间断的叠瓦缝合完成外层（经授权转载，引自 Cleveland Clinic Center for Medical Art & Photography © 2019，版权所有）

经验与教训

- 手工缝合的吻合口可使用单丝线，能很好地穿过组织。

- 确保吻合口没有张力。

- 近端结肠可能难以游离进行结直肠吻合。

- 释放张力并为吻合口提供足够长度的操作包括在胰腺下缘高位结扎肠系膜下静脉、游离脾曲、从结肠上分离大网膜。

- 结直肠吻合，一定要通过松开结肠边缘动脉评估血供，检查是否有搏动性出血。肠管锐性切断时黏膜下层的丰富的出血是供血充足的另一个标志。

- 一定要进行吻合口渗漏检测。

- 如果在渗漏试验中发现有小的吻合口缺损，可以用缝合线修补缺损，然后重新检查。

推荐阅读

Steele SR, Hull T, Read TE, Saclarides T, Senagore A, Whitlow C, eds. *The ASCRS Textbook of Colon and Rectal Surgery*. 3rd ed. New York, NY: Springer Publishing; 2016.

第 20 章　复杂吻合术：Turnbull-Cutait 吻合术

Complicated Anastomoses: Turnbull–Cutait

Sherief Shawki　著

黄晟宇　译　　傅传刚　校

一、注意事项

- Turnbull–Cutait 技术通常在盆腔的二次手术中使用，也可用于治疗前列腺癌放疗后继发的巨大直肠尿道瘘。
- 二次手术是结直肠手术中最复杂的手术，二次手术能否成功主要取决于术前完备的计划和合理的决策。

二、术前评估

- 回顾既往临床资料以及所有与健康相关的内科、外科病史。
- 回顾既往手术记录、病理切片和影像资料尤其重要。医生应该充分了解患者目前的解剖状况，主要的术后并发症及病程持续时间，后者能反映腹腔和盆腔的病情。
- 评估患者的功能和营养状况，评估患者是否能够耐受重大手术。
- 评估肛门括约肌的功能状态。

三、术前谈话

- 手术是否可行，在二次盆腔手术前医生应和患者解释手术的获益、风险及术后潜在的并发症，这点非常重要。
- 为患者设立现实的治疗期望。
- 由于患者术后预计的肠道结构、功能与术前有所变化，所以必须和患者解释清楚。
- 安排最利于成功完成手术的时间进行手术。

- 当手术指征为渗漏和感染时，应当适当的控制感染，这一点很关键。
- 尽可能防止出现长期的盆腔感染，这样可以避免冰冻盆腔和周围盆腔组织纤维化。
  - ➤ 冰冻盆腔和周围盆腔组织纤维化会使手术变得更困难，新的待吻合结肠将没有足够空间进入盆腔，也无法到达盆底。
- 回顾既往所有的影像和内镜资料，了解患者的解剖情况。医生需自问以下问题。
  - 保留多少结肠。
  - 之前是否有过结肠脾曲的手术操作。
  - 是否游离肠系膜下动脉（IMA）和（或）左结肠血管。
  - 肠系膜下静脉（IMV）的情况如何，是否已经游离。
- 以上这些问题都是评估结肠能否拉入盆腔的因素。

四、手术计划

- 做好打持久战的准备，这类手术通常要耗费好几小时。
- 确保手术团队中拥有手术水平合适的医生来协助完成手术。
- 确保团队有快速复苏的能力。
- 为可能需要输血的患者做好血型测定，备血。

五、体位

- 改良 Lloyd–Davis 截石位。
- 双侧输尿管支架（腹盆部二次手术时使用）。
- 腹部和会阴皮肤准备，包括阴道准备，如图所示。
- 所有四肢都应正确定位并垫上软垫。
- 患者会阴部应放置在手术台的边缘，骶骨下方放置一治疗巾，这样可以方便会阴手术阶段的操作。

六、特殊设备

- 标准开腹手术器械。
- 如需要，备好吻合器。
- 加长器械。
- 骨盆深牵开器（优先选择有照明功能的）。
- 包裹外置肠管的凡士林纱布和棉纱布，用于之后二期吻合的不可吸收缝线。
- 用于肛门外翻的可吸收缝线或 Lone Star（Cooper Medical）设备。

七、手术技术

（一）一期手术

- 腹部手术阶段：准备肠管（注：此处只描述主要步骤，主要内容是 Turnbull Cutait 吻合术的会阴部手术阶段）。
  - 辨认并确定解剖结构，进行合理、安全的粘连松解。
  - 进行完全的脾曲游离。
  - 如果需要，可结扎肠系膜下动脉、左结肠动脉和胰腺下缘以下的肠系膜下静脉，这样可以获得最大长度的肠管。

> 建议：保留边缘动脉至关重要，它是结肠肠管的唯一血供。

  - 进入盆腔。
    - 确认找到双侧输尿管。

> 建议：辨认肾盂边缘的输尿管并不能保证盆腔远端的输尿管不受损伤。慢性瘢痕组织会将两条输尿管拉向中线。

    - 从正确的平面进入盆腔，避免进入骶前平面。
    - 尽量避免骶前出血，并做好应对出血的充分准备，止血方法如下。
      - 电凝法。
      - 钉夹。
      - 骨蜡。
      - 缝合结扎。
      - 肌肉凝接。
      - 压迫止血。
    - 确保大血管不受损。
    - 分离应进行到盆底或肛提肌。
      - 切开肠管，切开部分需包括先前的吻合口，切缘尽可能远离吻合口。
      - 如有盆腔脓肿，必须进行适当的引流。
      - 清理蜂窝织炎和坏死组织。
      - 去除盆腔所有的慢性炎症外皮，避免感染持续存在。
      - 盆底通常呈纤维化、非常僵硬，这使得肠管很难通过肛提肌裂孔。

> 建议：沿盆底放射状线性切口可以为外置结肠肠管创造更大的容纳空间。

- ◆ 放置一根盆腔引流管。
- ◆ 如果之前没有行回肠造口，做回肠双腔襻式造口。

- 会阴手术阶段。

1. 肠管外置前

- 会阴显露是关键。双腿应摆在高截石位的位置，这样可以便于会阴部操作。
- 进行 4～6 针肛周外翻缝合，使远端肛管更好地显露（图 20-1A）。
- 也可以使用 Lone Star 的牵引器完成良好的显露（图 20-1B）。
- 从齿状线开始进行黏膜环切，确保不残留黏膜，这样可以保证肠管和肛管之间的正确吻合。
- 为了方便解剖操作，用生理盐水加肾上腺素溶液（1：100 000）黏膜下注射（图 20-2）。
- 用 2-0 聚乳酸沿肛管环形缝合 8 针，便于下一步的吻合。在这一步中，缝合应包含肛管肠壁的黏膜层和内括约肌的纤维组织，然后缝合线固定在周围铺单上（图 20-3A）。

2. 肠管外置

- 从肛管将结肠肠管以正确的方向拖出。直肠阴道瘘或直肠尿道瘘患者手术时，可将结肠旋转 180°，让肠系膜侧抵住阴道或尿道的瘘口（图 20-3）。
- 外置结肠段用油纱布和棉纱布包裹（图 20-4）。为了避免缝线损伤，用 4cm×4cm 纱布将缝线包裹，每一纱布包裹 2～3 针，然后将其与包裹结肠周围的纱布合为一体（图 20-4B）。

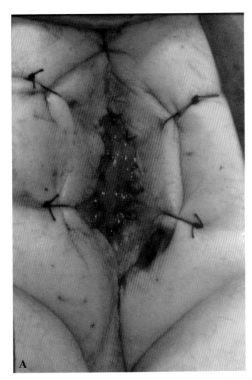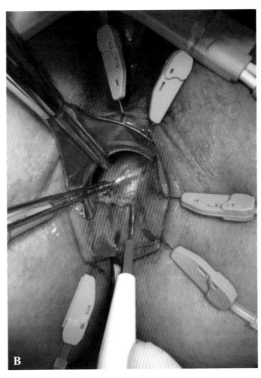

▲ 图 20-1　A. 环绕肛周外翻缝合，使肛管达到最佳显露；B.Lone Star 牵引器使肛管达到良好显露

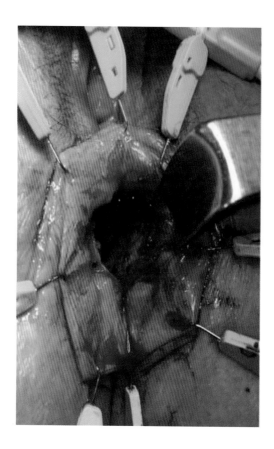

◀ 图 20-2　在齿状线水平
完成黏膜环切术

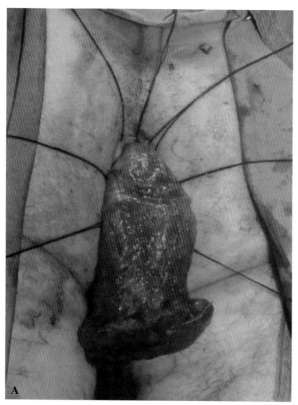

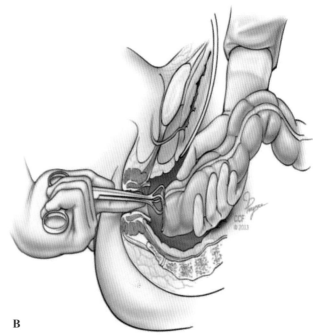

▲ 图 20-3　A. 缝合线固定完成后，结肠肠管从肛门拖出；B. 结肠肠管以正确的方式与肛管对拢
经许可转载，引自 Cleveland Clinic Center for Medical Art & Photography © 2019，版权所有

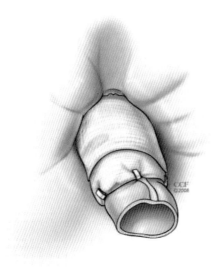 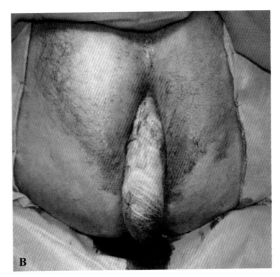

▲ 图 20-4　**A.** 纱布包裹肠管；**B.** 油纱和棉纱包裹肠管，保护预先放置的缝合线

经许可转载，引自 Cleveland Clinic Center for Medical Art & Photography © 2019，版权所有

（二）二期手术，二期吻合

- 在一期手术后 5～10 天进行，此时结肠与肛管之间已经形成粘连，可以完成结肠肛门吻合。

- 全麻。

- 无须导尿。

- 体位。

　– 截石位。

- 移除包裹的纱布，有序地整理好预留的缝合线（图 20-5）。

　– 在肛管黏膜水平切除外置的结肠。避免切除过多肠管，这会导致吻合口裂开和狭窄（图 20-6）。

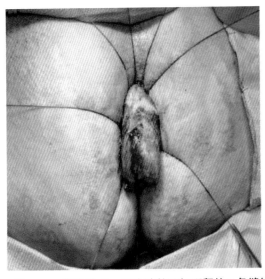 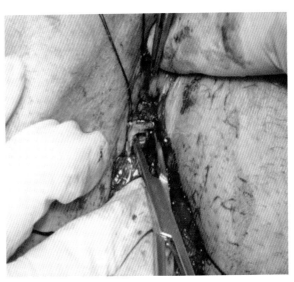

▲ 图 20-5　移除纱布，有序地整理好预留的 **8** 条缝线

▲ 图 20-6　在肛管黏膜水平切除外置的结肠

- 切除结肠肠管的同时，进行逐针吻合。缝合切断的肠管时须穿过结肠全层（图 20-7）。
- 缝合完成后，二期吻合完成（图 20-8）。

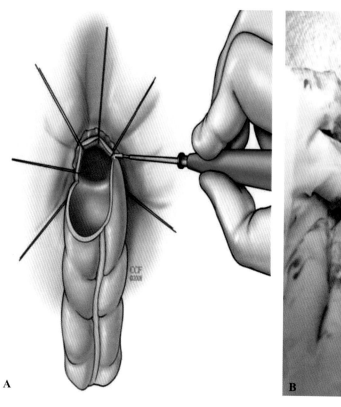

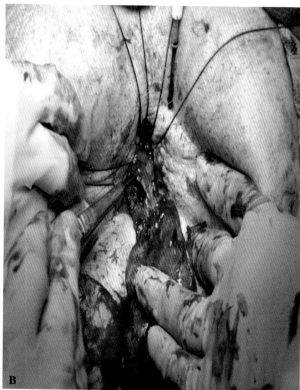

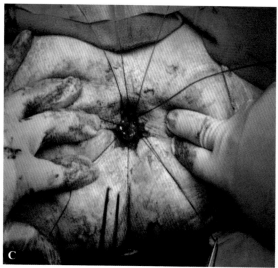

▲ 图 20-7 切除外置结肠（A 和 B），同时进行缝合，完成吻合（C）

经许可转载，引自 Cleveland Clinic Center for Medical Art & Photography © 2019，版权所有

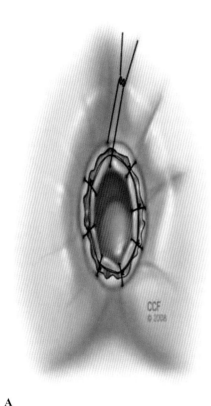

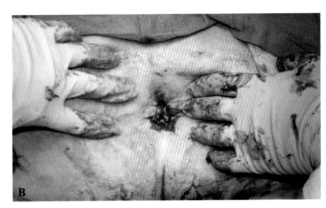

▲ 图 20-8　**A.** 完成二期吻合；**B.** 二期吻合后

经许可转载，引自 Cleveland Clinic Center for Medical Art & Photography © 2019，版权所有

八、术后护理

（一）一期手术与二期手术之间

- 患者可以下床走动，恢复饮食。

- 尽量避免直接坐在外置的肠管上。

- 应给予外置的肠管合适的功能评估和护理。除非肠管出现缺血或坏死，否则无须更换纱布。

- 无须长期使用抗生素。

- 患者可以淋浴。

- 使用多种方式的疼痛管理，慎用麻醉药品。

- 药物预防深静脉血栓。

（二）二期手术后

- 患者可以开始常规的康复治疗。

- 不使用鼻胃管。

- 早期拔除尿管。

- 药物预防深静脉血栓。

- 早期下床活动。

- 使用多种方式的疼痛管理，慎用麻醉药品。

推荐阅读

[1] Remzi FH, El Gazzaz G, Kiran RP, Kirat HT, Fazio VW. Outcomes following Turnbull–Cutait abdominoperineal pull–through compared with coloanal anastomosis. *Br J Surg*. 2009;96(4):424–429.

[2] Rosselli Londono JM, Aytac E, Gorgun E. Turnbull–Cutait abdominoperineal pull–through: a safe approach for recurrent sacrococcygeal teratoma complicated by rectovaginal fistula. *Tech Coloproctol*. 2014;18(8):761–763.

第 21 章 左半结肠切除术
Left Colectomy

Michael A. Valente 著

高 玮 译　傅传刚 朱 哲 校

一、概述

- 左半结肠和（或）乙状结肠的切除手术最常用于恶性疾病以及憩室炎等良性疾病。炎症性肠病和缺血性结肠炎也是左半结肠切除术的适应证，但比较少见。
- 病灶的位置和范围决定了要切除的结肠范围。
- 憩室炎等良性疾病或乙状结肠恶性肿瘤通常仅需行乙状结肠切除，降结肠直肠吻合（图 21-1）。
- 左结肠恶性肿瘤需要行全系膜切除，操作包括以下要求：必须切除左半结肠和乙状结肠，高位结扎肠系膜下动脉（肠系膜下动脉），并保持整个结肠系膜的完整性（图 21-2）。

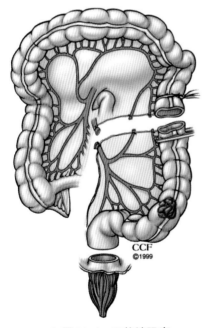

▲ 图 21-1　乙状结肠癌

肠系膜下动脉高位结扎，降结肠直肠吻合（经许可转载，引自 Cleveland Clinic Center for Medical Art & Photography © 2019，版权所有）

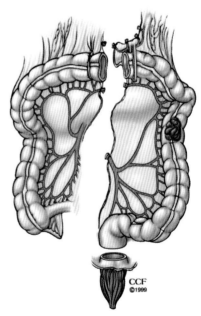

▲ 图 21-2　左半结肠癌

肠系膜下动脉和肠系膜下静脉高位结扎，切除左半结肠和乙状结肠

二、注意事项

- 应当进行充分的术前评估，包括心肺评估、血液检查及适当的影像学检查，为手术做准备。
- 癌症患者必须进行行术前分期，包括胸部、腹部和盆腔 CT 扫描，癌胚抗原检测。
- 检测包括血清白蛋白和前白蛋白等营养指标。
- 所有患者（除非禁忌）均应接受术前口服抗生素（如甲硝唑和新霉素）及充分的机械肠道准备，术前一夜使用氯己定清洁身体。
- 肿瘤患者（腺瘤性病变或浸润性癌），术前应准确进行定位。
  - 如果术前未在内镜下标记病变，外科医生应在患者进入手术室前再次肠镜检查，准确定位。

三、患者体位

- 取改良截石位，双腿置于 Yellowfins 脚蹬式分腿手术床上（图 21-3）。
  - 特别注意保护骨突，以防止神经损伤，尤其是腓骨和尺神经 / 桡神经。
  - 腹部及盆腔手术时（开放式或腹腔镜式），将患者双臂收拢于两侧，以使外科医生手术操作时更方便、舒适。
  - 腹腔镜手术时，可以用 3 英寸宽胶带或固定带将患者胸部固定于手术台上。
    - 充气软垫或者泡沫垫也是一种选择。
- 所有患者均严格遵守抗生素合理使用指南，包括在划皮后 60min 内静脉注射头孢曲松 2g 和甲硝唑 500mg；青霉素过敏性患者则使用环丙沙星 400mg 及甲硝唑 500mg。
- 常规放置导尿管和胃管。
- 根据情况决定是否放置输尿管支架，以利识别输尿管。
  - 在我们中心，输尿管支架通常用于复杂的再次手术或盆腔炎症等存在腹腔严重粘连的患者。

四、手术入路

- 现在绝大多数左半结肠切除术通过腹腔镜进行（图 21-4）。

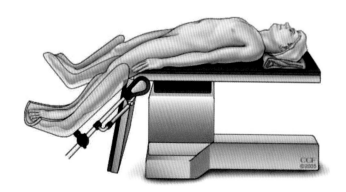

◀ 图 21-3 改良截石位
注意无论开腹或腹腔镜手术双臂都位于患者的侧面（经许可转载，引自 Cleveland Clinic Center for Medical Art & Photography © 2019，版权所有）

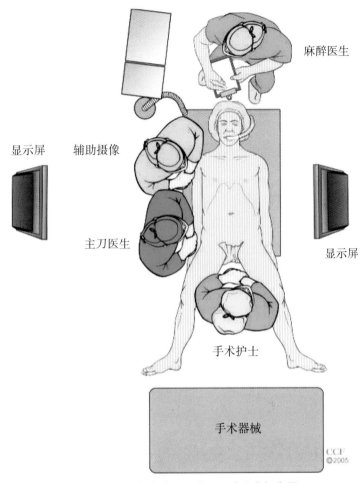

麻醉医生

显示屏　辅助摄像

主刀医生

显示屏

手术护士

手术器械

CCF
©2005

▲ 图 21-4　腹腔镜左半结肠切除术房间布局

- 尽管本章重点介绍腹腔镜手术方法，但也可以使用机器人手术。

- 开放手术仍然适用，尤其在既往有腹部盆腔手术，或肿瘤较大 T_4 侵犯邻近结构或严重肥胖的患者。

五、设备

（一）腹腔镜

- 30° 的 10mm 和 5mm 腹腔镜。

- 10mm 腔镜穿刺套管。

- 2 个 5mm 穿刺套管，1 个 12mm 穿刺套管。

- 腔镜下切割吻合器。

- 5mm 双极电凝设备。

- 两个 5mm 无损伤抓钳。

- Metzenbaum 剪刀或电凝钩。

- 5mm 组织闭合夹。

（二）开腹

- 自固定拉钩。

- 圣马克拉钩（深部盆腔拉钩）。

- 30～60mm 直线切割闭合器。

- 无损伤肠钳。

（三）开腹、腔镜共需设备

- 0 号 Prolene 线。

- 0 号可吸收线。

- 0 号和 1 号可吸收缝线。

- 端 – 端吻合器。

- 切口保护器。

- 软质乙状结肠镜，用于漏气测试。

六、手术技术

（一）基本手术步骤

- 腹腔探查。
- 高结扎肠系膜下动脉（IMA）和肠系膜下静脉（IMV）。
- 游离乙状结肠和左半结肠。
- 游离脾曲。
- 切断近端结肠。
- 切断远端肠管（通常在直肠上段切断）。
- 肠管吻合。

  – 根据诸多因素决定是否行回肠造口，而非常规。

（二）腹腔探查

- 脐周切口逐层切开，穿刺置入套管，建立二氧化碳气腹为 12～15mmHg。

  – 右下腹置入 12mm 套管，右上腹置入 5mm 套管，左下腹 / 左侧腹置入 5mm 套管（图 21-5）。

- 如是开放手术，则采用正中切口，从脐上至耻骨联合水平。

- 进入腹腔彻底检查是否有转移病灶，包括腹膜种植及肝脏有无转移。

- 检查肾上腺是否有转移。

- 同时评估肿瘤是否侵犯邻近脏器。

（三）根部结扎肠系膜下动静脉

- 癌手术我们通常倾向于使用中间入路（无论是腹腔镜还是开放手术）。

- 开放手术时，在骶骨岬水平切开直肠两侧腹膜，注意避免损伤输尿管和下腹下神经。

- 沿直肠上动脉清扫至肠系膜下动脉根部。

- 保护腹下神经丛，清扫至腹主动脉。

- 结扎任何血管之前应反复确认左侧输尿管。清扫裸化肠系膜下动脉后用组织闭合夹双道夹闭后离断（图 21-6）。

- 如果使用缝合线结扎，可将动静脉一起结扎。

- 腹腔镜手术，从骶骨岬经内侧切开腹膜，进入后腹膜下筋膜前方层面，游离至肠系膜下动脉腹主动脉起始部（图 21-7）。

- 在这一阶段，不要急于打开左结肠侧方腹膜等侧腹壁连接，有助于牵拉左 / 乙状结肠。

- 使用能量设备分离裸化肠系膜下动脉，使用组织闭合夹或闭合器夹闭血管（图 21-8）。

- 结扎切断肠系膜下动脉和肠系膜下静脉后，继续解剖十二指肠第四段和 Treitz 韧带。

- 肠系膜下静脉在十二指肠外侧和胰下缘附近汇入脾静脉再汇入门静脉。

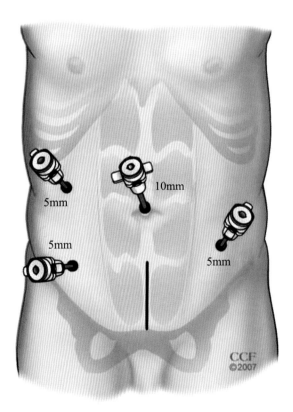

▲ 图 21-5　腹腔镜左半结肠切除术的穿刺器放置；左下腹 5mm 穿刺器并非必须，但可以用于取出标本

经许可转载，引自 Cleveland Clinic Center for Medical Art & Photography © 2019，版权所有

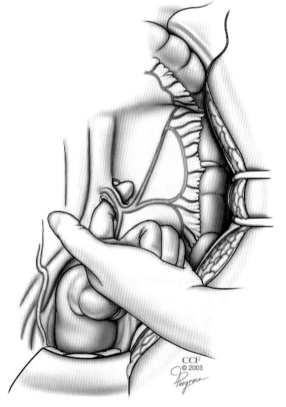

▲ 图 21-6　根部清扫裸化肠系膜下动脉

经许可转载，引自 Cleveland Clinic Center for Medical Art & Photography © 2019，版权所有

- 我们的常规做法是在此水平上结扎肠系膜下静脉，以使结肠更好的游离，进行无张力吻合（图 21-9）。

- 肠系膜下动脉在根部结扎，肠系膜下静脉在胰腺水平结扎，吻合口近端血供通过结肠中血管 Drummond 边缘动脉弓供应（图 21-10）。

- 当采用这些高结扎方式时，很少会出现结肠不够游离进入盆腔的情况。

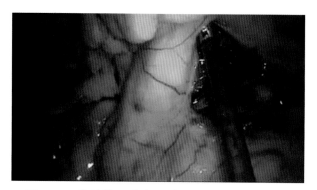

▲ 图 21-7 腹腔镜下分离肠系膜下动脉（肠系膜下动脉）根部

注意在肠系膜下动脉右侧的解剖窗口，后腹膜结构（输尿管、神经）被保留于背侧

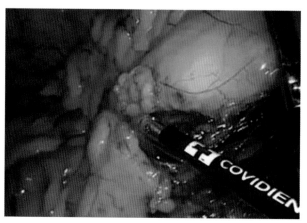

▲ 图 21-8 腔镜下能量设备裸化结扎肠系膜下动脉

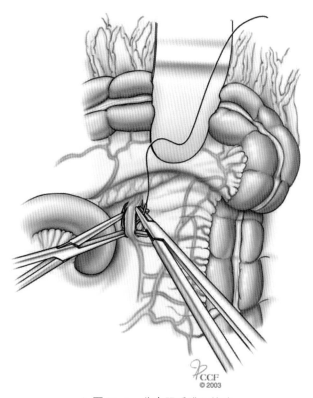

▲ 图 21-9 分离肠系膜下静脉

经许可转载，引自 Cleveland Clinic Center for Medical Art & Photography © 2019，版权所有

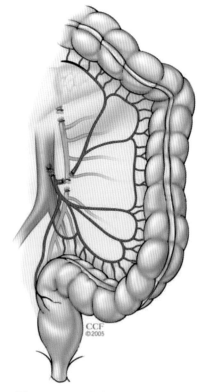

▲ 图 21-10 于胰腺下缘 Treitz 韧带外侧高位结扎肠系膜下静脉

（四）游离左半结肠及脾曲

- 结扎肠系膜下动脉 / 肠系膜下静脉后由中间入路进一步解剖。

- 尽管在开放式手术中从外侧到内侧的入路可能更容易，但出于肿瘤学的目的，我们都采用中间入路。

- 从内侧向头侧外侧解剖 Toldts 间隙，穿过 Gerota 筋膜 / 肾周脂肪并朝向脾脏游离，使腹膜后结构（输尿管、生殖血管和腰大肌）保留于背侧。

- 接下来，从髂窝开始从侧方向脾曲解剖。

- 分离应在白线内侧 1mm 的 Toldts 间隙层面内进行（白线应保留），直达脾脏。

  – 小心地游离脾曲，以免引起脾脏撕裂或结肠壁损伤。

  – 将结肠往内侧轻柔地牵拉，可安全、清晰地游离脾结肠韧带及腹膜后附着（图 21-11）。

- 如果这种方法困难，我们通常会解剖附着于横结肠的大网膜进入小网膜囊，进一步游离横结肠与之前的解剖平面相贯通。

- 常规分离横结肠系膜与大网膜之间的无血管区，这样结肠可以游离的进入盆腔进行无张力吻合。

> 建议：应小心地正确游离后腹膜附着（即胰 - 结肠间）。

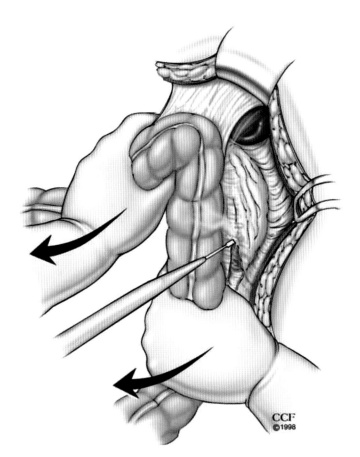

◀ 图 21-11　游离脾曲，轻柔向内侧牵引结肠，分离周围粘连
经许可转载，引自 Cleveland Clinic Center for Medical Art & Photography © 2019，版权所有

（五）横断近端及远端结肠

- 腹腔镜手术下，在进行体外操作前横断远端结肠。

- 腔镜下线性切割吻合器经右下腹 12mm 穿刺器置入。

- 裸化直肠上段系膜，通常情况下，横断肠管常规只需要一个 60mm 的直线切割闭合器，有些肠管较肥厚或肠管直径较大的情况下需要再使用一个切割闭合（图 21-12）。

  - 清除系膜脂肪时要小心，避免损坏直肠壁。可从直肠后壁开始解剖，在直视下将直肠系膜与直肠后壁分开以裸化肠管。

- 在开放手术中，大多先离断近端再离断远端肠管。

- 根据切缘情况确定远端直肠横断位置，通常使用 45mm 或 60mm 切割闭合器切断肠管，双吻合器法完成吻合。

  - 直肠横断部位应清除肠周系膜、侧方及前方的组织。

  - 如吻合器钉舱中组织太多，通常无法正常激发。

> 建议：如果关键部分操作得当，通常仅需使用一个切割闭合钉。

- 许多医生偏向于中线外侧切口取标本（如左下腹或者预定造口位置），可以减少切口疝和切口感染发生率，而经脐部切口取标本切口疝发生率更高。

- 也可使用下腹横切口或脐周切口。

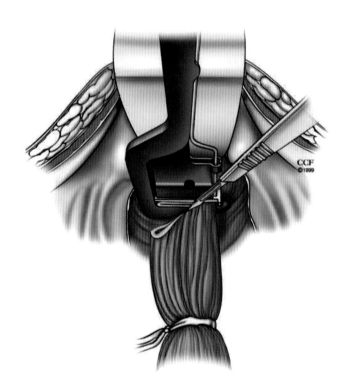

◀ 图 21-12　通过右下腹的 12mm 穿刺器使用 60mm 腔镜切割闭合器横断上段直肠（译者注：原文图片似有误）

经许可转载，引自 Cleveland Clinic Center for Medical Art & Photography © 2019，版权所有

- 无论何种切口都应放置切口保护器。

- 肠管吻合前直肠远端应充分冲洗。

- 如前所述，由于肠系膜下动脉已高位结扎切断，吻合口近端血供由结肠中动脉的边缘动脉供血。

  – 常规将做荷包缝合的结肠近端边缘血管切开以评估血运情况。

  – 边缘动脉最好有搏动性出血，或有良好、稳定的血流。如果必须钳扎和结扎边缘动脉出血，必须保证它能为吻合提供足够的血液灌注。

  – 目前在我们机构中没有常规使用免疫荧光技术，如果怀疑有血运问题，可以将其视为辅助手段。

- 确保血运良好后，0 号线浆肌层行荷包缝合。

  – 黏膜应缝合浅一些以避免圆形吻合器的"切割圈"过大。

  – 将适当尺寸的砧座置入肠腔在适当的位置绑紧。

  – 建议尽可能使用近端结肠和肛门都能容纳的最大尺寸砧座和吻合器。

  – 作者认为不要使用小于 31mm 的端 – 端吻合器（图 21–13）。

（六）结直肠吻合或结肛吻合

- 首选传统双吻合器法行圆形吻合器端 – 端吻合。

- 不论采用何种吻合技术，吻合器使用的基本原理对所有重建均适用。

  – 经肛门轻柔放置吻合器，小心地将其推进，通过括约肌至直肠吻合处。

  – 吻合器钉砧从残端闭合线上或稍靠前 / 靠后出针。

    ＞吻合钉砧穿出的位置外科医生各有偏好。部分外科医生喜欢在吻合钉线外侧穿出。

    ＞对于端侧吻合，吻合口与残端闭合线之间应至少 2cm，避免局部缺血。

    ＞对于低位吻合，通常考虑在闭合钉线后方出针，为前部结构（如阴道壁）提供额外的安全吻合距离。

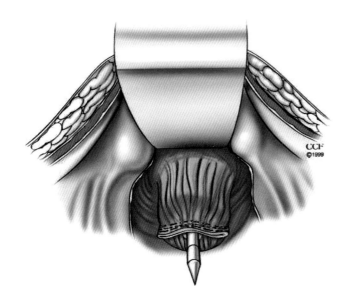

◀ 图 21–13　用 60mm 线性切割闭合器离断远端直肠
经许可转载，引自 Cleveland Clinic Center for Medical Art & Photography © 2019，版权所有

- 注意确保结肠不要扭曲（图 21-14）。

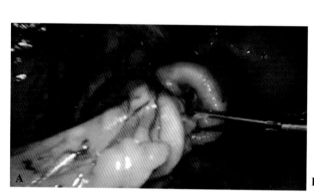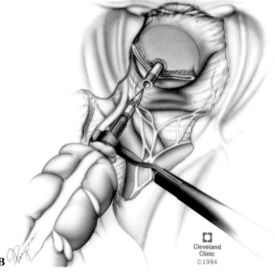

▲ 图 21-14 **A.** 腔镜下结直肠吻合；**B.** 注意钉砧在直肠闭合钉线或上方出针

经许可转载，引自 Cleveland Clinic Center for Medical Art & Photography © 2019，版权所有

- 检查吻合圈的完整性，使用柔性乙状结肠镜进行漏气测试。
  - 作者更喜欢使用柔性内镜检查，以便在腔内清晰地观察吻合情况，确定吻合近端和远端有无出血、完整性和血供。

> 建议：漏气测试应根据具体情况进行。

- ➢ 细小、明确的漏通常只需缝合并重新测试。
- ➢ 大的漏口可以修复或者重新做吻合。
- ➢ 有时需考虑转流性造口。
- ➢ 很少放置外科引流。

经验与教训

- 部分患者由于解剖、血管变异和体型因素，结肠难以拉入骨盆进行吻合。
- 即使肠系膜下血管高位结扎，左结肠和脾曲完全游离，横结肠大网膜切除，部分患者结肠仍然无法拉入盆腔，为了进行无张力的吻合，可以采用几种方法。
- 肠系膜下动脉和肠系膜下静脉根部结扎后，血液供应来源于结肠中动脉。
  - 第一种方法是在末端回肠系膜右侧无血管区创建一个系膜窗，结肠经过这个窗口与直肠吻合（图 21-15）。

➢ 结肠可通过该窗口进入盆腔。如果仍然不够，需要决定是否结扎结肠中血管根部来切断整个横结肠系膜。

➢ 游离结肠肝曲并切除整个大网膜。

➢ 如果该技术仍然不能提供所需的长度，可以考虑将右结肠围绕回结肠血管蒂顺时针旋转 180° 做升直吻合。

➢ 必须完全游离结肠肝曲和升结肠。

➢ 结扎切断右结肠血管及系膜，旋转结肠使盲肠 / 右结肠前壁贴在后腹膜，盲肠位于右髂窝，阑尾指向肝曲（阑尾不一定需要切除）（图 21–16）。

● 如果这些方法仍不成功，可以进行盲肠直肠吻合术，或者可以做全结肠切除，回肠直肠吻合。这两种方法应做好术前功能等的充分评估。

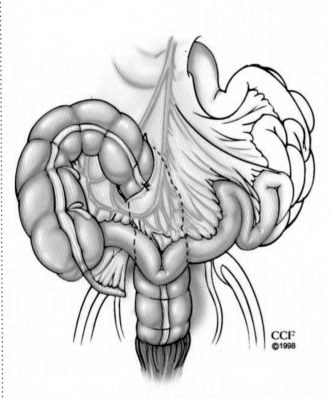

▲ 图 21–15　回肠系膜窗口
该窗口位于末端回肠系膜右侧无血管区。结肠可通过这个窗口与直肠吻合。结肠中血管可能需要结扎离断（经许可转载，引自 Cleveland Clinic Center for Medical Art & Photography © 2019，版权所有）

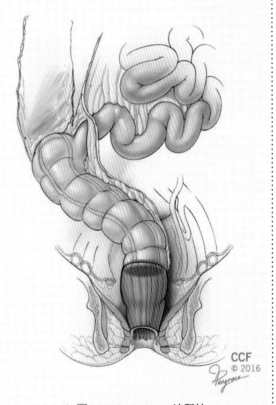

▲ 图 21–16　Deloyer 法翻转
游离右结肠及结肠肝曲，保留回盲部血管蒂，顺时针旋转右结肠 180° 与直肠 / 肛门进行吻合（经许可转载，引自 Cleveland Clinic Center for Medical Art & Photography © 2019，版权所有）

七、术后护理

- 遵循已发布的标准化快速康复围术期护理计划。
- 气管插管拔除前拔除胃管，术后限制静脉输液，术后当天即可进食，术后第 1 天拔除导尿管。
- 尽量减少使用阿片类药物，避免使用患者自控镇痛。
- 允许使用非甾体抗炎药或与口服对乙酰氨基酚合用。
- 术后皮下注射肝素、使用间歇性充气加压装置以预防深静脉血栓形成。

推 荐 阅 读

[1] Feingold D, Steele SR, Lee S, et al. Practice parameters for the treatment of sigmoid diverticulitis. ASCRS Standards Committee. *Dis Colon Rectum*. 2014;57(3):284–294.

[2] Ricciardi R, Roberts PL, Marcello PW, Hall JF, Read TE, Schoetz DJ. Anastomotic leak testing after colorectal resection: what are the data? *Arch Surg*. 2009;144:407–411.

第 22 章　右半结肠切除术
Right Colectomy

Peter Mark Neary　　Sherief Shawki　　Conor P. Delaney　著

高　玮　译　　傅传刚　朱　哲　校

一、注意事项

- 手术前一天口服聚乙烯类制剂（如聚乙二醇）做肠道准备。肠梗阻患者除外。

- 手术前一天予以新霉素 1g、甲硝唑 500mg，每日 3 次，口服。

- 术前由术者进行肿瘤肠镜下定位（如术前影像学确定部位可不做要求）。

- 手术开始 2h 内皮下注射低分子肝素，使用间歇式充气压力装置预防深静脉血栓发生。

- 术前影像学检查阅片以指导手术方案（解剖标志、肿瘤侵犯及脏器受累等情况），如肿瘤侵犯邻近脏器（胰腺、十二指肠、腹膜后）会显著改变手术方案及范围。

- 右半结肠不常规使用支架，只是选择性使用于蜂窝织炎、放疗、肿瘤等情况。

二、器械设备

- 塑形垫（如需要）。

- 皮肤消毒剂：70% 异丙醇加入 2% 葡萄糖酸氯己定。

- 二氧化碳气腹机。

- 双极电凝能量装置。

- 切口保护器。

- 腹腔镜器械（图 22-1）。

- 吸引器。

- 高清晰度 10mm 的 0° 腹腔镜。

- 摄像机镜头。

- 供气管。

- 12mm 穿刺器。

- 20ml 注射器。

- 5mm 穿刺器 3 个。
- 腹腔镜电铲。
- 单极脚踏开关（如需要）。
- 开腹电刀。
- 腹腔镜台车。
- 16F 导尿管。
- 液体加热器。
- 蒸馏水。
- 镜头防雾加热装置（图 22-2）。
- 80mm 胃肠直线切割闭合器。
- 60mm 或 90mm 关闭器。
- 60ml 的 0.25% 丁哌卡因加肾上腺素 1∶100 000。
- 小切口手术器械。
- 手术器械托盘。
- 4/0 可吸收缝线。
- 3/0 薇乔可吸收缝线。
- 1 号 Maxon 缝合线。
- 高清晰度的 10mm 的 0° 腹腔镜是术者的首选。

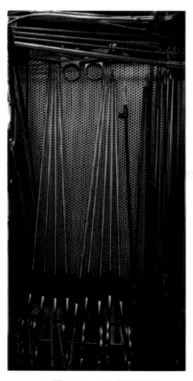

▲ 图 22-1　腹腔镜器械

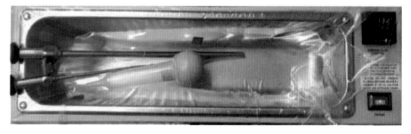

▲ 图 22-2　镜头放置于防雾加热装置

- 作者发现缺乏经验的扶镜手用 30° 腔镜通常会影像视野。
- 对于肝曲位置较高的肥胖患者，必要时 30° 镜可以备用。典型器械托盘如图 22-3。
- 器械因个别外科医生的偏好而会有不同选择。

三、麻醉

- 通常使用全身麻醉，选择中间入路腹腔镜右半结肠切除术。
- 充分的肌松是建立有效气腹和良好腹腔镜视野的关键。
- 通常不考虑硬膜外麻醉，术后多模式镇痛效果良好，包括腹横肌平面阻滞、口服及静脉镇痛等。

四、患者体位

- 患者取改良截石位，双下肢置入马镫形腿架中（图 22-4），双上肢收拢固定，身体固定在塑形垫上。塑形垫的边缘应平整避免影响周围仪器（图 22-5）。对于过于肥胖不能收拢两只手臂的患者，右上肢可以外展固定于手架上。当需要进行远端横结肠的游离时，截石位更方便于术者站在患者的两腿之间。
- 胃管和导尿管自患者右下肢下方引出。
- 术者通常位于患者两腿之间。
- 腔镜主显示器置于患者的右侧。

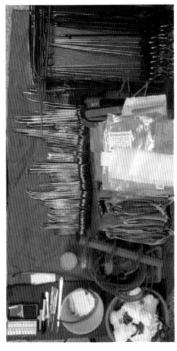

▲ 图 22-3 全套手术器械

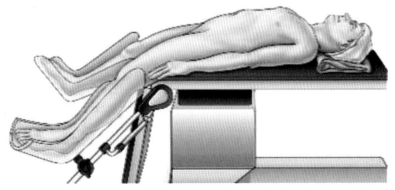

▲ 图 22-4 患者取改良截石位

经许可转载，引自 Cleveland Clinic Center for Medical Art & Photography © 2019，版权所有

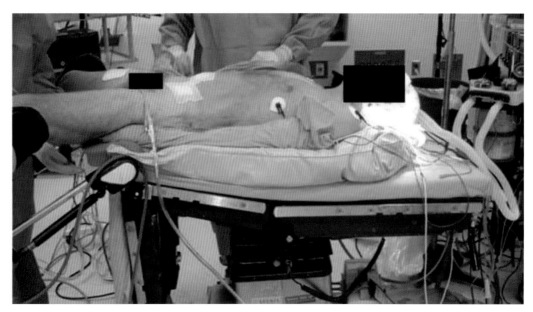

▲ 图 22-5　患者体位

五、手术方式和设备

- 中央入路腹腔镜右半结肠切除术是我们的首选方法，虽然单孔腹腔镜、手助腹腔镜、机器人或者开腹手术在不同患者、医院选择不同，但我们认为这些技术并不使患者明显获益。
- 各单位如以上手术技术不成熟，推荐使用开腹手术。

六、手术技术

置入腹腔镜穿刺器

- 手术开始前核对患者身份、拟行手术、过敏史、病史、影像和所需药物等。
- 术者站在患者左边，助手在对面。
- 脐下做一个 10mm 竖切口。
- 使用 Hasson 技术插入 10mm 穿刺器。两把无创肠钳提起显露的浅筋膜，仔细打开筋膜及其下腹膜。
- U 形针带 2/0 线在筋膜周围缝合固定穿刺器。
- 置入 10mm 穿刺器，可用隆美尔密封带确保不漏气，注入 CO_2 使气腹压力至 15mmHg。
- 于左髂前上棘内上方两横指处置入第一个 5mm 穿刺器，注意不要损伤腹壁下动脉（图 22-6）。
- 在第一个 5mm 穿刺器上方一横掌处置入第二个 5mm 穿刺器（图 22-7）。
- 第三个 5mm 通道置于右下腹（图 22-8）。
- 对于更高更胖的患者左侧的两个穿刺器可以更靠内靠上，以方便进行结肠肝曲的操作（图 22-9）。

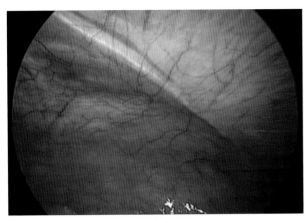

▲ 图 22-6　腹壁下血管

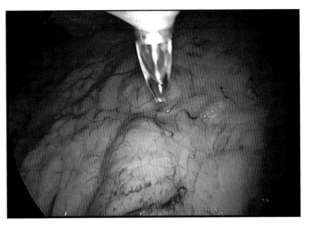

▲ 图 22-7　穿刺置入腹腔

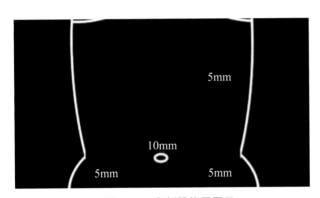

▲ 图 22-8　穿刺器位置图示

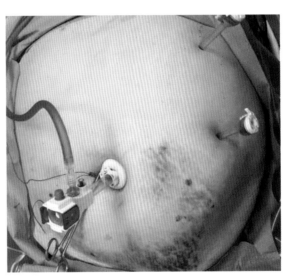

▲ 图 22-9　肥胖患者左侧穿刺器放置位置更高

七、腹腔镜可切除性评估

- 右半结肠切除术适应证包括结肠癌、内镜下无法切除的息肉或回肠末端克罗恩病。
- 探查腹腔，包括肝脏、腹膜、卵巢、子宫、粘连、病灶术前定位、是否后腹膜固定，以及是否侵犯其他脏器（图 22-10 和图 22-11）。
- 粘连的程度、炎症程度、肿瘤的大小及固定程度是决定是否合适腹腔镜手术的重要考虑因素。
- 对于恶性肿瘤或克罗恩病患者需探查整个腹腔，包括肠道，并在取出标本后触摸探查任何可疑的区域。
- 患者取 10° 左右头低足高位，右侧躯体抬高。
- 助手移至患者左侧，在主刀医生下方扶镜（图 22-12）。
- 主刀医生使用两个无损伤肠钳摆放小肠，末端回肠仍位于盆腔内，其余部分小肠置于左腹及左上腹。

- 将大网膜翻到横结肠上方（图 22-13）。
- 这时肿瘤的位置及特征可以被更清楚的显露。

八、游离清扫回结肠血管

- 向前侧方提起回盲部系膜，显露回结肠血管（图 22-14）。

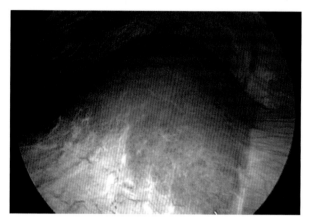

▲ 图 22-10　肝脏

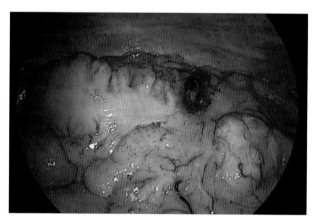

▲ 图 22-11　右半结肠上的标记

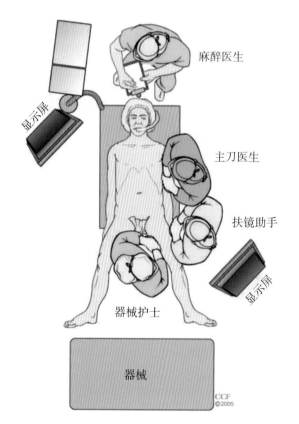

◀ 图 22-12　手术人员站位

经许可转载，引自 Cleveland Clinic Center for Medical Art & Photography © 2019，版权所有

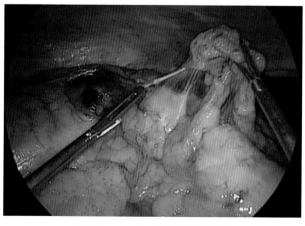

▲ 图 22-13　大网膜置于横结肠上方

- 然后交由助手用肠钳通过右侧穿刺器夹持回盲部系膜保持相同位置及张力。
- 用电凝剪切开回结肠血管下缘的腹膜，良性疾病可以直接紧邻肠管往后内侧切开，恶性肿瘤则应靠近肠系膜上动脉切开（图 22-15）。
- 进一步向回结肠动脉根部解剖分离。
- 然后主刀左手将肠钳插入这个解剖平面，解剖右结肠系膜与后腹膜之间的间隙或称 Toldt 间隙。这个平面通常在靠近回结肠血管根部更容易找到（图 22-16 至 22-18）。
- 在这个平面向头侧扩展至十二指肠和胰头水平。如果这个平面很难找（如非常肥胖患者），往十二指肠前方游离是个很好的选择（图 22-19）。
- 紧邻回结肠血管蒂上方分离 T 腹膜形成一个窗口。
- 双极电凝骨骼化清扫回结肠血管（图 22-20）。
- 双极电凝分两次凝闭血管，先凝近端，向远端移动 5mm 再次凝闭，距肠系膜上动脉约 1cm 离断血管（图 22-21）。这个动作很重要，如血管张力过大或凝固时间过短容易出血。
- 主刀左手夹持提起回结肠血管残端，以防罕见情况下在凝闭后仍发生出血。

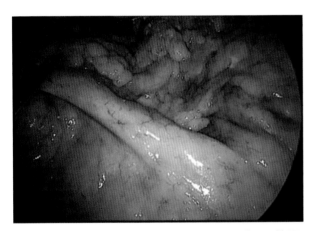

▲ 图 22-14　保持回盲部系膜张力以显露回结肠血管图

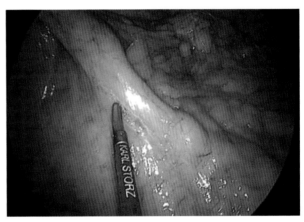

▲ 22-15　电凝剪向后内侧切开腹膜，显露回结肠血管

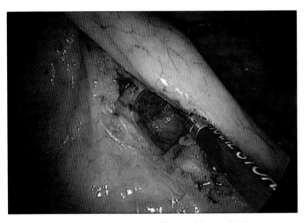

▲ 图 22-16　拓展回结肠血管后方间隙

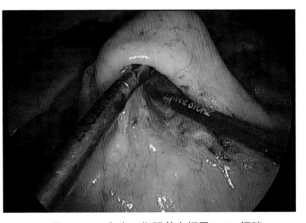

▲ 图 22-17　向十二指肠前方拓展 Toldt 间隙

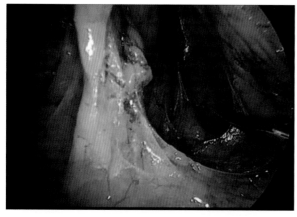

▲ 图 22-18　分离右结肠系膜与后腹膜间平面

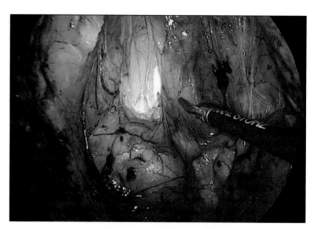

▲ 图 22-19　分离 Toldt 间隙

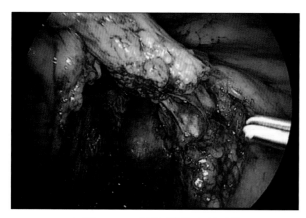

▲ 图 22-20　裸化回结肠血管近端

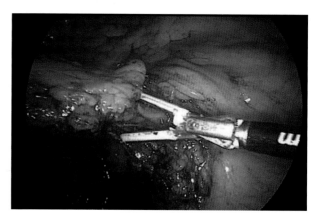

▲ 图 22-21　凝断回结肠动脉

九、游离升结肠及结肠肝曲

- 助手沿回结肠血管蒂向中间不断调整牵拉位置，可以使主刀有更清楚的视野将结肠系膜与后腹膜分离。

- 由中间往外侧游离盲肠及结肠肝曲，完全分离结肠后方的粘连。

- 尽可能充分游离后方对接下来从上方分离有很大帮助。充分分离结肠系膜与十二指肠和胰头的粘连后（图 22-22），通常可游离到仅剩下一层薄薄的腹膜即可看见肝脏，甚至对于瘦的患者可直接切开与肝下贯通。

- 结肠中动脉右支是横结肠系膜右侧张力最大的血管，通常位于十二指肠及胰头的前上方（图 22-23）。

- 结肠中动脉右支走行于近端横结肠。如走行至升结肠则可能存在右结肠动脉。右半结肠癌手术时需离断结肠中动脉右支及右结肠动脉（如果存在），方法与使用双极电凝离断回结肠动脉相同（图 22-24）。

- 保证边缘血管弓的完整性，可在体外检查其搏动。肥胖患者腹壁过厚行腹腔内吻合时除外。

- 如果肿瘤位于结肠肝曲远端、横结肠较短或肿瘤靠近结肠中血管，建议行扩大的右半结肠切除术。于结肠中动脉根部裸化并离断血管。这在横结肠切除术一章中有详细的描述。
- 患者体位改为头高足低。
- 大网膜恢复至横结肠下方正常的解剖位，使之可以与肿瘤一起整块切除。
- 助手沿横结肠在约 1/3 的位置处抓住大网膜上提，主刀向下牵拉横结肠以保持小网膜囊表面大网膜的张力。
- 在横结肠上方分离大网膜进入小网膜囊（图 22-25），横结肠肿瘤除外，其解剖平面是沿着胃网膜弓外缘。
- 进一步从胃大弯整块游离切除大网膜向下至肠系膜根部（图 22-26 和图 22-27），直至清楚地显示近端横结肠系膜上方的平面。
- 继续往横结肠上方平面解剖，可与前面由内而外解剖的右结肠后间隙在胰腺前方处贯通。
- 继续往结肠肝曲外侧解剖，与前面由内而外解剖的十二指肠前间隙贯通（图 22-28）。
- 结肠肝曲与近端横结肠被完全游离（图 22-29）。

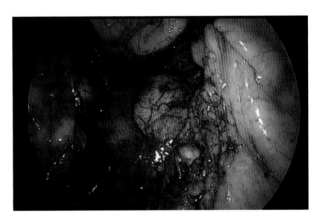

▲ 图 22-22　解剖右结肠系膜与十二指肠胰腺间隙

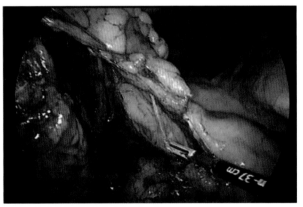

▲ 图 22-23　结肠中动脉右支

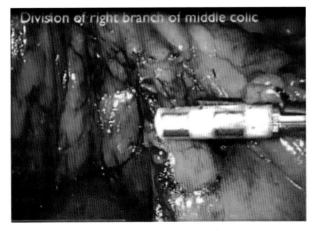

▲ 图 22-24　离断结肠中动脉右支

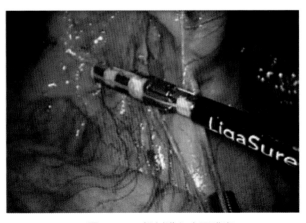

▲ 图 22-25　解剖进入小网膜囊

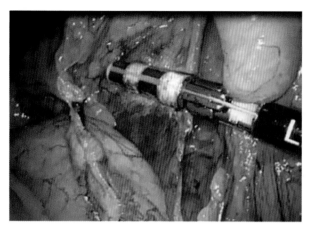

▲ 图 22-26　进入小网膜囊

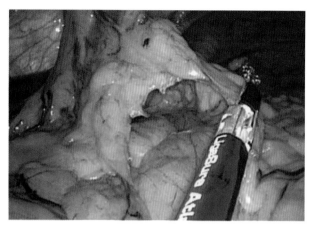

▲ 图 22-27　拓展小网膜囊

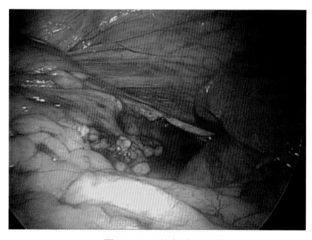

▲ 图 22-28　游离结肠肝曲

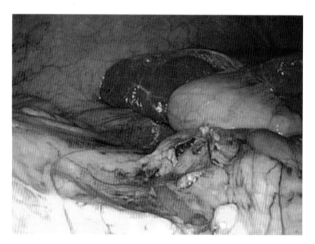

▲ 图 22-29　结肠肝曲完全游离

十、游离盲肠及小肠系膜

- 使用能量装置在最佳位置离断并结扎小肠系膜，可以将 Treitz 韧带近端作为标志。
- 改变患者为头低足高位，右侧抬高。
- 将小肠系膜完全拖出盆腔至左上腹，盲肠由助手向上前内侧牵拉。
- 电剪由外至内分离小肠系膜和后腹膜间平面（图 22-30 和图 22-32），显露十二指肠和胰头。
- 助手将盲肠往头侧内侧牵拉，主刀用电剪将升结肠及右结肠系膜剩余的附着部切开（图 22-33）。
- 主刀进一步牵拉右结肠，继续向上逐步游离至结肠肝曲（图 22-34 和图 22-35）。
- 盲肠和右结肠完全游离。除非分离层面错误，一般不需要常规探查右侧输尿管。
- 右半结肠应游离充分至轻松地跨过中线，显露十二指肠的第一和第二段（图 22-36）。
- 带齿肠钳可以牢牢夹住阑尾根部（图 22-37）。

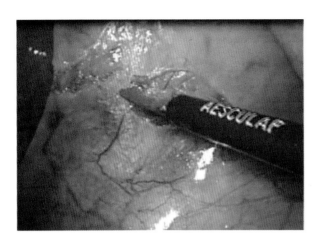

▲ 图 22-30　由外向内解剖小肠系膜

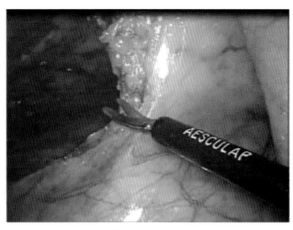

▲ 图 22-31　进一步往内侧切开小肠系膜

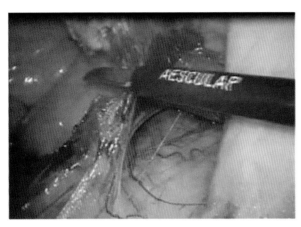

▲ 图 22-32　切开小肠系膜至十二指肠

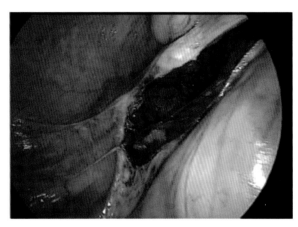

▲ 图 22-33　盲肠外侧腹膜

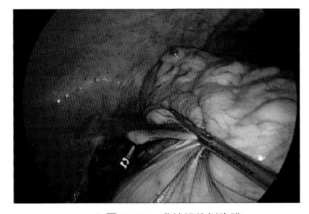

▲ 图 22-34　升结肠外侧腹膜

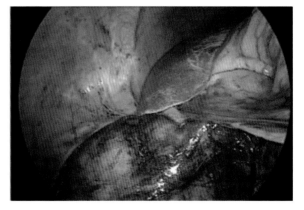

▲ 图 22-35　结肠肝曲外侧腹膜

十一、腹横肌平面阻滞

- 此时，腹腔镜直视下将腰穿针插入髂前上棘水平的腹壁四个象限中。
- 在正确的平面穿刺操作者会有两次突破感，肌肉注射局部麻醉药（0.25% 丁哌卡因配比 1 : 100 000 肾上腺素，各 15ml，共 60ml）后，腹腔镜下可观察到腹横肌与腹内斜肌分离的凹痕。

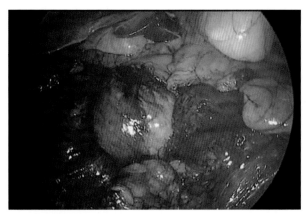

▲ 图 22-36 　右半结肠及结肠肝曲充分游离

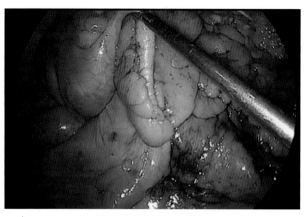

▲ 图 22-37 　肠钳可抓持在阑尾根部

- 如果看到腹膜起泡，则是操作者将针头推得太深，应将针头退回到皮下后重新穿刺。

十二、延长脐部切口将右半结肠拉出体外

- 垂直延伸脐周切口至一定长度以安全地取出标本。
- 置入切口保护器（图 22-38），并垫入 2 块纱布垫以保护周围术野及皮肤免受潜在的粪便污染。
- 腹腔镜肠钳将盲肠递送至腹中线以便使用无创伤阑尾抓钳将盲肠拉出体外。
- 主刀注意不要造成肠管扭转，标本或肠系膜撕裂。
- 如果标本太大无法提出，可以延长切口，或者可用线性切割闭合器将回肠末端横断，用长无创伤阑尾钳抓持推入腹腔。主刀应注意阑尾钳抓的方向，以免小肠系膜扭转。

十三、体外操作吻合（见第 19 章）

- 结扎边缘动脉至结肠切除部位，可尝试切开动脉看有无搏动性血流以检查血供情况。
- 横断结肠部位根据需要可以向远端移动。
- 在进行吻合之前，仔细检查末端回肠和横结肠的方向（图 22-39）。
- 使用直线切割吻合器完成回肠结肠侧 – 侧吻合（图 22-40）。
- 激发吻合器前保持一定时间以将组织内水肿挤出，使用 3-0 可吸收缝线加固吻合口的"裆部"。
- 激发吻合后观察肠管内部黏膜吻合线有无活动性出血，使用 3-0 可吸收线缝合出血点。
- TA 关闭器闭合残端（图 22-41）。
- 吻合口出血用可吸收线 8 字形缝合加固，TA 闭合残端用 3-0 可吸收线间断缝合加固。
- 系膜裂孔不常规关闭。
- 将吻合肠管轻柔放回腹腔。
- 游离的大网膜覆盖吻合口。

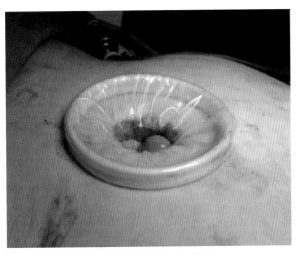

▲ 图 22-38　切口保护器

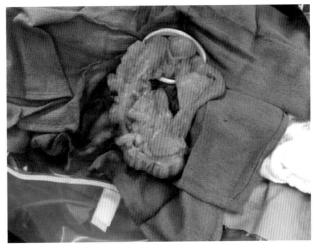

▲ 图 22-39　将回肠结肠提出体外以备切除吻合

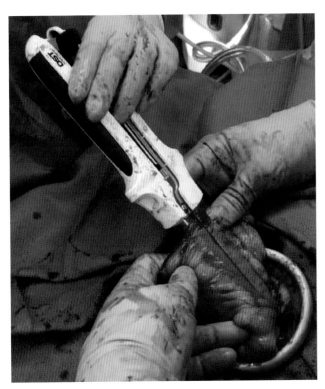

▲ 图 22-40　直性切割吻合器行侧 – 侧吻合

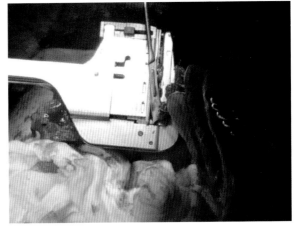

▲ 图 22-41　TA 关闭器闭合残端

- 撤除切口保护器、纱布垫及手术器械，术者更换手套。
- 1 号线连续缝合关腹，皮肤切口用可吸收线行皮内缝合（图 22-43）。

十四、术后管理

- 遵循发布的标准化快速康复围术期护理计划。
- 气管插管拔管前拔除胃管，术后限制静脉输液，术后当天即可进食，术后第 1 天拔除导尿管。

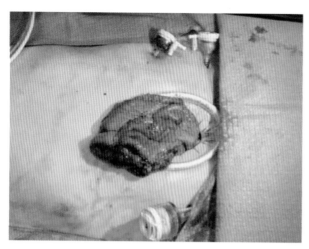

▲ 图 22-42　回结肠吻合

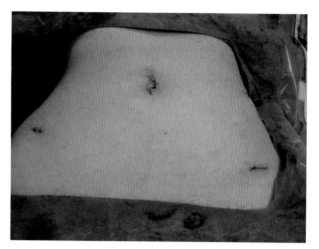

▲ 图 22-43　缝合后的切口

- 尽量减少阿片类药物及患者自控镇痛使用。
- 允许使用非甾体抗炎药或与口服对乙酰氨基酚合用。
- 术后皮下注射肝素、使用间歇性充气加压装置以预防深静脉血栓形成。

推荐阅读

[1] Crawshaw BP, Steele SR, Lee E, et al. Failing to prepare is preparing to fail: a single-blinded randomized controlled trial to determine the impact of a preoperative instructional video on residents' ability to perform laparoscopic right colectomy. *Dis Colon Rectum.* 2016;59(1):28-34.

[2] Reynolds HL, Delaney CP. Laparoscopic right hemicolectomy. In: O'Connell PR, Solomon R, eds. *Rob and Smith Colorectal Surgery.* London, England: Hodder and Stoughton Ltd; 2010.

[3] Senagore AJ, Delaney CP, Brady K, Fazio VW. A standardized approach to laparoscopic right colectomy: outcome in 70 consecutive cases. *J Am Coll Surg.* 2004; 199: 675-679.

第 23 章　横结肠切除术
Approaching the Transverse Colon

N. Arjun Jeganathan　　Jeremy M. Lipman　**著**

李雪冬　**译**　　傅传刚　朱　哲　**校**

一、注意事项

- 横结肠从肝曲到脾曲横贯腹部。

- 横结肠由脏腹膜覆盖，并有相应的肠系膜。

  - 不同部位肠系膜的厚度和大小并不一致，这对于分辨系膜血管非常重要。

  - 横结肠有时可能会有明显的冗余。

- 在分离横结肠系膜时，要留意胃后壁和 Treitz 韧带，以免造成医源性损伤。

- 横结肠可作为某些手术的一部分进行游离（如低位前切除术）或被切除（如全结肠切除术）。

> 建议：重要的是，当仅需游离横结肠时，不要随意去分离横结肠系膜，要牢记解剖结构。

二、麻醉与患者体位

- 全身麻醉，留置胃管和导尿管。

  - 完全麻醉，适当放松。

- 采用改良截石位（膝盖和髋部稍微弯曲），以便外科医生可以站在患者的两腿之间。

  - 如果无须经肛操作，分腿位更便于手术。

- 将患者双臂收拢于身体两侧，充分显露腹部，提升外科医生手术操作的舒适度。

- 必须用带子、衬垫或胶带将患者固定在手术床上。

  - 即使为了充分显露手术部位而使患者处于极端体位时，患者也不应有任何的移动。

- 向右或向左侧倾斜的头高足低位分别有助于脾曲和肝曲的显露。

三、仪器设备

- 穿刺套管（12mm 直径）。
- 10mm 的 30° 腹腔镜。
- 至少 2 个 5mm 的穿刺套管。
- 2 个 5mm 的腹腔镜肠钳（无损伤）。
- 5mm 的带有电凝功能的腹腔镜弯剪。
- 5mm 的血管闭合器。

四、手术技巧

（一）穿刺孔位置

- 需要一个脐周的观察孔以及至少两个操作孔（图 23-1）。
- 穿刺孔位置必须使腹腔镜镜头和操作孔与肝曲、横结肠中段及脾曲的三角部分达到最优化。
- 通常，在右下腹和左下腹各置一个操作孔即可基本满足需求，而将操作孔置于上腹部可能更有利于困难部位的显露操作。

（二）手术入路

- 横结肠切除术通常是作为右半结肠切除术、左半结肠切除术或全结肠切除术的一个部分（图 23-2）。

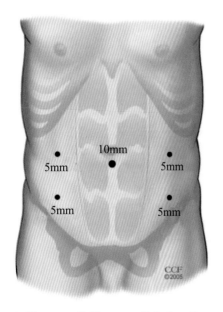

▲ 图 23-1 脐周 **10mm** 观察孔，以及 **5mm** 操作孔的推荐位置

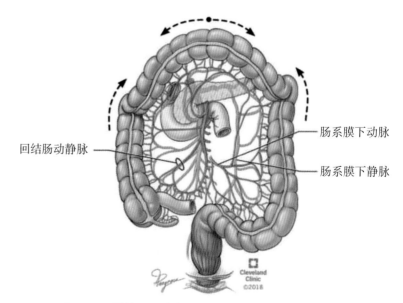

▲ 图 23-2 横结肠切除术的手术入路包括从外侧至中间入路（从右或从左），以及经回结肠动脉、肠系膜下动脉或肠系膜下静脉的结肠系膜前入路和结肠系膜后入路

- 这些相应的手术通常都会引导横结肠切除的操作。
- 如果分离结肠的其他区域比较困难，结肠系膜前入路是可行的。

（三）右侧的由内至外分离入路

- 将活动的右半结肠向下、向内牵拉。
- 显露胃结肠韧带（图 23-3）。
- 向内侧分离胃结肠韧带（图 23-4）。
- 小心操作，避免损伤胆囊。
- 分离至内侧时，十二指肠即会显露出来（图 23-5）。
- 如果十二指肠和胰腺没有从内侧游离，可直接从横结肠系膜后方将十二指肠和胰腺分离（图 23-6）。
- 胰头容易出血，分离应在十二指肠的前方进行，甚至不与之接触。
- 这将显露胰头（图 23-7）。

（四）从右侧分离横结肠系膜

- 抓钳自横结肠系膜切缘的后方抓住横结肠系膜，并向前提起（图 23-8）。
- 显露前方的横结肠系膜和结肠中动脉的分布，并使肠系膜上动脉安全地位于后方（图 23-9）。

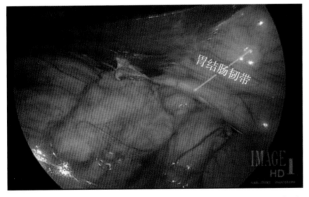

▲ 图 23-3　向下、向内牵拉右半结肠，使肝曲处于张力状态

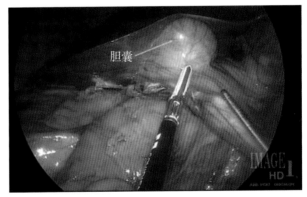

▲ 图 23-4　分离胃结肠韧带，显露胆囊

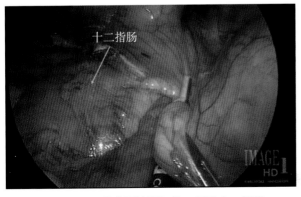

▲ 图 23-5　分离胃结肠韧带，显露十二指肠

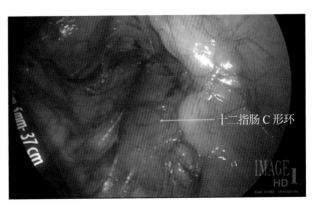

▲ 图 23-6　在结肠系膜后方分离十二指肠

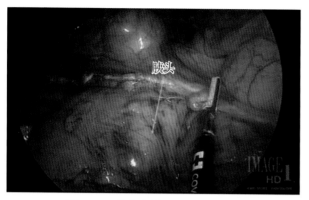

▲ 图 23-7 分离胃结肠韧带，显露胰头

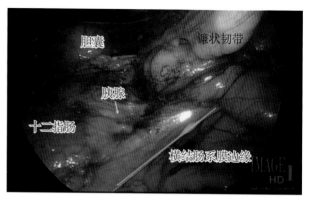

▲ 图 23-8 分离至镰状韧带平面，使肝曲完全游离

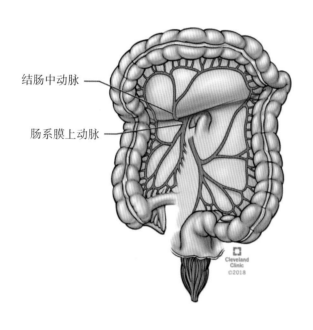

◀ 图 23-9 显露结肠中动脉自肠系膜上动脉起始部的腹膜反折

经许可转载，引自 Cleveland Clinic Center for Medical Art & Photography © 2019，版权所有

- 沿横结肠系膜继续进行分离（图 23-10）。

- 随后可见十二指肠 - 空肠结合部，必须避开它（图 23-11）。

- 如果要保留大网膜，应将其与结肠分离（图 23-12）。

- 或者，也可将大网膜与胃分离，然后同结肠一并切除（图 23-13）。

（五）左侧的由内至外分离入路

- 将左半结肠向内、向下牵拉，显露脾曲部位的外侧附着组织（图 23-14）。

- 分离这些附着组织的过程中，应避开左肾的 Gerota 筋膜，并尽量减小脾脏的张力（图 23-15）。

- 然后，将大网膜自横结肠分离，进入小网膜囊。

  - 将大网膜向前上方牵拉的同时，向下牵拉横结肠，显露出一个窗口，通过该窗口进入小网膜囊（图 23-16）。

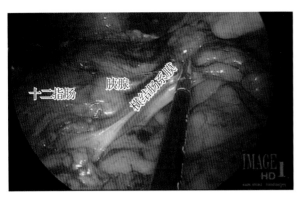

▲ 图 23-10 从右向左分离横结肠系膜

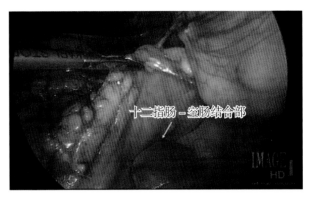

▲ 图 23-11 跨过十二指肠 - 空肠结合部分离横结肠系膜

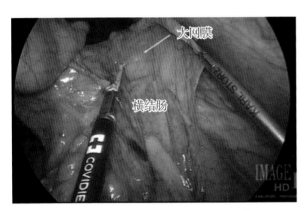

▲ 图 23-12 将大网膜自横结肠分离

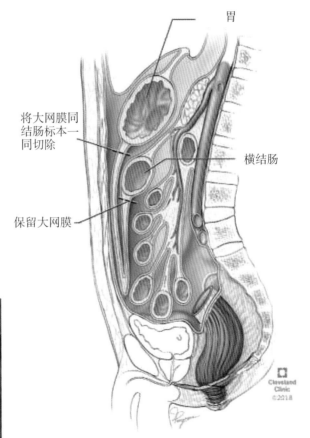

▲ 图 23-13 切开胃网膜血管下方的胃结肠韧带或横结肠上方的大网膜进入小网膜囊

经许可转载，引自 Cleveland Clinic Center for Medical Art & Photography © 2019. 版权所有

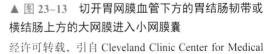

▲ 图 23-14 向内侧牵拉降结肠，将外侧附着组织自脾曲分离

由 Dr. Conor Delaney 提供

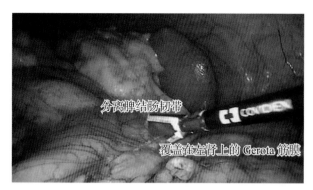

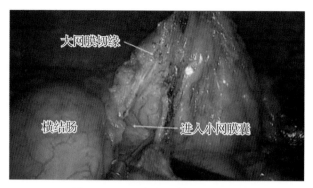

▲ 图 23-15　分离脾结肠韧带

▲ 图 23-16　分离大网膜进入小网膜囊

（六）横结肠系膜入路

- 手术台右倾，头高足低位。

- 将远端横结肠系膜向前方牵拉，显露肠系膜下静脉和十二指肠 – 空肠结合部（图 23-17）。

- 打开肠系膜下静脉和空肠之间的血管平面。

- 向侧上方继续解剖，注意继续沿胰尾部前方进行解剖，直至进入小网膜囊。

- 这种方法可以完全分离脾曲的肠系膜，并且可以分离前文提到的横结肠和降结肠的上、外侧的附着组织。

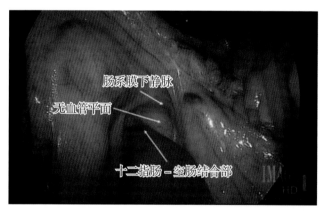

▲ 图 23-17　在十二指肠 – 空肠结合部，自肠系膜下静脉略后方开始仔细解剖，识别肠系膜下静脉无血管平面

（七）横结肠上入路

- 从进入小网膜囊开始。

- 向上、向前提起大网膜，向下牵拉横结肠。

- 将大网膜自横结肠分离，进入小网膜囊（图 23-12）。

- 然后根据预定的手术方式继续向右或向左解剖。

经验与教训

- 充分运用手术台进行体位调整有助于手术显露。确保患者完好固定于手术台上，以最优化体位调整。
- 有计划地在横结肠手术过程中变更术者站位。从患者的左侧移动到两腿之间，再移到患者右侧（对于从右至左的解剖），可以提供更好的手术入路，减少术者的疲劳。
- 根据具体临床情况评估保留大网膜是否合适。通常情况下，让它与横结肠保留在一起是更容易的选择。
- 胆囊可能与大网膜、横结肠或胃结肠韧带致密粘连。分离胆囊时不要着急，避免造成损伤。
- 很少能在横结肠系膜上进行直线的分离。当分离接近脾曲时务必小心，避免损伤胃或结肠。
- 并非很用力地牵拉才可能造成脾包膜撕裂，在翻动左侧结肠时务必保持脾脏在视野内，如果看到脾脏在移动，说明牵拉过度。

五、术后护理

- 遵循已公布的标准化围术期快速康复护理计划。
- 气管插管拔管前首先去除胃管，尽量减少静脉补液，手术当天即可开放饮食，术后第 1 天拔除导尿管。
- 尽量减少阿片类药物的使用，避免采用患者自控镇痛。
- 可以使用非甾体抗炎药，也可以与对乙酰氨基酚类口服药合用。
- 术后继续使用肝素皮下注射和间歇充气加压装置，预防深静脉血栓形成。

推荐阅读

[1] Rivadeneira D, Steele SR. Transverse colectomy: laparoscopic approach. In: Bardakcioglu O, ed. *Advanced Techniques in Minimally Invasive and Robotic Surgery*. New York, NY: Springer; 2015:99–105.
[2] Sonoda T. Laparoscopic sigmoidectomy/left colectomy. In: Ross HM, Lee SW, Mutch MG, Rivadeneira DE, Steele SR, eds. *Minimally Invasive Approaches to Colon and Rectal Disease Technique and Best Practices*. New York, NY: Springer; 2015:71–80.

第 24 章　困难的结肠脾曲
The Difficult Splenic Flexure

Sherief Shawki　**著**

周主青 **译**　　傅传刚　朱　哲 **校**

一、注意事项

- 充分游离脾曲，包括网膜、脾、外侧腹膜周围以及腹膜后胰腺 – 结肠间的所有结缔组织连接和韧带，均必须充分解剖和离断。
- 脾曲游离可能是手术中最困难的部分。
- 先行游离脾曲的优点：如果后来手术进程需要中转开腹，则可避免做很长的腹部切口。
- 脾曲的游离通常需要从几个方向分别进行，才能更好地充分游离。
- 解剖过程中，从头低足高位到头高足低位的体位变换，将有助于显露和操作。
- 腹腔镜微创手术比开腹手术视野更好。
- 对脾脏周围组织不要过度牵拉，以免导致脾脏包膜撕裂和出血。

二、患者体位

- 改良截石术。
- 收拢、固定双上肢。
- 在功能位，软带固定关节，骨性部分加软垫。
- 身体要牢固地固定在手术台上，以免滑动。
- 为显露横结肠系膜、Treitz 韧带和肠系膜下静脉（IMV），手术床通常可向右倾斜（左侧向上），并头高足低位（图 24-1）。

三、仪器设备

- 穿刺器（直径 12mm）。
- 10mm 的直径 30° 腹腔镜。

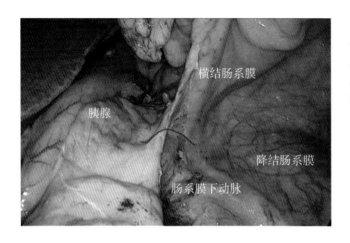

◀ 图 24-1　图中胃结肠韧带已切除，横结肠及其系膜已离断、结扎，以便进入小网膜囊，显示进入小网膜囊和离断胰体尾部横结肠系膜的解剖平面

- 至少 2 个 5mm 穿刺器。
- 2 个 5mm 腹腔镜无创肠道抓钳。
- 可接电凝的 5mm 腹腔镜弯剪。
- 5mm 血管夹。

四、手术技术

穿刺器放置：与左侧操作一致（见第 21 章和第 23 章）。

- 观察孔在脐部。
- 操作孔：右上腹部和右下腹部。
- 辅助孔：左下腹部。
- 大网膜置于上腹部，显露横结肠。小肠置于右腹部；助手拉开小肠以免误伤，显露、确认肠系膜下静脉。
- 提起肠系膜下静脉，中间入路切开肠系膜下静脉的表面腹膜。分离胚胎发育过程中形成的中肠和后肠融合组织平面，CO_2 气体的进入，有助于进一步分离（图 24-2A）。
- 在肠系膜下静脉下面，进入降结肠系膜和肾前筋膜之间的组织平面（图 24-2B）。
- 沿肠系膜下静脉的内侧拓展腹膜切口，以获得更好的显露，便于操作。
  - 由内到外最大化地解剖、分离平面，避免"打隧道"（图 24-3）。
- 然后，由内到外进一步分离平面。解剖分离的边界如下。
  - 横向：理想的情况下，尽可能要到达降结肠近端后方的侧腹壁（图 24-4）。
  - 尾侧：最大限度地向远处分离（图 24-5）。
  - 头侧：分离到胰腺下缘（图 24-6）。

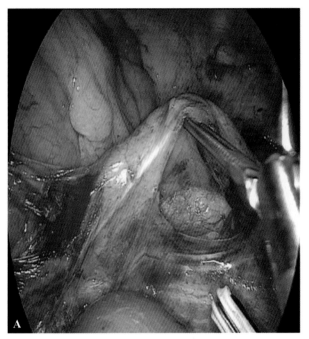
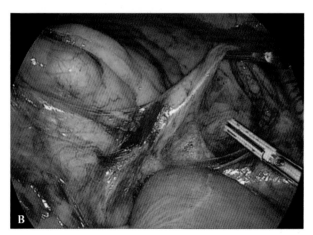

▲ 图 24-2　切开肠系膜下静脉覆盖的腹膜，从内侧进入肠系膜下静脉和肾前筋膜之间的平面

A. 在肠系膜下静脉内侧切开腹膜；B. 进入肠系膜下静脉和肾前筋膜之间的平面

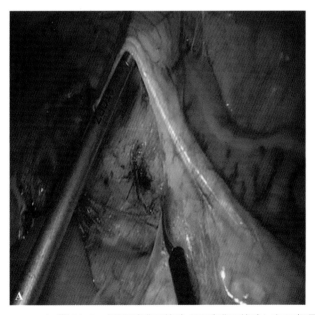
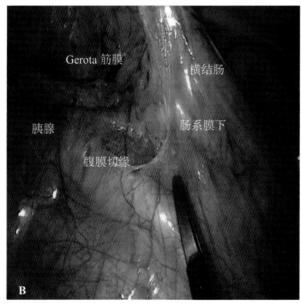

▲ 图 24-3　沿肠系膜下静脉（肠系膜下静脉）向下拓展腹膜切缘（A），由此可直达肠系膜下动脉的根部（B）

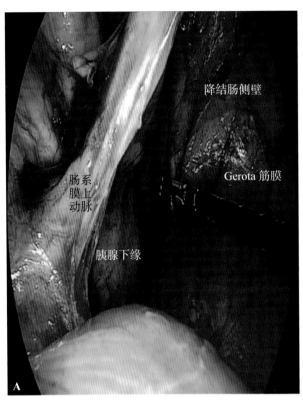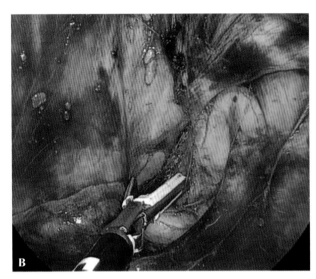

降结肠侧壁

Gerota 筋膜

肠系
膜上
动脉

胰腺下缘

▲ 图 24-4 横向分离范围

A. 降结肠近端后方侧腹壁；B. 分离可到达脾脏，要注意避免误伤

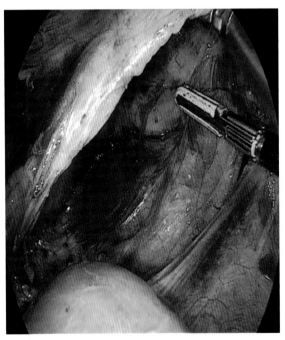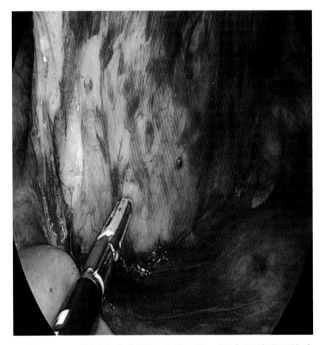

▲ 图 24-5 完整的 Toldt 筋膜尾侧分离范围

▲ 图 24-6 头侧分离范围至胰腺下缘，图中肠系膜下静脉由于牵拉而垂直

建议

● 必须注意以下几点。

– 避免损伤肾前筋膜。有时，左侧生殖静脉发育粗大，可能引起混淆，导致解剖分离过程中偏离正确的平面（图 24-7）。

– 分离降结肠近端后方时，要避免热损伤。因为此处还要用于肠道重建以恢复肠道连续性。

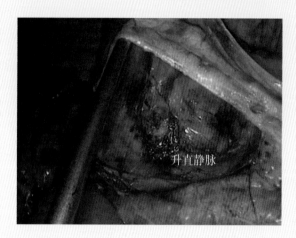

◀ 图 24-7　牵开肠系膜下静脉和降结肠系膜，显露充盈的左侧生殖静脉，位于完整的肾前筋膜内

● 在分离中，只要感觉到不安全，就应更换另一种入路来解剖脾曲。例如可换成横向入路或上方入路。

● 紧贴胰腺下缘解剖分离肠系膜下静脉，必须小心避免损伤胰腺和（或）十二指肠（图 24-8）。

● 这时的目的是进入横结肠系膜根部和胰腺前缘之间的胚胎学发育平面，以便进入小网膜囊。

● 助手提起分离的降结肠系膜，并保持适当的张力。避免过度牵拉和撕裂。主刀医生抓住横结肠系膜，并向头侧牵拉（图 24-9）。

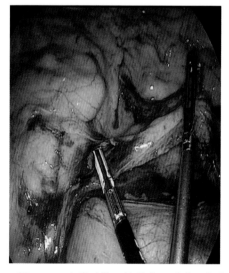

▲ 图 24-8　在胰腺的下缘分离肠系膜下静脉

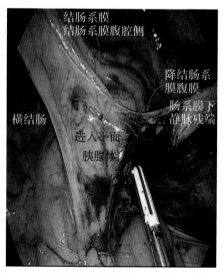

▲ 图 24-9　横断肠系膜下静脉，分离正确的预定平面，进入小网膜囊。需要离断横结肠系膜的前、后叶腹膜

- 钝性分离和电刀锐性分离相结合，离断横结肠系膜后叶与胰周组织间的连接（图 24-10A）。
- 继续向头侧分离，到达横结肠系膜前叶并切断，然后进入小网膜囊（图 24-10B 和 C）。
- 随后，钝性和电刀锐性分离相结合，从胰腺表面离断横结肠系膜根部（图 24-11A 和 B）。

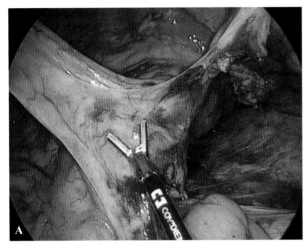

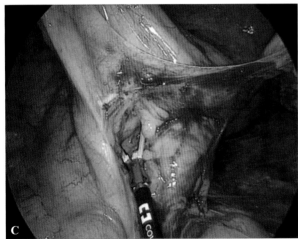

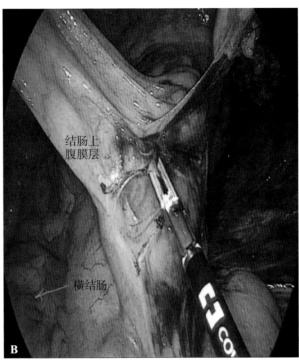

结肠上
腹膜层

横结肠

▲ 图 24-10　A. 基于先前的解剖，离断肠系膜下静脉后，胰腺下半部显露，进入横结肠系膜根部和胰周组织间的平面；B. 解剖胰周平面，显露横结肠系膜前叶，可以看到其后方的胃壁，图中左侧为横结肠；C 离断横结肠系膜前叶，进入小网膜囊，胃后壁清晰可见

经验与教训

- 保持正确地解剖平面，对于避免损伤胰腺和结肠系膜边缘弓动脉很重要，尤其当结肠系膜较短时。在这种情况下，我们会重新评估和检查结肠系膜，确保边缘弓血管无损。
- 此外，特别是肥胖患者，从肠系膜下静脉下方入路，分离很容易误入胰腺后方，而伤及脾静脉。
  - 在肠系膜深部分离时，注意避免将肠系膜与胰腺下缘一起提起。
- 继续向外侧分离，直到横结肠系膜根部被完整地从胰体尾部剥离（图 24-11C 和 D）。
  - 一定要牢记，解剖目标是解剖离断横结肠系膜，而不是解剖游离胰腺。否则，很容易导致外科医生在无意中误分离至脾门。
- 随后，沿 Toldt 白线分离降结肠近端的外侧腹膜和结缔组织连接。顺其自然地与肠系膜下静脉下方的最初解剖分离平面会合（图 24-12）。

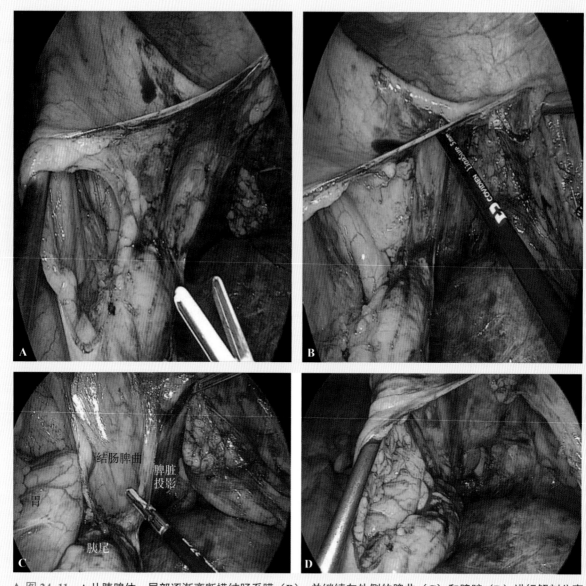

▲ 图 24-11　A 从胰腺体、尾部逐渐离断横结肠系膜（B），并继续向外侧的脾曲（C）和脾脏（D）进行解剖分离

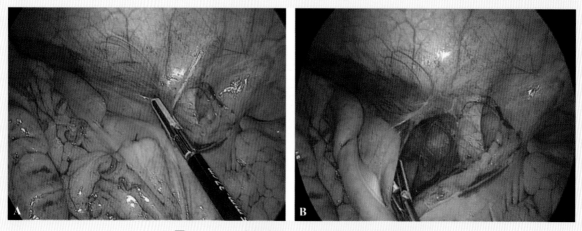

▲ 图 24-12　分离侧腹膜（A）会合前的解剖平面（B）

- 此时，从近端向脾曲方向，用能量器械完全分离大网膜和横结肠（图24-13）。
- 最后留下来的就是最具挑战性的脾曲部分，通常附着在脾包膜和（或）后面的胰尾上（图24-14）。
- 最后的连接应安全分离，并且确认没有损伤结肠肠管、脾脏和（或）胰腺（图24-15）。

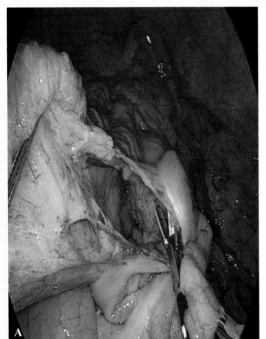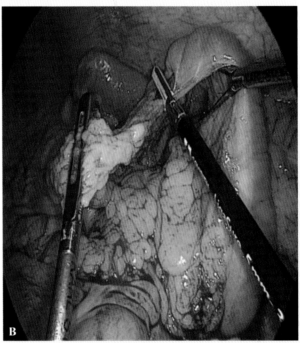

▲ 图 24-13　沿横结肠向内侧（**A**）和向外侧（**B**）分离大网膜和横结肠间的连接

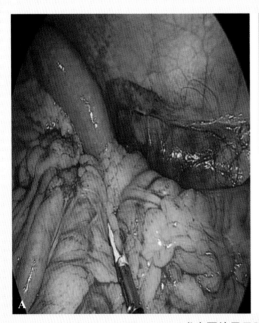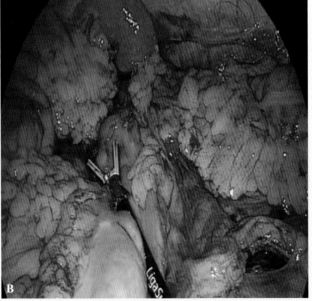

▲ 图 24-14　术中图片显示脾曲附着于脾脏，分离前（**A**）和分离后（**B**）

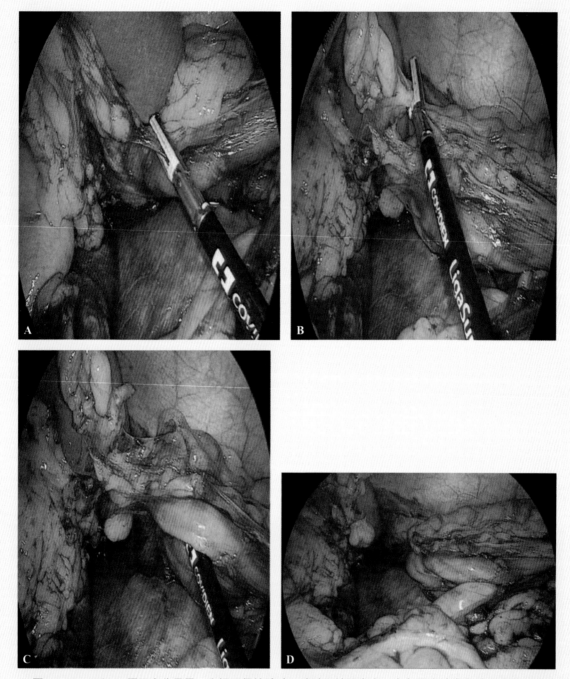

▲ 图 24-15 **A 和 D.** 图示充分显露，直视下保持胰腺、脾脏和结肠安全，有条不紊地离断结肠脾曲和脾脏间最后的、最具有挑战性的连接

推荐阅读

[1] Chand M, Miskovic D, Parvaiz AC. Is splenic flexure mobilization necessary in laparoscopic anterior resection? *Dis Colon Rectum.* 2012;55(11):1195–1197.

[2] Ludwig KA, Kosinski L. Is splenic flexure mobilization necessary in laparoscopic anterior resection? Another view. *Dis Colon Rectum.* 2012;55(11):1198–1200.

第 25 章　减瘤术和腹腔热灌注化疗

Cytoreductive Surgery and Hyperthermic Intraperitoneal Chemotherapy

Anthony Costales　Robert Debernardo　著

陈　琳　译　　傅传刚　校

一、注意事项

- 腹腔热灌注化疗（HIPEC）在诸多恶性肿瘤中的应用已被认可，尽管每个癌种从根本上不尽相同，但都有一个主要的共性—只有在理想的减瘤术（CRS）后，最好是无肉眼可见的残留病灶情况下，腹腔热灌注化疗的获益才得以体现。
  - 低分化阑尾肿瘤。
  - 假性黏液瘤。
  - 间皮瘤。
  - 卵巢癌。
    - ➢原发，新辅助化疗后。
    - ➢复发。
  - 某些复发性胃肠肿瘤。
- 成功的减瘤术往往包括行腹腔热灌注化疗前的联合脏器切除（图 25-1）。
  - 盆腔脏器切除术。
  - 多肠段切除术。
  - 腹膜切除术。
  - 脾切除术 ± 胰体尾切除术。
  - 肝部分切除术。
  - 膈肌剥离或切除术。
- 术前准备和肿瘤分布评估必不可少，以此来确定疾病可能的侵犯范围，以及需要何种外科手术方式才能达到 R0（彻底）切除。
- 术前计算腹膜种植转移 / 癌指数（PCI）对于确定适合的手术人群，具有预测能力（图 25-2）。

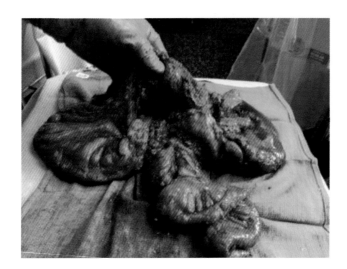

◀ 图 25-1 腹膜种植转移联合脏器切除

Peritoneal Cancer Index

部位	病灶大小	病灶大小评分

部位
0 中央区
1 右上腹
2 上腹部
3 左上腹
4 左侧腹
5 左下腹
6 盆腔区
7 右下腹
8 右侧腹

9 空肠上段
10 空肠下段
11 回肠上段
12 回肠下段

PCI

病灶大小评分
LS 0 肿瘤未见
LS 1 肿瘤大小不超过 0.5cm
LS 2 肿瘤大小不超过 5.0cm
LS 3 肿瘤大小超过 5.0cm 或融合

▲ 图 25-2 腹膜种植转移 / 癌指数

> 建议：对于 PCI ≥ 20 的患者，不应出于根治目的行 CRS，因为 CRS 联合 HIPEC 的疗效与单纯系统治疗无差别。

- 细致的术前评估通常会帮助确定需要哪些外科专家参加多学科团队，如肿瘤外科、妇科肿瘤、泌尿外科、整形外科、肝胆外科或血管外科。

二、术中评估

- 根治性手术前，需要明确肿瘤能否被完整切除。
  - 仔细探查：对盆腹腔进行完整、彻底地检查（图 25-3）。

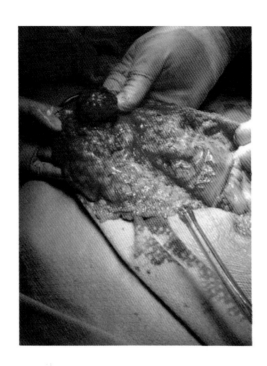

◀ 图 25-3　腹腔肿块

- 我们倾向于开腹手术探查病变范围。

- 尤其针对不可切除的病灶，手助腹腔镜是首选。

  ➢ 先完全松解粘连及游离结肠。

  ➢ 辨识标记主要血管及输尿管，以利于根治性切除。

  ➢ 放置输尿管支架是常规替代方案。

● 尽早全面了解肿瘤负荷，有益于协调外科团队的工作。

- 使用减瘤彻底性评分有助于判定预后以及接受腹腔热灌注化疗的时机（需要达到 CC 0/1，表 25-1）。

表 25-1　CC 评分：减瘤彻底性评分

CC 0 无肿瘤残留（=R_0 切除）（完全切除）
CC 1 残留肿瘤组织大小 < 0.25cm（完全性减瘤）
CC 2 残留肿瘤组织大小 0.25～2.5cm（不完全性减瘤，残留肿瘤比例中等）
CC 3 残留肿瘤组织大小 > 2.5cm（不完全性减瘤，残留肿瘤比例高）

- 通常按照逐个象限进行清扫，直到病灶完全清除。仔细探查后腹膜，辨识泌尿系统和血管结构（图 25-4 至图 25-7）。

● 满意完成减瘤术后，在肠吻合前，先放置好腹腔热灌注化疗导管，关腹进行化疗灌注。

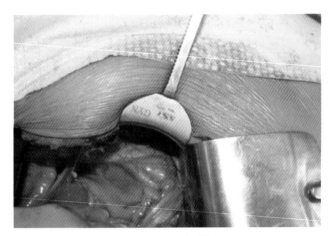

▲ 图 25-4 后腹膜视图

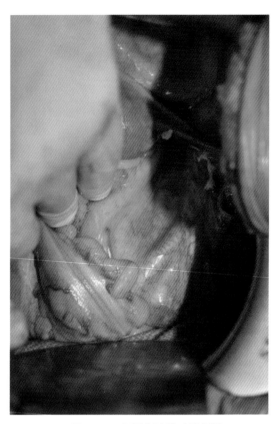

▲ 图 25-5 右侧盆腔髂动脉视图

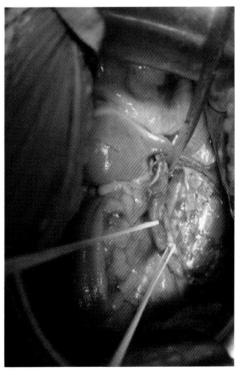

▲ 图 25-6 游离生殖血管及输尿管

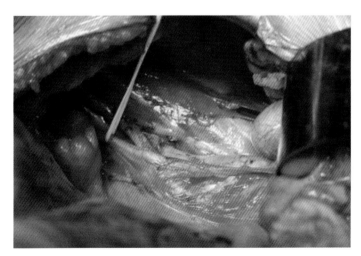

▲ 图 25-7 输尿管及后腹膜术野近观

三、流程要求

- 在手术室（OR）做灌注化疗，似乎是一个简单的过程。但许多人未能意识到的是，若要成功施行还是有许多问题需要提前处理。
  - 建议组建一支致力于安全有效地管理腹腔热灌注化疗的医疗专业团队（图 25-8）。
    - ➤ 积极的外科医生。
    - ➤ 专职麻醉师和麻醉护士。
    - ➤ 手术室护士、灌注师（负责运行腹腔热灌注化疗泵）。
    - ➤ 药剂师和肿瘤内科医生。
    - ➤ 医院行政管理人员。
  - 如果外科医生没有或缺乏施行腹腔热灌注化疗的经验，参加一门课程或前往中心观摩是有帮助的。

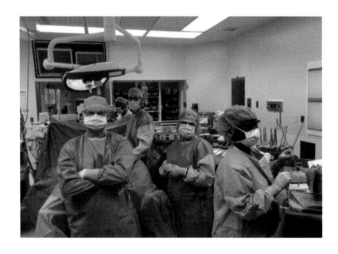

◀ 图 25-8　减瘤术和腹腔热灌注化疗操作团队

（一）成功施行腹腔热灌注化疗程序

- 除非外科医生有化疗权限，否则必须与肿瘤内科及药剂科合作。
- 编写治疗方案并进行审查。
- 在手术室建立细胞毒性药物递送和管理机制。
- 医院行政部门建立书面标准操作流程加强管理。
  - 以确保患者安全。
  - 以确保手术人员安全。
- 开展新的腹腔热灌注化疗项目前，应该提前完成资质认证。

（二）减少并发症、失败率和提升安全性的常识指南

- 治疗病例应预先规划，并提前至少一周通知腹腔热灌注化疗小组。

- 安排充分的时间来调整看护日程表，检查设备完好性并准备化疗。
- 只有在患者被充分探查并确定能够实施满意的减瘤术后，再通知药剂师配制化疗药。
- 考虑到病情的复杂性和治疗时长：
  - 安排当天的第一台，或尽早安排。
  - 每位医生每天治疗只安排一位患者。

（三）腹腔热灌注化疗输注技术

- 介绍两种技术。
  - 开放式"竞技场"技术：化疗输注期间保持开腹状态。
  - 外科医生通常用手来循环散布药物。
- 封闭式技术（注意：强烈推荐这项技术）。
  - 置管并关腹（图 25-9）。
  - 一旦"化疗回路"建成。
    ➤ 化疗溶媒可加热至适当温度（标准值 42℃）。
    ➤ 循环设备应确保回路功能正常且无渗漏。
    ➤ 一旦回路开始运行即可加入化疗药。
    ➤ 通过调整流入和流出量来维持恒定的温度 / 流量 / 压力。
  - 此方法可使手术室人员最低限度地暴露于细胞毒性化疗药物。
    ➤ 聘请一名灌注技师，其唯一职责就是监控输注泵，并适时调整温度、流量和压力。
- 受过良好训练的人员在出现问题时能熟练地排除故障。

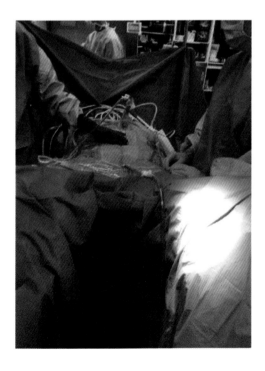

◀ 图 25-9　腹腔热灌注化疗封闭式技术

- 推荐购买 HIPEC 专用泵，用于施行热灌注化疗，而不是使用现有的体外循环设备。
- 温度必须持续监测，以避免"热损伤"。
  - 灌注液聚集可能导致肠管或其他脏器过热。
  - 如不被及时发现，可能导致局部缺血、肠坏死及其他热力损伤。

四、手术注意事项

- 施行腹腔热灌注化疗的外科医生应当精通 R0 切除所需的技术，下面的重点是分享我们的一些经验。
- 细致的外科手法，尽量减少失血，关注术中麻醉风险，有助于降低发病率。
  - 正确的手术技巧。
  - 单极电灼术。
  - 血管吻合器。
  - 外科缝合器。
  - 牵引器，以辅助清楚呈现手术视野。

（一）肠切除术技巧

- 首选吻合器进行吻合和闭合，速度快，易于使用，残端闭合不渗漏。
- 允许外科医生谨慎地施行减瘤手术。

> **建议：**建议将肠管吻合推迟到腹腔热灌注化疗后。

  - 将肠吻合口暴露于化疗药。
  - 边缘血供可能影响吻合口的完整性，增加渗漏率。
  - 由外科医生酌情判定是否行预防性造口。

（二）膈肌病变

- 用氩气或等离子体能量消融治疗小瘤体。
- 针对较大的瘤体，可将腹膜从膈肌上剥离。
- 全层病损需行膈肌切除。
  - 建议外科医生用手指探查病损，确定残余肿瘤范围，以便完整切除。
  - 在腹腔热灌注化疗过程中，可使膈肌缺损呈开放状态，以便灌注该侧胸腔。
    - ▷ 在此种情况下，与麻醉师的沟通至关重要，灌注侧胸腔有发生急性肺损伤的风险，因此可能需要低潮气量的肺通气。

➢ 术后建议留置胸腔引流管，以预防可能发生的胸腔积液/气胸。

（三）腹壁和盆腔脏器

- 腹腔热灌注化疗前修复盆腔脏器病损。
    - 子宫切除术后闭合阴道残端（图25-10）。
        ➢ 相比于将阴道残端暴露于化疗药，保证吻合口完整、无渗漏更重要。
    - 最好在腹腔热灌注化疗前闭合膀胱缺损，以便精确测量尿量。
    - 然而，重要的是应当认识到，需在腹腔热灌注化疗完成后，重新检查所有缝合材料。因为我们注意到，一些可吸收缝合材料暴露于化疗药后会发生降解，失去大部分完整性。
        ➢ 这就是为什么肠管浆膜层损伤通常会预先标记，等腹腔热灌注化疗完成后再进行修复。
- 腹壁缺损，如疝或吻合口裂开，应在灌注完成后关闭/重建，以使腹腔热灌注化疗药在这些区域内循环而无渗漏。
    - 暂时缝合皮肤。
    - 腹腔热灌注化疗完成后修复/重建。

（四）腹腔热灌注化疗置管（封闭式技术）

- 正确置管并遵守操作指南可尽量减少失误和渗漏。
    - 使用腹腔热灌注化疗专用泵（图25-11）。

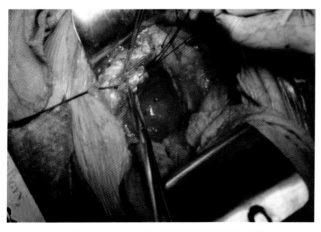

▲ 图 25-10 子宫切除术后闭合阴道残端

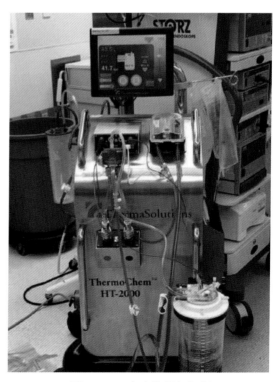

▲ 图 25-11 腹腔热灌注化疗泵

➢ 仅使用化疗泵专用管道。

➢ 使用多孔套索导管作为流出通道。

　◆ 从前腹壁切开或分离肝镰状韧带以放置导管（图 25-12A）。

　◆ 导管孔眼朝上，放置在肝脏表面（图 25-12B）。

　◆ 流出道应退出至切口下方。

➢ 流入管尽可能放置在骨盆深部，且由 Y 形耦合器连接（图 25-13）。

　◆ 在切口顶端固定。

– 关腹以尽量减少渗漏。

➢ 不关闭筋膜，只对合皮肤和软组织（图 25-14）。

➢ 在体表使用黏性抗菌敷料（如 3M，Ioban）或类似产品，并使其密闭，以防止万一发生少量渗漏时化疗药对皮肤的毒性。

➢ 将两股（环状或非环状）不可吸收聚丙烯缝合线连续缝合并在中线处打结。

　◆ 用缝合线绑在导管后面，穿过导管然后将两端绑在一起。

　◆ 让导管按一定角度穿过腹壁，形成更好的密封效果。

　◆ 一旦确认操作安全，就在中线处将缝合线系在一起。

　◆ 关腹后，在切口处放置第二层黏性抗菌敷料（图 25-15A 至 D）。

　◆ 保留剩余缝线以防渗漏。

　◆ 如果发现渗漏，一般采用 8 字形缝合。

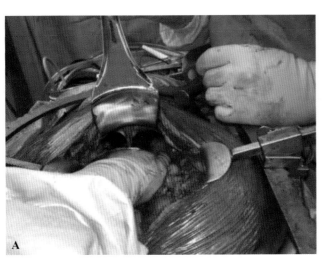
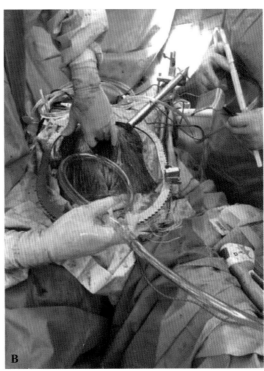

▲ 图 25-12　A 显露肝镰状韧带。B 将导管绕成环路

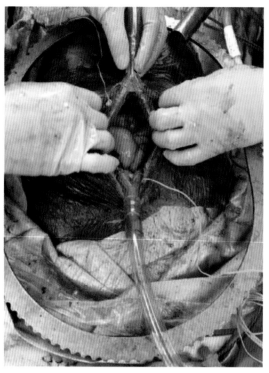

▲ 图 25-13　导管 Y 形耦合器

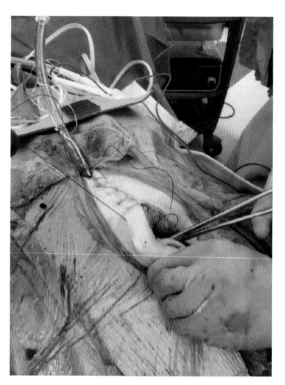

▲ 图 25-14　临时关腹

- 连接流入和流出的温度探头（图 25-16）。
  - 灌注完成后，清空环路。
    - ➤ 使用生理盐水灌注循环，以稀释残留的化疗药。
    - ➤ 导管移除后应妥善丢弃在化疗药废弃处理装置中。
    - ➤ 必须仔细检查有无灌注损伤、肠缺血及任何残余肿瘤。
    - ➤ 由外科医生决定是否行肠吻合和转流性造口。

五、术中管理及麻醉问题

- 接受腹腔热灌注化疗的患者其术中管理，与接受类似的根治性手术并无实质性不同。注意监测体液平衡、血压和温度是确保良好疗效的最重要因素。不言而喻，腹腔热灌注化疗前，患者应处于良好的全身状态，血流动力学稳定。

腹腔热灌注化疗期间管理

- 密切监测患者体温。
  - 用降温毯来保持患者体温正常。
  - 体温高于 38.5℃需使用降温毯。
    - ➤ 调节腹腔热灌注化疗流入管温度。

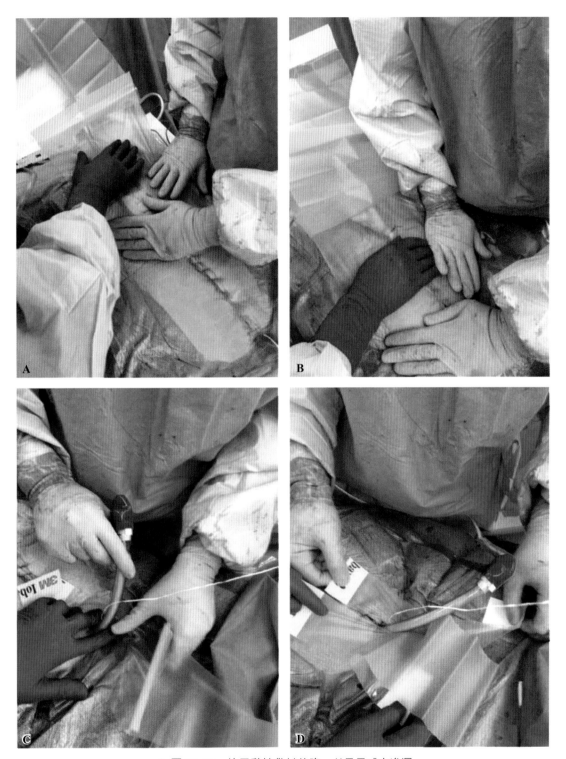

▲ 图 25-15　使用黏性敷料关腹，以尽量减少渗漏

> 在腋窝放置冰袋。

> 如果体温超过 39.5℃，应停止输注。

● 麻醉师职责。

－ 选择动脉导管。

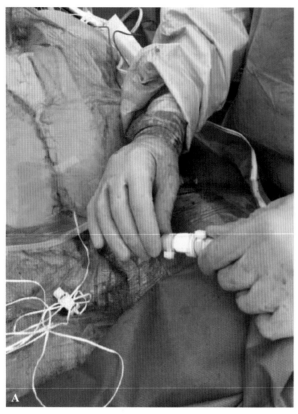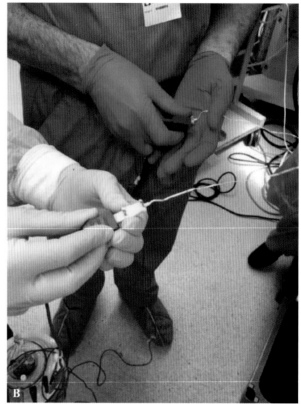

▲ 图 25-16　连接温度探头

> 监测血压、血糖、pH。

> 处理酸中毒。

◆ 病因不明，可能是体温过高或药物自身的反应。

> 胰岛素滴注治疗高血糖。

> 腹腔热灌注化疗完成后，异常值应尽快恢复。

– 化疗前给药管理。

　　在本章最后，附有笔者所在医学中心使用的腹腔热灌注化疗方案链接。不同于其他机构，尽管尚未在腹腔热灌注化疗中明确评估化疗前给药的作用，但我们还是推荐在化疗前常规进行预处理。我们的方案包括止吐药、类固醇激素、静脉输液和利尿药。已知这些药物可减轻化疗相关的恶心。对于顺铂的肾脏毒性，甘露醇的使用尤为重要。这可能可以解释为什么我们的患者在接受腹腔热灌注化疗后很少看到肾毒性，而其他中心报道的概率高达 5%。

六、总结

● 总之，注意仔细选择患者、做好术前准备和术中管理，腹腔热灌注化疗便可以安全有效的实行。最新数据表明，更多针对妇科癌症的腹腔热灌注化疗项目即将上线。在这些项目推广成熟之前，我们的经验将是有限的，学习曲线会是陡峭的。我们希望能分享多年来从施行腹腔热灌注化疗项目中汲取的经验教训,这将会缩短学习曲线。

七、术后护理

腹腔热灌注化疗患者的术后管理与没有接受化疗行根治性手术的患者相似。这些患者通常不会因腹腔热灌注化疗而发生中性粒细胞或血小板减少;然而,肠功能恢复可能会延迟。

- 术后标准参数决定是否进外科重症监护病房观察。
  - 未经纠正的酸中毒或高血糖症需要胰岛素滴注。
  - 血流动力学不稳定。
  - 需要长期插管。
- 每次常规操作后进行术后实验室指标监测。
- 除非必要,建议尽量避免 JP 管引流。
  - 尽量减少护理人员的潜在显露。
- 除非临床判断不支持,否则对腹腔热灌注化疗患者建议术后加强康复。

推荐阅读

[1] Kuncewitch M, Levine EA, Shen P, Votanopoulos KI. The role of cytoreductive surgery and hyperthermic intraperitoneal chemotherapy for appendiceal tumors and colorectal adenocarcinomas. *Clin Colon Rectal Surg*. 2018;31(5):288–294.

[2] Solomon D, DeNicola NL, Feferman Y, et al. More synchronous peritoneal disease but longer survival in younger patients with carcinomatosis from colorectal cancer undergoing cytoreductive surgery and hyperthermic intraperitoneal chemotherapy. *Ann Surg Oncol*. 2019;26(3):845–851.

[3] Sugarbaker PH. Peritoneal metastases, a frontier for progress. *Surg Oncol Clin N Am*. 2018;27(3):413–424.

附:腹腔热灌注化疗方案

腹腔热灌注化疗 – 紫杉醇和顺铂 – 用法	执行
化疗周期 1～3/25/2019,按计划	签名　执行　✕
第 1 天,第 1 周期——按计划 3/25/2019	签名　豁免　执行　✕
治疗参数	签名　豁免　执行　✕
化疗指征	签名　豁免　执行　✕
中性粒细胞绝对值≥ 1500,血小板计数≥ 100 000。红细胞 w/DIFF 也应达标。	
核对:给药 ± 天数	签名　豁免　执行　✕
HEMONC 护理核对	签名　豁免　执行　✕
治疗前后 3 天按计划执行剂量	签名　豁免　执行　✕

HEMONC 给药核对 　　　　　　　　　　　　　　　　　　　　签名 豁免 执行 ☒

　　化疗标准剂量如下：

　　紫杉醇 135～175mg/m²

　　顺铂 80～100mg/m²

核对：给药 / 护理 　　　　　　　　　　　　　　　　　　　　签名 豁免 执行 ☒

HEMONC 护理核对 　　　　　　　　　　　　　　　　　　　　签名 豁免 执行 ☒

　　如果尿量大于 100ml/h，可继续使用顺铂

预处理 / 水化 　　　　　　　　　　　　　　　　　　　　　　签名 豁免 执行 ☒

福沙吡坦 150mg 加入 0.9% 生理盐水 250ml（EMEND） 　　　签名 豁免 执行 ☒

　　150mg，静脉滴注，给药 30min 以上，1 次，释药时一剂起始

　　总体积约为 280ml

　　化疗前 30min 给药

昂丹司琼（PF）8mg 注射剂（ZOFRAN） 　　　　　　　　　签名 豁免 执行 ☒

　　8mg，静脉滴注，1 次，释药时一剂起始

　　化疗前 30min 给药

地塞米松 10mg/ 生理盐水 50ml（PYXIS）10mg 静推 　　　　签名 豁免 执行 ☒

　　10mg，静脉滴注，1 次，释药时一剂起始

　　化疗前 30min 给药

苯海拉明 50mg 注射剂（BENADRYL） 　　　　　　　　　　签名 豁免 执行 ☒

　　50mg，静脉滴注，1 次，释药时一剂起始

　　化疗前 30min 给药

法莫替丁 20mg 注射剂（PEPCID） 　　　　　　　　　　　　签名 豁免 执行 ☒

　　20mg，静脉滴注，1 次，释药时一剂起始

　　化疗前 30min 给药

化疗 　　　　　　　　　　　　　　　　　　　　　　　　　　签名 豁免 执行 ☒

紫杉醇注射剂 　　　　　　　　　　　　　　　　　　　　　　签名 豁免 执行 ☒

　　其他，给药 45min 以上，释药时起始

　　可分成多管注射。经加热至 42～44℃的灌注系统向腹腔内注入

　　总体积 =＿＿＿＿＿ml

预处理 / 水化 　　　　　　　　　　　　　　　　　　　　　　签名 豁免 执行 ☒

氯化钾 20mEq，硫酸镁 2g，甘露醇 25g

第 5 天加入 0.45% 氯化钠 1000ml 　　　　　　　　　　　　　签名 豁免 执行 ☒

　　静脉滴注，1000ml/h，给药 1h 以上，1 次，释药时一剂起始

紫杉醇使用时给药

处理　　　　　　　　　　　　　　　　　　　　　　　　[签名] [豁免] [执行] [×]

呋塞米 40mg 注射剂（LASIX）　　　　　　　　　　　[签名] [豁免] [执行] [×]

　40mg，静脉滴注，1 次，释药时一剂起始

　顺铂使用前 1h 给药

化疗　　　　　　　　　　　　　　　　　　　　　　　　[签名] [豁免] [执行] [×]

顺铂注射剂（PLATINOL AQ）　　　　　　　　　　　　[签名] [豁免] [执行] [×]

　其他，给药 45min 以上，1 次，释药时一剂起始

　可分成多管注射。经加热至 42～44℃的灌注系统向腹腔内注入

　总体积 =＿＿＿＿＿＿ml，有效期：＿＿＿＿＿＿＿（48h）

用药后 / 水化　　　　　　　　　　　　　　　　　　　　[签名] [豁免] [执行] [×]

第 5 天，氯化钾 20mE，硫酸镁 2g 加入 0.45%

氯化钠 500ml　　　　　　　　　　　　　　　　　　　　[签名] [豁免] [执行] [×]

　静脉滴注，250ml/h，给药 2h 以上，1 次，释药时一剂起始

腹腔热灌注化疗（丝裂霉素和顺铂，用法）　　　　　　　　　　　　[执行]

化疗周期 1—3/25/2019，按计划　　　　　　　　　　　[签名] [执行] [×]

　第 1 天，第 1 周期：按计划 3/25/2019　　　　　　　[签名] [豁免] [执行] [×]

　治疗参数　　　　　　　　　　　　　　　　　　　　　[签名] [豁免] [执行] [×]

　核对：给药 ± 天数　　　　　　　　　　　　　　　　[签名] [豁免] [执行] [×]

　剂量　　　　　　　　　　　　　　　　　　　　　　　[签名] [豁免] [执行] [×]

　HEMONC 给药核对　　　　　　　　　　　　　　　　[签名] [豁免] [执行] [×]

　　化疗标准剂量如下

　　丝裂霉素 $10\sim20\text{mg/m}^2$。

　　顺铂 $80\sim100\text{mg/m}^2$。

　核对：给药 / 护理　　　　　　　　　　　　　　　　　[签名] [豁免] [执行] [×]

　HEMONC 护理核对　　　　　　　　　　　　　　　　[签名] [豁免] [执行] [×]

　　如果尿量大于 100ml/h，可继续使用顺铂

　预处理 / 水化　　　　　　　　　　　　　　　　　　　[签名] [豁免] [执行] [×]

　福沙吡坦 150mg 加入 0.9% 生理盐水 250ml（EMEND）　[签名] [豁免] [执行] [×]

　　150mg，静脉滴注，给药 30min 以上，1 次，释药时一剂起始

　　总体积约为 280ml

　　化疗前 30min 给药

　昂丹司琼（PF）8mg 注射剂（ZOFRAN）　　　　　　[签名] [豁免] [执行] [×]

　　8mg，静脉滴注，1 次，释药时一剂起始

化疗前 30min 给药

地塞米松 10mg/ 生理盐水 50ml（PYXIS）10mg 静脉推注　　　签名 豁免 执行 ✕

　　10mg，静脉滴注，1 次，释药时一剂起始

　　化疗前 30min 给药

化疗　　　　　　　　　　　　　　　　　　　　　　　　　签名 豁免 执行 ✕

蒸馏水稀释丝裂霉素（MUTAMYCIN）　　　　　　　　　签名 豁免 执行 ✕

　　其他，给药 45min 以上，1 次，释药时一剂起始

　　可分成多管注射，经加热至 42～44℃的灌注系统向腹腔内注入

注射器 – 有效期：_____（48h）

预处理 / 水化　　　　　　　　　　　　　　　　　　　　签名 豁免 执行 ✕

氯化钾 20mEq，硫酸镁 2g，甘露醇 25g

第 5 天加入 0.45% 氯化钠 1000ml　　　　　　　　　　　签名 豁免 执行 ✕

　　静脉滴注，1000ml/h，给药 1h 以上，1 次，释药时一剂起始

　　丝裂霉素使用时给药

处理　　　　　　　　　　　　　　　　　　　　　　　　　签名 豁免 执行 ✕

呋塞米 40mg 注射剂（LASIX）　　　　　　　　　　　　签名 豁免 执行 ✕

　　40mg，静脉滴注，1 次，释药时一剂起始

　　顺铂使用前 1h 给药

化疗　　　　　　　　　　　　　　　　　　　　　　　　　签名 豁免 执行 ✕

顺铂注射剂（PLATINOL AQ）　　　　　　　　　　　　签名 豁免 执行 ✕

　　其他，给药 45min 以上，1 次，释药时一剂起始

　　可分成多管注射，经加热至 42～44℃的灌注系统向腹腔内注入

　　总体积 =_____ml，有效期：_____（48h）

用药后 / 水化　　　　　　　　　　　　　　　　　　　　　签名 豁免 执行 ✕

第 5 天，氯化钾 20mEq，硫酸镁 2g 加入 0.45%

氯化钠 500ml　　　　　　　　　　　　　　　　　　　　签名 豁免 执行 ✕

　　静脉滴注，250ml/h，给药 2h 以上，1 次，释药时一剂起始

腹腔热灌注化疗（多柔比星和顺铂，用法）　　　　　　　　　　　　执行

化疗周期 1—3/26/2019，按计划　　　　　　　　　　　　签名 执行 ✕

第 1 天，第 1 周期：按计划 3/26/2019　　　　　　　　　签名 执行 ✕

治疗参数　　　　　　　　　　　　　　　　　　　　　　　签名 执行 ✕

化疗指征　　　　　　　　　　　　　　　　　　　　　　　签名 执行 ✕

　　中性粒细胞绝对值≥ 1500，血小板计数≥ 100 000。红细胞 w/DIFF 也应达标

核对：给药 ± 天数　　　　　　　　　　　　　　　　　　签名 执行 ✕

HEMONC 护理核对　　　　　　　　　　　　　　　　签名 执行 ☒

　治疗前后 3 天按计划执行

剂量

HEMONC 给药核对　　　　　　　　　　　　　　　　签名 执行 ☒

　化疗标准剂量如下　　　　　　　　　　　　　　　签名 执行 ☒

　多柔比星 15mg/m^2

　顺铂 80～100mg/m^2。

核对：给药 / 护理　　　　　　　　　　　　　　　　签名 执行 ☒

HEMONC 护理核对　　　　　　　　　　　　　　　　签名 执行 ☒

　如果尿量大于 100ml/h，可继续使用顺铂。

预处理 / 水化　　　　　　　　　　　　　　　　　　签名 执行 ☒

福沙吡坦 150mg 加入 0.9% 生理盐水 250ml（EMEND）　签名 执行 ☒

　150mg，静脉滴注，给药 30min 以上，1 次，释药时一剂起始

　总体积约为 280ml

　化疗前 30min 给药

昂丹司琼（PF）8mg 注射剂（ZOFRAN）　　　　　　签名 执行 ☒

　8mg，静脉滴注，1 次，释药时一剂起始

　化疗前 30min 给药

地塞米松 10mg/ 生理盐水 50ml（PYXIS）10mg 静推　签名 执行 ☒

　10mg，静脉滴注，1 次，释药时一剂起始

　化疗前 30min 给药

化疗　　　　　　　　　　　　　　　　　　　　　　签名 执行 ☒

多柔比星 25.5mg 注射剂（ADRIAMYCIN）　　　　　签名 执行 ☒

　25.5mg（15mg/m^2 × 1.7m^2，按记录体重计算体表面积，并制订治疗计划）

　其他，给药 45min 以上，1 次，释药时一剂起始

　可分成多管注射，经加热至 42～44℃的灌注系统向腹腔内注入

　总体积 =＿＿＿＿＿＿＿ml，有效期：＿＿＿＿＿＿＿＿（48h）

预处理 / 水化　　　　　　　　　　　　　　　　　　签名 执行 ☒

氯化钾 20mEq，硫酸镁 2g，甘露醇 25g

第 5 天加入 0.45% 氯化钠 1000ml　　　　　　　　　签名 执行 ☒

　静脉滴注，1000ml/h，给药 1h 以上，1 次，释药时一剂起始

　多柔比星使用时给药

处理　　　　　　　　　　　　　　　　　　　　　　签名 执行 ☒

呋塞米 40mg 注射剂（LASIX）　　　　　　　　　　签名 执行 ☒

40mg，静脉滴注，1 次，释药时一剂起始

顺铂使用前 1h 给药

化疗　　　　　　　　　　　　　　　　　　　　　　　　签名　执行　✕

顺铂注射剂（PLATINOL AQ）　　　　　　　　　　　　签名　执行　✕

其他，给药 45min 以上，1 次，释药时一剂起始

可分成多管注射，经加热至 42～44℃的灌注系统向腹腔内注入

总体积 =＿＿＿＿＿＿ml，有效期：＿＿＿＿＿＿＿（48h）

用药后 / 水化　　　　　　　　　　　　　　　　　　　　签名　执行　✕

第 5 天，氯化钾 20mEq，硫酸镁 2g 加入 0.45% 氯化钠 500ml　签名　执行　✕

静脉滴注，250ml/h，给药 2h 以上，1 次，释药时一剂起始

第 26 章　硬纤维瘤
Desmoids

James Church　**著**

窦若虚　**译**　　傅传刚　黄贲　**校**

一、遗传学

- 硬纤维瘤病源自 Wnt 信号传导通路异常激活导致的成纤维细胞异常增殖。
- 家族性腺瘤性息肉病（FAP）患者易患硬纤维瘤病，因为 APC 蛋白是 Wnt 通路的组成部分，控制 β-catenin 进入细胞核。
- 一条 *APC* 等位基因的缺失通过"二次打击"增加 APC 蛋白不表达的风险。
- FAP 患者中，导致 APC 蛋白不表达的二次打击往往是手术创伤。

二、定义

- FAP 的硬纤维瘤病包括硬纤维瘤（CT 显示均值占位）和硬纤维瘤样反应。
- 硬纤维瘤样反应是发生在小肠系膜和后腹膜的扁平白色斑片状病变（图 26-1）。
- 病变使周围组织扭曲皱缩，可导致小肠和输尿管梗阻，即使肉眼看不到明显占位。
- 硬纤维瘤样组织也可浸润整个小肠系膜，压迫和影响血供，并侵蚀小肠。

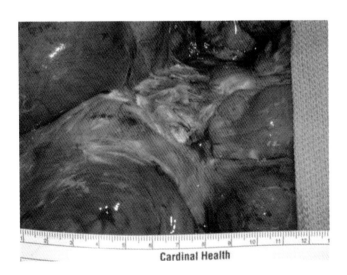

◀ 图 26-1　腹膜后硬纤维瘤样反应，与多节段小肠系膜粘连的扁平片状病变

三、外科计划相关的发病率及风险

- 硬纤维瘤的整体发病率为 15%，而没被发现的硬纤维瘤样反应又有 15%，总发病率 30%。
- FAP 患者的硬纤维瘤病风险各异，评估风险是制订外科方案的重要部分。
- 硬纤维瘤高风险的患者应该尽量避免时间较长的腹部手术；当不得不手术时，应采用最不易引起硬纤维瘤病的手术方式。
- 手术方式推荐微创结肠切除和回肠 – 直肠吻合（见第 21～24 章）。
- 硬纤维瘤病的风险可以用危险因素评分准确计算（表 26–1）。10～12 分的患者有高风险（＞ 80%）患硬纤维瘤病，6～9 分 35%，＜ 6 分 5%。

表 26–1　FAP 患者发生硬纤维瘤的危险因素评分

因素	1 分	2 分	3 分
性别	男		女
硬纤维瘤病家族史	无	1 名亲属	≥ 2 名亲属
Gardner 综合征结肠外表现	0	1	≥ 2
APC 突变位点	5' 端密码子 700bp 及之前	密码子 701～1399bp	3' 端密码子 1399bp 及之后

FAP. 家族性腺瘤性息肉病

- 家族史是所有危险因素中最强的，而 *APC* 基因突变位点是最弱的；不仅反映在发病率，更反映在硬纤维瘤病的严重程度。

四、临床表现

- 硬纤维瘤可能出现在腹腔内、腹壁上或腹部以外的部位（图 26–2）。

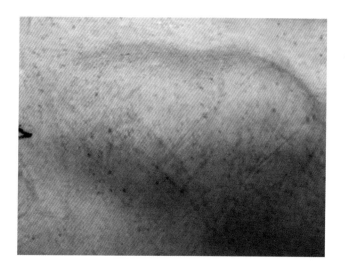

◀ 图 26–2　位于胸段脊髓左侧的腹部以外的硬纤维瘤

- 大多数患者有多处硬纤维瘤，或硬纤维瘤并发硬纤维瘤样反应。症状和体征出现于预防性结肠切除术后 2～5 年。
- 硬纤维瘤样反应与部分硬纤维瘤可能没有症状，在因为其他原因行 CT 检查或剖腹手术时发现。
- 硬纤维瘤通过占位效应引起不适。
- 硬纤维瘤与硬纤维瘤样反应可以引起一系列并发症，包括肠梗阻、输尿管梗阻、肠系膜缺血、肠穿孔、肿瘤坏死、肠皮瘘，或者仅通过快速生长压垮患者。临床后果包括肠系膜上动脉血管瘤，肠穿孔导致脓肿或瘘，以及肠缺血伴狭窄。
- 本中心的一项研究报道了肠梗阻的发生率为 50%（70/154）、输尿管梗阻为 30%（45/154）、肠皮瘘为 14%（21/154）。
- 硬纤维瘤病与治疗相关的重要方面列于下面的分期系统（表 26–2）。

表 26–2　腹部硬纤维瘤病分期系统

I 期：无症状，无增大，< 10cm
II 期：轻度症状，无增大，< 10cm
III 期：中度症状（肠梗阻 / 输尿管梗阻）；缓慢增大（3 个月，< 50%）；10～20cm
IV 期：重度症状（脓肿、瘘管、穿孔）；快速增大（3 个月，> 50%）；> 20cm

五、治疗

- I 期：腹腔内肿瘤可能不需要治疗，或餐时口服舒林酸 150～200mg，每日 2 次。6 个月后复查 CT。
- II 期：每天加用雷洛昔芬 120～240mg。3 个月后复查 CT。
- III 期：需要化疗，方案选择包括甲氨蝶呤 / 长春瑞滨、伊马替尼、索拉菲尼和脂质体多柔比星。
- IV 期：需要化疗，脂质体多柔比星或静脉多柔比星 / 氮烯咪胺。

六、患者体位

- 取改良截石位，采用 Yellowfins 或类似脚蹬，或取平卧分腿位。
  - 应保留会阴入路，以备结直肠吻合或结肠镜。
- 患者双臂应收于体侧并加以护垫，以避免神经损伤。
  - 如此保障腹部所有象限的最佳显露，在可能的长时间手术中照顾外科医生的人体工程学。

七、入路和设备

- 一般不适合采用微创技术，应采用开放入路。
- 必要时采用输尿管置管。在既往盆腔手术和（或）放疗的病例，强烈推荐输尿管置管。

- 备浓缩红细胞，因为这些手术通常耗时而且困难，手术过程中可能有持续的出血。
- 标准化剖腹器械组套，备深部操作的器械。
- 切口保护套。
- 腹壁切口牵开器。
- 充足的光源。

八、操作技术

（一）切除腹壁肿瘤

- 小、稳定、无症状的肿瘤可以观察。有症状或看起来在增大的肿瘤需要切除。

切除技术

- 腹壁硬纤维瘤通常起源于腹直肌或腹直肌鞘。
- 有时，肠壁深面有肠襻粘连。
- 沿肿瘤长轴设计切口，切开至肿瘤表面。
- 牵开皮肤并解剖肿瘤边缘周围的筋膜。切开腹直肌鞘，在肿瘤的一端向深部解剖，达到肿瘤深部的平面。
- 沿肿瘤下方平面拓展，将肿瘤从深部分离。切除肿瘤。
- 预留筋膜切缘 1cm，未发现肿瘤的切缘可适当变窄。
- 同样的原则也适用于胸廓的肿瘤，但更难达到肿瘤深部平面。腹壁的缺损用补片封闭。

> 建议：在我们未发表的 40 例的病例系列中，复发率为 35%；后者不受切缘状态是 R0 还是 R1 的影响。

（二）切除腹腔内肿瘤

- 腹腔内硬纤维瘤病通常累及后腹膜或小肠系膜，因此不得不合并肠切除。
- 但部分有症状性的硬纤维瘤可能位于肠系膜远端，可以在几乎不损伤小肠的情况下切除（图 26-3）。
- 这些患者可通过体格检查（肿瘤相对游离）和 CT 筛选。
- 进入腹腔后，探查整个腹腔以观察病变范围。
- 明确病变范围，尤其是与大血管和后腹膜的关系。

> 建议：尝试切除部分固定的大纤维瘤可导致严重的术中和术后并发症，包括出血、肠穿孔和缺血，通常不推荐。

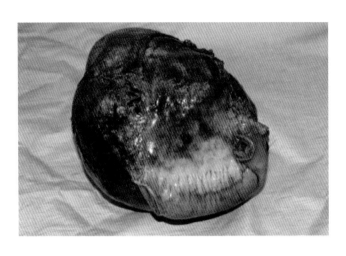

◀ 图 26-3　切除后的腹腔内纤维瘤，附着在一段小肠的系膜上，随访 15 年无复发

- 如果是肠系膜远端的病变，根据血供或直接侵犯情况决定是否需要切除肠管。

- 通过钳夹结扎或能量设备控制肠系膜血管。

- 如需切除肠管，决定近远端切除范围，标本侧用 Kocher 钳夹闭，保留侧用无损伤肠钳夹闭。

- 整块切除。

- 吻合器或手缝吻合肠管。

- 对于腹腔内硬纤维瘤，手术减瘤是最后的手段，也能达到效果。

- 出血是主要风险。

- 在我们未发表的 24 例腹腔内硬纤维瘤的病例系列中，复发率为 54%，不都是切除后的病灶，也可能是纤维瘤病的整体进展。

> **建议**：切除腹腔内硬纤维瘤的关键在于病例筛选。如果肿瘤累及多段小肠，应终止手术，除非患者同意行小肠移植（图 26-4）。
>
>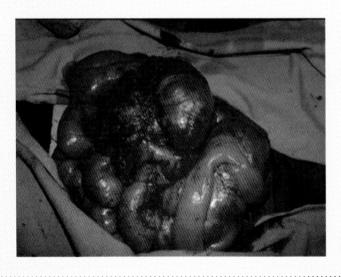
>
> ◀ 图 26-4　硬纤维瘤广泛累及多节段小肠及其系膜，这是无法切除的

（三）小肠梗阻的手术

- 缓解硬纤维瘤相关的小肠梗阻有多种方式，如松解粘连、粘连梗阻段短路、切除导致梗阻的硬纤维瘤、切除梗阻端肠襻及转流造口。

- 最佳选择根据术中所见而定，有时会使用多种方式。

- 在我们关于 FAP 硬纤维瘤病相关肠梗阻的报道中，68% 的患者进行了手术，30% 行粘连松解，20% 行短路，5% 切除导致梗阻的硬纤维瘤，28% 切除梗阻段肠襻，5% 行造口。

建议： 我们在松解粘连后大量采用过防粘连屏障措施，但就我们的经验来看并不怎么有效。

经验与教训：硬纤维瘤病的粘连松解

- 硬纤维瘤的粘连特别致密，白色的斑块紧紧地牵拉小肠系膜，并将肠管拉向后腹膜（图 26-1 ）。

- 从硬纤维瘤上分离小肠意味着从白色的斑块的中间切开，有导致其下肠系膜血管或硬纤维瘤相关血管出血的风险。

- 如果小肠本身与硬纤维瘤紧密相连，分离有导致肠管破口的风险。

- 以上两种情况都很被动；缝合肠管破口需要进一步游离肠管，后者可能无法实现。

- 出血需要缝扎肠系膜血管，这可能导致肠系膜缺血，这时也需要切除。

- 梗阻的手术需要仔细评估最近的 CT，以明确梗阻远端没有其他梗阻点可能导致吻合口漏，以及远端是否有不梗阻的肠管可以接受短路。

- 这些考虑适用于任何 FAP 伴硬纤维瘤病患者的腹腔内手术。

  - 硬纤维瘤相关的肠皮瘘手术。

  - 肠皮瘘通常在硬纤维瘤患者中自行发生，可能由于肿瘤本身或肿瘤坏死产生的脓肿侵蚀小肠。

  - 由于炎症、粘连和硬纤维瘤，手术修补瘘管非常困难。

  - 术前影像应显示瘘管的位置，以及其近远端的消化道解剖。

  - 手术方式是松解瘘管近端和远端的所有粘连，再处理瘘管本身。

  - 然后可以决定，是切除瘘管，或行 Thiery-Vela 短路，或行标准短路，还是近端转流。

  - Thiery-Vela 短路是将长入硬纤维瘤的肠襻两端用吻合器切割闭合，再将近端和远端肠管行端 – 端吻合。有瘘管或粘连的肠襻被留在硬纤维瘤上。

  - 我们报道了 16 例因肠皮瘘行手术的患者，其中 8 例手术成功。

九、术后护理

- 我们遵循我们已发表的、标准化的增强围术期康复护理方案。

- 经口胃管在拔除气管插管前移除，在有近端肠管瘘、广泛粘连松解和肠管扩张的选择性病例中，可以保留鼻胃管。

- 在患者复苏过程中，尽量减少静脉液体。

- 通常在长时间手术和困难腹部手术中，饮食方案推进比较缓慢。偶尔对于非常近端的吻合口，可能让患者禁食并使用全肠外营养。

- 通常在术后第 1 天拔除尿管。

- 尽量减少阿片类药物及患者自控镇痛的使用。

- 可以使用非甾体抗炎药，并配合口服对乙酰氨基酚。

- 术后使用皮下肝素和间断充气加压，预防深静脉血栓形成。

推荐阅读

[1] Church J, Lynch C, Neary P, LaGuardia L, Elayi E. A desmoid tumor–staging system separates patients with intra–abdominal, familial adenomatous polyposis–associated desmoid disease by behavior and prognosis. *Dis Colon Rectum*. 2008;51:897–901.

[2] Elayi E, Manilich E, Church J. Polishing the crystal ball: knowing genotype improves ability to predict desmoid disease in patients with familial adenomatous polyposis. *Dis Colon Rectum*. 2009;52:1623–1629.

[3] Hartley JE, Church JM, Gupta S, McGannon E, Fazio VW. Significance of incidental desmoids identified during surgery for familial adenomatous polyposis. *Dis Colon Rectum*. 2004;47:334–338.

[4] Quintini C, Ward G, Shatnawei A, et al. Mortality of intra–abdominal desmoid tumors in patients with familial adenomatous polyposis: a single center review of 154 patients. *Ann Surg*. 2012;255:511–516.

[5] Xhaja X, Church J. Enterocutaneous fistulae in familial adenomatous polyposis patients with abdominal desmoid disease. *Colorectal Dis*. 2013;15:1238–1242.

[6] Xhaja X, Church J. Small bowel obstruction in patients with familial adenomatous polyposis related desmoid disease. *Colorectal Dis*. 2013;15:1489–1492.

第 27 章　肠管皮肤瘘
Enterocutaneous Fistula

Michael A. Valente　**著**

李雪冬　**译**　傅传刚　黄贲　**校**

一、注意事项

- 肠管皮肤瘘（ECF）（图 27-1）治疗的基本原则是多学科合作，包括以下几种情况。
  - 营养和代谢支持并控制瘘管排出。
  - 伤口护理。
  - 确定修复的最佳时机（至少推迟 6 个月）。
  - 实现瘘管闭合。
  - 恢复 / 维持肠道连续性。

二、术前准备

- 在进行任何手术干预之前，均应获得清洁灌肠、瘘管造影、小肠造影、CT 扫描或造口注射显影等影像学检查的结果，以充分了解胃肠道的解剖结构，并制订合适的手术方案。

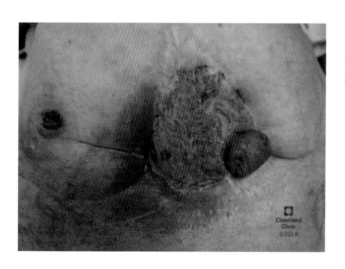

◀ 图 27-1　既往植入永久性网片的患有克罗恩病的病态肥胖患者的多发性肠管皮肤瘘（中线和侧方）

三、患者体位

- 采用 Lloyd–Davies 体位（截石位），或分腿位。
  - 该体位易于显露会阴部位，以便进行结直肠吻合或结肠镜检查。
- 患者的手臂固定于躯体两侧，并适当衬垫，避免神经损伤。
  - 这可以充分显露整个腹部，有助于提高外科医生在漫长手术过程中的工作效率。

四、方法与器械

- 这类手术通常不适合微创，因此开放手术是必要的。
- 必要时应留置导尿管；尤其是盆腔既往有过手术或放射治疗的患者，强烈建议留置导尿管。
- 由于这类手术时间长、难度高，并可能伴有长时间的持续性出血，因而需充分准备红细胞悬液。
- 配备标准化开腹及深部组织探查器械。
- 切口保护器。
- 腹壁牵开器。
- 合适的灯光。

五、手术技巧

- 在原切口的上方（偶尔在下方）行腹部正中切口。手术切口通常较大，甚至需从剑突延至耻骨联合。
- 针对再次手术的患者，一般不推荐使用电刀进腹。用手术刀进行锐性分离是进入病变腹腔的首选方法。
- 一旦进腹，首先应对上腹部进行全面探查，并且评估腹腔粘连的程度。
  - 根据是否有重度粘连或冰冻腹腔，决定是否继续进行开腹手术，或终止手术并关腹。
- 如果认为适合手术，则继续在中线处切开，包括瘘管（图 27-2）。
  - 有些瘘管位于远离腹部中线；需单独游离至受影响肠段，并予以切除。
- 腹部一旦完全打开，首先评估从 Treitz 韧带到回盲瓣的整个小肠情况，并松解粘连。
  - 对小肠进行充分的粘连松解可以明确其整体解剖结构，并排除远端梗阻或其他瘘管的存在。
  - 严重粘连成团的小肠，尤其是盆腔内粘连，应全部松解。
  - 在这些复杂病例中，粘连通常应从最简单处松解至最困难处，并尽可能在已知解剖平面中进行松解游离。
- 最后游离与瘘管相关的肠管，这里通常是最困难也最危险的部分（图 27-3）。
- 粘连松解应使用剪刀（Harrington 剪刀或 Metzenbaum 剪刀）进行锐性分离。

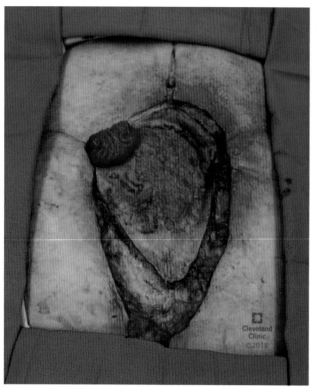

▲ 图 27-2　环绕瘘管的大的正中切口，切口开始于目标区域的上方或下方

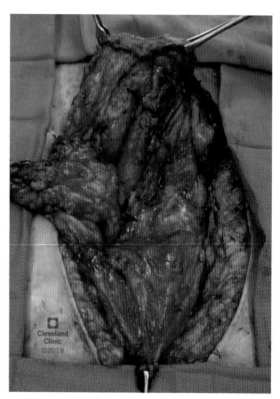

▲ 图 27-3　最后游离与肠皮肤瘘相关的肠管

- 在松解致密粘连时，也可能需要使用 15 号刀片的手术刀，而且通常需进行筋膜外游离，这种情况下，需要创建一个额外的解剖平面，将肠管从筋膜、腹壁或腹膜中游离出来。
  - 在这种情况下，宁可在肠壁上留下一块腹膜、筋膜或肌肉，而不要试图过度清理肠管而造成进一步的损伤。
- 水分离法也可用于最困难的慢性粘连病例。
  - 将无菌生理盐水注射在粘连的肠襻之间，以提供一个安全间隙。
  - 生理盐水将粘连的肠管与其他肠襻或周围结构（如腹壁、筋膜）分开，为游离提供一个稍宽的空间或平面（图 27-4）。
- 浆膜撕裂、缺损和肠裂开均应立即进行缝合修补。3-0 薇乔缝线（Vicryl）或 3-0 普迪丝缝线（PDS）是首选的缝合线。
  - 肠管通常比较脆弱，注意不要将缝针穿过无浆膜的组织，应穿过健康组织的浆肌层。
- 一旦瘘管被完全分离，通常应与皮肤或皮下组织整块切除。任何其他邻近的病变肠段也需切除（图 27-5）。
- 吻合可使用手工缝合（最好）或吻合器吻合。手工端 – 端小肠吻合可采用单层或双层缝合技术。
  - 缝线类型存在差异，有可吸收缝线，如 3-0 薇乔线或 3-0 PDS。大多数情况下我们采用 3-0 PDS 进行单层间断缝合。
- 如果存在脓腔或坏死肉芽组织，吻合必须与炎症隔离。新鲜吻合口周围存在炎性组织可能引起

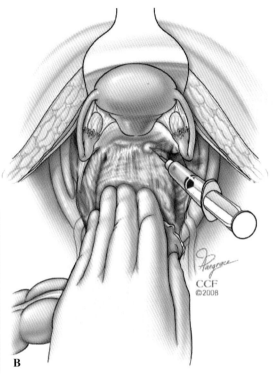

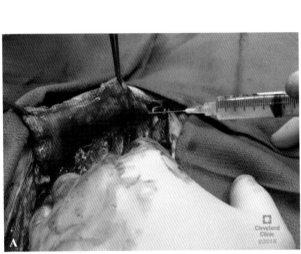

▲ 图 27-4　水分离法是一种可用于严重粘连病例的有价值的辅助方法，生理盐水在粘连的肠段之间提供了一个安全缓冲区

经许可转载，引自 Cleveland Clinic Center for Medical Art & Photography © 2019，版权所有

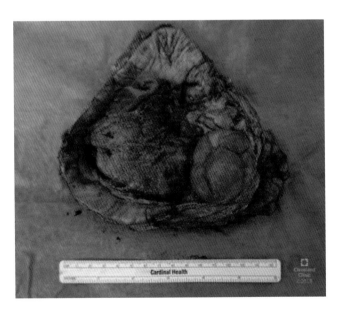

◀ 图 27-5　腹壁、小肠、结肠和网片的整块切除

经许可转载，引自 Cleveland Clinic Center for Medical Art & Photography © 2019，版权所有

缝线断裂，进而导致吻合口漏，或新的瘘管形成。

- 脓腔或肉芽组织应使用标准刮匙或子宫刮匙进行清理、刮除。
- 如果条件允许，应将大网膜置于脓腔（或肉芽组织）和吻合口之间。如果没有大网膜或大网膜无法游离，可将大的硅橡胶引流管置入脓腔并通过切口引出。引流管可以逐渐退管直至术后数周拔除。

> 建议：有时由于无法进行适当的游离或粘连松解，或者切除后会引起肠管长度不足导致短肠综合征，肠管皮肤瘘无法切除。

- 在这些情况下，通常对肠管皮肤瘘进行楔形切除或对缝缝合（图 27-6）。
- 最好是在修补的肠管皮肤瘘近侧行转流性回肠造口或空肠造口。
- 值得注意的是，进行切除吻合术的过度肥胖患者的肠管皮肤瘘复发率较高。
- 对有多个肠管皮肤瘘需要处理、多处吻合、耗时漫长且异常复杂的病例，应当考虑近端粪便改道。
  - 在这些情况下，可能需要进行高位回肠造口或空肠造口。
  - 这些患者在肠管皮肤瘘手术后，除了肠内营养，可能还需要临时的全肠外营养(TPN)或静脉补液。
  - 对于预期肠梗阻时间较长的患者，应考虑增加胃造瘘。
- 关腹前，必须仔细检查小肠是否存在遗漏的浆膜撕裂或肠裂开；在这些复杂病例中，强烈建议使用冲洗球这一非常有价值的工具，它可以用空气充盈肠道，检查是否有撕裂或渗漏（图 27-7）。

关腹

- 大多数情况下，采用标准技术可以实现腹部一期缝合。侧方松解或间隔分离有助于获得一期缝合，在筋膜破损的情况下通常使用可吸收聚乙醇酸网片进行修补，提供腹壁支撑屏障。
- 在肠水肿和肠扩张妨碍安全关腹时，建议使用可吸收网片桥接筋膜（图 27-8）。永久性网片通常不建议在有潜在污染风险的复杂病例中使用。
- 抑或可以用皮肤及皮下组织来覆盖肠道，但这必然会导致可预见的大腹壁疝。术前应告知患者这种可能性。

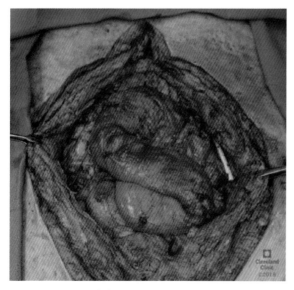

▲ 图 27-6 对缝缝合合并短肠综合征的肠管皮肤瘘

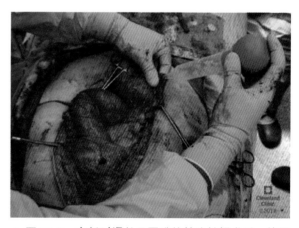

▲ 图 27-7 在耗时漫长且困难的粘连松解术后，使用冲洗球对肠道进行吹气，检查是否有浆膜撕裂、渗漏或肠裂开，这是一个有价值的手段

经许可转载，引自 Cleveland Clinic Center for Medical Art & Photography © 2019，版权所有

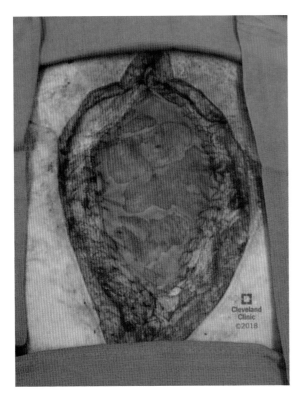

▲ 图 27-8 在肠道明显水肿或扩张或腹壁大面积缺失的情况下，可能需要使用可吸收网片

经许可转载，引自 Cleveland Clinic Center for Medical Art & Photography © 2019，版权所有

- 对于大部分复杂的肠管皮肤瘘患者，应尽早启用整形外科和疝外科团队。

经验与教训

- 除非患者发生腹腔内感染，生命体征不稳，否则绝大多数病例应避免早期手术。在初次手术后的前 10~14 周行再次手术具有较高的并发症发生率和死亡率，而且可能导致新的瘘管形成。
- 如果在术后早期因遗漏的肠裂开或吻合口漏而被迫再次手术，则应在腹腔外进行肠吻合术或肠切开术，抑或行回肠造口或空肠造口以使近端粪便改道。这些情况下，可能需要行全肠外营养支持（图 27-9）。
- 对于伴有无法控制的感染、多发性瘘管和开放性腹部的患者，可作左上象限切口，并可行襻式或端式空肠造口。这是在最严重的情况下，不得不进行开腹手术时的一种选择（图 27-10）。
- 一般来说，大部分的肠管皮肤瘘都不应在初次手术后的 6 个月内行手术。某些情况下，可能需术后 1 年方能着手准备肠管皮肤瘘手术。必须与患者充分讨论，明确预期，以使其理解手术时机选择的重要性。
- 在进行任何此类手术之前，必须使患者和家属充分理解由于严重粘连导致无法手术的可能性。
- 外科医生必须制订一个清晰明确的"回撤计划"，以免在最极端的情况下造成进一步的损伤。

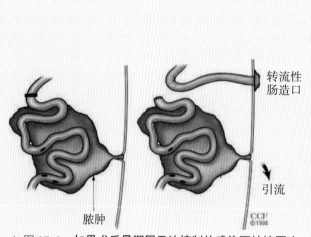

▲ 图 27-9　如果术后早期因无法控制的感染而被迫再次手术，可能需采用转流性襻式或端式回肠造口或空肠造口

经许可转载，引自 Cleveland Clinic Center for Medical Art & Photography © 2019，版权所有

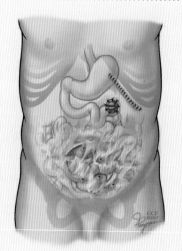

▲ 图 27-10　腹部情况极差或开放性腹部的患者，可能需通过腹部左上象限肋缘下切口行襻式空肠造口，因为往往无法探明肠管的近远端，通常采用双腔造口

经许可转载，引自 Cleveland Clinic Center for Medical Art & Photography © 2019，版权所有

六、术后护理

- 遵循已公布的标准化强化康复围术期护理计划。

- 气管插管拔管前拔除口胃管，不过在某些有近端瘘管和广泛游离及扩张肠管的情况下，可以保留鼻胃管。

- 患者复苏时应尽量减少静脉补液。

- 一般来说，手术时间较长和腹部情况较差的患者，饮食开放时间应推迟。有时对于极近端吻合的患者可保持禁食疗法，并行全肠外营养。

- 通常，导尿管应在术后第 1 天拔除。

- 尽量减少阿片类药物的使用，并且避免采用患者自控镇痛。

- 可以使用非甾体抗炎药，也可以与对乙酰氨基酚类口服药合用。

- 术后继续使用肝素皮下注射和间歇充气加压装置预防深静脉血栓形成。

推荐阅读

[1] Davis KG, Johnson EK. Controversies in the care of the enterocutaneous fistula. *Surg Clin North Am*. 2013;93(1):231–250.

[2] Petro CC, Como JJ, Yee S, Prabhu AS, Novitsky YW, Rosen MJ. Posterior component separation and transversus abdominis muscle release for complex incisional hernia repair in patients with a history of an open abdomen. *J Trauma Acute Care Surg*. 2015;78(2):422–429.

[3] Vertrees A, Greer L, Pickett C, et al. Modern management of complex open abdominal wounds of war: a 5–year experience. *J Am Coll Surg*. 2008;207(6):801–809.

第四篇

骨　盆
The Pelvis

第 28 章　结直肠癌的术中放射治疗
Intraoperative Radiation Therapy for Colorectal Cancer

Sudha R. Amarnath　著

向作林　朱　莲　译　黄　贲　校

一、适应证

- 术中放射治疗（Intraoperative radiation therapy，IORT）可用于根治性或复发性手术切缘阳性 / 接近阳性的高危患者（R0/R1 切除）。
- IORT 不适用于手术有较大肿瘤残留的患者（R2 切除）。
- 高危区域包括肿瘤靠近环周切缘、盆腔侧壁（血管和输尿管）、骶骨（骶前区血管 / 神经和骨）和其他器官（未被侵犯的前列腺、阴道及膀胱），这些部位的肿瘤为了切缘阴性扩大手术范围可能会导致并发症发生率的明显提高。
- 曾接受过盆腔放射治疗的患者可选择 IORT，但应谨慎选择剂量，尽量减轻长期毒副反应。

二、患者定位

- IORT 一般在原发肿瘤切除后进行。因此，患者的定位方式（仰卧位或俯卧位）取决于结直肠外科医生所使用的手术方式。
- 关于手术方式的选择和手术切缘阳性 / 接近阳性的高危区域，外科医生应提前与肿瘤放疗医生进行讨论，以确保 IORT 在手术时顺利执行并制订相应的计划。
- 一些 IORT 设备要求专用手术室（specialized operating room，OR）（如 Intraop Mobetron）——根据需接受 IORT 的病例的具体需要进行相应安排。

三、方法和设备

- 在 Cleveland 临床基金会（Cleveland Clinic Foundation，CCF），我们使用一台最大管电压为 50 kV X 射线的蔡司 Intrabeam 系统（Zeiss Intrabeam）来施行 IORT [1]。

1　本章主要集中于蔡司 Intrabam 设备的使用，但这里包含的许多技术可以外推到其他 IORT 设备。

- 放射源。
- IORT 出束时，滞留手术室内的工作人员应穿戴铅围裙和甲状腺护罩。
- IORT 出束时，必要的工作人员应坐或站立于移动式铅防护屏之后。
- 手术室门上应设置电离辐射安全标志。
- Geiger 计数器（电离辐射探测器）。
- Intrabeam 系统的机械臂罩上无菌罩。
- 根据实际需要，使用覆盖无菌袋的柔性铅板来屏蔽保护内脏器官。
- 施用器（图 28-1）。
  - 球形（直径 1.5～5cm）：应用于腔内瘤床，如环周切缘（全直肠系膜切除后）、骶前间隙。
  - 平板 / 表面（直径 1～6cm）：应用于手术的显露表面，如盆腔侧壁。
  - 建议在施行 IORT 时使用多种施用器，从而可以根据瘤床区域 / 肿瘤表面形状选择最合适尺寸和形状的施用器。

四、操作技术

- 肿瘤放疗医生应与每个考虑接受 IORT 的患者进行谈话，全面的告知该治疗的风险及临床获益，并于术前签署知情同意书。这个步骤便利了治疗计划执行，优化了医疗资源配置。
- 在施行的 IORT 的当天，放疗物理师团队应提前对 IORT 设备进行校准，以备随时使用（图 28-2）。
- 肿瘤切除以后，外科医生会根据临床判断和（或）病理冰冻切片结果来判断切缘是否为阳性 / 接近阳性决定是否需要施行 IORT。如有施行 IORT 的必要，肿瘤放疗团队进入手术室安装设备并

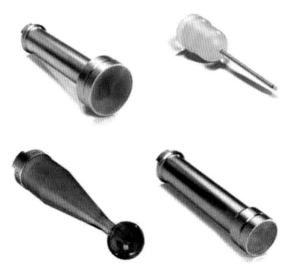

▲ 图 28-1　用于术中放射治疗的蔡司施用器
从左上角开始顺时针方向依次为，平板施用器、针形施用器（通常不用于结直肠癌的治疗）、表面施用器和球形施用器

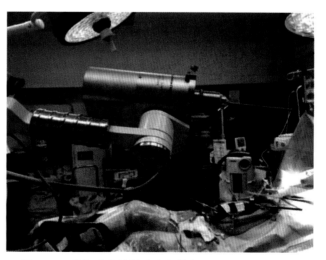

▲ 图 28-2　施行术中放射治疗之前应对 Intrabeam 系统进行校准，校准时应该谨慎仔细，以防手术时需要重新校准

进行治疗（图 28-3）。

- 外科医生和肿瘤放疗医生均应对高危区域进行评估，确定最合适的施用器尺寸和形状及施用器放置最优途径。

- 用以置入施用器的途径包括经腹部切口、会阴切口和后入路切口。

- 在 IORT 机器和与患者相连的施用器机械臂上覆盖无菌罩，将所选施用器在此无菌条件下与 IORT 设备进行连接（图 28-4 和图 28-5）。

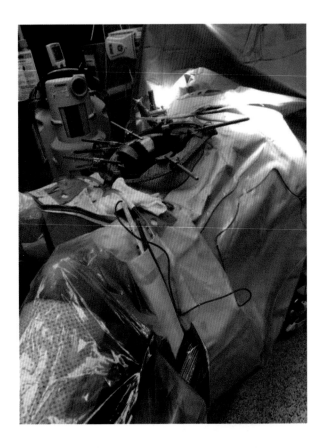

◀ 图 28-3　经腹部切除肿瘤的复发性结直肠癌患者在施行术中放射治疗之前，使用牵开器显露腹腔

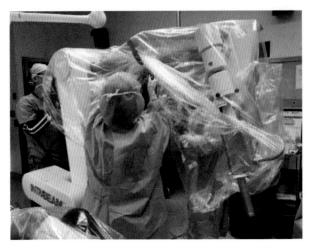

▲ 图 28-4　安装 Intrabeam 术中放射治疗系统

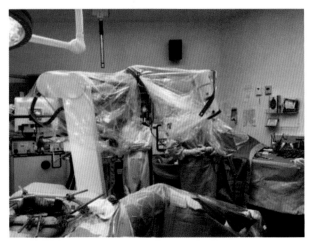

▲ 图 28-5　无菌罩及其覆盖的表面施用器

- IORT 施用器应由行肿瘤切除术的外科医生放置，以确保准确覆盖于切缘阳性 / 接近阳性的高危区域之上。肿瘤放疗医生应对照射部位进行最终确认，以确保施用器表面与高危区域表面直接接触（图 28-6 和图 28-7）。

- 在施用器放置完成以后，应对周围所有正常组织（如输尿管或小肠）进行全面评估，之前我们使用牵开器推开或体内铅屏蔽用品覆盖正常组织的方法来避免放射损伤（图 28-8）。

- 体内铅屏蔽由切割成不同尺寸的柔性铅板组成。在确定合适尺寸后，将柔性铅板置于无菌袋中，放置于施用器表面和危及器官 / 正常组织之间，并确保施用器与高危表面直接接触。

- 对患者姓名、病历号、出生日期、执行流程、治疗部位和处方剂量进行最终核实（图 28-9）。

- 确保所有进出手术室的门上张贴有辐射安全标志，以防意外的人员辐射（图 28-10）。

- 对 IORT 机器进行最终检测以确保治疗顺利进行，所有非必要人员应离开机房。

- 治疗期间需滞留手术室的必要人员包括肿瘤放疗医生、物理师和麻醉师。应穿戴铅围裙和甲状腺护罩，站立或坐于铅防护屏之后（如条件具备）（图 28-11）。

- 除非在 IORT 期间出现紧急情况，外科医生团队成员仅需要留在手术室外。

- 放疗物理师应在完成 IORT 治疗的前、中、后分别使用盖革计数器测量电离辐射情况（图 28-12）。

- 治疗完成以后，外科医生应返回手术室，移除施用器及所有患者体内的铅屏蔽用品。这时 IORT 已完成，外科医生团队可继续对病例进行处理。

- 治疗完成以后，肿瘤放疗医生和物理师须在患者病历中记录治疗部位和处方剂量。

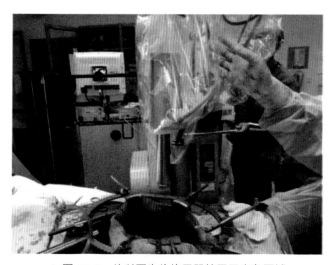

▲ 图 28-6　外科医生将施用器放置于高危区域

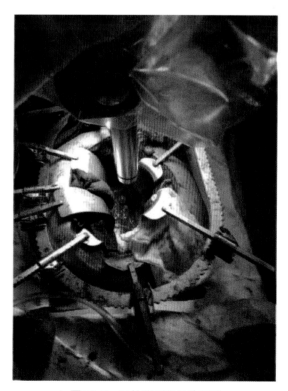

▲ 图 28-7　已放置到位的施用器

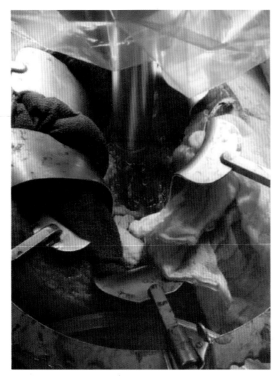

▲ 图 28-8 使用牵开器推开小肠及其他危及器官 / 正常组织，使之远离施用器从而避免放射损伤

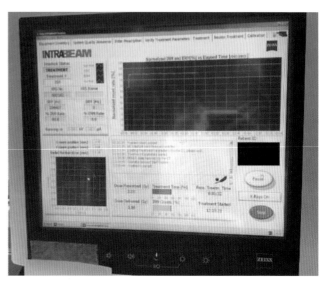

▲ 图 28-9 肿瘤放疗医生与物理师共同进行最后检查和核对，以确保治疗部位和处方剂量的正确性

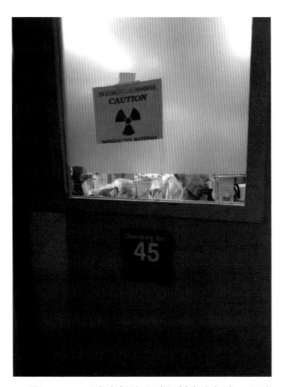

▲ 图 28-10 手术室门外张贴辐射安全标志，以防非必要人员在治疗期间进入手术室

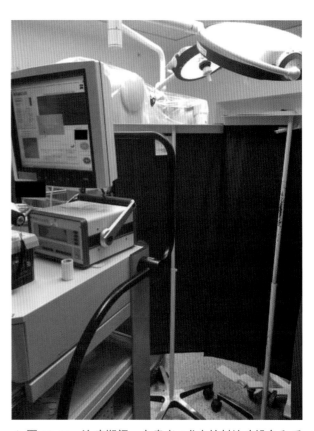

▲ 图 28-11 治疗期间，在患者 / 术中放射治疗设备和手术室内必须人员之间放置铅防护屏

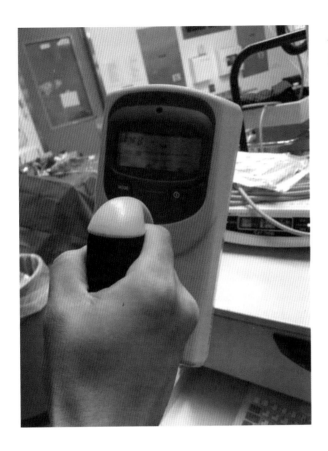

◀ 图 28-12 放射治疗前物理师使用盖革计数器对手术室进行检测

经验与教训

- 如患者曾接受过盆腔或其他高危区域的放射治疗，应详细记录之前的处方剂量和治疗范围，并于 IORT 之前制订安全合理的治疗计划。

- 如患者曾接受过盆腔放射治疗（通常为每 20～30 次 45～54Gy），IORT 的处方剂量应保持在 10～20Gy 或更低（表面处方剂量）以降低周围神经损伤、输尿管狭窄以及其他正常组织的晚期毒副反应。当处方剂量 ≤ 15Gy 时，神经毒性风险降低。

- 盆腔磁共振检查是显示肿瘤靶区和周围危及器官 / 正常组织软组织对比度的最佳方式。因此，在施行 IORT 之前应进行磁共振检查，以辅助放射治疗计划的制订。

- 与外科团队共同再次检查解剖结构，以确保所有危及器官都能得到保护。要特别注意输尿管和吻合口等结构，如不属于高危区域，要防止射线直接辐射到这些区域。

- 机械臂通常具有多个自由度，以方便施用器能够在不同角度直接接触患者。然而，某些机器在一些角度（包括骶前间隙）可能无法接触。

- 外科手术团队与放射治疗团队之间的良好沟通对于 IORT 的成功完成至关重要。如果计划完善，IORT 可以进行的更快更有效（减少患者麻醉时间），且有利于患者更快地康复。

推荐阅读

[1] Brady JT, Crawshaw BP, Murrell B, et al. Influence of intraoperative radiation therapy on locally advanced and recurrent colorectal tumors: a 16-year experience. *Am J Surg*. 2017;213(3):586-589.

[2] Guo S, Reddy CA, Kolar M, et al. Intraoperative radiation therapy with the photon radiosurgery system in locally advanced and recurrent rectal cancer: retrospective review of the Cleveland clinic experience. *Radiat Oncol*. 2012;7:110.

[3] Karagkounis G, Stocchi L, Lavery IC, et al. Multidisciplinary conference and clinical management of rectal cancer. *J Am Coll Surg*. 2018;226(5):874-880.

第29章 直肠肿瘤局部切除
Local Excision of Rectal Neoplasia

Anuradha R. Bhama David Maron Scott R. Steele 著

江期鑫 译   傅传刚 校

一、手术适应证

- 手术目的为完整切除肿瘤并保证基底切缘病理阴性。

  - 良性病变治疗。

  - 在正式直肠切除术前，肿瘤诊断分期不确定的情况下，做诊断性手术。

- 病变的合理分期。

  - 术前应行全结肠镜检查。

    ➢ 排除其他部位同时病变。

    ➢ 明确病变的部位及范围。

    ➢ 活检明确病变性质。

  - 为明确术前分期需进一步检查盆腔增强 MRI 明确肿瘤局部浸润范围、胸部 / 腹部 / 盆腔 CT 检查明确远处转移。

- 传统指南的标准经肛切除。

  - 距肛缘＜ 8cm（位于或者低于第一直肠瓣）。

    ➢ 较高的病变也是可能的，但手术需要充分显露病变。

    ➢ 需要将直肠向肛缘牵拉。

    ➢ 若术中不慎切破直肠进入腹腔，可能需要腹腔镜 / 剖腹手术进行修复。

  - 肿瘤直径≤ 3cm。

  - 肿瘤大小≤直肠腔 40%。

  - 以上是经肛切除的标准，但更大的病变也能通过经肛切除。

- 经肛门微创手术（TAMIS）。

  - 直肠肿瘤的近端更接近第二或第三直肠瓣。

  - 需要考虑肿块的大小，术中尽可能显露病变近端的边界。

  - 在直肠病变切除缝合后不造成肛门狭窄的前提下，尽可能大范围切除肿瘤病灶。

  - 位置较高的直肠病变，术中有可能进入腹腔。
- 病理良性与恶性。
  - 如果肿瘤大小合适，经肛切除可作为良性病变的候选。
  - T_1 期肿瘤符合以下条件可选择经肛切除。
    - 组织分化良好，转移风险低（低级别，无神经脉管侵犯，无淋巴血管侵犯）。
    - 患者不能耐受根治性手术。
  - 在认识到经肛局部切除并非根治性治疗的情况下，无法耐受根治性手术的 T_2 或 T_3 期病变的患者。
    - T_1 期以上病变局部切除后复发率较高。
  - 对于切缘阳性的患者追加放疗或化疗并不能"补救"。
  - 术后病理为腺癌的患者都存在淋巴结转移的风险。
    - 应告知这些患者，肛局部切除并非根治性治疗，可能仍需行标准的根治性直肠前切除术。

二、局限性

（一）标准的经肛切除术

- 通常病变距肛缘不能超过 8cm。
  - 由于受患者肛门形态和肛门拉钩的限制，手术视野显露受限（例如臀部大、肛管长）。

（二）经肛门微创手术（TAMIS）

- 需要先进的腹腔镜技术。
- 高位直肠病变容易误入腹腔，女性前壁病变容易误入阴道。

三、术前准备

（一）标准经肛切除术

- 手术当天早上清洁灌肠或者术前一天进行肠道准备。
- 术前抗生素使用与传统结肠手术相同。
- 做好静脉血栓的预防。

（二）经肛门微创手术（TAMIS）

- 术前充分的肠道准备。
- 术前抗生素应用与传统结肠手术相同。

- 做好静脉血栓的预防。
- 术前留置导尿管。

四、患者体位

- 术前应用结肠镜或乙状结肠镜确定肿瘤位置，并据此决定患者术中体位。
- 如果可能的话，体位摆放应使肿瘤下缘更靠近肛门。
  - 无论采用何种体位，必须确保适当填充所有着力点，保证关节没有受力。
  - 直肠后壁肿瘤可选择改良截石位。
  - 直肠前壁肿瘤可选择俯卧位进行经肛切除术（俯卧折刀位或 Kraske 体位）或俯卧分腿位进行经肛门微创手术。
  - 对于经肛微创手术，通过患者右侧或左侧卧位改变可使病变更容易显露，也可以通过腿部弯曲至髋关节或膝盖处使病变更容易显露。
    - ➢ 确保填充物放在两腿之间和腋下，确保所有骨骼突出部分都被适当的填充。
  - 臀部用胶带两侧拉开，以便于病灶的显露。

五、标准经肛门切除术

手术技术

- 可以用孤星牵开器显露肛门，也可使用肛门外翻缝合线达到同等效果。
- 可以用各式牵开器显露肛门，如 Hill Ferguson 牵开器、Pratt bivalve 牵开器、Fansler 牵开器等。
- Deavers 或 Wiley 牵开器可能有助于显露更多的近端病变。
- 使用头灯或照明牵开器（或两者同时使用）将有助于病变的显露。
- 先用电刀在距肿瘤边缘 1cm 做一圈标记（图 29-1）。
- 在肿瘤上缘缝合一针固定有助于术中将肿瘤向下拉向肛门。
- 肾上腺素局部注射（或单纯稀释肾上腺素）有助于减少术中出血。
- 利用标记的预期切口，从近端开始，向肛门远端延伸，肿瘤应全层切除，类似于内镜下黏膜切除术（图 29-2）。
  - 对于恶性病变，肿瘤基底部应切至直肠系膜（图 29-3）。手术应垂直切除病变，确保规范的肿瘤切缘。
- 标本应固定在聚苯乙烯泡沫塑料上，并进行病理检查（图 29-4）。
- 冲洗伤口，用可吸收缝线全层间断缝合创面（图 29-5）。
- 对于近距离病变，确保肛门充分显露即可显示；对于更高病变，可以通过软 / 硬直肠镜检查。

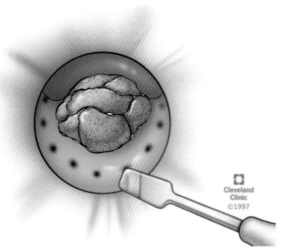

▲ 图 29-1　距肿瘤边缘 1cm 做一圈标记

经许可转载，引自 Cleveland Clinic Center for Medical Art & Photography © 2019，版权所有

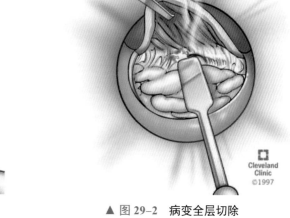

▲ 图 29-2　病变全层切除

经许可转载，引自 Cleveland Clinic Center for Medical Art & Photography © 2019，版权所有

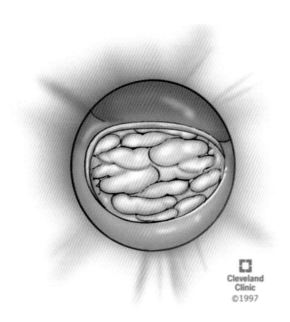

▲ 图 29-3　肿瘤切除后的创面，可见直肠系膜脂肪

经许可转载，引自 Cleveland Clinic Center for Medical Art & Photography © 2019，版权所有

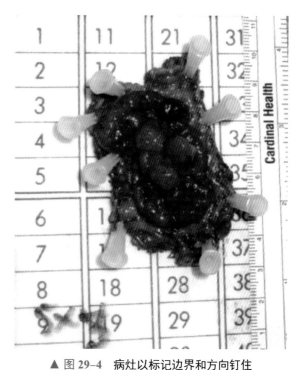

▲ 图 29-4　病灶以标记边界和方向钉住

经许可转载，引自 Cleveland Clinic Center for Medical Art & Photography © 2019，版权所有

- 对于较大的良性病变，可以使用黏膜下剥离术，肌层保持完整，切除病变（图 29-6）。
  - 采用 3-0 薇乔缝合线缝合手术创面。
  - 皱褶缝合法有助于创面愈合（图 29-7）。
- 创面缝合结束后，应进行直肠镜 / 乙状结肠镜检查，确认肠腔通畅（图 29-8）。
- 最终病理决定是否需要根治性肿瘤切除。

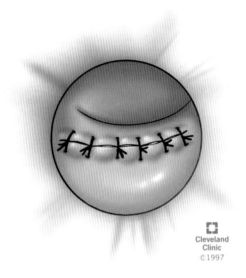

▲ 图 29-5　逐层缝合创面

经许可转载，引自 Cleveland Clinic Center for Medical Art & Photography © 2019，版权所有

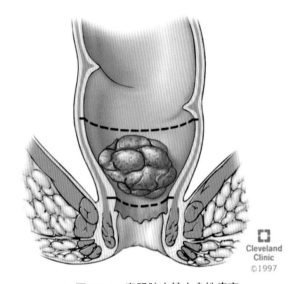

▲ 图 29-6　直肠腔内较大良性病变

经许可转载，引自 Cleveland Clinic Center for Medical Art & Photography © 2019，版权所有

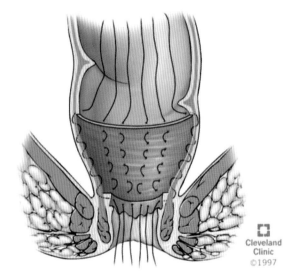

▲ 图 29-7　肿瘤切除后，皱襞折叠缝合创面

经许可转载，引自 Cleveland Clinic Center for Medical Art & Photography © 2019，版权所有

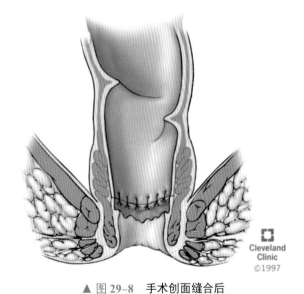

▲ 图 29-8　手术创面缝合后

经许可转载，引自 Cleveland Clinic Center for Medical Art & Photography © 2019，版权所有

六、经肛微创手术

手术技术

- TAMIS 平台和腹腔镜设备
  - 可从不同的设备公司获得 TAMIS 平台（图 29-9 和图 29-10）：稳定的［如经肛门内镜显微手术（Richard Wolf，USA）］、轻便灵活的［如 TAMIS、Gelpoint（Applied Medical）和 SILS（Medtronic）］（图 29-9 和图 29-10）。我们更专注于轻便灵活的平台。

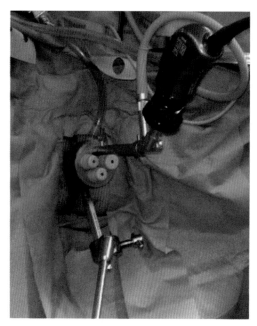

▲ 图 29-9　经肛门内镜显微手术平台（Richard Wolf Medical Instruments）

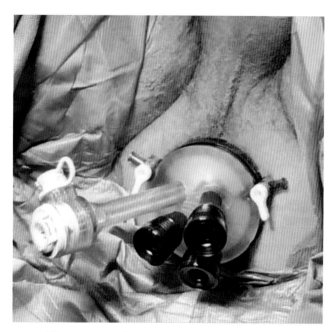

▲ 图 29-10　经肛门微创手术平台（Applied Medical）

- 大多数都有一个通道，一个可拆卸的盖子和可使用的端口。

- 有几种尺寸可以根据患者身体条件选择使用。

- 腹腔镜：5mm 或 10mm，30° 或 45° 腹腔镜。

- 光缆适配器：直角光缆适配器。

- 特殊经肛手术器械。

　➢ 肠钳。

　➢ 缝合针。

　➢ 电钩。

　➢ 剪刀。

　➢ 吸引器。

- 缝合。

　➢ 爱惜康 3-0 薇乔或 3-0 聚二氧杂环己酮缝线。

　➢ 2-0 柯惠 V-lock 缝线。

- 缝合装置。

　➢ 腹腔镜持针器。

　➢ 腔内缝合设备（美敦力）。

　➢ LAPRA-TY 缝合器（爱惜康）。

　➢ 腹腔镜体外打结器。

- 气腹设备。

- 准备。

  - 全身麻醉。

  - 会阴部消毒和铺巾。

  - 术前预防性使用抗生素与静脉血栓的预防。

- 步骤（TAMIS）。

  - 平台设备。

    ➢ 肛门无须外翻。

    ➢ 确保肛管充分润滑。

    ➢ 手指充分扩肛，然后置入平台套件中提供的导管。

    ➢ 将入路套管折叠置入肛门，慢慢展开。

    ➢ 用 0 号薇乔或丝线缝合固定。

    ➢ 通过可拆卸通道盖将 3 个一次性穿刺器呈三角形置入。如果使用气腹装置，可通过端口进行充气。或者可将气腹连接到可拆卸盖上的附件上，这些端口也可用于排烟。

    ➢ 将气腹压力设置为 12～15mmHg，流量为 40L/min。

  - 手术切除。

    ➢ 建立气腹后，插入腹腔镜并重新评估病变。

    ➢ 用电刀沿着病灶周围 1cm 做好标记（图 29-11）。

    ➢ 通过直肠壁病灶远端开始进行全层切除（图 29-12）。

    ➢ 气腹可能造成疏松组织分离，协助创造一个手术间隙。

    ➢ 沿着提前标记切口从直肠壁切除病变。

    ➢ 注意不要频繁触碰肿瘤。

    ➢ 一般来说，可用电刀完成整个切除，术中也可根据需要使用其他能量装置（图 29-13）。

    ➢ 标本取出后，放在聚苯乙烯泡沫塑料固定，并进行病理学检查。

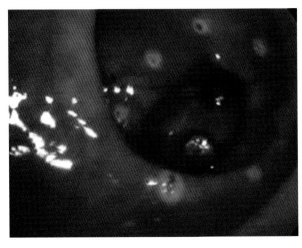

▲ 图 29-11 经肛门微创手术，标记病变部位

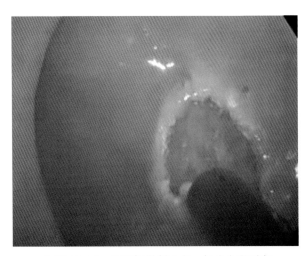

▲ 图 29-12 经肛门微创手术，初步全层剥离

- 创面缝合。

  ➢ 手术创面彻底止血。

  ➢ 使用可吸收线全层缝合手术创面（图 29-14）。

  ➢ 缝合后确保不引起管腔狭窄（图 29-15）。

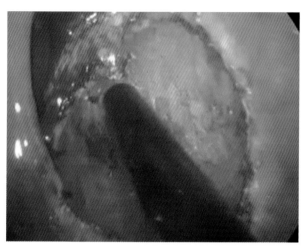

▲ 图 29-13 经肛微创手术，全层切除术，注意肠系膜脂肪

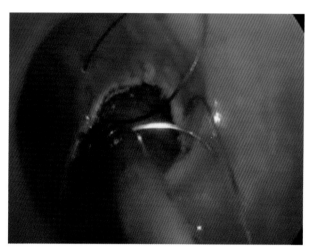

▲ 图 29-14 经肛微创手术，缝合关闭创面

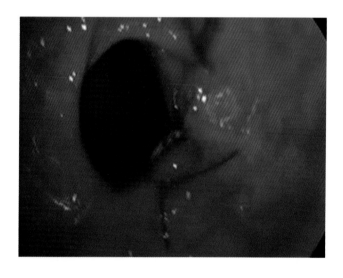

◀ 图 29-15 经肛微创术，完全缝合创面

经验与教训

- 术前乙状结肠镜充分检查病灶，确认适合 TAMIS，并确认病灶位置。

- 虽然有些专家主张采用改良截石位进行手术，但俯卧分腿位是一种安全有效，有利于病灶切除，更有利于病灶显露的体位。

- 使用可调节镜头将有助于最大限度地减少外部碰撞造成的视野中断，也可以使用带有内置光源的腹腔镜（Olympus）。

- 使用长镜头也有助于减少外部器械的碰撞。

- 直肠壁波动会加剧手术。应确保患者得到充分的镇静。确认各连接处没有漏气，尝试将压力增加 1~2mmHg，直肠腔内间断吸引，避免腔内气压降低。
- 如果术中遇到出血，可用腹腔镜抓钳压迫，暂时止血。此外，小纱布垫进入直肠协助止血。试着用电钩或能量装置来彻底止血。在开始手术前使用肾上腺素局部麻醉也有助于减少术中出血。
- 可用可吸收倒刺线缝合创面。
- 用可吸收夹可以代替腔镜下结扎。
- 适当降低气压便于缝合时组织的对合。
- 如果经腹腔前入路，须确保腹腔和直肠完全关闭。
- 女性患者注意避免在前方损伤阴道壁。
- 如果直肠创面较大，可以分为两个单独的伤口进行缝合。
- 手术结束前，必须检查直肠腔是否闭合或狭窄。
- 与经肛手术相似，TAMIS 平台可在保持肌层完整的同时，做巨大良性息肉黏膜下切除（图 29-16 至图 29-18）。
- 根据病理结果决定是否追加根治性手术。
- 对于较大病变创面，可以完全敞开，不予缝合，但是可能引起瘢痕狭窄。
- 长期随访监测和评估复发情况。

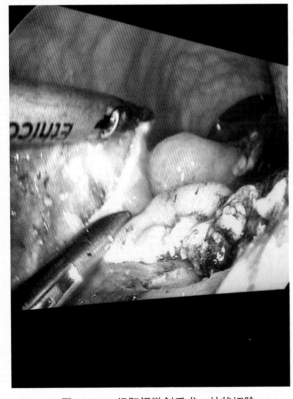

▲ 图 29-16　经肛门微创手术，袖状切除

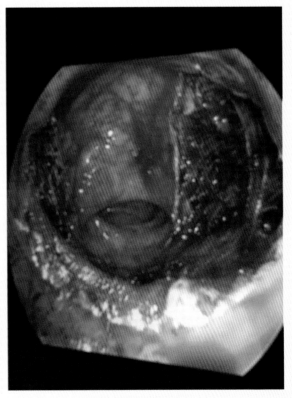

▲ 图 29-17　经肛门微创手术后创面，注意肌层完整性

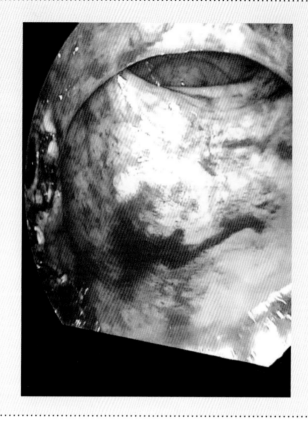

◀ 图 29-18 经肛门微创手术
后创面低张对合

七、术后护理

- 严格遵守标准化围术期护理计划。

- 拔除气管插管前拔出胃管，尽量减少静脉输液。手术当天少量进食，术后第 1 天拔除导尿管。

- 术后尽量减少阿片类药物运用，避免患者自控性镇痛。

- 允许非甾体抗炎药与对乙酰氨基酚口服联合使用。

- 术后继续肝素皮下注射和间断气压加压，以预防下肢深静脉血栓的形成。

- 不需要长期使用抗生素。

- 根据术后恢复情况逐渐改善饮食。

推 荐 阅 读

[1] Steele SR. Transanal resection for rectal lesions. In: O'Connell PR, Madoff RD, Solomon M, eds. *Operative Surgery of the Colon, Rectum and Anus.* 6th ed. London, England: CRC Press Taylor & Francis Group; 2015:615–624.

[2] Steele SR, Mellgren AF. Outcomes after local excision for rectal cancer. *Semin Colon Rectal Surg.* 2008;19(1):20–25.

[3] You YN, Baxter NN, Stewart A, Nelson H. Is the increasing rate of local excision for stage I rectal cancer in the United States justified? A nationwide cohort study from the National Cancer Database. *Ann Surg.* 2007;245:726–733.

第30章 骶前肿瘤
Approaching Presacral Tumors

Christy Cauley　Michael A. Valente　**著**

鲁 兵 **译**　傅传刚 **校**

一、术前评估

（一）病史和检查

- 肿瘤位置："直肠后间隙"（图 30-1）。
  - 前方：直肠。
  - 上方：腹膜反折。
  - 外侧：髂血管和输尿管。
  - 后方：骶骨。
  - 下方：肛提肌和尾骨肌。
  - S_3 是区分骶前肿瘤"高"与"低"解剖标志。

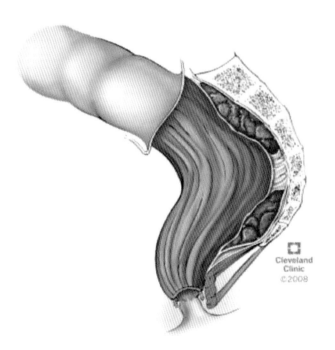

◀ 图 30-1　骶前间隙

S_3 椎体是区分骶前间隙高低肿瘤的标志（经许可转载，引自 Cleveland Clinic Center for Medical Art & Photography © 2019，版权所有）

- 评估潜在的神经受累情况：感觉、运动、性功能和排便控制能力。
    - 双侧 S_3 受累导致大便失禁。
        - 单侧受累通常不会导致功能减退。
- 直肠指诊检查：可以确定肿瘤的范围并评估是否侵及直肠（如果外科医生可触及肿瘤的最上极，多数情况下适合后入路手术）。

（二）诊断研究

- 磁共振成像最能确定肿瘤与邻近结构（泌尿生殖器官、直肠、骨、血管系统和神经）的关系和潜在侵袭关系（图 30-2）。
- 常规进行计算机断层扫描，排除转移可能（图 30-3）。
- 内镜检查可以评估是否有其他病变或侵犯结肠直肠。
    - 直肠后间隙占位性肿块，无黏膜改变的直肠外源性压迫的典型表现（图 30-4）。

（三）何时需要活检

- 骶前肿瘤活检的必要性存在争议，不一定必须。
- 怀疑肉瘤、淋巴瘤或无法手术的恶性肿瘤在新辅助或治疗性化疗前应进行活检病理确诊。
- 由于活检可能引起肿瘤种植，导致种植器官切除，应避免经阴道或经直肠进行。
- 术中应将活检部位一起切除。
- 脊髓或髓鞘肿瘤存在脑膜炎可能，不宜进行活检。

二、病理因素

- 手术应保证肿瘤包膜完整，避免肿瘤溢出、复发和感染。
    - 恶性肿瘤切除时应该保持周围组织边缘清晰，确保完整切除避免复发。
        - 邻近结构（直肠、骶骨、输尿管、血管和神经）如受累，需要整体切除。
- 良性肿瘤也应完整切除，保持包膜完整，避免复发；但尽可能保护邻近结构，保持生活质量。
- 恶性肿瘤或炎症 / 感染过程中，可能无法保持肿瘤包膜完整性。

三、多学科团队（MDT）

- 对手术复杂，需要与邻近结构一起切除时，必须进行术前多学科讨论。
- 团队成员包括以下科室人员
    - 结直肠外科（术前应做结肠造口标记）。
    - 骨科 / 神经外科。

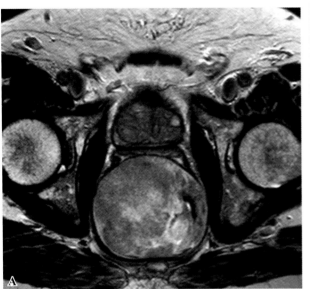

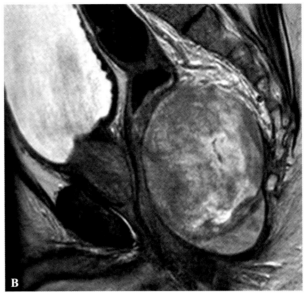

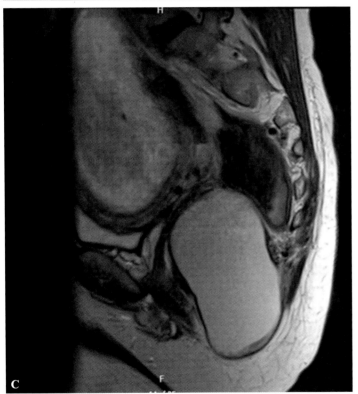

▲ 图 30-2 **A.** 冠状位磁共振成像（MRI），显示骶前巨大肿块向前方压迫直肠和前列腺；**B.** 矢状位 MRI 显示骶前肿块延伸到 S_2 水平；**C.** MRI 显示一位怀孕患者骶前巨大囊性肿块，完全位于 S_3 以下，未侵犯邻近结构

- 血管外科。
- 泌尿外科。
- 整形外科。

四、手术注意事项

- 手术体位。

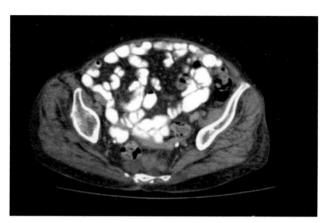

▲ 图 30-3　CT 显示骶前多叶囊性肿块伴直肠侧方移位

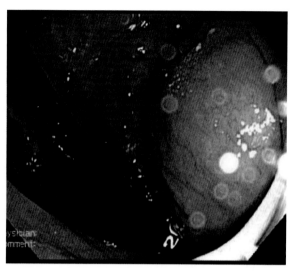

▲ 图 30-4　肿块的结肠镜检查，内镜折返可见直肠外肿物压迫肠壁

- 位于 S_3 以上的肿瘤或巨大骶前肿瘤：经腹入路或经腹经骶联合手术入路。

  ➢ 取截石位，从腹部入路开始。

    ◆ 确保腿部处于中间松弛位置，避免神经受压。

    ◆ 手臂收拢放置于患者两侧。

  ➢ 腹部手术完成后，将患者翻转至俯卧折刀位，完成肿块整体切除（后方入路手术有时也采用高截石位进行，但可能显露不良，使手术变得困难）。

- 肿瘤位于 S_3 及以下：采用后方入路。

  ➢ 俯卧折刀位。

• 放置输尿管支撑管。

  - 如果肿瘤体积巨大，或患者曾接受过放疗或盆腔手术，应考虑膀胱镜检查并放置输尿管支撑管。

• 所有情况下都需行机械肠道准备。

• 使用抗生素，包括第三代头孢菌素和甲硝唑。

• 所有情况均需使用皮下抗凝预防静脉血栓栓塞发生。

• 所有情况下均放置导尿管。

五、设备

（一）后入路

• 骨凿。

• 咬骨钳。

- 头灯。

- 带灯直角拉钩。

- 自动牵开器（Weitlanar Beckman）。

- 双极钳。

（二）腹部入路

- 解剖周围神经的双极钳。

- 血液收集器。

- 自持式腹部牵开器。

- 深骨盆照明牵开器。

- 确认神经位置和活动的神经刺激器（可选）。

六、手术入路选择

- 肿瘤位置、患者身体特征和可能影响骨盆结构的其他情况共同决定手术入路。
    - 一般情况下，直肠指诊可触诊到的骶前病变通常采用后入路。
    - S_3 水平以上的病变，采用完全腹部入路。
    - S_3 水平以下的病变采用后入路。
    - S_3 椎体上下方均有的病变最好采用联合腹部入路和后入路。

七、后入路

- 根据肿瘤大小、位置及外科医生的偏好 / 经验，可采用几种不同入路切口。

- 以下为常用手术步骤，具体可根据下述因素和邻近器官受累情况进行调整。

- 所有患者均采用俯卧折刀位，臀部用胶带固定在手术台上；直肠使用聚维酮碘和生理盐水冲洗。

（一）切口类型

1. 横向 / 水平切口（图 30-5）

- 跨越尾骨的水平切口。

- 根据肿瘤位置，可向一侧延伸。

2. 垂直切口（图 30-6）

- 从骶骨和尾骨至肛门的尾骨旁切口。

- 在尾骨和肛管外侧的肛门括约肌之间做一个宽的曲线切口。

- 对于较小肿瘤，不需要分离肛门括约肌或肛提肌肌肉。

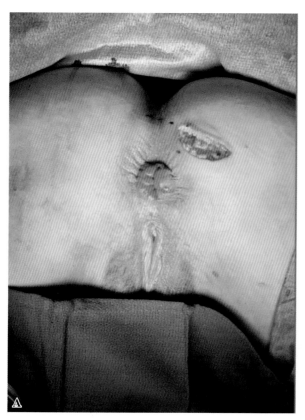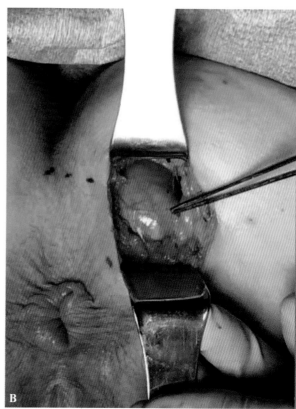

▲ 图 30–5　A. 后入路横切口（图片由 Sherief Shawki，MD 提供）；B. 横切口位于侧面，显示一个巨大的骶前囊肿（图片由 Sherief Shawki，MD 提供）

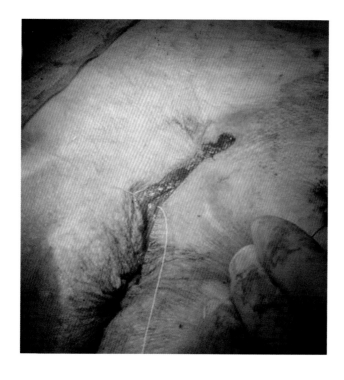

◀ 图 30–6　从下骶骨到肛门的中线切口
注意不要损伤外括约肌（图片由 Pedro Aguilar，MD 提供）

3. 括约肌间切口（截石位）

- 最低位置的肿瘤可采用这样的方法切除。
- 采用肛门后方弧形切口。
- 进入括约肌间隙平面，进行分离。将肛管和内括约肌与外括约肌分离至耻骨直肠肌环水平。
- 向头侧的直肠后间隙进行分离。

（二）手术技巧

直肠后间隙剥离术

- 皮肤切口向下切开至肛门外括约肌外侧。
- 分离腰骶筋膜。
- 可使用剪刀 / 手术刀、咬骨钳或电刀将尾骨从 S_5 椎骨上切除，增加显露和易于解剖（图 30-7）。
- 许多先天性囊性病变与尾骨紧密相连，需要将尾骨一并切除。
  - 切除尾骨后一般采用骨锉来磨平尾骨离断粗糙面。
- 分离和（或）切除肛门尾骨韧带。
- 如果骶骨下段需要切除，可用骨刀切除。
- 肛提肌有时会因肿瘤移位；根据肿瘤的大小，通常需要将肛提肌分离或部分离断。
- 对于较大的肿瘤，可能需要分离臀大肌。
- 向肿瘤头端仔细分离，保持肿块周围边缘清晰、完整。
- 对于较小的病变，外科医生可以将左手示指伸入直肠，将肿块从深部的手术区域推向表面（图 30-8）。

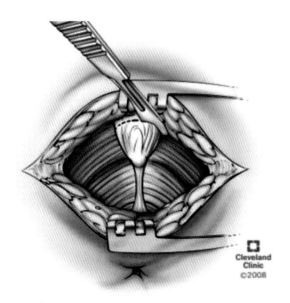

▲ 图 30-7　切除尾骨，分离肛尾韧带显露视野

经许可转载，引自 Cleveland Clinic Center for Medical Art & Photography © 2019，版权所有

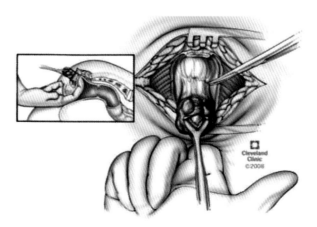

▲ 图 30-8　骶前肿块从直肠壁剥离，外科医生可以用示指将肿瘤推出伤口

经许可转载，引自 Cleveland Clinic Center for Medical Art & Photography © 2019，版权所有

- 然后从直肠壁上仔细游离肿块。
  - 必须进行细致的游离，避免出现延迟性直肠会阴瘘。
  - 病变切除后进行直肠空气试验，检查直肠壁是否存在破裂。
- 肿瘤的近端，常常存在需要处理的肿瘤滋养血管。
- 可使用双极电凝或血管闭合器械安全地处理。
- 必须完整切除囊壁或实体瘤的包膜，降低术后复发和（或）感染风险（图 30-9）。
- 采用可吸收缝线逐层闭合手术间隙。
- 放置封闭式吸入引流管，并从切口侧面另外戳洞引出。

八、腹部入路

- 采用下腹部正中切口进入腹部（根据肿瘤的大小、位置、邻近结构的侵犯程度和外科医生的专业知识，也可以选择采用腹腔镜或机器人入路进行手术）。
- 在 Toldt 的白线处分离乙状结肠的侧向粘连。
- 进入骶骨岬下方的骶前间隙（与全直肠系膜切除平面相同）。
  - 从上部骶骨向下分离直肠后部，解剖分离直至肿瘤的上方边缘。
  - 识别和保护下腹神经和输尿管 / 髂血管。
- 显露骶前肿块的腹膜覆盖物。
- 分离直肠和直肠系膜，剥离肿瘤（图 30-10）。
- 切除巨大骶前肿瘤盆腔空间有限时，可分离直肠侧韧带，并完全解剖游离直肠至盆底。
- 也可以结扎直肠上动脉，松解肠系膜的张力。
  - 肿瘤紧密附着或侵犯直肠后部的情况下，应进行直肠切除术保证完整切除肿瘤。

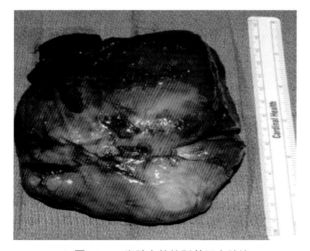

▲ 图 30-9　囊壁完整的骶前巨大肿块
图片由 Emre Gorgun，MD 提供

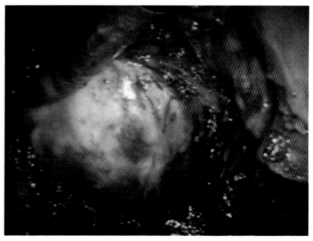

▲ 图 30-10　采用机器人在骶前间隙解剖显示巨大骶前肿块
图片由 Emre Gorgun，MD 提供

➢ 通常情况下，可以进行直肠低位吻合。

➢ 对于巨大和侵袭性的肿瘤，可行永久性结肠造口。

- 骨盆中线常有的肿瘤滋养血管需要结扎处理。

    - 结扎骶中血管可减少术中出血可能。

    - 必要时，可以结扎髂内血管或其分支。

- 将肿瘤前方从直肠、后方从骶骨、两侧从骨盆侧壁分离，切除。

- 如果使用神经刺激器，应该在相关神经的根部刺激，进行检测。

- 骨盆放置封闭式引流管。

九、经腹、经后（骶）联合入路

- 联合入路从腹部开始，然后将患者翻转到俯卧折刀位。

- 腹部完成后，采用前面讲述的后方入路。

    - 巨大或侵袭性肿瘤常常需要在不同骶骨水平切断骶骨，对于具有侵袭性的恶性肿瘤中常常需要切除神经根。

- 如果计划切除后的组织缺损非常大，术前应请整形外科医生，做好肌皮瓣转移。

经验与教训

- 由于存在感染、症状加重和恶变的风险，如果可行，大多数骶前肿瘤应当予以切除。

- 囊壁和瘤壁应完全切除，病变的任何部分被残留都有增加复发可能。

- 侵袭性肿瘤需要整块的多脏器联合切除。

- 肿瘤周围的结构，包括血管、神经和输尿管，应与肿瘤边缘解剖分离，确保肿瘤组织包膜完整的整块切除。

- 识别肿瘤邻近结构对于确保最佳切除至关重要，同时需要了解手术对患者术后生活质量的影响。

- 保留神经功能。

    - 必须注意识别保护神经根和腰骶丛神经。

    - 尽可能保留和避免损伤副交感神经和交感骶神经，术前注意这些神经的功能状态很重要。

- 永久性结肠造口。

    - 术前应评估梗阻或大便失禁情况。

    - 任何存在造口可能的患者都应进行术前标记。

- 尿路改道。

    - 如果术前影像显示肾积水，必须进行泌尿科会诊。

    - 放置输尿管支架有助于术中识别减少手术解剖困难和损伤。

- 复发手术。
  - 复发患者再次手术仍可获得良好手术效果。
  - 在某些情况下，可能需要行直肠切除和（或）骶骨切除（图 30-11）。

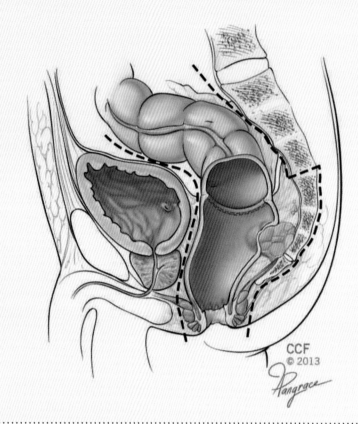

◀ 图 30-11 手术切除复发性骶前肿块是可行的；直肠切除术和骶骨切除术在这种情况下很常见

经许可转载，引自 Cleveland Clinic Center for Medical Art & Photography © 2019，版权所有

十、术后护理

- 遵循已公布的标准化强化康复围术期护理计划。
- 气管拔管前拔出胃管，尽量减少静脉输液，术后当天进食，第 1 天拔除导尿管。
- 尽量减少阿片类药物，避免患者自行镇痛处理。
- 允许使用非甾体抗炎药，并与口服对乙酰氨基酚混合使用。
- 术后继续皮下注射肝素，间断下肢加压处理，预防深静脉血栓形成。

推 荐 阅 读

[1] Böhm B, Milsom JW, Fazio VW, Lavery IC, Church JM, Oakley JR. Our approach to the management of congenital presacral tumors in adults. *Int J Colorectal Dis.* 1993;8(3):134–138.

[2] Carchman E, Gorgun E. Robotic-assisted resection of presacral sclerosing epithelioid fibrosarcoma. *Tech Coloproctol.* 2015;19(3):177–180.

[3] Messick CA, Londono JM, Hull T. Presacral tumors: how do they compare in pediatric and adult patients? *Pol Przegl Chir.* 2013;85(5):253–256.

[4] Reynolds HL Jr. Expert commentary on presacral tumors. *Dis Colon Rectum.* 2018;61(2):154–155.

第31章 经前方入路直肠切除术：腹腔镜低位前切除术
Proctectomy from Above

James P. Tiernan　Conor P. Delaney　**著**

韩俊毅　**译**　傅传刚　纪　昉　**校**

一、注意事项

- 术前 1 天口服聚乙二醇类肠道准备药物和三剂总量 1g 新霉素和 500mg 甲硝唑。

- 手术医生在内镜下确认并标记肿瘤。

- 术前应复读磁共振影像，以了解肿瘤情况、环周切缘和骨盆解剖。

- 术前 2h 内皮下注射肝素，序贯加压装置可用于预防深静脉血栓形成。

- 选择性地使用输尿管支架（如穿孔、再手术、放疗、肿瘤累及输尿管等情况）。

二、无菌仪器设备

- 10mm 带气囊戳卡。

- 2mm×5mm 戳卡、1mm×12mm 戳卡。

- 切成 5cm 片段的红色橡胶导尿管。

- 10mm 的 0° 镜头。

- 5mm 腹腔镜钝头双极能量器械。

- 3mm×5mm 带锁扣腹腔镜无损伤肠钳。

- 5mm 带双极电凝的腹腔镜剪刀。

- 可用于病态肥胖患者的超长（减肥手术用）腹腔镜无损伤肠钳和剪刀。

- 5mm 腹腔镜 Maryland 抓钳（分离钳）或腹腔镜 Allis 钳。

- 28～31mm 端端圆形吻合器。

- 体位垫。

三、患者体位

- 患者仰卧位于体位垫上（图 31–1）。
- 麻醉诱导后采用 Lloyd–Davies 位，以确保会阴刚好悬于手术台边缘，双腿置于腿架上（图 31–2）。
- 手臂应紧靠躯干，用泡沫衬垫预防手部和受压部位的损伤。肥胖患者可将左臂放在臂板上（图 31–1 和图 31–2）。
- 膝盖弯曲到 30°～40°。
- 降低腿架，使大腿接近躯干的中间位置，以确保有足够空间让腹腔镜器械可到达脾曲处。

四、仪器摆放及人员站位

- 主显示器在患者左侧，副显示器在患者右侧。
- 仪器桌和技术人员于患者两腿之间。主刀立于患者右侧；助手初始立于患者左侧，其后移至患者右侧，主刀的头侧。

五、戳卡置入

- 脐下 10mm 直切口（图 31–3）。
- 脐下切口至白线后，无创肠钳夹住白线两侧，电刀垂直切开。将弯血管钳钝性穿过腹膜插入腹腔。
- 2–0 薇乔线在筋膜缺损处做荷包缝合，并应用 Rommel 止血带（由 5cm 的橡胶导管和止血钳组成）（图 31–4）。

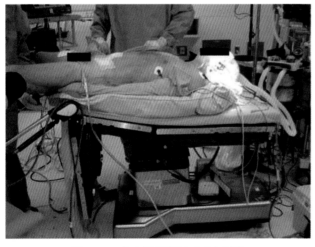

▲ 图 31–1　患者臀部置于手术台下缘

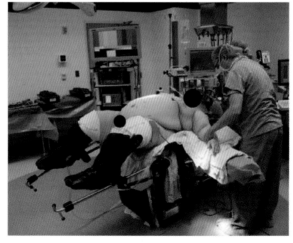

▲ 图 31–2　带脚套的腿架用于定位腿部，使会阴部操作不受影响。肥胖患者的左臂可以外展放置

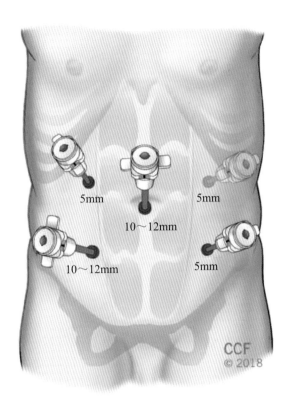

▲ 图 31-3　戳卡位置

经许可转载，引自 Cleveland Clinic Center for Medical
Art & Photography © 2019，版权所有

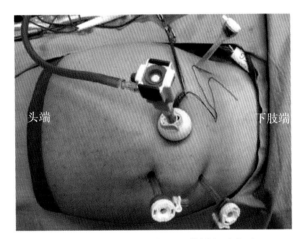

▲ 图 31-4　应用隆美尔止血带插入戳卡孔

- 插入 Hassan 气囊戳卡，气囊充气后收紧隆美尔止血带，以 12～14mmHg 的压力建立气腹。
- 对腹腔进行全面腹腔镜检查。
- 在回肠造口处插入一个 12mm 的戳卡。重要的是，这个部位要偏内侧，以便右下腹（RLQ）器械能够到达右骨盆侧壁。在标记为右上腹（RUQ）回肠造口的肥胖患者，右下腹的位置应与此一致，且足够低，便于吻合器到达肛管直肠交界处。插入时注意不要损伤腹壁下血管。
- 右上腹和左下腹各置入 5mm 戳卡。如果需要的话，可以在手术中增加 5mm 戳卡，最常见的是在左上腹（LUQ），用于分离肥胖患者的高位脾曲。

六、手术技巧

（一）左侧结肠游离

- 将患者置于头低足高、右倾的截石体位。
- 助手至患者右侧，在主刀头侧手持镜头，先用右手扶镜，随后用右手握持左下腹器械。
- 经右侧两个戳卡置入两把无创伤肠钳，将大网膜翻至横结肠上方。可以插入鼻胃管使胃减压以便于操作。

- 为显露肠系膜下血管及骶骨岬，将小肠及肠系膜轻柔翻至右侧，可显露右侧结肠系膜、Treitz 韧带及骶骨岬。

> 建议：用闭口的肠钳将小肠靠近肠系膜根部轻翻，可使肠襻"翻转"到患者的右侧。其操作就像把 1/3 的小肠放在左下腹，1/3 放在右上腹，剩余 1/3 放在右下腹。有时，松解盲肠和小肠系膜周围的先天性粘连对于显露会有帮助。如果改变手术台位置后，肠襻仍然阻碍视野，可以经左上腹戳卡置入 5mm 肝脏牵开器，不过通常都没有必要。

- 术者牵拉乙状结肠远端合适部位，绷紧结肠系膜并显露肠系膜与骶骨岬之间的凹陷，然后将其交给使用左下腹戳卡的助手，由助手向腹侧、头侧绷紧乙状结肠肠系膜（图 31-5A）。可以钳夹乙状结肠右侧系膜边缘，或更低位置肠系膜，甚至结肠和骶骨岬的中间的肠系膜，轻轻朝左下腹戳卡孔方向上提拉。
- 在骶骨岬上方的肠系膜和后腹膜之间交界处切开腹膜（图 31-5B 和 C）。切开处有时较难确定，尤其是对于肥胖男性患者，所以要立即观察二氧化碳的去向以帮助确定正确的手术平面。如果不能确定，可以从骶骨岬的远端切开进入骶前间隙，然后再逐步向近端分离。

> 建议：轻轻地上下移动乙状结肠系膜（远离腹膜后）。这通常会使乙状结肠系膜与腹膜后分离，表现得像乙状结肠系膜在腹膜下"滑动"。这就是正确的操作平面，也是应当初始切开的位置。

- 向肠系膜下动脉（IMA）起始处的头侧扩展间隙，将间隙向肛侧扩展并越过骶岬。
- 使用锐性和钝性分离相结合的方法，由内向外将乙状结肠系膜和血管从腹膜后分离，确保分离平面位于输尿管、生殖血管和自主神经的浅面。此时，在肠系膜下动脉上方可以看到光滑的

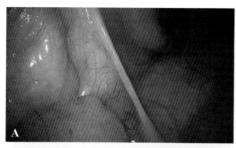
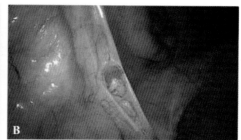
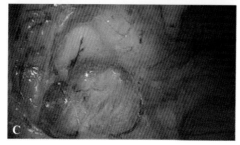

▲ 图 31-5　乙状结肠系膜内侧切开，由内侧向外侧分离

A. 存在张力的结肠系膜利于识别肠系膜与骶骨岬之间的凹陷；B. 切开腹膜后，建立气腹的二氧化碳有助于解剖平面的分离；C. 继续在腹膜后和结肠系膜之间，由内向外分离

"囊"状结构，其实就是肠系膜的脏层筋膜（图 31-6）。

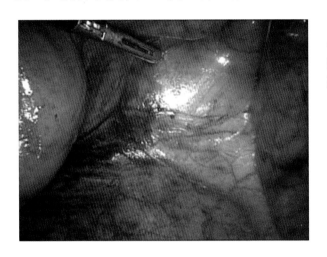

◀ 图 31-6　采用由内而外的中间入路从腹膜后（**Toldt** 筋膜）分离结肠系膜

建议：如果此时找不到正确的平面，有三种可供选择的方法：①向肛侧延长腹膜切开线至直肠，并尝试进入骶前筋膜和直肠系膜后方的胚胎学平面，然后再逐步向头侧游离，找到肠系膜下动脉根部；②找到 Treitz 韧带外侧的肠系膜下静脉（IMV），在肠系膜下静脉背侧切开腹膜并拓展平面（图 31-7），从上方向 IMA 根部分离；③改为从外侧向内侧入路。

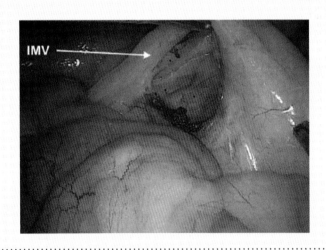

◀ 图 31-7　肠系膜下静脉（IMV）背侧切开腹膜寻找平面

- 在结扎动脉之前，要确定 IMA 外侧的输尿管。如果找不到输尿管，改为由外向内侧分离（见后述），一般都能找到输尿管。在非常罕见的情况下，输尿管仍然难以找到，那就需要插入输尿管支架管或中转开腹。事实上，在分离过程中通常可以发现输尿管，一般不需要特意去寻找。

- 在 IMA 根部游离 IMA。从动脉前方分离所有脂肪和淋巴组织，可以使用腹腔镜抓钳或 Maryland 钳协助动脉后方的分离。分离平面保持贴近动脉，以确保腹膜后组织能够完全分离。在大多数情况下，可以使用能量器械分离 IMA，双重夹闭后再予以切断。少数患者由于淋巴结转移，离断平面接近主动脉时，可使用血管关闭器。如果血管钙化，或者为确保切断缘安全，可以使用 5mm 的夹子。切断血管前确保认清并保护好输尿管。

- 使用能量器械将左结肠动脉与 IMA 游离，以便于降结肠下拉吻合。

- 在肾周脂肪浅面继续由内侧向外侧、由尾侧向头侧朝胰腺方向分离。在靠近胰腺处游离并切断 IMV。在胰腺浅面向头侧结肠和侧面左侧腹壁进行分离。

- 助手向内侧牵拉乙状结肠，保持乙状结肠外侧腹膜张力。锐性切开外侧腹膜（图 31-8），确保层面不会偏离至腹壁外侧，也不会偏离至 Gerota 筋膜的后方。

- 切开外侧腹膜时，通常很容易辨认并进入前述的游离平面，但应始终注意保护输尿管和生殖血管。然后继续向头侧分离，并沿着"Toldt 白线"向脾曲方向切开降结肠外侧腹膜（图 31-9）。

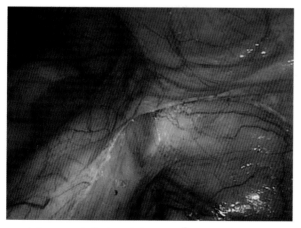

▲ 图 31-8　由盆腔至脾脏方向切开乙状结肠外侧腹膜

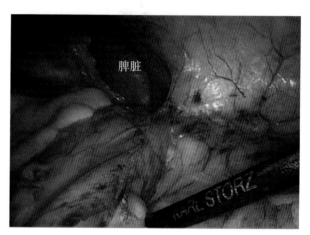

▲ 图 31-9　侧面接近脾曲

建议：在 Toldt 线内侧 1mm 处切开，可以想象成是把后腹膜从结肠系膜上剥离。

　　此时可看到并可以游离脾区。重要的是要耐心细致地按照结肠系膜、后腹膜和大网膜之间的解剖平面操作。此时可以采用头高脚底位，肥胖患者的体位倾角要求更大。只要显露允许，脾曲应该由外侧向内侧游离。然后，从横结肠向脾区游离。助手站在患者右侧，将大网膜朝腹壁上方提起，向尾侧牵拉横结肠形成对牵张力。在靠近横结肠处切开大网膜根部进入网膜囊并向脾脏方向扩展，逐步游离横结肠，直至与外侧游离处会合。横结肠被充分游离，可拉至中线处。

建议：大网膜是按照胚胎学平面由横结肠上分开，而不是"切断"。随着对横结肠游离的推进，主刀和助手应该轮流调整抓钳位置。一旦进入网膜囊，看到横结肠系膜前叶时，可至胰腺的下缘处继续分离。

　　切断胰腺表面结肠系膜完成脾曲游离。向尾侧和内侧牵拉结肠，电刀或其他能量器械切断胰腺与结肠系膜之间的组织，与前述游离平面会合。

> 建议：如果脾曲非常高，左上腹另置 5mm 戳卡可能有助于获得安全游离脾区所需视野和张力。

（二）直肠游离

- 患者恢复头低足高位，向头侧翻起小肠。

- 助手通过左下腹戳卡用肠钳抓住直肠乙状交界处，向头侧及腹侧牵拉，使直肠和骶骨岬分离，确认肠系膜下动脉，进入骶前间隙的上部。

- 使用电剪刀分离直肠系膜平面，在直肠系膜筋膜和骶前筋膜间游离（图 31–10）。在此层面操作可以保护腹下神经。腹下神经向下经由骶前进入盆腔时通常可被发现。对于那些平面难以确定的患者，神经可能需要从直肠系膜上游离下来，这样它们才能回归正常的解剖位置。

- 尽可能地向下分离直肠后方间隙。对于消瘦的患者，有可能直接分离到盆底。一旦牵拉张力不足，就需要改变分离方向。

- 接下来，切开右侧直肠系膜平面上的腹膜，沿后方平面从侧面游离直肠系膜（图 31–11）。需要注意的是，侧方游离很容易向外侧偏离而进入盆壁。保持分离平面在疏松的网状组织中，试想是把周围组织从直肠系膜上"游离"出来。一般分离到右侧精囊顶部，局部张力就不足了。

- 向右侧、头侧牵拉直肠乙状结肠交界处，绷紧直肠左侧腹膜。如有必要，助手可以在左侧骨盆侧壁提供反牵引。

- 切开左侧直肠腹膜，确认分离平面正确没有偏向外侧盆壁（图 31–12）。当骶前筋膜延伸到骨盆侧壁上的盆内筋膜时，可以辨认出骶前筋膜，进而保护盆神经和输尿管。在保持足够张力下，尽可能向远端分离，根据影响牵拉张力的位置，灵活地进行前方或后方的游离。

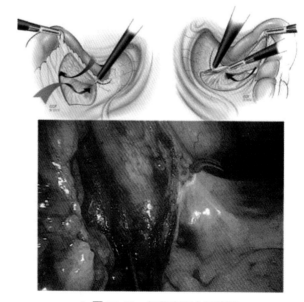

▲ 图 31–11　切开直肠右侧腹膜

经许可转载，引自 Cleveland Clinic Center for Medical Art & Photography © 2019，版权所有

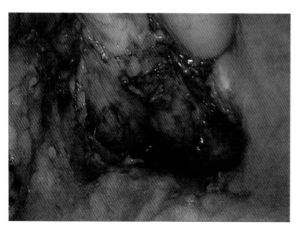

▲ 图 31–10　后方直肠系膜与骶前筋膜游离

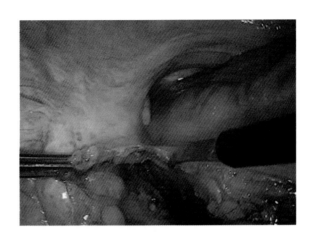

◀ 图 31-12　切开直肠左侧腹膜

- 继续进行后方和侧方游离，最后做前方游离。在腹膜反折底部上方 1～2mm 处切开腹膜，这样可以在 Denonvilliers 筋膜层之间进行分离，可同时保留直肠系膜前筋膜和 Denonvilliers 筋膜前层，从而可以保护精囊、阴道和前外侧神经束。对于低位直肠前方肿瘤，在 Denonvilliers 筋膜前方平面进行分离，切除 Denonvilliers 筋膜并显露阴道或精囊。对于侧方肿瘤，可根据术前影像学切除一侧 Denonvilliers 筋膜。

- 回到后方和侧方游离层面，游离直肠至肛门直肠结合部。对于低位切除，有必要将直肠向下解剖至直肠系膜最远端下方的肌管（图 31-13）。重要的是要确认所有的直肠系膜从直肠裸化处剥离，因为直肠后方残留的系膜组织会导致切割关闭器闭合不全。

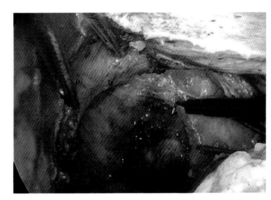
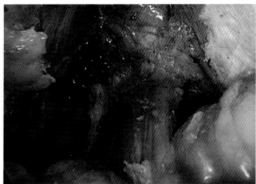

▲ 图 31-13　直肠系膜最远端下方肛管的游离

1. 横断

- 在横断直肠前，肛指检查确保横断面处于正确位置。对于肥胖男性，离断位置可能会被高估；而对于瘦弱的女性，距离可能会被低估。

- 经 12mm 左下腹戳卡置入 45mm 线性切割闭合器于盆腔内。助手用肠钳拉直直肠，显露预切断远端直肠。

- 将肠管置入切割闭合器两臂中，调整切割闭合器角度，使直肠完全位于切割闭合器臂内。骨盆左侧切割闭合器臂下推可使器械的成角的角度进一步加大。

- 调整直肠牵拉角度，使其与切割闭合器垂直，并确保切割闭合器被置于满意的横断位置上。

- 击发切割闭合器。需要注意的是，一次可能无法全部离断，再次切割离断时需要注意闭合器的离断角度并尽量减少切割次数，因为次数越多，并发症出现机会就多。
- 对于距离齿状线 2cm 以内超低位肿瘤，可能需要经肛行括约肌间切除和手工吻合。

建议：置入切割闭合器最容易的方向是从右前置入。当需要再次或更多次切割关闭时（通常是在肥胖男性，非常具有挑战性），将闭合器口放置在前一钉线末端，以确保没有缺血残余角（图 31-14）。最后，如果闭合器很难抵达，助手可以将会阴向上推以帮助减少 2～3cm 距离。

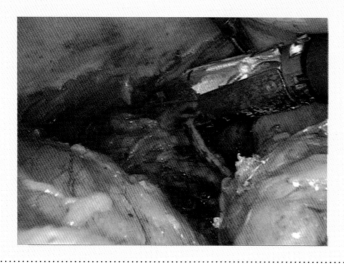

◀ 图 31-14 切割吻合器切断远端直肠

- 肠系膜下动脉切断处分离结肠系膜。显露左结肠动脉根部并切断结扎，有两个好处：保留了左结肠升支和降支之间的交通支，并使肠系膜可以充分下拉至盆腔。
- 继续向降 / 乙状结肠交界处分离结肠系膜，确保这一过程呈直线进行。重要的是在到达边缘动脉之前停止分离，以便标本拉出体外后可以检验边缘动脉供血情况。
- 在近端肠管预切断处放置锁定抓钳。
- 在预先标记的造口部位（通常是右下腹，肥胖症患者有时是右上腹部位），做一个回肠造口大小的圆形皮肤切口，逐层切开至腱膜。在腱膜上做 3cm 垂直切口，用止血钳分开腹直肌纤维，再把腹膜切开 3cm。
- 对于较肥胖或肿瘤较大患者，此切口可能太小，可以向上方延长切口，腱膜切口也可以适当增大。
- 插入 Alexis 伤口牵引器，用腹腔镜抓取器将标本闭合端放至腹壁切开处，再用 Babcock 钳将其拉出至体外。

建议：拉出标本时，在直肠周围放置一块海绵，并以环周移动方式将直肠轻柔拉出，这样可以避免直肠系膜的损伤，而且可以不必延长切口。

---

2. 吻合

- 通过用剪刀切断最后几厘米的肠系膜，检验边缘动脉的血供（图 31-15）。准备好动脉夹以阻断被切断的动脉。如果观察到搏动性动脉血流，可以结扎动脉。如果没有，则需要进一步分离近端，检查是否有良好的搏动性血液供应。

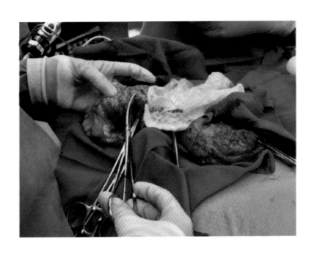

◀ 图 31-15 检测近心端横断处的边缘动脉血供

- 距离肠系膜边缘约 0.5cm 垂直于肠壁锐性切开肠管。
- 阑尾钳夹住肠管两端，以 2-0 聚丙烯线做荷包缝合，确保缝合包括浆膜、肌层和部分黏膜的肠壁全层，根据结肠的周长和厚度，针间距为 0.5～1cm。第 1 针从外向内缝合，并继续由外向内缝合，在最后 1 针，从内向外缝出。切勿缝合太深，不然荷包线不容易拉动，导致荷包不紧。
- 插入圆形吻合器的钉砧，并在其底部收紧荷包线。如果有较大块肠脂垂等覆盖在预定吻合线上，可以将它们从肠壁上剥离切除。如果存在憩室病，注意肠脂垂下方可能有憩室。

> 建议：拔针之前，评估一下荷包线的松紧。如果太松，在浆膜下的第二个荷包线，使荷包线收紧。

- 把肠段放回腹腔，切口 8 字形缝合数针，直到腹壁开口缩小到适合回肠造口的大小。然后，转动气囊上 Alexis 伤口撑开器，用止血钳固定后重新建立气腹。
- 患者头低足高位，确保盆腔内没有小肠襻。充分润滑后，将管型吻合器轻柔地经肛管插入，特别当心在吻合器通过括约肌复合体时不要穿透关闭线。

> 建议：如果插入吻合器很困难，可以将 4 个鼠齿钳夹住肛缘的 4 个象限，牵开后便于通过括约肌。

- 将吻合器插入直肠远端，旋出吻合器钉杆，使其紧邻关闭线（图 31-16）。在吻合器钉杆和闭合线之间不要留有间隙是很重要的，因为如果闭合线和吻合线没有交叉，可能会留下缺血的中间节段。

- 抓住钉砧检查左半结肠：确保肠系膜切缘是直的，并且到达盆底时没有任何张力。将钉杆插入钉砧，直到听到"咔嗒声"，然后旋转闭合，确保吻合处没有其他组织（图 31-17）。

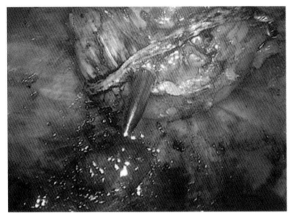

▲ 图 31-16　吻合器钉杆穿过直肠远端关闭线

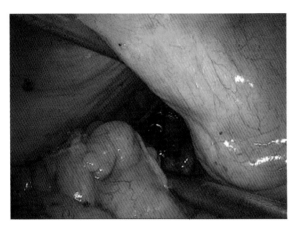

▲ 图 31-17　将砧座和吻合枪钉对接

建议：当钉砧和钉杆对接时，用右手钳抓紧铁砧头，用左手拎起肠管。插入钉杆后，继续用左手钳拎着结肠，右手钳合拢后在钉砧背面推压钉砧使之到位。

- 肠管应自然覆盖在后腹膜表面，没有张力地沿骶骨曲线进入盆腔（图 31-18）。

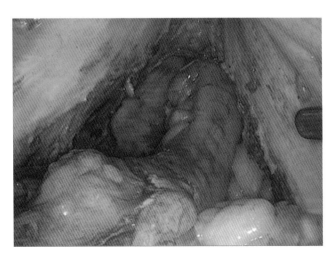

◀ 图 31-18　无张力地完成解剖重建，结肠松弛地置于骶骨上

- 确保吻合器中切缘是两个完整的圈。
- 在骶骨岬水平钳夹结肠，减小头低足高角度。用温盐水冲洗骨盆，使吻合口完全浸没。使用球形注射器或软性乙状结肠镜检查吻合口的气密性和是否出血。内镜可以很容易地夹住动脉出血。向直肠内充气，观察盆腔有无气泡。
- 末端回肠襻式造口。
- 造口处筋膜用 Polydioxanone 缝线或 Maxon 缝线缝合到合适的大小。
- 戳卡孔用可吸收线做皮内缝线。将圆形切口留作造口。

七、术后护理

- 遵循已发表的标准化围术期加速康复护理计划。
- 气管插管拔除前移去胃管，尽量减少静脉输液，当天给予饮食，术后第 1 天拔除导尿管。
- 尽量减少使用阿片类药物，避免使用患者自控镇痛。
- 允许联合使用非甾体抗炎药和对乙酰氨基酚。
- 手术后继续使用皮下肝素和间歇性气动加压以预防深静脉血栓。
- 肠造口治疗师将在术后第 1 天开始指导患者进行正确的造口护理。
- 营养治疗师会和患者讨论造口后的饮食计划。

推荐阅读

[1] Asgeirsson T, Delaney CP. Laparoscopic proctectomy: oncologic considerations. *Surg Laparosc Endosc Percutan Tech.* 2012;22(3):175–179.

[2] Gorgun E, Benlice C. Robotic partial intersphincteric resection with colonic J–pouch anal anastomosis for a very low rectal cancer. *Tech Coloproctol.* 2016;20(10):725.

[3] Mathis KL, Nelson H. Laparoscopic proctectomy for cancer. *Ann Surg.* 2019;269(4):603–604.

第 32 章　经肛全直肠系膜切除
Transanal Total Mesorectal Excision

Sherief Shawki　Dana Sands　Matthew F. Kalady　著

窦若虚 **译**　　纪 昉 **校**

一、术前准备：直肠癌患者

- 检查。
  - 直肠指检。
  - 软质和（或）硬质直肠镜。
  - 括约肌功能的评估。
- 临床肿瘤分期。
  - 局部分期：盆腔磁共振成像。
    - 特别注意肿瘤与周围结构的关系，以及肛管与肛提肌的夹角，以估计后方分离过耻骨直肠肌后直肠系膜的分离方向。
    - 这有助于避免进入错误的直肠后壁的蜂窝状间隙。
    - 评估环周切缘。
  - 远处影像学分期。
    - 胸腹 CT。
    - 根据可疑转移灶的进一步检查。
  - 血清癌胚抗原。
- 多学科肿瘤团队讨论，制订治疗计划。
- 造口定位和宣教。
- 机械肠道准备和口服抗生素。

二、麻醉

- 全身麻醉。
- 需要深部肌肉阻滞以达到合适的直肠扩张和松弛。

三、患者体位

- 改良截石位，双臂收于体侧。
- 可调节式脚蹬。
- 充足的防滑和患者固定，以支持大角度的头低位。
- 经口胃管和尿管。

四、术野消毒之前

- 麻醉状态下检查。
  - 确认肿瘤位置、活动度和预计的远切缘。
  - 决定吻合是通过手缝还是吻合器。
  - 对于良性病变，确认合适的手术方案，重新评估括约肌。
- 用稀释的聚维酮碘行直肠灌肠。

五、术野消毒和手术室设置

- 腹部和会阴术野消毒铺巾，对应两组入路（图 32-1）。

六、所需器械（经腹直肠切除部分见第 31 章）

- 需要腹腔镜器械。
  - 30° 硬镜，5mm（更佳）或 10mm。
  - 直角光纤接头（图 32-2）。
    - 使术者有更多的体外操作空间，减少与摄像头的碰撞。

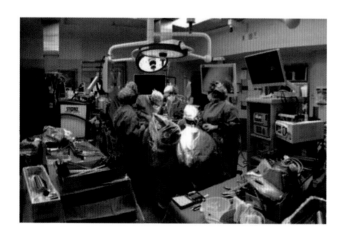

◀ 图 32-1　手术室设置
患者取改良截石位；腹部组的腹腔镜操作塔位于画面左边，显示器位于画面右边；会阴组的操作塔位于画面右边，显示器位于术者前方的患者头侧

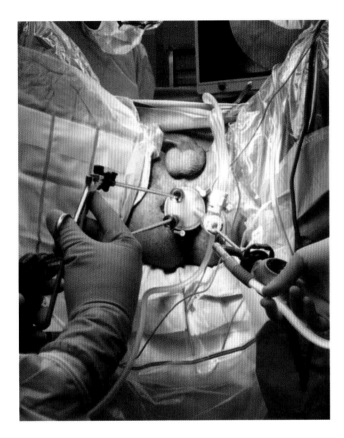

◀ 图 32-2　**GelPOINT 安装完成后**
注意 30° 镜左侧的直角光纤接头，使体外摄像头更偏向右，留给术者更多操作空间，减少体外器械碰撞

- 腔镜分离钳。

- 无损伤肠抓持钳。

- 电钩。

- 吸引器。

● 进气。

- AirSeal 系统（SurgiQuest，CT，USA）。

▶ 必须注意避免系统管道进水，这可导致系统障碍。

- 也可采用标准充气设备，尽管可能导致组织扑动。

● 入路：GelPOINT 入路平台（Applied Medical，Rancho Santa Margarita，CA，USA，图 32-3）。

- 常规尺寸通道：4cm × 5.5cm。

- 加长尺寸通道：4cm × 9cm。

● Gel Cap 的戳孔位置（图 32-4）。

- 三孔呈三角形。

- 根据摄像头的直径，可选用 8mm 或 10mm 的 AirSeal 穿刺器。

- AirSeal 穿刺器的排烟功能更优。

● 通过 Lone Star 拉钩（Cooper Medical）或肛门外翻缝线，辅助最初的显露和入路平台的安装。

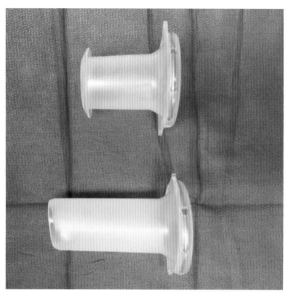

▲ 图 32-3　**GelPOINT 入路通道的不同尺寸**
常规：直径 4cm × 长度 5.5cm；加长：直径 4cm × 长度 9cm

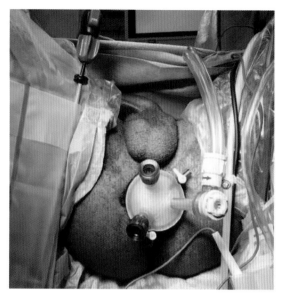

▲ 图 32-4　**Gel Cap 上呈倒三角放置腹腔镜穿刺器**
在该病例中，我们采用了加长的 8mm AirSeal 穿刺器；
镜头是 5mm 的 30° 镜

七、荷包缝合

- 仔细、精确的评估确定远切缘，至少离肿瘤下界远端 1cm（图 32-5）。
- 根据肿瘤的位置，可以用传统经肛方式直视下缝荷包，也可以在直肠腔内充气并安装通道后通过腹腔镜做荷包缝合。
  - 后者需要腹腔镜组夹闭近端结肠，避免肠管过度充气影响腹腔镜下的游离。

八、荷包缝合应考虑的重要事项

- 荷包缝合应是环周的，而不是螺旋形的。
  - 使用电烧灼法的圆周标记可用于勾画轮廓以避免螺旋（图 32-6）。
  - 在直肠腔内临时放置海绵也可作为参照物，避免螺旋形缝合。
    ➢ 海绵应在打结前取出。
- 缝线应包含几乎全层的组织，但也要避免过深，尤其在远端直肠（图 32-7A 至 H）。
  - 前方缝线过深可能缝到阴道壁。
  - 侧方缝线过深可能将盆内筋膜向内牵拉，误导术者在直肠切除时进入筋膜外平面。
- 避免每针包含过多组织，会导致荷包线打结后黏膜打褶。
  - 由此引起的黏膜冗余将影响进气之后的空间正常张开，这可能使直肠切除技术上更为困难。
- 同样，应避免针与针之间的空隙。每一针的进针点应靠近前一针的出针点。进气后，针与针之间的间隙可能导致漏气和肠腔变形，使直肠切开变得困难。

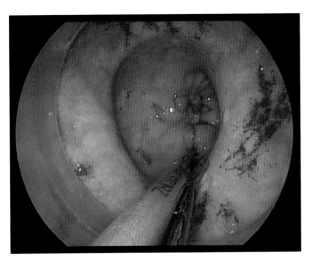

▲ 图 32-5　根据肿瘤下缘确定远切缘

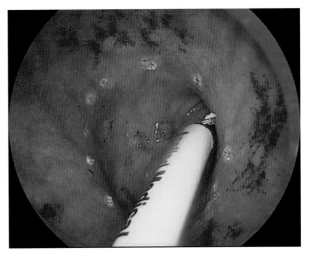

▲ 图 32-6　标记荷包缝合线，以确保环周缝合，避免螺旋形缝合

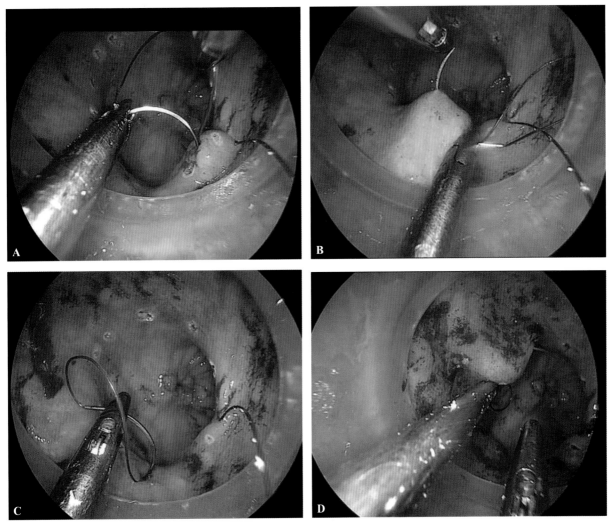

▲ 图 32-7　A 至 D. 肠腔内腔镜荷包缝合的步骤，不留间隙，缝合不要过深或过宽

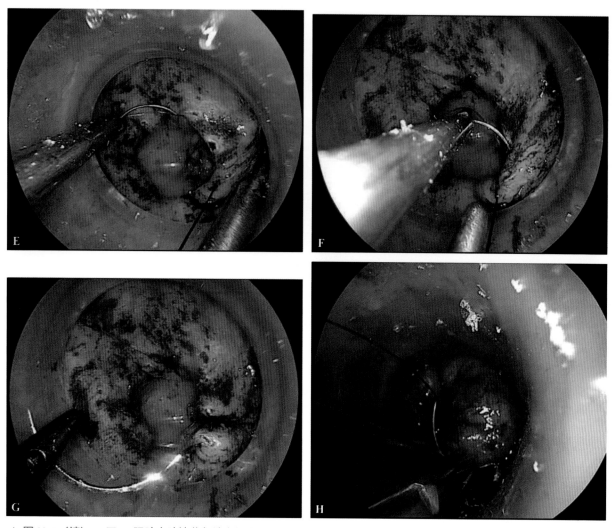

▲ 图 32-7（续） E 至 G. 肠腔内腔镜荷包缝合的步骤，不留间隙，缝合不要过深或过宽；H. 也可经开放经肛方式缝合荷包

- 注意保持针距相等，进针深度应保持刚好在黏膜下层以下，从而在直肠切除横断肌层时，进气效应会协助牵拉肌纤维，为术者显露正确的手术平面。

- 荷包线打结后（图 32-8），建议在开始直肠切除前彻底冲洗远段直肠，更换手套；此时肠管已经封闭、与肿瘤隔离，可以减少肿瘤肠腔内播散。

九、直肠切开术

- 在荷包远端约 1cm，电灼标记开始直肠切除的位置。这往往位于荷包线打结后形成的放射状黏膜皱襞的最远端（图 32-9）。

- 在后正中线的左侧或右侧开始直肠切除。

  - 全层切开直肠后壁更容易识别层面，易于对环周其他部位的切除层面的指引（图 32-9B 和 C）。

  - 远端直肠的后正中线存在中央纤维缝，使寻找正确平面变得困难。因此，建议从正中线的任

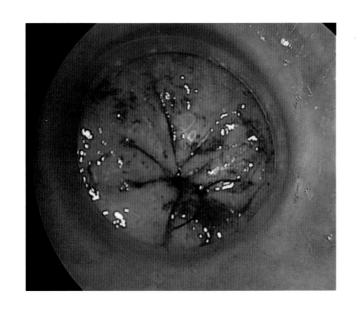

◀ 图 32-8　收紧和结扎荷包线

一侧开始分离，再拓展到正中线。

- 进入正确的平面以后，在预先标记处环周切开直肠壁（图 32-9D 和 E）。

- 这项技术可用于需要在括约肌间分离的超低位直肠肿瘤。

- 采用常规开放技术开始括约肌间分离。这样可以确保合适的远切缘，并为将要置入肛管的入路通道提供安装的空间。完成括约肌间切除部分后，荷包缝合封闭直肠腔，并建立气盆腔（图 32-10A 至 F）。

- 有时，分离后的上段肛管会产生占位效应，阻挡腔镜视野。为了（在置入胶质入路通道以后）保障更好的视野，在完成荷包缝合后，可将分离后的上段肛管向上内翻进直肠腔内，并用叠瓦式缝线封闭直肠壁。

通常，括约肌间分离时常进入比盆内筋膜更深的平面。谨慎的做法是在盆腔更高位置分离时，切开盆内筋膜并回到正确的直肠系膜周围深筋膜平面，避免神经损伤和出血（图 32-11A）。

十、分离

- 目标是将直肠系膜周围脏层筋膜与壁层盆内筋膜分开，保持在肿瘤学的"神圣平面"，直到与经腹分离的同一平面会合（图 32-11A 和 B）。

- 成功分离的关键是找到直肠系膜周围的疏松蜂窝状组织。在黄色、有光泽而且光滑的直肠系膜与白色疏松蜂窝状组织之间的界面进行分离，并保持在这一平面（图 32-11B）。

- 成功完成直肠环周切开后，在后方和前方的正确平面进行分离（图 32-11C 和 D）。

- 牵拉和对抗牵拉对显露正确平面至关重要。

- 以上完成以后，才开始侧方组织（相对来说更具挑战）的分离（图 32-12A）。
  - 必须注意识别和保留侧方的盆神经（图 32-12B 至 D）。

- 向近端再次重复全周的分离。前方的分离范围到腹膜反折，建议保留其完整，直到与腹部组会合（腹部和经肛入路的"会合点"或连接处，图 32-13A）。

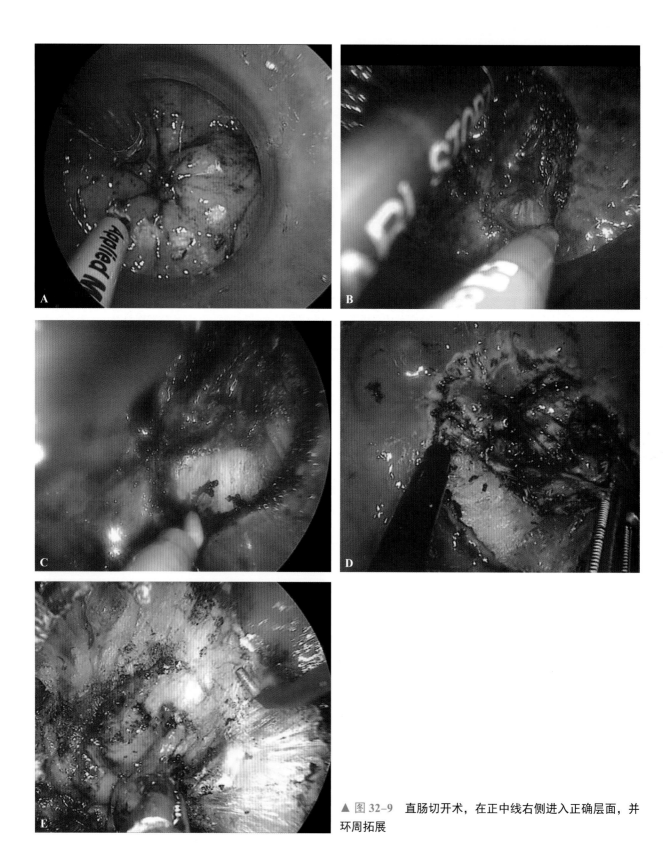

▲ 图 32-9　直肠切开术，在正中线右侧进入正确层面，并环周拓展

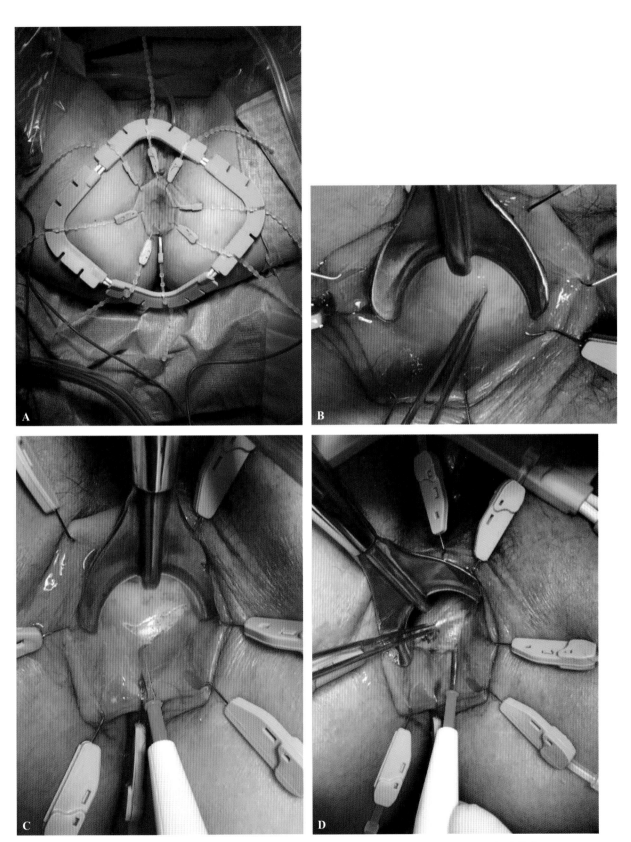

▲ 图 32-10　**A 至 D.** 精确界定远切缘后的括约肌间分离，然后置入 **GelPOINT** 入路通道

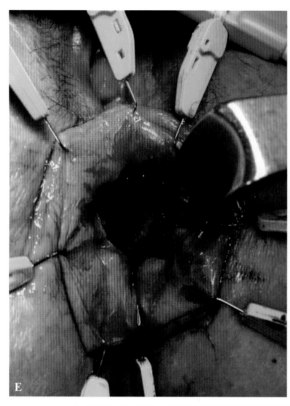

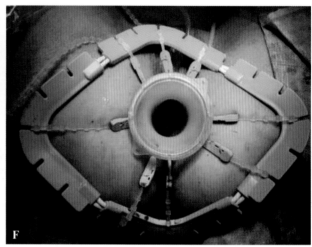

▲ 图 32-10（续） E 和 F. 精确界定远切缘后的括约肌间分离，然后置入 GelPOINT 入路通道

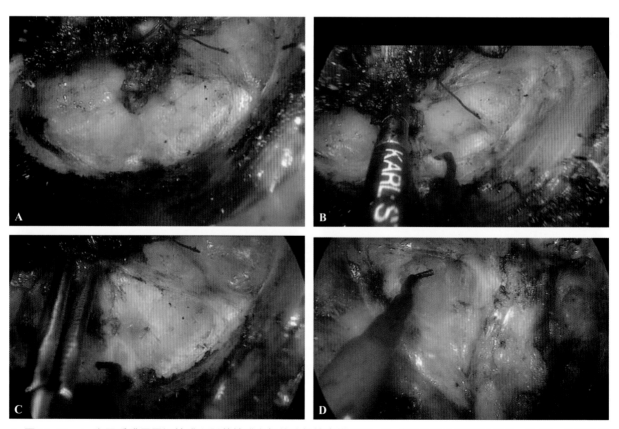

▲ 图 32-11 A. 直肠系膜周围深筋膜和骶前筋膜之间的疏松蜂窝样平面；B. 应保持在此平面内分离；C. 在一名男性患者中的前方解剖，保留了 Denonvilliers 筋膜；D. 下段直肠前方与前列腺的分离

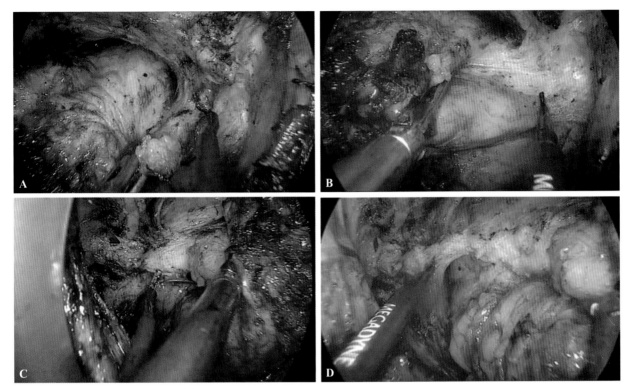

▲ 图 32-12　前方和后方的正确平面分离以后，显露侧方要分离的组织更为容易

A. 左侧神经血管束；B. 分离左侧神经血管束；C. 右侧神经血管束；D. 右侧神经血管束分离后

- 后方分离到 Waldeyer 筋膜（图 32-13B）。
- 前方和后方的分离都尽量沿着正确平面向侧方扩展。这有助于更好的显露，以及更安全的侧方组织的分离（图 32-14A 和 B）。

连接经肛门与腹部的分离

- 腹腔镜经腹入路切开腹膜反折（图 32-15）。
- 从后方切开（图 32-16）。
- 然后分离侧方组织（图 32-17A 至 D）。
- 两组协同工作，在安全和可行的情况下，为对方牵引和显露并同时进行分离。

十一、标本取出

- 如果计划经肛门取出标本，谨慎的做法是提前确定标本大小是否可以通过盆底裂孔和肛管，避免撕裂标本（图 32-18A 至 D）。
- 能否顺便取出取决于标本的大小，可在 GelPOINT 通道在位的情况下取出，或者移除通道以避免过分摩擦。
  - 在后面一种情况，我们会放置切口保护套以避免和周围组织的摩擦。

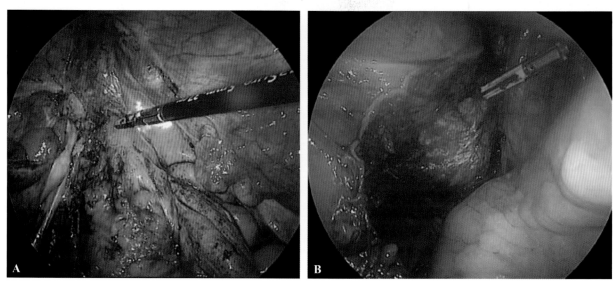

▲ 图 32-13　前方（A）和后方（B）的上下入路分离平面会合

建议等到两组都准备好合作开始最后阶段操作时，才连通上下入路平面

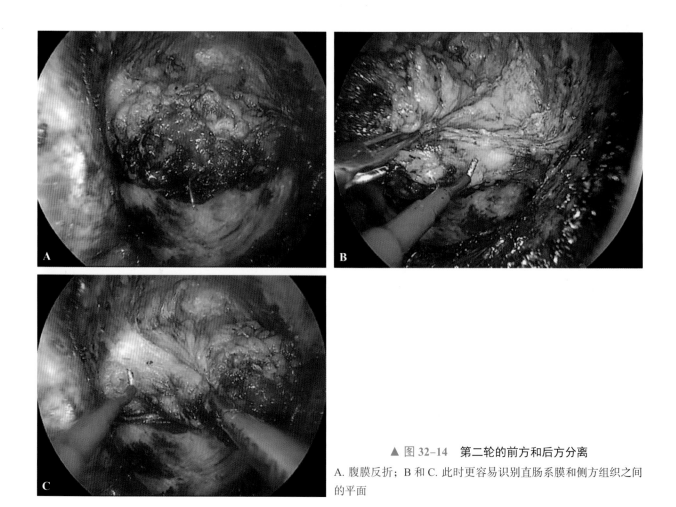

▲ 图 32-14　第二轮的前方和后方分离

A. 腹膜反折；B 和 C. 此时更容易识别直肠系膜和侧方组织之间的平面

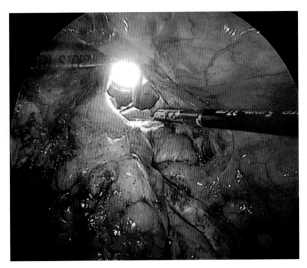

▲ 图 32-15　腹膜反折切开后，经腹视角

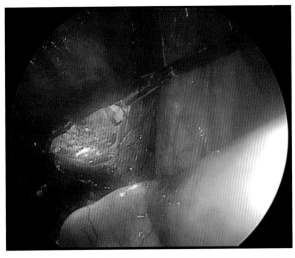

▲ 图 32-16　两组在后方连通，注意上下两组在安全和可行的时候同时分离

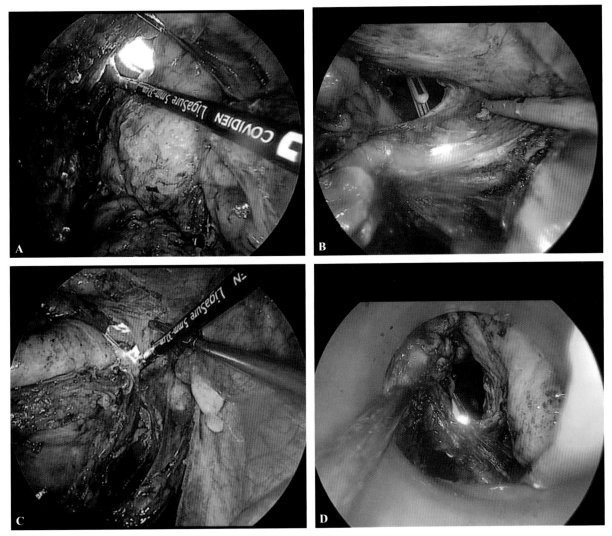

▲ 图 32-17　两组分离侧方组织

A. 左侧经腹视角；B. 左侧经肛视角；C. 右侧经腹视角；D. 右侧经肛视角

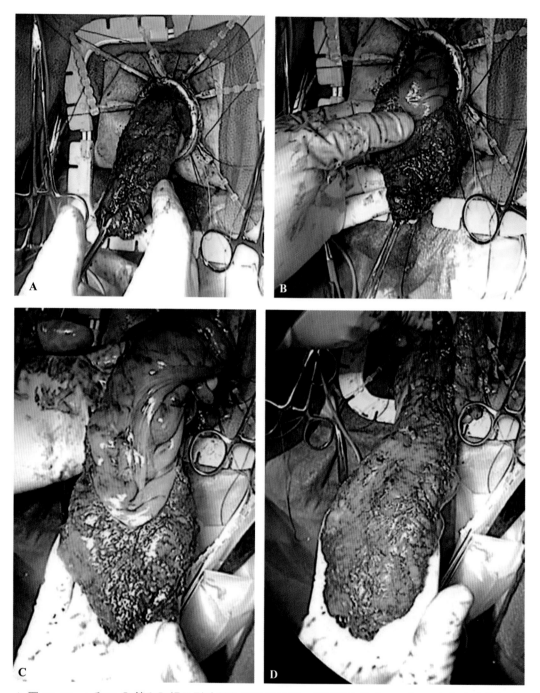

▲ 图 32-18　**A 和 B.** 肛管和肛提肌裂孔置入切口保护套，经肛取出标本；**C 和 D.** 经肛取出的标本，前面和后面均完整

- 此外，为了方便经肛取出标本，应在体内离断左结肠动脉，并将肠系膜分离至边缘动脉（边缘动脉保留）。

  - 此操作留出更多长度，减少经肛管取出过程中切割或撕脱血管和系膜的风险。

- 如果无法安全的经肛取出，应经腹取出标本。我们习惯采用小的左下腹斜切口或经过将要造口的切口。

十二、吻合

（一）手工吻合

- 直视下经肛横断标本（图 32-19A）。

  - 可以确保肠管朝向正确，血供良好。

- 经会阴入路，环周等针距留置 8 根缝线。缝合的第一针包括肛管直肠壁或远端直肠残端，下方带一点内括约肌的浅层。

  - 然后将缝线固定于周围的铺巾，等结肠肠管拖出后完成吻合（图 32-19B）。

- 结肠肠管拖出并确认方向正确后，取下之前的缝线，缝过全层直肠壁。应该有条理的按顺序缝好每一针，钳夹缝线断端暂不打结。完成所有 8 针后再按顺序打结。打结的示指应将结推到吻合线上，而不是向外牵拉，避免撕裂吻合口。

（二）吻合器吻合

远端荷包缝合

- 应将直肠残端的上缘从周围组织中（全层）游离出来（图 32-20）。周围组织的游离有助于避免将阴道和（或）括约肌打入吻合之中，并提供更多游离的直肠壁用于吻合。

  - 全层缝合以保障吻合口完整，避免延迟的不良后遗症如吻合口裂开。

- 如果手术平面显露良好，可以经肛完成分离。

- 术者示指插入肛门，轻柔的钝性将直肠残端与周围结构剥离。或者，直肠残端的分离可以经腹腔镜辅助。环周缝合全层荷包（图 32-21）。

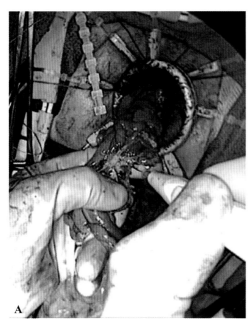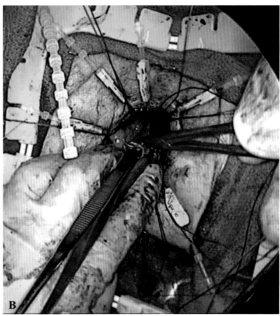

▲ 图 32-19　**A.** 经肛横断肠管；**B.** 预先留置的 **8** 根缝线，在确认拖出结肠朝向正确而且血供良好以后，开始缝第二针

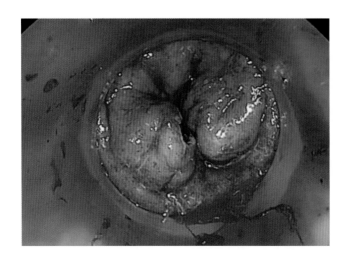

◀ 图 32-20　分离后的直肠残端，将缝第二次荷包

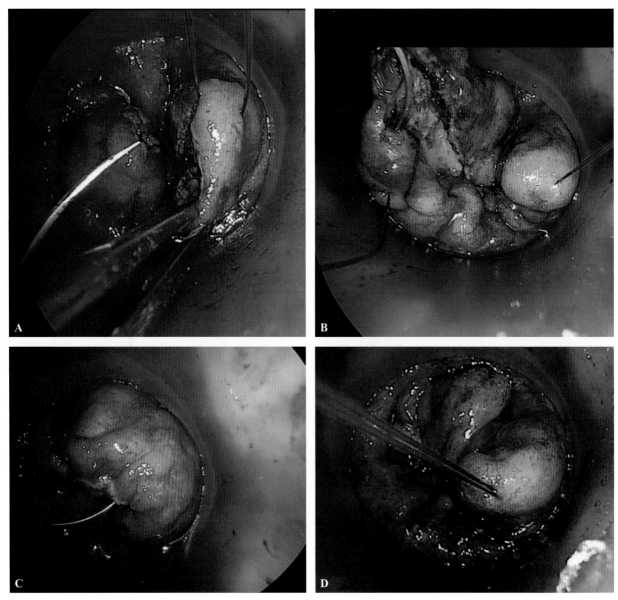

▲ 图 32-21　在分离后的直肠残端缝合荷包的顺序，用于吻合器吻合

- 引入抵钉座，并由经腹组固定到结肠断端。

- 收紧荷包线，引导端 – 端吻合器的中心杆穿过，以常规腹腔镜方式完成吻合。

- 或者，可以保持远端荷包线开放，吻合器通过荷包线进入腹腔。

  - 在直视下对接抵钉座和中心杆，并在直视下将结肠引入盆腔。

  - 最后，在肛管旋开吻合器，收紧远端荷包线。

  - 收紧吻合器，确保括约肌不在吻合内，击发吻合器。

- 或者，将一条引流管放过吻合口，荷包线在引流管周围收紧（图 32-22A 和 B）。

  - 吻合器的中心杆连接到引流管上（图 32-22C）。

  - 经腹向上牵拉引流管，引导中心杆经过荷包（图 32-22D）。

  - 然后对接结肠的抵钉座和中心杆（图 32-22E），按惯常方式完成吻合。

- 或者，将结肠的抵钉座从上方传递下来，荷包线在抵钉座上打结（图 32-23A）。

  - 然后对接结肠的抵钉座和吻合器中心杆（图 32-23B 和 C），按惯常方式完成吻合（图 32-24）。

- 按需要，用 2-0 聚乙醇酸缝线加固吻合（图 32-25A 和 B）。

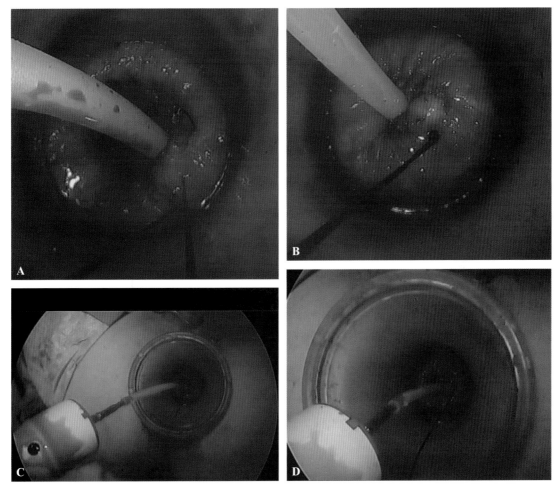

▲ 图 32-22　**A.** 将引流管放过未打结的荷包线；**B.** 收紧荷包线并打结；**C.** 然后将吻合器中心杆连接到管的末端；**D.** 引流管引导中心杆经过荷包线，经腹组在腹腔镜下帮助引导

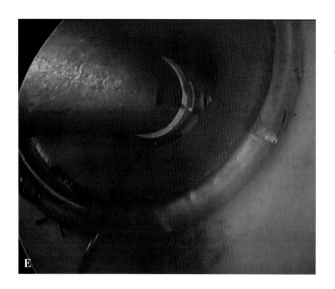

◀ 图 32–22（续） E. 端 – 端吻合器在位，通过常规腹腔镜方式完成吻合

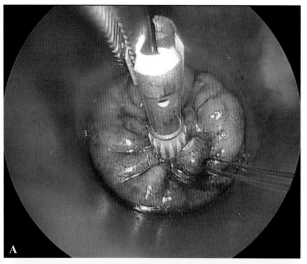

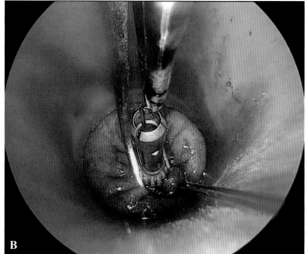

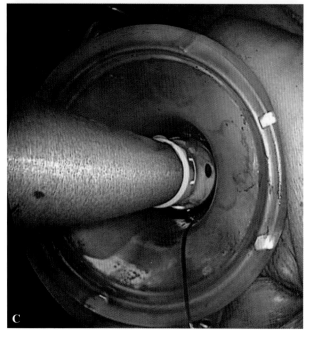

▲ 图 32–23 A. 抵钉座由经腹组放置并固定，然后下传进入直肠，同时确保结肠肠管朝向正确且无张力；B. 抵钉座和端 – 端吻合器中心杆对接；C. 击发吻合器

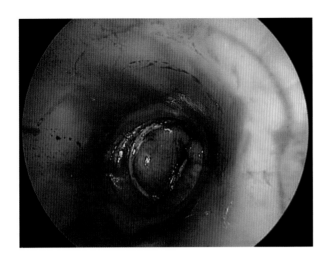

◀ 图 32-24　吻合器吻合完成后

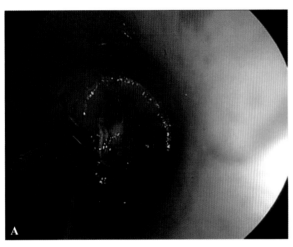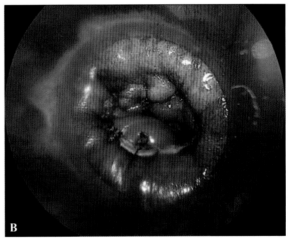

▲ 图 32-25　采用间断 2-0 聚乙醇酸线加强吻合

A. 用间断 2-0 聚乙醇酸缝线加固吻合口；B. 加固后

十三、术后护理

- 遵循已发表的、标准化的增强围术期康复护理方案。

- 经口胃管在拔除气管插管前拔除，尽量减少静脉液体，术后当天进食，术后第一天移除尿管。

- 尽量减少阿片类药物以及患者自控镇痛的使用。

- 可以使用非甾体抗炎药，并配合口服对乙酰氨基酚。

- 术后使用皮下肝素和间断充气加压，以预防深静脉血栓形成。

- 多数患者将同时接受转流性襻式回肠造口，术后第 1 天行造口护理。

推 荐 阅 读

[1] Bhama A, Althans A, Steele SR. Perioperative preparation and post-operative care considerations. In: Attalah S, ed. *Transanal Minimally Invasive Surgery (TAMIS) and Transanal Total Mesorectal Excision (taTME)*. New York, NY: Springer; 2019.

[2] Keller DS, Steele SR. TaTME for low rectal cancer: pros and cons. *Chin J Gastrointest Surg*. 2018;21(3):250–258.

第33章 复杂性和多脏器累及直肠癌的妇科注意事项
GYN–Onc Considerations for Complex and Multivisceral Colorectal Disease

Mariam Alhilli　Robert Debernardo　著

杜　涛　译　　傅传刚　纪　昉　校

一、背景：结肠癌累及妇科器官

- 潜在的器官包括阴道、子宫/宫颈、卵巢、直肠宫颈交界处或外阴/会阴。
- 肿瘤完整切除对预后有显著影响。
- 肿瘤侵犯与肿瘤相关性炎症很难区分。
  - 提倡整体切除（改良后盆腔切除术）以避免肿瘤扩散。

二、术前注意事项

- 症状评估。
  - 盆腔疼痛。
  - 阴道出血。
  - 性交疼痛。
  - 性交后出血。
  - 梗阻性症状
- 临床检查。
  - 直肠阴道隔增厚和缺损。
  - 子宫固定、后倾和活动度差。
  - 窥镜检查：阴道肿块。
  - 疾病可疑区域活检。
  - 建议在麻醉、膀胱镜和乙状结肠镜下进行盆腔检查。

- 影像学检查。
  - MRI：确定肿瘤穿透侵犯和淋巴结受累（图 33-1）。
  - PET/CT：排除转移性疾病。
- 结肠镜 / 乙状结肠镜检查。
- 肠道准备。
- 造口标记。
- 静脉血栓栓塞预防。
- 抗生素使用。
- 双侧输尿管支架置入 / 膀胱镜检查准备。
- 浓缩红细胞的血型和交叉配血。

三、术中注意事项

- 设备。
  - 血管牵引条带标识输尿管。
  - 膀胱镜检查和输尿管支架。
  - 端 - 端吻合器（EEA）模具。
  - 外科夹。
  - 外科吻合器。
  - 直肠镜或软质乙状结肠镜。
  - 血管闭合器。

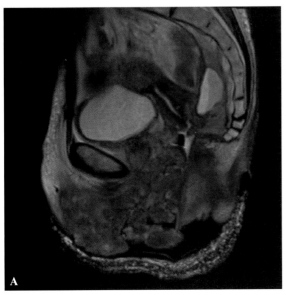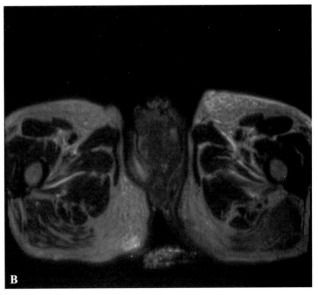

▲ 图 33-1　盆腔 MRI（直肠肿瘤侵犯阴道），直肠癌复发形成一个巨大肿块累及直肠切除床、阴道、双侧阴唇和阴阜
A. 矢状位图像；B. 轴位图像

- 环形拉钩。
- 体位。
  - 低位脚蹬型截石位。
  - 从乳头连线到膝盖的外科准备。
- 解剖学注意事项（图 33-2）。
  - 无血管间隙。
    - ➢ 直肠旁。
    - ➢ 膀胱旁。
    - ➢ 骶前。
  - 盆腔淋巴结清扫边界。
    - ➢ 从髂总血管中部到旋髂静脉外侧，从腰大肌中部到输尿管内侧（髂内动静脉）以及从闭孔窝前到闭孔神经。
  - 主动脉旁淋巴结清扫边界。
    - ➢ 从肠系膜下动脉到髂总血管中部。
  - 盆腔脏器切除术类型（图 33-3）。
    - ➢ 前盆腔切除术：切除子宫、膀胱、尿道和阴道前壁，保留直肠。
    - ➢ 后盆腔切除术：切除子宫、宫颈、阴道后壁和直肠乙状结肠。
    - ➢ 全盆腔切除术：切除所有的盆腔脏器。
  - 手术切除的范围（图 33-4）。
    - ➢ 肛提肌下。

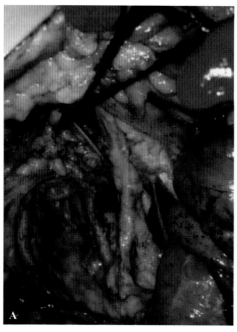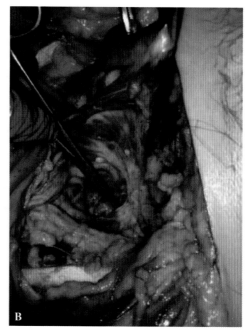

▲ 图 33-2　直肠旁间隙（**A**）和膀胱旁间隙（**B**）

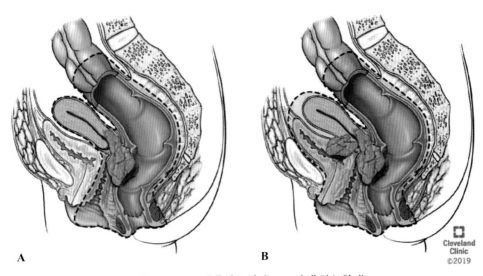

▲ 图 33-3　**A.** 后盆腔切除术；**B.** 全盆腔切除术

经许可转载，引自 Cleveland Clinic Center for Medical Art & Photography © 2019，版权所有

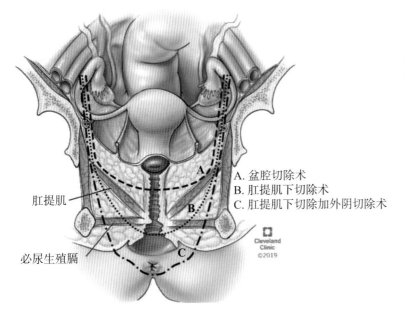

◀ 图 33-4　**盆腔切除术的分类**

经许可转载，引自 Cleveland Clinic Center for Medical Art & Photography © 2019，版权所有

A. 盆腔切除术
B. 肛提肌下切除术
C. 肛提肌下切除加外阴切除术

肛提肌

必尿生殖膈

◆ 肛提肌和尾骨肌（盆膈）切除术。

◆ 肛门和（或）外阴可能需切除。

➤ 肛提肌上。

◆ 如果肿瘤不侵犯阴道后下 1/3，并且肿瘤和肛提肌的距离 ≥2cm。

• 方法：子宫、宫颈和直肠乙状结肠整块切除。

  – 正中大切口，自动拉钩（环形拉钩）。

  – 评估腹部和盆腔，对可疑病变进行冰冻切片。

  – 进入腹膜后间隙，分离无血管间隙（图 33-5）。

  ➤ 取卵巢血管外侧的腹膜切口，辨认髂外血管。

➤ 尽可能靠近骨盆侧壁结扎圆韧带。

➤ 辨认输尿管。

➤ 沿耻骨联合切开前盆腔腹膜。

➤ 钝性分离直肠旁、骶前和膀胱旁间隙，显露主韧带。

- 结扎并离断盆腔漏斗韧带（卵巢血管）（图 33-6）。

- 输尿管松解术（图 33-7）。

➤ 从阔韧带内侧分离输尿管。

➤ 血管牵引带从输尿管下方穿过，用于侧方牵引。

➤ 从骨盆边缘至子宫动脉水平骨骼化输尿管。

- 游离直肠和膀胱（图 33-8）。

➤ 腹膜切口向内侧延续至盆腔后部。

➤ 在乙状结肠系膜下方分离骶前间隙，将直肠乙状结肠提拉出骶前陷凹。

➤ 在合适的水平离断结肠。

➤ 游离膀胱腹膜，进入膀胱阴道间隙。

- 结扎子宫动脉和主韧带蒂（图 33-9A 和 B）。

➤ 在输尿管水平骨骼化、结扎子宫蒂。

➤ 从膀胱体游离输尿管并在两侧反折。

- 阴道切除术切口：逆行切口（图 33-10）。

➤ 从宫颈交界处远端 2～3cm 处从阴道上剥离膀胱。

➤ 在阴道前壁用电刀切开——在阴道前壁用海绵棒或 EEA 吻合器大小的模具来定位。

➤ 向侧面扩展阴道切除切口。

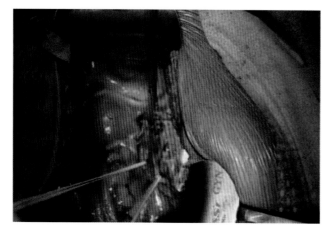

▲ 图 33-5 直肠旁间隙

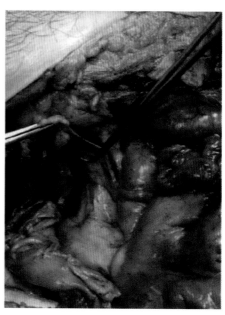

▲ 图 33-6 结扎盆腔漏斗韧带

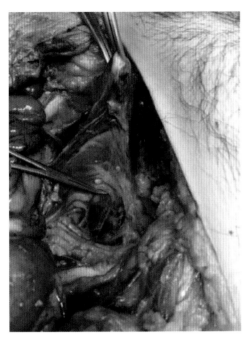

▲ 图 33-7　输尿管游离术

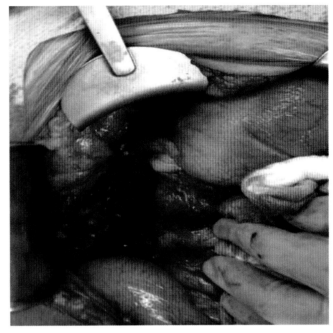

▲ 图 33-8　游离直肠和膀胱

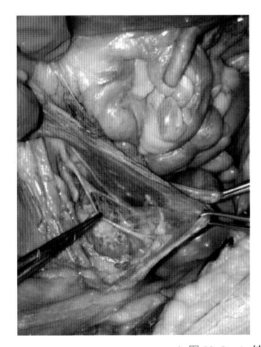

子宫血管

▲ 图 33-9　A. 结扎卵巢动脉；B. 结扎主韧带蒂

➢ 离断子宫旁组织和主韧带。

➢ 取阴道后切口，进入直肠阴道隔。

➢ 是否切除直肠取决于肿瘤的位置和肛门侵犯情况。

● 方法：肿瘤侵犯至腹膜反折以下。

— 离断肛提肌——肛提肌上切除术（图 33-11）。

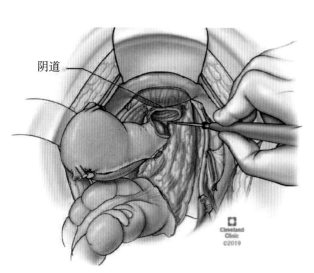

▲ 图 33-10　子宫逆行切除术

经许可转载，引自 Cleveland Clinic Center for Medical Art & Photography © 2019，版权所有

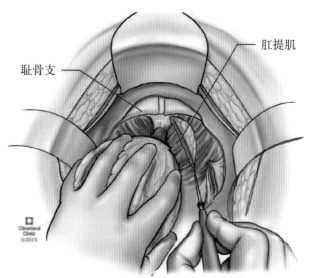

▲ 图 33-11　肛提肌上切除

经许可转载，引自 Cleveland Clinic Center for Medical Art & Photography © 2019，版权所有

➢ 离断肛提肌前方和侧方附着于耻骨支和闭孔肌内筋膜的组织。

➢ 向前、向上牵起直肠，从骶骨和尾骨附着处离断直肠和肛提肌。

- 会阴区——肛提肌下切除。

➢ 当分离到肛提肌时，在肿瘤区域外侧 2cm 切开。

➢ 另一组外科团队行会阴切除（图 33-12）。

➢ 会阴部切除的范围根据阴道或外阴受累的程度而定。

➢ 在皮下向头侧游离，直到盆底的筋膜层面。

➢ 在尾骨尖的顶端进入骶前间隙。

➢ 切除标本，并从阴道取出。

● 淋巴结清扫。

- 盆腔淋巴结清扫（图 33-13）。

➢ 辨认髂总动脉、髂外动脉、髂内动脉以及各静脉的分支和输尿管。

➢ 清扫淋巴结组织，从髂总动脉的中段至下一级的旋髂静脉骨骼化血管。

➢ 清扫从腰大肌中段至输尿管内侧的淋巴结组织。

➢ 清扫从闭孔窝前方至闭孔神经的淋巴结组织。

- 主动脉旁淋巴结清扫术（图 33-14）。

➢ 辨认主动脉分叉、下腔静脉、卵巢血管、肠系膜下分支动脉、输尿管和十二指肠。

➢ 清扫腔静脉周围从肠系膜下动脉水平至右髂总动脉中段的淋巴结。

➢ 清扫主动脉和左输尿管间从肠系膜下动脉水平至左髂总动脉中段的淋巴结。

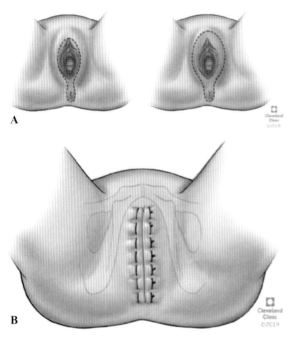

▲ 图 33-12　肛提肌下切除的会阴切口

经许可转载，引自 Cleveland Clinic Center for Medical Art & Photography © 2019，版权所有

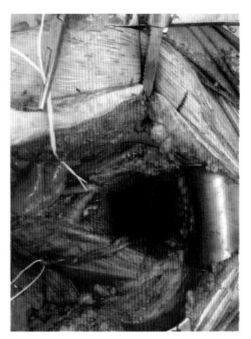

▲ 图 33-13　盆腔淋巴结清扫

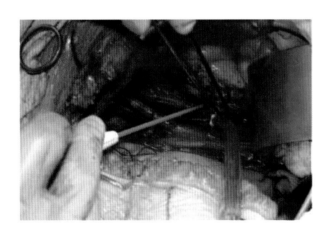

◀ 图 33-14　主动脉旁淋巴结清扫

四、术后护理

- 预后。
    - 术后总并发症发生率高达 11%～50%。
    - 术后死亡率为 0%～7%。
- 手术并发症。
    - 感染 / 脓肿。
    - 吻合口漏。
    - 术后肠麻痹。

– 肠梗阻。

● R0 切除术患者局部复发率 6%。

– 局部复发的危险因素。

➢ 淋巴结阳性。

➢ 切缘阳性。

➢ 术中肿瘤播散。

● 术中放疗（IORT）可将复发降至最低。

经验与教训

● 对于术后可能出现的情况术前与患者进行充分的交流。

– 术后住院时间。

– 性功能改变。

– 不能保证治愈。

– 可能需要终止治疗过程。

– 阴道重建需求。

– 卵巢功能丧失

● 手术评估。

– 麻醉下进行检查，确定肿瘤相对盆腔的活动度和固定度。

– 腹部粗略检查有无腹腔疾病或盆腔和主动脉旁淋巴结。

– 可疑区域活检和冰冻切片检查。

– 术前化疗和（或）放疗有助于根治性手术切除。

– 切缘阳性考虑 IORT。

● 术中注意事项。

– 腹部手术组应指导会阴组切除，以保证切缘充足。

– 盆腔出血的处理。

➢ 髂内动脉前分支结扎（图 33-15）。

◆ 距髂总动脉分叉处 5cm 结扎腹下动脉（髂内动脉前分支）。

◆ 在腹下动脉下方用直角钳穿过，避开下方的髂内静脉。

◆ 动脉用 1-0 或 2-0 丝线结扎。

➢ 在复苏并稳定 24～48h 后，可以压迫盆腔并按计划返回手术室再次手术。

➢ 介入放射学。

– 使用皮瓣能减少接受大剂量放射患者感染和瘘管形成的风险。

● 盆底的处理。

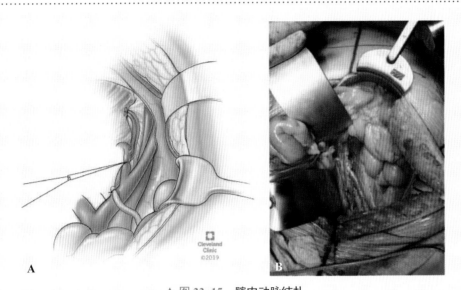

▲ 图 33-15　髂内动脉结扎

经许可转载，引自 Cleveland Clinic Center for Medical Art & Photography © 2019，版权所有

- 盆腔深部和会阴组织分层缝合是最方便、最简单的方法，用会阴带蒂网膜皮瓣覆盖盆底——从横结肠和胃大弯处切除大网膜，胃网膜左动脉血供仍然存在。
- 可考虑放置网片（合成的聚乳酸 910 可吸收网片）。
- 网膜下或补片下放置引流。
- 用肌皮瓣重建阴道。
- 术后注意事项。
  - 早期活动。
  - 如果广泛切除膀胱腹膜，可将 Foley 导尿管留置 5～7 天，可行排空试验。
  - 预防性抗凝。
    - 考虑延长抗凝时间（28 天）。
- 强烈建议手术转诊至具有结直肠恶性肿瘤诊治专业以及妇科肿瘤、泌尿科、整形科、放射肿瘤等多学科专家团队的三级中心进行。

推荐阅读

[1] DiSaia PJ, Creasman WT. *Clinical Gynecologic Oncology.* 8th ed. Philadelphia, PA: Mosby; 2012.
[2] Ramirez PT, Frumovitz M, Abu–Rustum NR. *Principles of Gynecologic Oncology Surgery.* 1st ed. Philadelphia, PA: Elsevier; 2018.

第 34 章 晚期多器官受累结直肠癌的脊柱与骨科建议

Spinal and Orthopedic Considerations for Advanced Multivisceral Colorectal Cancer

Lukas M. Nystrom　　Nathan W. Mesko　**著**

杜　涛 **译**　　傅传刚　纪 昉 **校**

一、适应证与禁忌证

- 局部复发，无远处转移的证据——手术是否带给患者一个潜在治愈的机会（尤其是对于高位脊柱消融）。
- 术前高级影像——手术 / 放疗导致的解剖变异、预期组织平面和肿瘤位置是否影响这一"治愈"的机会。
- 需要考虑并发症发生率——高位切除（$S_1 \sim S_2$）会造成膀胱和同侧或双侧下肢的严重潜在功能障碍。
  - 如果不能进行 R0 切除，不建议尝试高位骶骨切除，会导致严重的术后功能性并发症。
- 如果需要切除或重建的大血管是相对禁忌证——多次手术 / 放射是否可以获得"干净"的切缘。
- 患者的经济负担和精神状态。
- 是否有局部组织皮瓣覆盖。
- 是否需要局部放疗（术中放疗或近距离放疗）。

二、无菌器械 / 设备

（一）前入路

- 有或无头灯。
- Richardson、Deaver 和可塑性拉钩。
- 自动回缩腹部器械。

- ± 数字 X 线定位。

- L_5/S_1 神经刺激 / 神经监测设备。

- 带冲洗的双极电凝。

- 传统双极电凝。

- 加长 / 长血管钳、镊子、分离器械。

- ± 拉钩。

- Poole 吸引接头。

- 硅胶条。

（二）后入路（图 34-1）

- 有或无数字 X 线定位。

- 有或无术中引导（两种技术）。

    - 术中计算机断层（CT）扫描和 2mm×6mm 颅面螺钉结合使用进行定位。

    - 可结合术前薄层 CT、磁共振成像（MRI）和（或）CT 血管造影成像，并利用骨骼标志进行定位。

- 单钩拉钩、Cerebellar 拉钩、Viper 拉钩。

- 钝性 Homan 和 Bennett 拉钩。

- 弯曲和直骨刀。

- Kerrison 咬骨钳。

- 神经钩、Freer 起子、Penfield 起子。

- 有或无克氏针和克氏针枪。

- 有或无窄边的、反向和矢状刀片的摆锯。

- 带火柴头的高速磨钻。

- L_5/S_1 神经刺激 / 神经检测器。

- 带冲洗的双极电凝。

- 凝胶泡沫 + 涂抹剂。

- 骨腊、止血纱布、纤维素。

（三）植入物（如果切除 S_2 以上并破坏骶髂关节）

- 椎弓根螺钉连接器。

- 脊柱钉棒。

- 横连器。

- 小碎片（3.5mm）和大碎片（4.5mm）螺钉组。

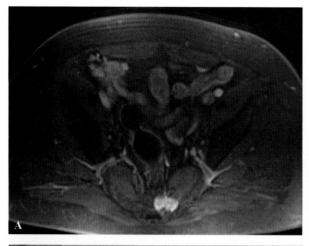
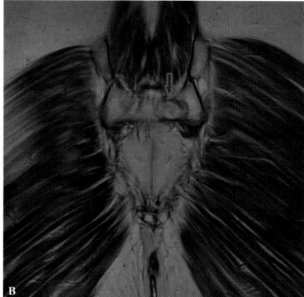
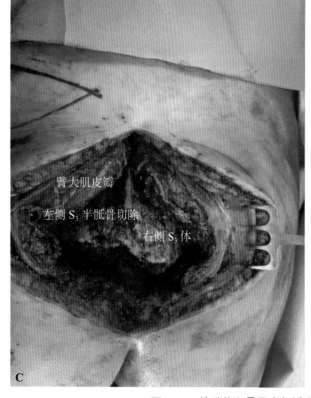
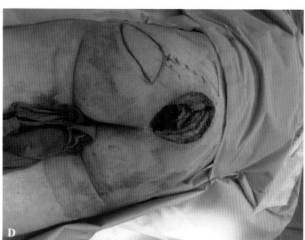

▲ 图 34-1 俯卧位和悬吊应包括大腿后部，以便软组织覆盖面最大化

患者，68 岁，男性，诊断为直肠癌伴孤立 S_3 转移，行 S_3 半骶骨切除术；应用带蒂臀大肌皮瓣填充骶骨 / 直肠空隙；肌腱旋转皮瓣是另一个潜在可选择的局部旋转皮瓣

三、手术方法

（一）前入路：经腹腔入路

- 体位。
  - 仰卧位或截石位，取决于多学科团队的需要。
- 与多学科团队联合切除复发肿瘤（先前已讨论）。

- 仔细游离主动脉、髂总动脉和髂内 / 外血管。通常，这些是放疗过的组织，血管外科医生可以帮助处理变异的解剖。
- 辨认和保护要分离的神经根（尤其是 L_5/S_1 及任何低于此水平的神经）。
- 辨认和切除 / 结扎拟切除的神经根 / 血管分支。
  - 在 S_2 水平以下的前方入路通常不易看到神经根。
- 确定计划截骨的位置，结扎 / 电凝骶前血管，确保与肿瘤保持一个安全的切缘。
- 在血管、神经、垂直腹直肌蒂肌皮瓣（VRAM）、直肠残端等之间以及骶骨截骨部位填充手术海绵或硅胶片，防止骨刀从"通过点"造成的结构损伤。

（二）腹膜后入路（不常用）

- 体位。
  - 仰卧位，同侧髋部下方垫高，轻轻倾斜骨盆。
  - 透视脊柱平床。
- 从髂前上棘外侧 2cm 处向耻骨结节方向解剖。
- 辨认腹股沟浅环，并从该标志内侧分离腹外斜肌
- 辨认精索 / 圆韧带和腹股沟深环。
- 松解剩余腹部肌肉（腹横肌、腹内斜肌）显露腹股沟韧带。如有可能，保留并随后修补这些组织。
- 辨认股外侧皮神经，并在可能的情况下用最小的牵拉力锐性切断或保留该神经。
- 从髂嵴骨膜下游离三层腹壁层，以便必要的显露。
  - 如有必要，可将腹直肌从耻骨分离。在此之前，辨认腹壁下动脉并结扎。如果计划行 VRAM 皮瓣，确保整形外科团队参与此决定。
  - 辨认髂外动脉，并在髂总动脉分叉处附近解剖。
  - 辨认并保护股神经，其位于髂肌和腰大肌肌腹之间的间隙。
  - 辨认并保护输尿管，术前放置输尿管支架有重要作用。
  - 寻找腹膜腔和髂肌之间的平面。
  - 腹膜腔可向内侧翻折，显露骶骨外侧翼。

（三）后入路

- 定位
  - 俯卧在 Jackson 脊柱手术床，膝盖下垂入悬吊带，以便髋关节屈曲（图 34-2）。
  - 注意手臂位置，垫起所有骨性突起。
  - 若可行，确定使用术中 C 臂时应在铺巾前清洁膝部和手臂。
  - 可能需要准备在两侧大腿后方铺巾（提前和整形外科团队计划），以便选择潜在的腘绳肌或臀部皮瓣。

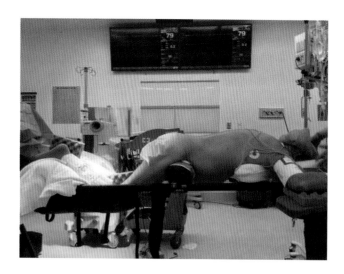

◀ 图 34-2 利用一个带有腿部悬吊带的 **Jackson** 手术床，可以协助显露骶骨突起，便于接近骶骨相关解剖、坐骨切迹和直肠

- 切口。
  - 根据需要，在切开前用 20 号椎管针定位。
  - 取中线切口，长度取决于切除水平。L_4/L_5 间隙约在髂骨嵴水平。延长切口至尾骨末端，必要时可以再延长。
- 解剖至棘突，将两侧的骨膜下皮瓣从椎板上抬起（如果肿瘤允许），从尾骨尖到坐骨大孔到达骶骨外侧缘。这些皮瓣将最大限度从骶骨上提臀大肌。
- 从尾骨松解盆底肌肉组织 / 肛尾缝，并拓展两侧骶骨外侧和骨盆内容物间的平面（如果肿瘤允许）。尝试分离阴部神经和坐骨神经（如果是低位骶骨切除）。
- 从骶骨外侧分离盆底肌肉组织，包括分离梨状肌以及骶棘韧带和骶结节韧带。
- 识别梨状肌腹部，尽可能横向横切以保留肿瘤的组织边缘。
- 辨认坐骨大切迹的主要内容，包括坐骨神经和臀上下血管（动脉和静脉），保护这些结构。

四、截骨术的导航 / 定位

方法

- 导航定位有助于复杂的截骨术，或是在接近切缘的情况下提高手术精确性。
- 必须有计划的放置红外 /LED 传感器，以便在定位设备和引导单元间实现清晰的可视化路径。
- 使用螺纹 Steinmann 钉 / 支架装置将硬质标志传感器（"患者追踪器"）固定到静态骨性标志上，在所有的截骨术完成之前不能移动。
- 采用两种技术方案
  - 术中 C 臂机下使用基准螺钉标记进行定位（图 34-3）。
    - 需要提前准备术中 C 臂机。
    - 需要使用 Jackson 脊柱床，以便于成像设备的定位。

> 需要规划手术床位置及手术房间的入口（笨重的机器进行急转弯）。

> 使用 2.0mm 颅面螺钉——在成像区域放置 5～6 个螺钉。

- 术前薄层 CT、MRI 和（或）CT 血管造影成像融合，利用骨性标志进行定位（图 33-4）。

> 数家公司提供导航技术，术前成像方法应单独与供应商讨论。一般来说，需要 1～3mm 切片的专用 CT±MRI 骨盆成像。

> 通过肉眼可见与融合成像相关的易于识别的标志物（即髂后上棘、棘突、横突、髂嵴骨赘等）进行定位。

● 标志或基准标记确定后，通过触摸螺钉头（方法 1）或骨性标志（方法 2）进行定位。合理的标准差不超过 5～6mm（越小越好）。

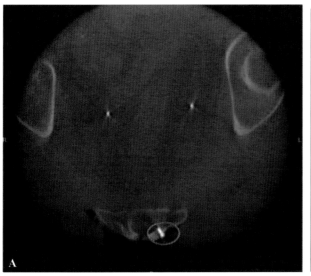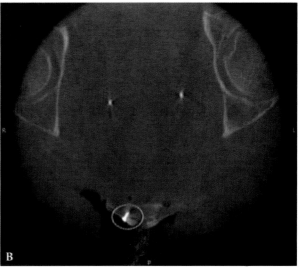

▲ 图 34-3　当试图分离神经根时，放置基准螺钉有助于更准确和精细地截骨。使用 2.0mm 颅面螺钉，将其用于右侧 S_3（A）和左侧 S_4（B）椎板解剖，这些螺钉起到静态标记作用，在定位时可以"触摸"到。该技术与术中计算机断层扫描技术结合使用

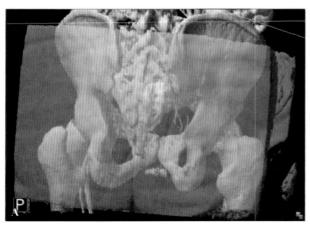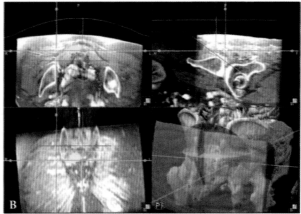

▲ 图 34-4　一位 68 岁患者的导航屏幕截图

该患者为 S_3 孤立性转移，使用引导规划 3 个单独的切口（绿色、青色、品红色）来分离肿瘤（黄色，A），以获得切缘、适当的分离并保留合适的骶神经根（B）

- 所需使用的骨刀和钻头安装在传感器上，并进行合适的定位，以便能准确掌握深度、轨迹和旋转度。

> 建议：基准标记位置的任何变化或基准切除区域的旋转都将导致原始扫描信息不准确。

五、神经根切除术

方法

- 在高于计划截骨部位的水平行骶骨中央减压术，小心显露马尾（图 34-5）。
- 识别单个神经根，使用 Kerrison 咬骨钳从侧面追踪到神经从骶骨孔穿出的位置。
- 显露计划截骨上一水平和下方所有的神经根（如果背侧肿瘤能分离）。
- 保护截骨水平以上的神经根，并用血管环标记。
- 切除截骨以下的所有神经根。截骨前，尽可能用 2-0 丝线单独结扎，可以预防脑脊液漏。用刀片锐性切断神经根。
- 通常，S_4 和 S_5 神经很细，很难结扎。
- 结扎背根神经节近端的神经根，以减少严重的神经病理性疼痛。

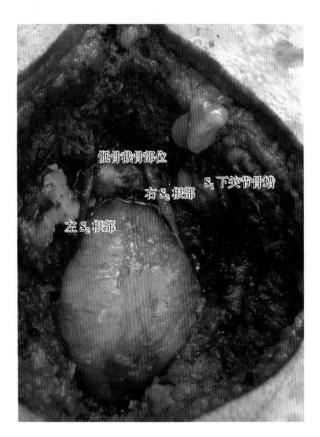

◀ 图 34-5 神经根切除后，可通过多种材料止血如骨蜡、纤维素和止血纱布。这是一个 62 岁女性患者，孤立性 S_3/S_4 转移，行 S_3 水平骶骨切除术。S_2 神经根被显露、分离，直肠残端没有受累和显露

骶骨截骨部位
右 S_2 根部
S_1 下关节骨蜡
左 S_2 根部

六、截骨术

方法

- 根据必要的肿瘤切缘的术前模板，按计划进行截骨术。
- 如果从后往前截骨，应保护盆腔的主要血管。如果行前入路手术，需准备海绵或硅胶隔片。
- 定位有助于确保截骨时骨刀的安全深度。
- 截骨术后，修剪所有的残余骶骨明显的成角，以避免引起皮肤挤压和随后的溃疡。
- 可用止血材料如骨蜡、纤维素或止血纱布处理骨表面的出血。

七、器械 / 重建

方法

- 对于 S_2 水平以上的切除，应考虑重建骶髂弓和骶髂韧带 / 关节的连续性，以确保骨盆稳定性。
  - 由于在侵袭性和复发性非原发骨肿瘤发病过程中，术前放疗引起难以愈合的环境和发病率，局部直肠癌复发很少行高位截骨术。
- 用椎弓根螺钉固定腰椎下段，并用椎弓根螺钉或髂骨螺钉钉入髂骨。
- 使用脊柱钉棒稳定、连接腰椎和髂骨节段。
- 如果需要重建骶髂弓，与整形外科团队合作、通过运用带血管蒂自体腓骨移植，获得生物学稳定性（优选）。
- 从小腿切取一块（半骶骨切除术）或两块（全骶骨切除术）腓骨。
- 腓骨作为支架放置在腰骶段和髂骨之间，用 3.5mm 螺钉固定。
- 整形外科团队行显微外科吻合至最近的可到达的动脉。

八、缝合

方法

- 整形外科团队合理利用皮瓣覆盖，填充骶骨切除术后的空洞。
  - 如果计划使用 VRAM 皮瓣，需要在前入路时获取皮瓣并将其"浸入"腹部。
- 分层兜底缝合，10mm Jackson Pratt 皮片或 Blake 引流，缝合固定，避免床上活动导致脱落。
- 尼龙线间断缝合臀部皮肤。
- 如果背部突出的软组织肿块需要行近距离放疗，可以临时覆盖 VAC（图 34-6）。
- 切口缝合后，所有后入路切口负压治疗，可以维持手术部位的无菌，并促进愈合。

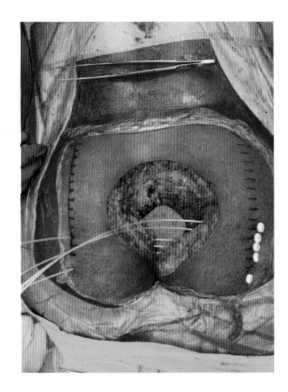

◀ 图 34-6　若患者软组织肿块累及骶骨后壁或肌肉组织，近距离放疗被认为是一种能局部控制肿瘤的辅助治疗

在缺损处放置白色泡沫，保护盆腔残留内容物并屏蔽辐射的影响，导管放置在白色泡沫（缺陷处可见）和覆盖导管的黑色泡沫之间，经过 3～5 天的放射治疗后完成延期整形手术覆盖

九、术后护理

- 术后必须限制活动，防止皮瓣 / 切口受压。
- 按照发表的标准化快速康复术后护理计划执行。
- 气管拔管前移除胃管。
- 患者苏醒后，尽量减少静脉输液。
- 饮食在耐受范围内。
- 如合并肠造口术，伤口 / 造口治疗师在术后第一天看望患者（POD）。
- 切除术后 1～3 天拔除导尿管，根据切除的水平，术后任何泌尿系的问题可以咨询泌尿外科医师处理。
- 尽量减少阿片类药物，避免患者自控镇痛。
- 允许使用非甾体抗炎药，并与口服对乙酰氨基酚联合使用。
- 术后继续皮下注射肝素，周期性充气加压预防深静脉血栓形成。

推荐阅读

[1] Koh CE, Solomon MJ, Brown KG, et al. The evolution of pelvic exenteration practice at a single center: lessons learned from over 500 cases. *Dis Colon Rectum*. 2017;60(6):627–635.

[2] Lau YC, Jongerius K, Wakeman C, et al. Influence of the level of sacrectomy on survival in patients with locally advanced and recurrent rectal cancer. *Br J Surg*. 2019;106(4):484–490.

[3] Sasikumar A, Bhan C, Jenkins JT, Antoniou A, Murphy J. Systematic review of pelvic exenteration with en bloc sacrectomy for recurrent rectal adenocarcinoma: R0 resection predicts disease–free survival. *Dis Colon Rectum*. 2017;60(3):346–352.

第 35 章　术中泌尿外科会诊
Intraoperative Urology Consultation

Hadley Wood　Kenneth Angermeier　著

张　顺 译　傅传刚　纪　昉 校

一、注意事项

- 最容易受伤的是输尿管远端 1/3，左侧输尿管更常见。

- 损伤的危险因素包括巨大的盆腔占位、放射治疗、化学治疗、既往盆腔手术史、憩室炎或炎症性肠病等炎症病史。

- 结直肠手术导致的医源性泌尿系统损伤中，膀胱切开约占 35%，不全性输尿管横断约为 29%，完全性近端和远端输尿管损伤分别为 17% 和 15%，尿道损伤为 3%，既往回肠代膀胱损伤为 1%。

二、延迟症状

- 延迟症状与并发症和死亡率密切相关（图 35-1）。

- 约 2/3 的输尿管损伤在手术时无法发现。

- 输尿管损伤的术后表现包括败血症、尿性囊肿形成、脓肿形成、梗阻性尿路病、肾功能不全、肠梗阻、腹膜炎，甚至死亡。

- 瘘管的形成会出现在阴道、乙状结肠或结肠。

- 显著的并发症与隐匿性损伤有关。
  - 更高的住院费用，更长的住院天数，更高的吻合口瘘的风险、肾功能不全及伤口相关的并发症（图 35-1）。

- 输尿管损伤 / 瘘经常与膀胱损伤一同发生，因此在使用磁共振尿路造影、CT 泌尿系统成像或逆行肾盂造影检查膀胱损伤时必须同时评估输尿管，以排除同时性输尿管损伤。

- 绝大多数输尿管损伤是漏诊的，因为损伤可能为输尿管的部分损伤、输尿管挫伤、营养枝血管离断、能量器械导致的热损伤。这些损伤都会出现相应延迟症状。

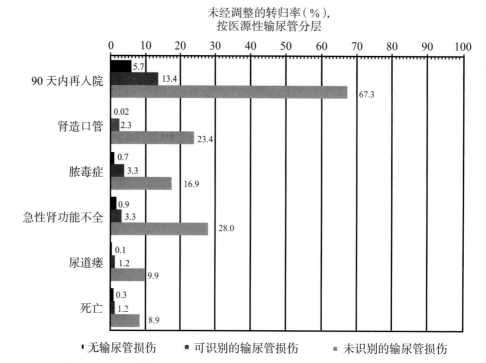

▲ 图 35-1 并发症和死亡率与漏诊的输尿管损伤密切相关，因此需强调早期发现和早期修复的重要性

三、保护措施

- 输尿管导管。
- 发光输尿管导管。
- 术中膀胱镜检查。
- 输尿管内吲哚菁绿（ICG）。

四、输尿管导管

- 这是结直肠手术前进行的最常见的一级预防措施，主要用于接受低位前切除或腹会阴联合切除手术，或有放射治疗史和既往腹部手术史时往往需要再开展结直肠手术时。
- 4%～5% 结直肠手术中会使用输尿管导管（从 2004 年的 1.1% 升至 2011 年的 4.4%）。
- 时间因素：手术时间约增加 11.3min。
- 当前理念：尽管预防性使用导管不能防止损伤，它却能在手术中发现损伤同时便于立即修复损伤。
  - 现有文献倾向于输尿管导管使用的益处，但是尚缺乏随机对照试验。
- 不良反应有血尿、尿路损伤，少见并发症有输尿管穿孔、水肿、反流痛。

五、发光输尿管导管

- 更多的应用于腹腔镜手术中，当缺乏触觉反馈时（如机器人手术等）使用发光输尿管更便于输尿管识别。
- 在纳入 5 年内近 500 例连续腹腔镜低位前切除和左半结肠切除术治疗憩室炎和恶性肿瘤患者的回顾性分析的研究中，使用发光输尿管导管的患者没有出现输尿管损伤。

六、术中膀胱镜检查

- 能够用来评估膀胱损伤，特别是发现直视下不容易发觉的膀胱下三角和颈部的损伤。
- 通过直接注射或静脉注射对比剂使输尿管喷尿可视化（如荧光素、靛胭脂、亚甲蓝）。
- 提高术中输尿管及膀胱损伤发现率约 5 倍。

七、输尿管内吲哚菁绿

- 输尿管腔内注入 ICG，随后在近红外荧光的照射下荧光绿使输尿管显影。
- 主要应用在机器人手术，因其缺乏触觉反馈。

输尿管损伤的类型

- 裂伤：完全或部分。
- 结扎：缝合或切割。
- 挤压。
- 热损伤。
- 扭结。
- 缺血 / 乏血管。
- 输尿管周围炎 / 纤维化（外部因素，如憩室炎）。

八、术中对损伤的会诊

- 术前评估应包含良好的既往病史询问，如放射治疗、营养不良、化学治疗的既往史。评估对侧肾脏或之前的影像学检查。
- 术中评估应包含血流动力学的稳定性，是否有授权委托书和既往肾脏疾病，以及原术者对当时手术过程和解剖的简要回顾。
- 患者可能需要重新调整体位或重新进行术前准备，以便进行膀胱镜或通过外生殖器来进行导管插入或膀胱镜检查。

- 如果术中需要进行透视，如行逆行肾盂造影评估输尿管损伤，手术台可能不利于 C 形臂机的操作。直接逆行注射亚甲蓝可在手术台上评估损伤，或者顺行注射 IV 染料便于术中评估而不需要进行透视或调整体位。

- 备有膀胱镜检查的设备（如镜头及光源）。

- 导丝、开放式的输尿管导管、双 J 形或单 J 形输尿管支架、精细剪刀（如 Tenotomy）、精细的持针器（如适合 4-0 或 5-0 缝线）、无损伤的镊子。

九、术中输尿管损伤的处理

- 如果可能请泌尿外科会诊。

- 当怀疑损伤时，需直接进行输尿管探查。

- 对侧输尿管及膀胱也应该进行探查。膀胱是下尿路最常见的损伤器官。

- 评估相关的伴随疾病。例如，患者是否存在肾功能不全，双侧肾脏是否存在且发挥功能，患者是否有泌尿系基础疾病（如尿失禁、膀胱堵塞、无张力性膀胱）。所有的这些都对如何重建输尿管产生影响。

- 建议可直视的损伤通过直接修补进行处理，但是小的或不完全性损伤可能只需要输尿管支架进行处理。

十、输尿管修补

- 大多数的损伤发生在盆腔段输尿管；因此，90% 的输尿管损伤能够通过以下三步来处理。
  - 输尿管膀胱吻合或输尿管再植。
  - 下端输尿管再建（Psoas hitch 法）。
  - Boari 膀胱壁瓣法 ±Psoas hitch 法。

- 中段输尿管损伤通常采用输尿管 - 输尿管吻合（UU 术）、Boari-psoas hitch 法或（极少数采用）经输尿管 - 输尿管吻合（TUU 术）。

- 上段输尿管损伤通常采用输尿管 - 输尿管吻合、经输尿管 - 输尿管吻合、输尿管肾造口术联合 / 不联合肾固定 / 肾移位。

- 完全性输尿管损伤可能需要回肠代输尿管［炎症性肠病（IBD）或既往腹部放射治疗史是禁忌证］或自体肾移植。

- 无其他拯救方法时可考虑输尿管结扎联合经皮肾造瘘术。

十一、泌尿内镜

- 泌尿内镜可为诊断性或治疗性。可用于不宜行开腹修补，考虑到术后早期开腹手术比较困难，或者患者一般情况下不稳定或不能耐受开腹修补时，也可使用这些方法（图 35-2）。
- 因输尿管阻塞行近端分流（经肾造口管和肾输尿管导管堵塞）的患者。
- 输尿管支架置入联合逆行肾盂造影。

十二、技术

（一）开放性手术修补：近端输尿管损伤

鉴于近端输尿管损伤罕见发生且需要复杂的修补，修补方法这里不做介绍，修补原则也超出本章讨论的范围。

- 回肠代输尿管（禁忌证为 IBD、放射治疗史）（图 35-3）。
- 自体移植。
- 输尿管肾造口。
- 经输尿管 - 输尿管吻合。

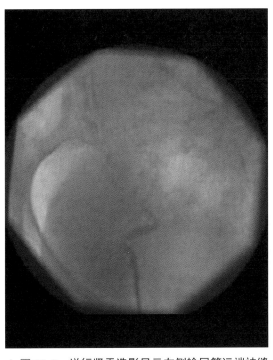

▲ 图 35-2　逆行肾盂造影显示左侧输尿管远端被缝合结扎

患者最终需要解除缝合线结扎，并置入输尿管支架

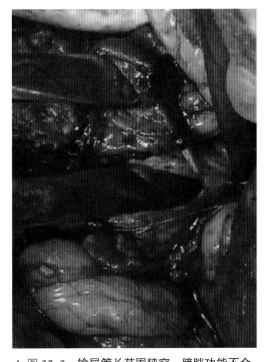

▲ 图 35-3　输尿管长范围狭窄，膀胱功能不全，孤立肾。患者接受了回肠代膀胱到肾盂

图像显示吻合完成一半的情况，器械分别在回肠腔（上部）和肾盂（下部）

- 肾下移同时行 psoas hitch 法。
- 肾切除。

（二）中段输尿管损伤：经输尿管 – 输尿管吻合

- 指征：应用于少数患者，此类患者往往有范围较长的中部到远端的输尿管狭窄，或进入骨盆受限阻碍使用 Psoas hitch 法行再植或膀胱壁皮瓣手术（图 35-4）。
- 对有较长范围的输尿管堵塞同时合并对侧既往肾切除术导致的对侧孤立性输尿管可能是个不错的选择。
- 禁忌证：既往尿路上皮恶性肿瘤史，合并尿石症以后需要行上尿路器械的操作，合并感染性疾病，如肺结核等。
- 使受影响的输尿管向肾盂移动，小心保护浆膜。
- 在小肠系膜后的后腹膜建立通道，头侧至肠系膜下动脉。
- 如果需要，使对侧输尿管向中线处移动，尽可能不解剖髂血管分叉以下部分。
- 使用 4 到 5-0 的可吸收缝线或镀铬或可吸收编织物（如 Polyglactin 缝线）进行端侧再植。
- 首先进行后壁吻合，其次在损伤的输尿管内置入支架，最后行前壁吻合。
- 术后膀胱引流取决于修补的范围和患者，但是不少于 48h。支架一般放置 2～3 周，经膀胱镜检查后取出。
- 如果引流量较多需要进行排出肌酐（Cr）检查，判断是否有尿漏。

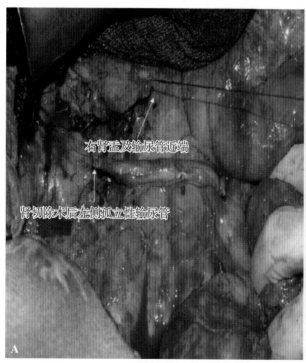
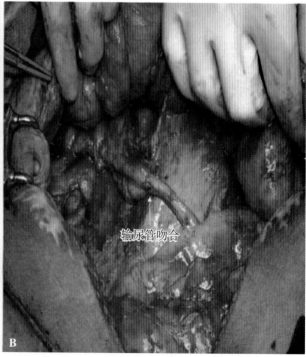

▲ 图 35-4 **57 岁男性肾挫伤后接受左肾单纯切除，之后在结肠部分切除术后出现右侧输尿管中段梗阻**
影像显示左、右输尿管向中线移动（A），完成经输尿管 – 输尿管造口吻合（B）

● 不是首要的治疗方案，只应用在经选择的患者，因为此手术会使吻合两侧的输尿管损伤风险升高。

（三）输尿管 – 输尿管吻合术

● 有限的游离，切除两侧受损的残端。

● 使用 4-0 到 5-0 的可吸收缝线，含铬缝线或可吸收的编织缝线（如 Polyglactin 缝线）关闭双 J 管。

● 采用连续或间断缝合的方法进行吻合。

● 先行后壁的吻合，放置输尿管支架，最后进行前壁吻合。

● 腹膜或大网膜之类的组织可能需要放置在吻合口周围。

● 术后膀胱引流取决于修补的范围，一般长于 48h。支架一般放置 2～3 周，经膀胱镜检查后取出。

（四）远端输尿管损伤：输尿管再植或输尿管膀胱吻合联合 / 不联合 Psoas Hitch 法

● 清理输尿管边缘，去除无血供组织。

● 根据需要向肾盂游离，解剖或游离只有在必须进行无张力修补时才进行，尽量减少输尿管缺血的风险。

● 可结扎对侧膀胱蒂，将膀胱移向受影响的输尿管。

● 先行结直肠吻合，评估止血和肠管血供情况，之后再进行输尿管修补。

● 通常采用 4-0 或 5-0 可吸收缝线，如聚乳酸或可吸收单股缝线（如聚二噁英酮缝合线）（图 35-5）将可回流输尿管植入膀胱穹窿附近。

● 双 J 管留置 2～3 周。

● 放置盆腔引流。

● 延长留置输尿管的时间，一般应长于 48h。

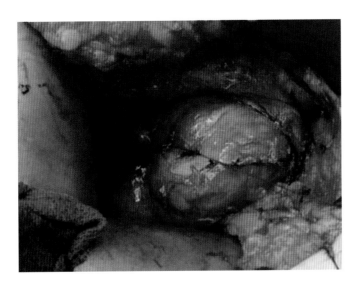

◀ 图 35-5　患者因憩室疾病接受结肠部分切除导致左侧输尿管损伤，接受输尿管膀胱吻合加生理盐水最大限度扩张膀胱的治疗

（五）Boari 膀胱壁瓣法 ± Psoas hitch 法（图 35-6）

- 中段或远段输尿管重建通常需要使用肌瓣跨越输尿管和膀胱间较大的间隔（＜10～15cm 的距离）。

- 像之前输尿管膀胱吻合所描述的游离输尿管和膀胱。

- 如不能进行无张力吻合，向预计行肌瓣相反方向充分游离膀胱，需要解剖对侧上囊蒂。

- 用生理盐水使膀胱扩张后，测量膀胱后壁至近侧输尿管切端的距离。在膀胱上标出皮瓣的轮廓，皮瓣底部至少 4cm 宽，末端至少 3cm 宽（或输尿管直径的 3 倍），避免重建的输尿管狭窄。如果计划进行无回流吻合，皮瓣的长度应等于输尿管缺损的长度加上 3～4cm。皮瓣长宽比不应大于 3：1，以避免皮瓣缺血（图 35-6）。

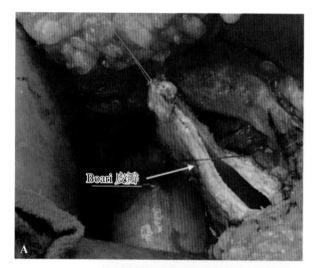
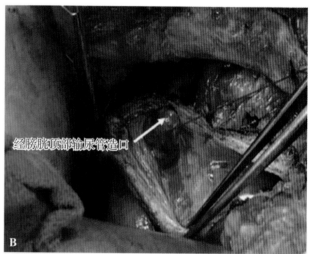

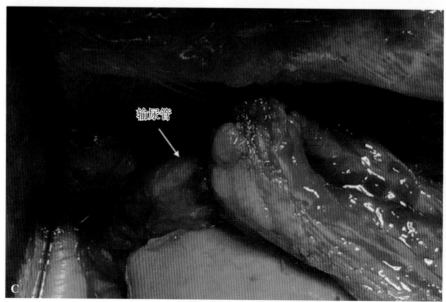

▲ 图 35-6　Boari 皮瓣从左前膀胱至左盆底边缘（A），然后固定在下方的腰大肌肌腱上，通过皮瓣后壁的膀胱切开引入左侧远端输尿管（B），输尿管显示在 Boari 皮瓣后方（C）

- 不是主要选择，仅用于某些病例，因为这会使两条输尿管都有潜在的危险。

- 填充并夹紧膀胱，在计划皮瓣的四个角的外面做拉线缝合。

- 使皮瓣轮廓近端基底部较宽并向上旋转至输尿管。

- 再植入输尿管，最好是在皮瓣的远端后部单独切开膀胱。

- Psoas 标志和 hitch 法细节：用示指将同侧膀胱后壁向腰大肌腱方向抬高，并在垂直方向用 2-0 或 3-0 类似的单股缝线（如聚二噁英酮）固定，以避免损伤股神经（生殖股 / 髂腹股沟较低）。腰大肌连接的最终目的是减轻输尿管吻合口的张力。

- 膀胱分两层闭合，4-0 缝线连续缝合关闭黏膜层，3-0 缝线间断缝合关闭肌层和浆膜层。

- 可进一步游离腹膜、膀胱周围脂肪或网膜，通过可吸收缝线覆盖在吻合口和膀胱的浆膜上。

- 膀胱造影通常在术后 10～14 天进行，在拔除双 J 形管或导尿管前确认吻合满意程度。

（六）膀胱修补

- 膀胱填充后关闭两层结构。使用 4-0 连续缝合关闭黏膜层，3-0 间断缝合关闭肌层和浆膜。

- 拔出导尿管前行导尿管或耻骨上造瘘管膀胱造影术（一般为 7～14 天）。

- 当合并有放射治疗史或 IBD 时，填充缝合第二层结构时优先选择精囊周围脂肪或大网膜，延长导尿管留置时间。

（七）尿道修复术

- 缺损通常发生在前列腺中尿道部，也能发生在膜性尿道，甚至尿道球部（图 35-7）。

- 大多在腹会阴联合切除或低位前切除手术中，既往接受过放射治疗，在精囊腺间远离前列腺切除直肠时发生。

- 采用皮瓣（大网膜或股薄肌间位）修补关闭第二层结构。

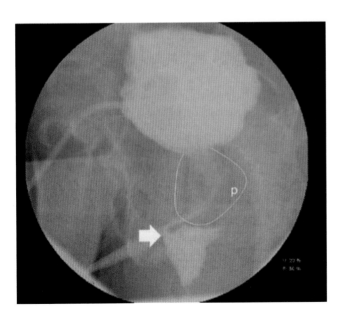

◀ 图 35-7　排泄膀胱尿道造影显示经腹会阴切除术（腹会阴联合切除）后，对比剂从近端球部尿道外渗，对比剂聚集在尿道外，随后通过会阴闭合伤口排出。瘘管也可以从放疗后接受腹会阴联合切除手术后的前列腺或膜性尿道发出

- 使用导尿管尿路改道 3~6 周。
- 延迟症状往往会发展成直肠尿道瘘
- 鉴于修补原则超过本章讨论的范围，请向专业机构进行咨询。

（八）特别注意事项

1. IBD- 瘘管行程的可能，再手术的可能

- 第二层加强缝合非常重要（使用大网膜、腹膜瓣、膀胱旁蒂或脂肪组织）。
- 由于代谢问题和高草酸尿症，患者术后短肠内易出现泌尿系统结石。
- 因此，经输尿管 – 输尿管吻合、肠重建替代输尿管段的使用，以及任何涉及输尿管再植入的手术都会由于原发疾病病理特点对瘘管形成、狭窄和（或）上尿路结石的处理产生影响。

2. 憩室炎

- 膀胱壁因蜂窝织炎增厚，游离困难，因而限制闭合 /Boari 膀胱壁瓣，或输尿管再植。

3. 放射治疗

- 可能会导致缺血，影响血流供应，特别是放射后输尿管狭窄，因此两层缝合非常重要。
- 尽量避免使用骨盆边缘以下的输尿管段，会有迟发性狭窄或漏的可能。

（九）输尿管损伤的术后鉴定

- 既往史和临床评估（手术类型、手术持续时间、临床稳定性、腹壁状态）。
- 肾脏超声或 CT 评估肾积水或尿路梗阻。
- 肌酐升高代表肾脏损伤（梗阻）或腹膜尿液再吸收导致血肌酐升高。
- 如膀胱损伤，可行膀胱造影或 CT 膀胱造影。
- 评估输尿管伴发损伤，如 CTU、逆行肾盂造影、MRU。
- Mag-3 肾扫描能够帮助分辨部分输尿管梗阻的范围。
- 如尿性囊肿出现，可能需要经皮骨盆腔引流，同时行输尿管改道。
- 对输尿管损伤，内镜下治疗是理想的治疗手段，能够避免重新进入手术部位，除非损伤相对比较早期（< 5 天）（图 35-8）。
- 如果泌尿内镜的处理无法顺利进行，尿路改道及经皮肾造瘘能够延缓开腹手术和修复损伤。

经验与教训

医源性输尿管损伤在结直肠手术中很常见，最常见的损伤是膀胱，其次是输尿管远端。这些损伤可能会给患者带来严重的并发症和死亡，因此应尽最大努力处理。早期发现尿路损伤对于降低并发症和保护肾功能至关重要。彻底修复损伤能够获得良好的预后，降低并发症率和死亡率。然而术中发现并不总是可行，需要保持高度的警惕性。

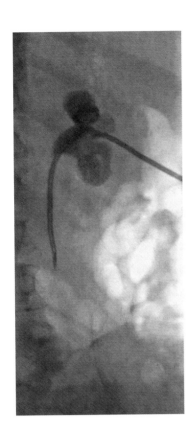

◀ 图 35-8 医源性输尿管损伤后，肾盂输尿管导管造影显示输尿管远端，对比剂外溢

- 高风险手术前应留置输尿管导管，有助于术中可视化、检测和触诊，并有助于在手术中识别和修复输尿管损伤。
- 发现输尿管损伤时，应仔细检查对侧输尿管和膀胱是否有任何可能的合并损伤。
- 术后诊断输尿管或膀胱损伤需要高级别证据，需考虑到多种症状，如败血症、肠梗阻、吸收性氮质血症、少尿 / 无尿、腰痛、恶心 / 呕吐、急性腹痛、输尿管狭窄（长期表现）和瘘。
  - JP 管引流液中肌酐水平。
    - ➢ 尿路引流期的影像学检查（如 CTU/MRU）可用于诊断。
    - ➢ 在 MRU/CTU 禁忌证的情况下，膀胱镜检查和逆行肾盂造影以及逆行支架置入术可以同时具有诊断性和治疗性的作用，具体取决于输尿管损伤程度。
- 依据损伤程度和机制，可选择多种手术修复输尿管。
- 对于患有肠道疾病或以前接受过放疗的患者，可特别考虑使用皮瓣闭合。
- 经皮肾造瘘术可作为暂时性措施，直到有更明确的外科治疗。
- 术中损伤的鉴定可以通过几种方法进行：注射亚甲基蓝后，寻找溢出或等待导尿管中有蓝色尿液；膀胱充盈扩张后，寻找溢出，膀胱镜和支架或逆行放射学检查。

十三、术后护理

- 存在个体差异性。但是导尿管，JP 管引流（如果使用的话），至少应保留大于 1 周的时间。
- 参考之前的描述，根据不同的损伤部位来进行相应处理。

推荐阅读

[1] Blackwell RH. Kirshenbaum EJ, Shah AS, Kuo PC, Gupta GN, Turk TMT. Complications of recognized and unrecognized iatrogenic ureteral injury at time of hysterectomy: a population based analysis. *J Urol*. 2018;199(6):1540–1545.

[2] Boyan WP, Lavy D, Dinallo A, et al. Lighted ureteral stents in laparoscopic colorectal surgery: a five–year experience. *Ann Transl Med*. 2017;5(3):44.

[3] Brandes S, Coburn M, Armenakas N, McAninch J. Diagnosis and management of ureteric injury: an evidence–based analysis. *BJU Int*. 2004;94(3):277–289

[4] Burks FN, Santucci RA. Management of iatrogenic ureteral injury. *Ther Adv Urol*. 2014;6(3):115–124.

[5] Cordon BH, Fracchia JA, Armenakas NA. Iatrogenic nonendoscopic bladder injuries over 24 years: 127 cases at a single institution. *Urology*. 2014;84(1):222–226.

[6] Delacroix SE, Winters JC. Urinary tract injures: recognition and management. *Clin Colon Rectal Surg*. 2010;23(2):104–112.

[7] Eswara JR, Raup VT, Potretzke AM, Hunt SR, Brandes SB. Outcomes of iatrogenic genitourinary injuries during colorectal surgery. *Urology*. 2015;86(6):1228–1233.

[8] Halabi WJ, Jafari MD, Nguyen VQ, et al. Ureteral injuries in colorectal surgery: an analysis of trends, outcomes, and risk factors over a 10–year period in the United States. *Dis Colon Rectum*. 2014;57(2):179–186.

[9] Lee Z, Moore B, Giusto L, Eun DD. Use of indocyanine green during robot–assisted ureteral reconstructions. *Eur Urol*. 2015;67(2):291–298.

[10] Nam YS, Wexner SD. Clinical value of prophylactic ureteral stent indwelling during laparoscopic colorectal surgery. *J Korean Med Sci*. 2002;17(5):633–635.

[11] Silva G, Boutros M, Wexner S. Role of prophylactic ureteric stents in colorectal surgery. *Asian J Endos Surg*. 2012;5(3):105–110.

[12] Speicher PJ, Goldsmith ZG, Nussbaum DP, Turley RS, Peterson AC, Mantyh CR. Ureteral stenting in laparoscopic colorectal surgery. *J Surg Res*. 2014;190(1):98–103.

[13] Steele SR, Hull TL, Read TE, Saclarides TJ, Senagore AJ, Whitlow CB, eds. *The ASCRS Textbook of Colon and Rectal Surgery*. 3rd ed. Arlington, IL: Springer; 2016.

[14] Summerton DJ, Kitrey ND, Lumen N, Serafetinidis E, Djakovic N, European Association of Urology. EAU guidelines on iatrogenic trauma. *Eur Urol*. 2012;62(4):628–639.

[15] Teeluckdharry B, Gilmour D, Flowerdew G. Urinary tract injury at benign gynecologic surgery and the role of cystoscopy. *Obstet Gynecol*. 2015;126(6):1161–1169.

第五篇

具体情况的技术提示
Technical Tips for Specific Situations

第36章 复杂性憩室病：结肠阴道瘘和结肠膀胱瘘的修补

Complex Diverticular Disease: Colovaginal and Colovesicle Fistula Repair

Michelle F.Deleon　Steven D.Wexner　Bradley J.Champagne **著**

张　顺 **译**　　傅传刚 **校**

一、注意事项

- 如有可能，应进行结肠镜、膀胱镜（用于结肠膀胱瘘）、阴道/阴道镜检查（用于结肠阴道瘘），排除癌症并确认瘘管。
- 我们通常尝试静脉注射抗生素控制局部炎症，等待 6～8 周行限期手术。
- 虽然在结直肠手术中，输尿管支架并不能降低输尿管损伤的发生率，但确实可以早期发现损伤。在这些病例中，输尿管解剖结构可能因炎症和瘢痕而扭曲，放置输尿管支架可以帮助发现和检查输尿管。
- 应常规进行肠道准备和围术期抗生素的使用。
- 应根据炎症情况决定是否行肠造口治疗（结肠造口或回肠造口）。

二、腹腔镜入路

（一）患者体位

- 改良膀胱截石位（±减压袋）。
- 收拢双臂，减压袋放在吸引器侧。
- 如果患者过于肥胖而无法收拢双臂，则左侧手臂保持伸出状态。
- 放置胃管和膀胱导尿管。
- 剃除毛发，上下范围从剑突到耻骨，两侧到腋前线。

（二）术者和显示器的位置

- 术者站立于患者右侧，助手站立于患者左侧。

- 置入所有腹腔镜穿刺器后，助手移动到患者右侧，站立于术者的左侧。

- 主监护仪应放置在患者左侧，朝向尾侧。

- 辅助监护仪位于患者右侧，朝向头侧，腹腔镜穿刺器置入时帮助显示。

（三）无菌手术器械

- 包含无创伤抓钳的胃肠腹腔镜器械。

- 带骨盆牵开器的胃肠开放式器械（如果需要进一步的手术，可增加其他专业）。

  - 刀柄。

  - Adison 镊（精细组织镊）。

  - Ochsner 夹钳。

  - Allis 钳（鼠齿钳）。

  - Kelly 钳（弯血管钳）。

  - Moynihan 夹钳（短和长）。

  - Babcock 钳（短和长）。

  - Kocher 钳（无创肠钳）。

  - 扁桃体夹钳。

  - Dennis 夹钳。

  - 吸引器头。

  - Metzenbaum 剪刀。

  - Mayo 剪刀。

  - Harrington 剪刀。

  - Jones 剪刀。

  - 持针器。

  - 单极电凝器。

  - Bonnie 镊（有齿镊）。

  - 阑尾牵开器。

  - Bookwalter 牵开器（环形牵开器）。

  - St. Mark 牵开器（深部盆腔组合牵开器）。

  - 此托盘中还包括用于盆腔解剖的长器械。

- 腹腔镜和开放手术使用的直线切割和端 – 端吻合器。

- 能量设备。

- 柔性乙状结肠镜。

- 10~12mm 和 5mm 的 Hassan 穿刺器。

- 角度为 0° 和 30°，直径为 10mm 和 5mm 的腹腔镜。

- 通常需要额外的器械，这取决于与直肠切除术联合手术的部位、妇科器械或泌尿外科或骨科器械等。

三、技术

（一）放置穿刺器

- 使用 Hassan 方法，脐上使用 10mm 的穿刺器（图 36-1）。

- 12mm 的穿刺器使用于右下腹，距离髂前上棘前内侧 2~3cm。

- 右上腹使用 5mm 穿刺器，离 12mm 套一拳的距离。

- 左下腹使用 5mm 穿刺器，以便额外的牵拉。

- 对于脾曲游离困难或病态肥胖患者，可在左上腹额外放置 5mm 穿刺器。

- 应在直视下放置穿刺器，在腹壁下血管外侧垂直于腹壁进入避免不必要的损伤。

- 注意：作者（SDW）使用 12mm 脐下 Hassan 穿刺器，右上腹和右下腹各放置 10mm 穿刺器。对于脾曲游离困难或病态肥胖患者，可在左下腹额外放置 10mm 穿刺器。

（二）操作步骤

1. 中间到外侧入路

- 患者左侧抬高，头低足高卧位。

 - 这种方法可以使小肠远离盆腔。

 - 在重力的帮助下，小肠堆积于患者的右上腹腔。

 - 向头侧翻转大网膜，显露横结肠。

 - 通过 10mm 穿刺器置入小的海绵，可以帮助减少炎症组织导致的弥漫性出血。

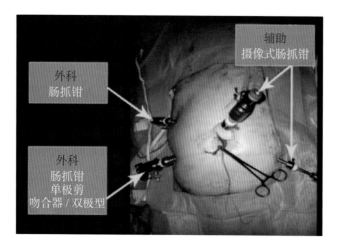

◀ 图 36-1 腹腔镜下乙状结肠切除术穿刺器置入

- 对非复杂的乙状结肠切除术，建议最好采取从中间到外侧入路，而笔者更倾向于外侧到中间入路。
  - 憩室瘘会使乙状结肠或直肠上部附着于膀胱或阴道，因此手术的"首选"入路也可能不适合。这种情况会导致结肠系膜自身折叠，并阻止结肠系膜的充分拉伸，不能完全显露肠系膜下动脉。
  - 因此，中间入路靠近肠系膜下动脉前，必须先从侧方松解结肠膀胱或结肠阴道瘘间的粘连。
- 首先游离瘘管和炎症旁边的粘连。便于接近病变结肠时，引导医生到达正确的层面。
- 如果没有明显炎症，且瘘管明显远离输尿管的走行，可以相对轻松地切除瘘管。这样操作即使损伤结肠也可以避免扩大膀胱和阴道的损伤。
- 以上操作完成后，肠系膜下动脉可以获得最佳的牵拉而显露，手术可方便从中间到外侧进行。

2. 外侧到中间入路

- 如果瘘管周围有明显的炎性组织，并且外科医生不能确定输尿管是否远离瘘管，在切除瘘管前，最好先从外侧到内侧完整地检查输尿管。
- 左手持器械抓住结肠，将其向前向右牵拉。
  - 显露乙状结肠的侧面粘连，用电剪刀将其分开。
  - 为确保进入正确的层面，切除侧方粘连时应位于 Toldt 间隙白线内侧 1mm 处。
  - 随着解剖的进行，首先会遇到生殖血管，然后是位于内侧的输尿管。
  - 覆盖在这些组织上的膜性结构应保持完整。

> 建议：术者应该非常小心，尽量不要侵犯到后腹膜，这样做可能会导致输尿管随着结肠系膜而移动。

- 如果瘘管附着在骨盆侧壁上，外科医生必须在输尿管进入膀胱时追踪输尿管，因为它可以被拉入瘘管。
- 如果术者在上述操作后仍有困难，可以切断近端结肠，以便更好地显露后腹膜和输尿管的走行。

3. 腹腔镜下分离瘘管

- 在确定输尿管并且准备好分离瘘管时，应该在瘘后面开窗游离，以防止损伤后部结构（图 36-2 至 36-5）。
- 为了避免对附近结构造成意外伤害，最好使用剪刀锐性解剖联合吸引器钝性分离（图 36-6）。

（三）手助腹腔镜

- 如果确定输尿管或安全切除瘘管存在明显困难时，在中转开腹前可以放置手助穿刺器协助解剖。
  - 可以限制切口在较低的中线部，特别是如果脾曲已经游离。
- 脐部穿刺器的切口可以向尾侧延伸扩大到可以塞入术者手的大小。
  - 一般来说，切口大小大约是外科医生手套的大小。
  - 增加 5mm 耻骨上部的穿刺器。

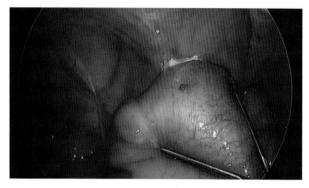

▲ 图 36-2　腹腔镜下所见的结肠瘘

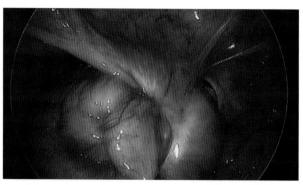

▲ 图 36-3　由于壁内脓肿延伸到膀胱左侧和左骨盆侧壁，结肠膀胱瘘发生折叠

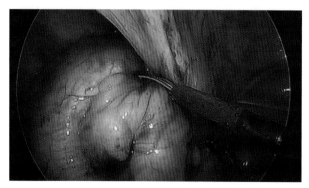

▲ 图 36-4　锐性分离瘘管
使用抓钳在瘘管后方制造空隙，防止损伤其他结构

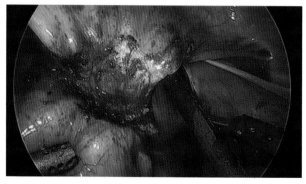

▲ 图 36-5　使用吸引器进行钝性剥离以辅助瘘管切除

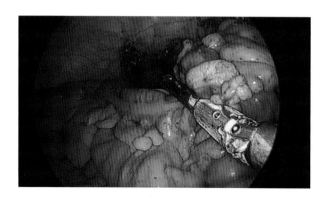

◀ 图 36-6　辨认出输尿管后切断乙状结肠，进一步显露输尿管进入肾盂的踪迹

　　– 剖腹手术垫放置在胶性穿刺器周围。

　　– 手助可以将小肠从手术区域中移出，控制任何轻微的弥漫性出血，并清洁腹腔镜。

- 腹腔镜镜头放置在右下腹穿刺器，电剪刀放置在耻骨上的穿刺器。

- 左手向内侧拉伸乙状结肠。

- 如前所述，用电灼分离侧方粘连物。

- 在确认生殖血管和输尿管后，切除瘘管。

- 如果放置了输尿管支架，术者可以触诊支架以帮助其识别和确认输尿管走行。

- 如果在镜头视野和组织牵拉方面有困难，术者移向患者两腿间，从左下腹部穿刺器内使用能量设备。腹腔镜镜头此时应从耻骨上的穿刺器进入。

> 建议：一个非常有用的方法是使用钝性分离和手指剥离来解剖炎症组织。

- 通常，仅手指剥离即可安全、轻松地将瘘管取出。
- 随着外侧乙状结肠的释放，手术可以按标准方式进行。

（四）开放手术

- 如果识别输尿管或游离结肠仍困难，则应行开放手术。
- 如果可能，术者应该尝试确定是否有必要游离脾曲。
  - 尽管下腹部有明显炎症 但是降结肠近端及脾曲通常不受累，因此脾曲通常可以在腹腔镜下进行游离。
  - 这种方法允许通过较小的、较低的中线位置的切口，或是传统下腹横切口进行手术，较小的切口有助于快速康复和术后疼痛控制。
- 腹部打开时，必须进行显露。
  - 将小肠推向右上腹，并将切口（如有必要）向下延伸至耻骨，最大限度地显露下腹和骨盆。
  - 类似于手助，如果放置了输尿管支架，术者可以触碰到支架，以帮助识别输尿管及其走行。
  - 术者随后通过手指钝性剥离结合电设备分离瘘管，并安全地将其切除（图 36-7 至图 36-10）。

（五）特殊注意事项

1. 结肠阴道瘘

- 在憩室相关的结肠阴道瘘病例中，寻找阴道与直肠或乙状结肠之间的平面有时非常困难。
- 在阴道里放一个支撑器有助于找到这个平面。

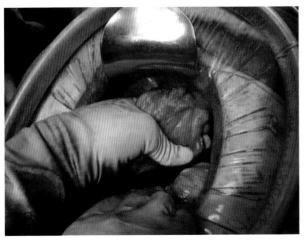

▲ 图 36-7　握住结肠瘘

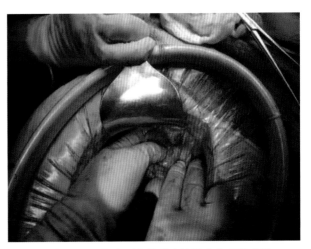

▲ 图 36-8　指尖剥离技术在结肠瘘分离的应用

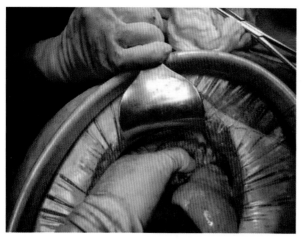

▲ 图 36-9　手指剥离切除结肠膀胱瘘

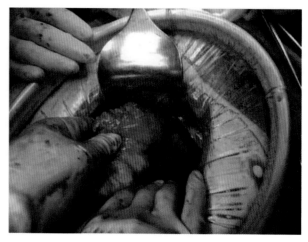

▲ 图 36-10　分离结肠和膀胱

2. 阴道修补

- 通常不进行一期阴道修补术，除非看到一个大的明显的缺损。

- 如有需要，切除瘘管周围的炎症区域，并用间断或连续的 2-0 可吸收缝线封闭缺损。

- 将大网膜放置在该区域有助于在阴道修复和肠吻合间提供屏障。

3. 膀胱修补

- 如果发现膀胱有大的缺损，用可吸收缝线将膀胱分两层封闭。

- 膀胱留置导尿管 5～7 天，膀胱造影显示无渗漏后拔除。

- 如果膀胱没有明显的缺陷，就不做修补。

- 如果术者不确定是否存在膀胱缺损，可以向膀胱内注入生理盐水 ± 亚甲基蓝，以确定是否存在膀胱瘘。同样，膀胱修复术后行亚甲蓝测试也是有用的。

- 应尽量确保结直肠吻合口不会紧靠先前的瘘管、膀胱修复部位或在炎症的蜂窝组织腔内。

4. 大网膜蒂皮瓣

- 目前尚未有随机研究评估大网膜蒂皮瓣修复憩室瘘的疗效。

- 在我们的机构中，如果结直肠吻合口位于阴道或膀胱缺损 / 修复处附近，或者组织质量较差，我们尝试放置大网膜蒂皮瓣。

5. 粪便改道

- 对于憩室相关瘘管的治疗是否需要近端分流尚无共识。

- 大多数研究都是小规模的回顾性研究，报道了相互矛盾的结果，一些学者提倡肠造口，而其他人则支持一期肠吻合手术。

- 我们建议在患者免疫抑制、组织质量差、急诊手术、测漏实验阳性、失血过多或患者血流动力学有明显波动的情况下，选择性使用肠造口术。

6. 引流

- 外科修复憩室相关瘘管时，不常规放置引流管。

- 在进行较大膀胱修复的情况下，可留置引流管。

经验与教训

- 考虑到持续的炎症过程，复杂憩室疾病的手术是非常具有挑战性的。

- 如有必要，尽快转换为手助或开放手术。

- 尽可能使用输尿管支架。

- 前方的中间外侧入路通常比较困难。为了获得从中间到外侧入路所需的合适的牵拉，一些侧方粘连和瘘管必须分开。

- 将结肠与阴道或膀胱分开时，宁可损伤结肠一侧。

- 如果有广泛的炎症，在积极剥离瘘管之前，应先确定输尿管。

- 在切开瘘管前在瘘管后面开窗。解剖和分割瘘管时，用剪刀进行锐利剥离或用吸引器进行钝性剥离。或者也可用能量源切开瘘管。

- 对于手助和开放手术

    - 手指钝性剥离是一种安全有效地切除瘘管的好方法。

    - 如果放置输尿管支架，可以触诊输尿管。

    - 如有必要，在转为开放手术前，尝试腹腔镜游离脾曲。这将尽量减少切口到较低的中线或传统下腹横切口。因此，在困难的病例中，游离脾曲应作为早期的手术操作。

- 如果发现膀胱缺损，可进行一期修复。

- 对于大网膜蒂皮瓣、粪便改道或引流管的使用尚无共识。这些策略应该由术者自行决定。

四、术后护理

- 遵循公布的标准化快速康复围术期护理计划。

- 气管拔管前拔除口胃管，尽量减少静脉输液，术后当天开始饮食。

- 阿片类药物被最小化，避免患者自控式镇痛。

- 允许使用非甾体抗炎药，并与口服对乙酰氨基酚配合使用。

- 术后预防深静脉血栓形成，继续皮下注射肝素和间歇性气体加压。

- 膀胱导尿管留置 5～7 天，膀胱造影显示膀胱瘘患者无渗漏后拔除。

- 对于结肠阴道瘘，可在术后第 1 天拔除导尿管。

推荐阅读

[1] Feingold D, Steele SR, Lee S, et al. Practice parameters for the treatment of sigmoid diverticulitis. ASCRS Standards Committee. *Dis Colon Rectum*. 2014;57(3):284–294.

[2] Wen Y, Althans AR, Brady JT, et al. Evaluating surgical management and outcomes of colovaginal fistulas. *Am J Surg*. 2017;213(3):553–557.

第 37 章　大肠梗阻
Large Bowel Obstruction

David M. Schwartzberg　David Liska　著
朱　哲　译　张　顺　校

一、注意事项

- 大肠梗阻（LBO）的病因包括恶性肿瘤、炎症性疾病（如憩室炎、炎症性肠病）、肠扭转、放疗和假性肠梗阻。
- 应考虑到有需急诊处理的情况（如肠缺血、肠穿孔、败血症）及可择期处理的情况。
- 完全梗阻相对不完全梗阻更需要积极处理。
- 对恶性疾病，手术或治疗方案的选择取决于患者的预期寿命、护理目标及疾病的严重程度。
    - 左半结肠病变比右半结肠更容易出现梗阻。
    - 左半结肠病变可以选择手术切除、转流或支架置入治疗。
    - 右半结肠病变通常可以行切除并吻合，有些情况下需要行转流术（如营养不良、合并症、肠缺血、腹膜炎）。
- 选择转流手术还是切除手术同样也取决于上述的一些因素。

二、体位

- 采用改良截石位或 Lloyd–Davies 体位。
- 手臂根据行开腹还是腹腔镜手术予以展开或收拢。
- 双侧输尿管支架。
- 腹部备皮。
- 四肢均应固定于软垫上。
- 患者的骨盆应定位在手术台的边缘，并在骶骨下方放置上软垫。
- 留置胃管及导尿管，必要的监护设备。

三、腹腔镜回肠造口术

（一）适应证

结直肠肿瘤梗阻伴有回盲瓣功能不全，合并远处转移、原发灶不可切除或不能耐受切除手术的患者。

（二）器材要求

- 直径 5mm 的 30° 腹腔镜。
- 切口保护器（小号，2.5～6cm）。
- 12mm 穿刺器 1 个。
- 小硅胶套（用于将 12mm 穿刺器固定在切口保护器中）或切口保护器帽。
- 5mm 穿刺器 2 个。
- 无损伤肠钳 2 把。
- 5mm 单极腹腔镜剪刀。
- 3-0 镀铬缝线和 3-0 可吸收合成缝线和（或）其他方法用来标记肠道的近端和远端方向。
- 4-0 可吸收线和免缝合伤口贴用于关闭穿刺器孔。
- 造口支撑棒。
- 3-0 镀铬缝线用来缝合固定造口。
- 造口用品。

（三）操作技巧

- 在术前标记的造口位置用 15 号手术刀或电刀切除约一个硬币大小的皮肤（图 37-1）。
- 直角拉钩（Crile 拉钩）拉开皮肤并用电刀垂直切开皮下脂肪（图 37-2）。
- 直角拉钩（Crile 拉钩）拉开，显露腹直肌前鞘，并用电刀切开 3～4cm。
- 切开腹直肌前鞘后，使用长血管钳撑开肌肉组织，再使用拉钩拉开肌肉，显露后鞘（图 37-3）。
- 两把钳子提起腹直肌后鞘。
  - 解剖剪剪开腹直肌后鞘。
  - 注意切开的大小：回肠造口约 1.5 指，结肠造口约 2 指。
- 手指伸入腹腔分离周围腹膜的粘连。

> **建议：** 如果粘连较致密，可考虑行下腹正中切口探查或从另一个位置建立气腹（如左上腹的 Palmer 点）。

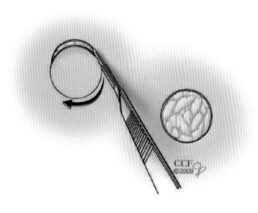

▲ 图 37-1　回肠造口的皮肤切口

经许可转载，引自 Cleveland Clinic Center for Medical Art & Photography © 2019，版权所有

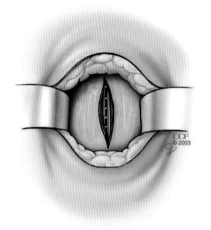

▲ 图 37-2　分离腹直肌前鞘显露腹直肌

经许可转载，引自 Cleveland Clinic Center for Medical Art & Photography © 2019，版权所有

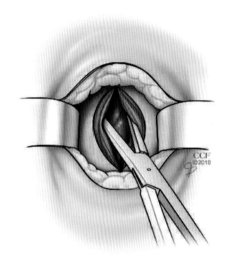

◀ 图 37-3　撑开腹直肌显露后鞘

经许可转载，引自 Cleveland Clinic Center for Medical Art & Photography © 2019，版权所有

- 如果没有粘连，则放置一个小切口保护器，并再次用手指探查腹腔，确保切口保护器中没有肠管或网膜。
- 将 12mm 的穿刺器从切口保护器中置入腹腔，再用硅胶管将切口保护器固定在穿刺器周围。
- 建立气腹，直视下在腹壁下血管外侧将 5mm 穿刺器置入左下腹，然后左上腹。

> 建议：慢性梗阻或急性 / 完全性结肠梗阻在回盲瓣功能正常的情况下，广泛的肠管扩张可能导致腹腔空间及视野变小，将患者调成头低位有助于显露，尽管如此，可能仍需转为手助腹腔镜或小切口手术。

- 检查腹、盆腔是否有潜在的病灶，拍照记录肿瘤的情况。
- 左侧病变梗阻且回盲瓣功能正常的患者要当心近端（右侧）穿孔。

- 如果需要，可使用单极腹腔镜剪刀进行粘连松解。
- 确定回盲部，选择距回盲瓣近端约 20cm 处的肠管作为回肠造口的部位。
  - 将造口肠管提出腹壁时应无张力。
- 选择好造口的部位后，用电刀或缝线来标记近端和远端，保持正确的方向避免扭转。
- 将 5mm 腔镜置入左下腹穿刺器，肠钳从 12mm 穿刺器伸入腹腔并按正确的方向抓住肠管。
- 缓慢释放腹腔内气体，将拟行造口的肠管通过切口保护器拉至体外，保持正确的方向，避免系膜扭转。
- 使用棕色（镀铬缝线）和蓝色（可吸收合成线），或缝线长短分别标记肠管的远端（棕色 / 短线）和近端（蓝色 / 长线）（图 37-4）。

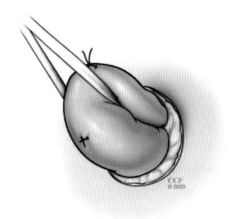

◀ 图 37-4　使用缝线标记造口肠管的正确方向

经许可转载，引自 Cleveland Clinic Center for Medical Art & Photography © 2019，版权所有

- 将腹腔镜肠钳被替换为阑尾钳，小心地松开切口保护器。
- 在拉出的肠管及系膜交界处用血管钳穿透，将造口支撑棒置入，并用 2 把阑尾钳临时固定。
- 穿刺器孔用 4-0 单根可吸收线缝合，再使用免缝合伤口贴对合，加盖无菌透气敷料。
- 不对称打开造口肠管，远端稍高于皮肤，近端保留足够的长度以便粪水排出（图 37-5）。
- 从远端肠腔内进针全层缝合 6 点钟、4 点钟、8 点钟位置至真皮层，不缝合表皮（图 37-5）。
- 然后固定近端肠腔。
  - 近端在 12 点钟、10 点钟、2 点钟位置全层缝合肠壁与真皮层，缝线用血管钳固定（图 37-6）。
  - 用镊子柄远端对齐肠管边缘，依次打结。
- 安装造口用品。
- 造口支撑棒于术后第二天拔除。

四、腹腔镜转流性结肠造口术

（一）适应证

左侧结直肠肿瘤梗阻回盲瓣功能正常，合并远处转移、原发灶不可切除或不能耐受切除手术的患者。

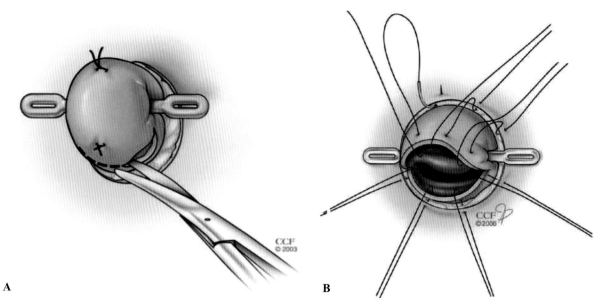

A　　　　　　　　　　　　　　　　　　　**B**

▲ 图 37–5　**A.** 支撑棒放置在回肠造口下方，远端肠腔被打开；**B.** 黏膜外翻缝合使造口成形，全层缝合肠壁，使浆膜与真皮对合

经许可转载，引自 Cleveland Clinic Center for Medical Art & Photography © 2019，版权所有

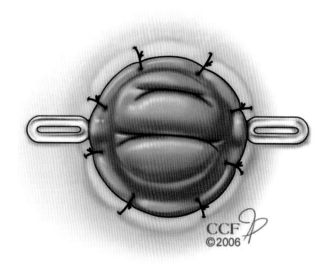

◀ 图 37–6　造口成形

经许可转载，引自 Cleveland Clinic Center for Medical Art & Photography © 2019，版权所有

（二）器材要求

- 5mm 或 10mm 30° 的腹腔镜。

- 切口保护器（小号，2.5～6cm）。

- 12mm 穿刺器 1 个。

- 5mm 穿刺器 2 个。

- 无损伤肠钳 2 把。

- 5mm 单极腹腔镜剪刀。

- 4-0 可吸收线和免缝合伤口贴用于关闭穿刺器孔。
- 长造口支撑棒。
- 3-0 镀铬缝线用来缝合固定造口。
- 造口用品。

（三）操作步骤

- 脐下切口直视下进腹（Hasson 法），置入 12mm 穿刺器。
- 建立气腹后，直视下依次在右下腹、右上腹腹壁血管外侧置入 5mm 穿刺器，两个穿刺点距脐部切口约一掌的距离。
- 检查腹、盆腔是否有潜在的病灶，拍照记录肿瘤的情况。
- 根据肿瘤的位置和范围，如果解剖学上可行，乙状结肠造口要优于横结肠造口。
- 在乙状结肠最游离的部位用腹腔镜单极剪刀切开 Toldt 筋膜白线。
  - 不要过度游离结肠防止发生造口脱垂。
- 提起乙状结肠至腹壁造口定位处，直视下肠管应无张力。
- 如果患者的情况不宜行乙状结肠造口，则应行横结肠襻式造口。
  - 将近端横结肠提至腹壁造口定位处。
  - 避免使用过度游离的横结肠进行造口，防止造口脱垂。
  - 必要时可将大网膜从横结肠上分离下来以充分游离横结肠，确保造口无张力（图 37-7）。
- 提起乙状结肠或横结肠时应保持其方向，确保结肠在造口时不会发生扭转。
  - 在术前标记部位用 15 号手术刀或电刀切除约一个硬币大小的皮肤（图 37-8）。
  - 直角拉钩（Crile 拉钩）拉开皮肤并用电刀垂直切开皮下脂肪（图 37-9）。
  - 直角拉钩（Crile 拉钩）拉开显露腹直肌前鞘，并用电刀切开 3～4cm。

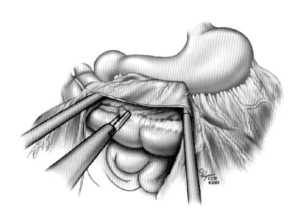

▲ 图 37-7　进入小网膜囊以便进行横结肠造口
经许可转载，引自 Cleveland Clinic Center for Medical Art & Photography © 2019，版权所有

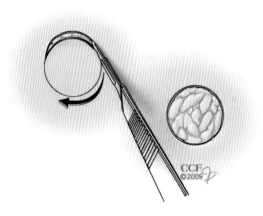

▲ 图 37-8　切口拟造口处的皮肤
经许可转载，引自 Cleveland Clinic Center for Medical Art & Photography © 2019，版权所有

- 切开腹直肌前鞘后使用长血管钳撑开肌肉组织，用拉钩拉开肌肉，显露后鞘（图 37–10 ）。

- 两把钳子提起腹直肌后鞘。

  ➢ 解剖剪剪开腹直肌后鞘。

  ➢ 注意切开的大小约 2 指。

- 释放腹腔内气体，仔细将肠管通过切口送至阑尾钳上，保持正确的方向，避免系膜扭转。

- 在拉出的肠管与系膜交界处用血管钳穿透，置入造口支撑棒，并用 2 把阑尾钳固定。

- 脐部穿刺器孔处腹白线用 0 号可吸收线缝合。

- 皮肤切口用 4-0 单根可吸收线缝合，再使用免缝合伤口贴对合，加盖无菌透气敷料。

- 沿结肠带切开肠管（图 37–11 ）。

- 将结肠边缘与周围皮肤真皮层缝合一圈完成造口成形（图 37–12 和图 37–13 ）。

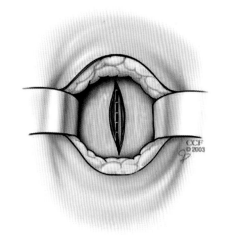

▲ 图 37-9　分离腹直肌前鞘

经许可转载，引自 Cleveland Clinic Center for Medical Art & Photography © 2019，版权所有

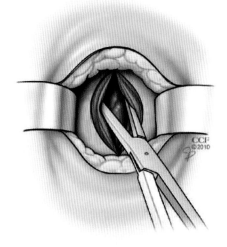

▲ 图 37-10　显露腹直肌后鞘

经许可转载，引自 Cleveland Clinic Center for Medical Art & Photography © 2019，版权所有

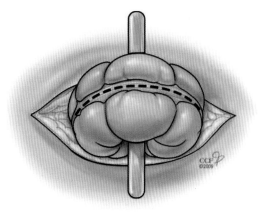

▲ 图 37-11　虚线所示为沿结肠带切开的范围

经许可转载，引自 Cleveland Clinic Center for Medical Art & Photography © 2019，版权所有

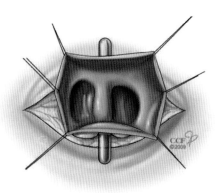

▲ 图 37-12　切开肠壁并缝合成形

经许可转载，引自 Cleveland Clinic Center for Medical Art & Photography © 2019，版权所有

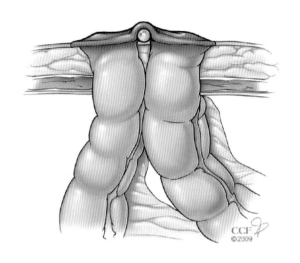

◀ 图 37-13　结肠造口横断面观

经许可转载，引自 Cleveland Clinic Center for Medical Art & Photography © 2019，版权所有

- 安装造口用品。
- 如果肠管不存在张力，则造口支撑棒于术后第 2 天拔除。

五、开腹乙状结肠切除 + 术中结肠灌洗 + 结肠 - 直肠吻合 + 回肠造口术

（一）适应证

可切除的乙状结肠肿瘤或狭窄性病变伴有梗阻及近端肠管有粪便积存者。

（二）体位

- 带软垫的手术床，双手可外展或收拢。
- 采用改良截石位，患者双腿固定于马镫形腿架上。
- 患者固定在手术床上。
- 留置胃管及导尿管，必要的监护设备。

（三）特殊器材

1. 基础开腹器械包

- Balfour 或 Bookwalter 自动拉钩。

2. 其他器械

- 带针粗导管用于结肠减压。
- 切口保护器（大号：9～14cm，特大号：11～17cm）。
- 16 号导尿管。
- 冲洗用盐水。
- 硬性直肠镜。
- 根据情况选择腹腔引流管（如 JP 引流管、Blake 引流管）。

3. 吻合器

- 闭合器（TA）。

- 31mm 圆形端 – 端吻合器（EEA）。

- 胃肠吻合器（GIA）。

4. 缝线

- 0 号镀铬或薇乔线用于结扎肠系膜。

- 3–0 可吸收线缝合吻合口。

- 3–0 镀铬缝线用于造口成形。

- 1 号单根自锁可吸收线用于缝合筋膜。

- 缝皮钉。

- 3–0 镀铬缝线用于气孔成熟。

（四）操作步骤

- 腹部正中切口。

- 探查腹腔是否有肿瘤转移及播散种植。

- 放置切口保护器，使用腹壁拉钩显露术野。

- 可使用带针粗导管（14 号）进行结肠部分减压，更好地显露术野。

   – 针头应在扩张结肠的结肠带以锐角穿刺入结肠。

   – 取下针头，减压管连接吸引器，吸出结肠中的气体（避免吸入固体粪便导致堵塞减压管）。

   – 在减压管周围肠壁做一荷包缝合，拔出减压管时收紧，防止肠内容物溢出造成污染。

   – 需要注意的是，粪便较多及较黏稠的情况下这种减压可能不可行。在减压的时候应调整减压管保证减压管不会扭曲或堵塞。

- 将小肠包好向头侧推送。

- 向内侧牵拉乙状结肠，从外向内沿 Toldt 线松解乙状结肠。

- 注意辨认并保护左侧输尿管。

- 裸化肠系膜下动脉（IMA）的起始部，将淋巴结组织清扫至标本侧。

- 在靠近根部处两把血管钳之间剪断肠系膜下动脉，再用 0 号镀铬线结扎。

- 肠系膜下静脉和左结肠动脉以相同方法结扎。

- 继续向远端游离乙状结肠，从直肠深筋膜后方进入"神圣平面"。

- 分离至肿瘤远端 5cm 时切断直肠及系膜。

- 在此平面缝扎直肠系膜内血管（包括痔上血管）。

- 闭合器关闭直肠，在关闭器的上方切断肠管，同时用 Kocher 钳夹住近端。

- 根据血供及淋巴回流情况在肿瘤近侧降结肠离断结肠。

- 结扎血管前观察边缘血管是否有搏动性出血，判断近端结肠的血供。

– 必须观察边缘血管的血供情况，保证吻合口的血液灌注。

- 无创肠钳夹住降结肠标本侧，近端降结肠用无损伤肠钳夹住。

- 两把钳子间切断降结肠。

- 在标本台上检查标本情况，确保足够的切缘。

术中灌洗

- 将螺纹状麻醉机延长管置入扩张的结肠内并用丝带固定，导管的远端放在手术台下的废液收集器里。

- 若准备行结肠灌洗后吻合，需先将结肠脾曲及肝曲游离。

- 确定盲肠位置，提起阑尾。

- 分离结扎阑尾系膜。

- 在阑尾的中段切断阑尾。

- 将 16 号 Foley 导尿管从阑尾腔内插入至盲肠内。

  – 通过盲肠壁触摸确认导尿管到位后给球囊充气。

  ➢ 将 Foley 导尿管（插入阑尾）连接到一袋 4L 的生理盐水上，开始结肠冲洗（图 37–14）。

- 当冲洗液已经比较清亮，取出导尿管，使用关闭器切断剩余阑尾，断端缝合包埋。

- 行降结肠 – 直肠侧 – 端吻合可以避免圆形吻合器进行吻合时两端肠腔管径不匹配的情况。

> 建议：如果没有显著的不匹配，可以使用圆形吻合器。

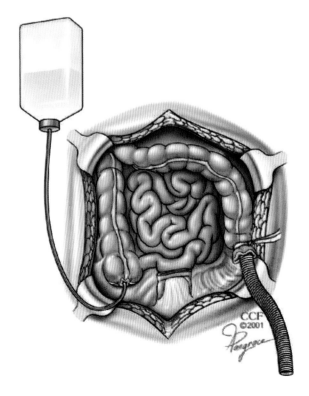

◀ 图 37–14　术中结肠灌洗准备
经许可转载，引自 Cleveland Clinic Center for Medical Art & Photography © 2019，版权所有

- 将 31mm 圆形吻合器钉砧从距近侧断端 3cm 结肠带处置入肠腔内。
- 关闭器关闭降结肠残端，缝合包埋。
- 确保结肠及系膜方向正确并长度足够，再经直肠使用圆形吻合器进行吻合，检查吻合圈是否完整。
- 盆腔内注入生理盐水将吻合口浸没，用乙状结肠软镜进行"渗漏试验"检查吻合口。
- 选择性的进行回肠襻式造口。

> 建议：可以在完成吻合后进行结肠灌洗，并通过直肠镜导流冲洗液。

六、乙状结肠扭转内镜下减压引流术

（一）适应证

乙状结肠扭转不伴有肠坏死及穿孔。

（二）设备要求

- 可充气的小儿肠镜。
- 硬性直肠镜。
- 28 号胸引管。
- 集尿袋。

（三）操作步骤

- 没有气腹或腹膜炎。
- 采用左侧卧位，常规进行镇静 / 麻醉。
  - 血氧饱和度监测及心电监护。
- 结肠镜操作时尽量减少二氧化碳的注入，缓慢轻柔进镜穿过黏膜呈漩涡状的肠段来缓解肠管的扭转。
  - 仔细检查黏膜有无缺血迹象。
    - 如果发现缺血征象，应中止操作，行急诊探查和乙状结肠切除。
- 扭转复位后，将硬性直肠镜置入扩张的肠段。

> 建议：先将直肠镜放置在肠镜上，肠镜到达位置后再将硬性直肠镜在可见的情况下放到位，防止损伤结肠。

－ 撤出肠镜。

● 通过直肠镜放入 28 号胸引管。

● 取出直肠镜，将胸引管留在结肠内减压，并防止肠扭转复发。

● 还有一种方法是在减压后沿肠镜将胸引管置入肠腔（图 37-15）。

● 引流管接集尿袋以排气排便。

● 腹部 X 线检查确认扭转已复位（图 37-16）。

● 监护病床观察，完善乙状结肠切除术前准备。

● 术前行肠道准备。

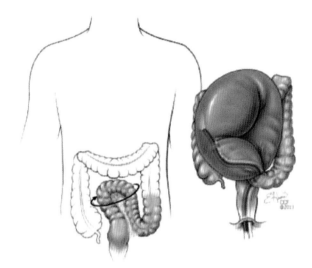

◀ 图 37-15　乙状结肠扭转内镜减压术

经许可转载，引自 Cleveland Clinic Center for Medical Art & Photography © 2019，版权所有

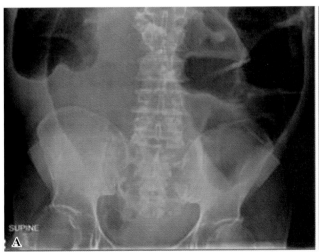
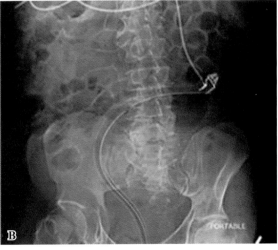

▲ 图 37-16　A. 乙状结肠扭转的 X 线表现；B. 减压后导管已置入

七、内镜下自膨式金属支架置入术

（一）适应证

左侧结直肠肿瘤梗阻合并远处转移、原发灶不可切除或不能耐受切除手术的患者；在某些情况下，这也可以作为手术前的桥接治疗。

（二）设备要求

- 可充气的小儿肠镜。
- X 线透视。
- 导丝。
- 各尺寸的内镜下球囊扩张器。
- 自膨式金属支架（根据病变长度选择尺寸）。
- 内镜夹子。

（三）操作步骤

- 直肠指检确保在肿瘤远端及肛管直肠环近端的肠管足以放置支架。

> 建议：由于靠近肛门处梗阻放置支架后容易出现支架移位并带来持续的下坠感，一般来说不适合放置支架。

- 低流量充气，进境至梗阻部位。
- 球囊扩张器逐渐扩张梗阻肠段，直至内镜能通过病变部位并测量病变的长度。
- 内镜下金属夹标记病变的近端及远端以帮助指示放置支架的位置。
- 然后将合适尺寸的支架在 X 线透视下通过内镜置入（金属夹作为标记），确保支架的"喇叭口"超出病变的近端及远端（图 37-17）。
- 术后腹部 X 线检查确认。

八、术后护理

- 患者可以在可耐受的情况下进行活动并逐步恢复饮食，尽管肠梗阻并不少见。
- 没有必要长期使用抗生素。
- 患者可以洗澡。
- 多模式、适当的使用麻醉药进行镇痛。

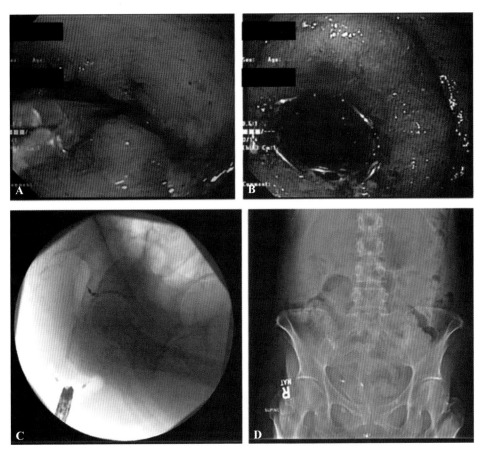

▲ 图 37-17　内镜下放置支架

A. 导丝通过梗阻部位；B. 支架开放后远端在位；C. 侧位影像显示支架在位；D. 前后位影像显示支架在位

- 药物预防静脉血栓。

- 所有造口的患者应当宣教造口的治疗及护理。

- 对所有恶性肿瘤患者应进行合适的多学科评估。

推 荐 阅 读

[1] Alavi K, Field CM. Large bowel obstruction. In: Steele SR, Hull TL, Read TE, Saclarides TJ, Senagore AJ, Whitlow CB, eds. *The ASCRS Textbook of Colon and Rectal Surgery.* 3rd ed. Cham, Switzerland: Springer International Publishing; 2016:669–695.

[2] Vogel JD, Feingold DL, Stewart DB, et al. Clinical practice guidelines for colon volvulus and acute colonic pseudo–obstruction. *Dis Colon Rectum.* 2016;59:589–600.

第38章 子宫内膜异位症：直肠、乙状结肠深部浸润型子宫内膜异位症的处理

Endometriosis: Management of Deep Infiltrating Endometriosis of Rectum and Sigmoid

Mariam Alhilli   Hermann Kessler **著**

纪 昉 **译** 张 顺 **校**

一、注意事项

- 定义：深部浸润型子宫内膜异位症，即实质病灶在腹膜下浸润深度≥5cm（图38-1和图38-2）。
- 盆腔内位置。
    - 直肠阴道隔。
    - 直肠宫颈间隙。
    - 子宫骶韧带。
    - 阴道。
    - 卵巢（子宫内膜异位症）。
    - 直肠、直肠系膜、乙状结肠和结肠系膜（图38-3和图38-4）。
- 手术指征。

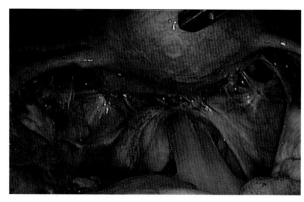

▲ 图38-1 深部浸润型子宫内膜异位症累及直肠阴道隔、子宫浆膜层后缘和侧盆壁

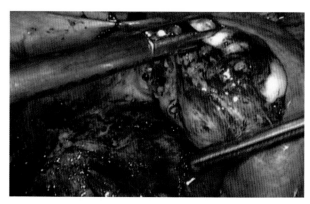

▲ 图38-2 深部浸润型子宫内膜异位症累及右侧卵巢窝、盆腔后腹膜和直肠

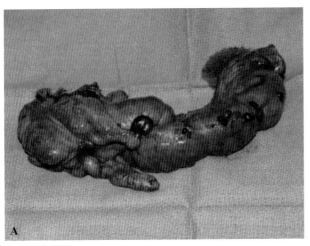 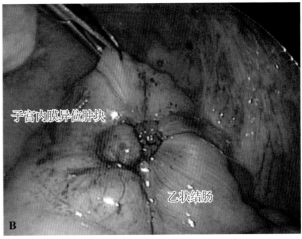

▲ 图 38-3　**A.** 子宫内膜异位种植灶累及升结肠和盲肠；**B.** 子宫内膜异位肿块累及乙状结肠及其系膜

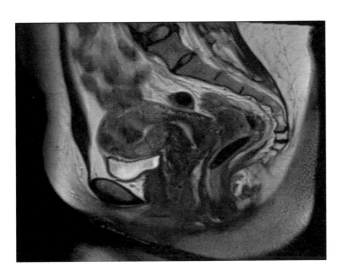

◀ 图 38-4　骨盆的磁共振成像显示深部浸润型子宫内膜异位累及直肠阴道隔和直肠

  – 有大范围症状的子宫内膜异位症（盆腔或腹部疼痛）。

  – 不孕症。

  – 需要恢复器官功能。

- 手术治疗方法。

  – 保守性手术（剥除或部分厚层切除）。

  – 根治性手术（乙状结肠或直肠部分切除）。

  – 腹腔镜手术方式被认为是标准治疗方法。

- 多学科治疗包括泌尿外科、结直肠外科、妇科和妇科肿瘤学。

二、症状的评估

- 盆腔疼痛。

- 排便习惯改变。

- 里急后重。
- 排便困难。
- 月经周期性的直肠出血。
- 性交后出血。
- 性交痛。
- 梗阻症状。

三、临床检查

- 直肠阴道检查。
  - 直肠阴道隔闭塞。
  - 子宫骶韧带增厚或结节状改变。
  - 子宫后倾后屈并固定。
  - 阴道及后穹窿触痛。
- 窥阴器检查 – 异色的阴道内子宫内膜异位症病灶。
  - 如病灶表浅可取病理活检。

四、影像表现

- MRI：对软组织的评估来判断病灶位置和病情程度（图 38-5）。
- CT：盆腔肿块的评估，排除输尿管梗阻。
- 阴道超声。
  - 需要有经验丰富的超声医师和高水准的放射学专家意见。
- 泛影葡胺灌肠造影。
- 乙状结肠软镜检查：观察病灶厚度，有无肠外压迫和黏膜侵犯以及排除肠道狭窄（图 38-6）。
- 膀胱镜检查 – 确定膀胱三角受累情况。

五、术前准备

- 造口定位。
- 肠道准备。
- 放置双侧输尿管支架（可选）。
- 预防深静脉血栓。
- 术前预防性应用抗生素。

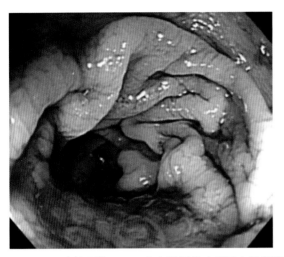

▲ 图 38-5　内镜图像可见子宫内膜异位症累及直肠黏膜

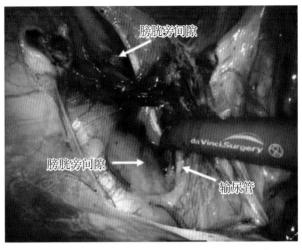

▲ 图 38-6　解剖直肠旁和膀胱旁间隙，显露输尿管和子宫血管

六、术中注意事项

（一）设备

- 视频设备，包括镜头、5mm 30° 腹腔镜、光源、监视器（至少 2 个）、存储装置。

- 进气设备。

- 电凝工具。

- 两个无创肠钳。

- 直角拉钩。

- 造口用玻璃棒（可选）。

- 3-0 可吸收编织缝线。

- 5 个 5mm 穿刺器（或者 1～2 个 10mm 穿刺器和 3～4 个 5mm 穿刺器）。

- 腹腔镜解剖器械（单极电凝、双极电凝、超声刀）。

- 腹腔镜吸引、冲洗设备。

- 5mm 腹腔镜手术操作器械。

- 腹腔镜剪刀。

- 5mm 或 10mm 的腹腔镜阑尾钳。

- 5mm 分离钳。

- 3 把 5mm 肠钳。

- 阴道探头或海绵棒。

- 外科夹。

- 吻合器：带关节的腹腔镜吻合器、管状吻合器。

- 膀胱镜检查。

- 直肠镜检查或乙状结肠软镜检查。

（二）体位

- 头低截石位。
- 手术医师位置：盆腔手术常用站位。

七、部分肠段切除的根治性手术

（一）适应证

- 侵犯深达肌层。
- 大于 3cm 的结节。
- 累及肠管周长超过 40%。
- 多发结节。
- 狭窄。
- 乙状结肠损伤。

（二）技术

手术步骤

- 诊断性腹腔镜检查，确定疾病范围及解剖标志物、输尿管、子宫骶韧带，以及评估受累范围。
- 粘连松解。
- 进入腹膜后，锐性及钝性游离直肠双侧间隙（图 38-7）。
- 输尿管松解术（游离输尿管）（图 38-8）。
- 切除阴道病灶。

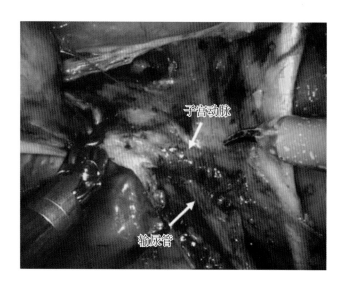

◀ 图 38-7　从阔韧带及腹膜中游离输尿管，并裸化至子宫动脉平面

子宫动脉

输尿管

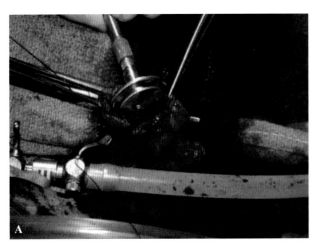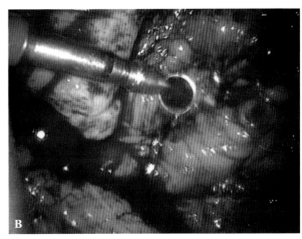

▲ 图 38-8 **A.** 放置钉砧；**B.** 连接钉砧与吻合器

- 从子宫及阴道后间隙游离直肠。
- 进入直肠阴道隔。
- 结直肠外科医师参与。
- 确定乙状结肠和（或）直肠要切除的节段。
- 游离乙状结肠和直肠。
- 骶岬上方打开腹膜。
- 进一步游离乙状结肠和直肠后间隙 – 通常情况下保留肠系膜下动脉。
- 沿左侧游离乙状结肠和直肠至子宫内膜肿瘤远侧。
- 横断直肠系膜。
- 关闭器切断直肠远端。
- 做一小切口打开腹腔（耻骨联合上方横切口，妇产科常用）– 保护腹壁。
- 从小切口拖出近端结肠。
- 将圆形吻合器钉砧放入结肠近端。
- 暂时性关闭小切口，重建气腹。
- 行结肠吻合（图 38-9）。
- 通过术中乙状结肠镜检查评估吻合口距肛缘位置及完整性（气泡试验）。
- 放置引流管。
- 可选择末端回肠襻式造口。

八、保守手术：以症状为引导，剥除或部分厚层切除

（一）不进入肠腔的剥除术技巧

- 适应证。

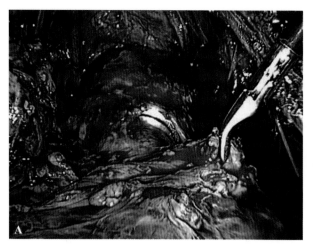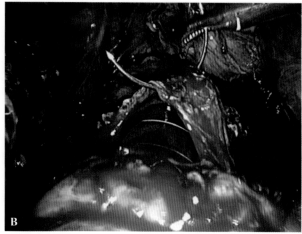

▲ 图 38-9　结肠局部切除后腹腔镜下全层修补
A. 游离肠管；B. 闭合

- 单病灶。

- 没有累及肌层，完全在表面的病灶。

- 病变小于 3cm。

- 累及直肠壁周长小于 40%。

● 手术步骤。

- 确定解剖标志物：输尿管、子宫骶韧带，以及评估受累范围。

- 粘连松解。

- 进入腹膜后间隙。

- 锐性及钝性游离直肠双侧间隙。

- 输尿管松解术（游离输尿管）。

- 评估病灶大小、浸润深度及环周受累情况。

➤ 如果病灶局限于浆膜层—钝性分离剥除（腔镜器械）。

➤ 浆膜层折叠缝合（3-0 可吸收线）。

- 乙状结肠镜检查评估肠腔的完整性（气泡试验）。

- 放置引流管。

（二）部分厚层切除 – 进入肠腔

● 适应证。

- 单病灶。

- 至少累及外侧肌层。

- 病灶不大于 3cm。

- 累及直肠或乙状结肠周长已超过 40%。

- 手术步骤

  - 确定解剖标志物：输尿管、子宫骶韧带及评估受累范围。

  - 粘连松解。

  - 进入腹膜后间隙。

  - 锐性及钝性游离直肠双侧间隙。

  - 输尿管松解术，评估病灶大小、浸润深度及环周受累情况。

    ➢ 若全部病灶穿透了浆膜层，则使用电刀、双极电凝、超声刀等行整块病灶切除。

  - 在直肠腔内放置直肠探头或类似大小的工具，辅助切开直肠肠壁（可选）。

  - 3-0 可吸收线全层缝合切开的肠壁。

  - 评估肠道完整性（图 38-10）。

  - 放置引流管。

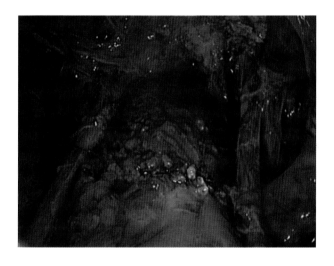

◀ 图 38-10　肠管切开缝合后评估肠管的完整性

经验与教训

- 手术方式的选择。

  - 进行治疗前，要考虑症状的严重程度。

  - 透壁性累及到内肌层 - 节段性切除。

  - 多发结节 - 节段性切除。

  - 大于 3cm 的病灶 - 节段性切除

  - 单发的小于 3cm 病灶，剥除、部分厚层切除或节段性切除。

- 对于已生育的患者，可以先切除子宫，为直肠及结肠留出手术空间。

- 如严重粘连，可以考虑行子宫、宫颈联合直肠、乙状结肠整块切除。

- 可以考虑术前活检以确定是良性的子宫内膜异位。

- 切开闭塞的直肠阴道隔。

- 直肠内放置直肠探头（或端-端吻合器大小的工具），向下牵拉直肠。阴道内同样放置类似工具并向上牵拉，显露直肠阴道隔。
- 预防性造口。
  - 如果吻合口位于齿线上 6cm 以内。
  - 可能减少直肠阴道瘘的发生。
  - 减少临床上吻合口瘘的发生。
- 对于肠道子宫内膜异位症或妇科部位以外的子宫内膜异位症患者，强烈建议到拥有多学科专家的三级医疗中心就诊。

九、术后注意事项

（一）结果

- 对于生活质量的提升和缓解盆腔疼痛具有重要意义。
- 肠段切除后改善便秘和大便失禁。

（二）手术并发症

- 胃肠道并发症。
  - 直肠阴道瘘：结直肠切除后直肠阴道瘘的发生率较剥除或部分厚层切除后增加。
  - 吻合口瘘。
  - 吻合口狭窄。
- 泌尿系统并发症。
  - 术后排尿功能障碍（神经源性膀胱）。
    - 长期留置导尿。
    - 输尿管狭窄。
- 盆腔脓肿。
- 输血。

（三）生育和怀孕

- 切除可提高妊娠率：术后妊娠率约 40%。
- 残留的子宫内膜异位症会影响生育和怀孕。
- 建议 12 个月后再计划怀孕。

（四）复发

- 取决于残留的病灶。

- 保守性手术后复发风险较高。

- 25% 具有微种植。

- 复发率：盘状切除术后复发率约为 40%，切缘阳性的肠管切除术后复发率为 15%，切缘阴性的复发率更低。

十、术后护理

- 遵循已发表的围术期标准强化康复计划。

- 气管插管拔管前拔除胃管，尽可能减少静脉补液，手术当日即可给予饮食，术后第 1 天拔除导尿管。

- 尽可能减少使用阿片类镇痛药，避免患者自控镇痛。

- 非甾体抗炎药可以和对乙酰氨基酚联合使用。

- 在手术后继续使用肝素皮下注射和间歇充气加压来预防深静脉血栓形成。

推荐阅读

[1] Jerby BL, Kessler H, Falcone T, Milsom JW. Laparoscopic management of colorectal endometriosis. *Surg Endosc*. 1999;13(11):1125–1128.

[2] Renner SP, Kessler H, Topal N, et al. Major and minor complications after anterior rectal resection for deeply infiltrating endometriosis. *Arch Gynecol Obstet*. 2017;295(5):1277–1285.

第39章　结肠、直肠和肛门损伤
Trauma of the Colon, Rectum, and Anus

Eric K. Johnson　Scott R. Steele　著

纪　昉　译　傅传刚　张　顺　校

一、损伤的诊断和机制

- 结直肠损伤包括钝性伤、穿透伤和爆破伤。在军事或灾难情境下，混合型机械性损伤并不少见。
- 绝大部分结直肠损伤是在放宽手术指征而行剖腹探查术中发现。

（一）贯穿伤

- 任何腹部或盆腔的贯穿伤均有可能导致结肠或直肠损伤。
- 如果患者存在腹壁筋膜损伤（局部检查时发现），患者可能需要进手术室进行腹腔探查，根据当地设备情况及技术能力选择开腹或腹腔镜探查。侧腹壁损伤比较隐匿，需要影像学的检查来评估（可能需要 3 次 CT 检查对比发现）。
- 腹部创伤伴有血流动力学不稳定的患者需在接受简单的容量复苏后进行手术探查（除非患者有明确的腹腔外出血原因且能有效控制止血）。创伤后重点部位超声检查（FAST）在腹部创伤患者中对判断有无游离性腹腔积液有所助益，也可采用诊断性腹腔冲洗。

> 建议：以上情况不要浪费宝贵的时间在 CT 检查上。

- 记住，子弹或异物可能会贯穿身体，从胸腔贯入的创伤可能从腹腔内穿出，四肢也一样，需寻找创伤的入口和出口，伤口的数量应当是偶数。如果不是偶数，X 线片影像可能帮助定位子弹或碎片仍留在体内。损伤在体内经过的路径可以警示结直肠损伤的可能。

（二）腹部钝性伤

- 腹部钝性伤患者可能有不同的临床表现。血流动力学稳定的患者应当行全身 CT 检查，评估腹痛情况或可疑的其他损伤情况。没有实质脏器损伤情况的游离腹腔积液和（或）腹腔游离气体应当引起警惕，需进一步检查，甚至需要开腹或腹腔镜探查。

- 某些情况下诊断性腹腔冲洗（DPL）有助于引导治疗方向，如果患者 CT 有异常发现，但腹腔冲洗检查阴性，也需住院进一步观察。
- 血流动力学不稳定的腹部钝性伤患者可采用创伤后重点部位超声检查或诊断性腹腔冲洗来帮助做出治疗决策，有阳性情况发现者应在简单循环容量复苏后立即进行手术探查。
- 腹部钝性伤患者在体格检查时如有发现腹部体征时，应当进一步检查。
- 对于生命体征稳定的患者，CT 检查是最好的选择。实质性器官损伤导致的腹腔积血可以引起腹膜炎体征，但并不一定需要剖腹探查。
- 如上所述，如发现有可疑情况，应道尽快手术探查。

（三）盆腔损伤 / 潜在的直肠损伤

- 盆腔钝性伤或贯穿伤患者，应进行直肠检查。任何直肠出血或可疑直肠损伤的情况，均应进行乙状结肠镜检查，根据当地医疗资源情况选择硬镜或软镜，可以在手术室很方便地检查。

> 建议：任何直肠腔内出血或可见的直肠损伤均应及时进行手术探查，控制损伤。

二、无菌器械和设备

- 标准开腹探查包，可能需要长器械。
- 大型自动拉钩，牵开器或类似器械。
- 吻合器。
  - 胃肠直线切割闭合器：开腹或腔镜切割闭合器，腔镜切割闭合器在开腹手术中也可以使用，在有些空间狭小的情况下更有优势。
  - 端 - 端吻合器：各种型号的都可以使用，但是尽可能使用最大号的吻合器，以确保安全。
  - 胸腹切割闭合器：不同型号和钉高的吻合器都有可能用，弧形切割作用的胸腹切割闭合器在狭小空间尤其是盆腔中有更好的作用。
- 缝线。
- 肠段切除时可用 3-0 的缝线缝扎远端损伤的肠系膜血管。
- 0 号线或 2-0 缝线（长线），结扎肠系膜血管。
- 尼龙线吸收缓慢，像聚二噁烷酮一类，根据手术医师需要及关腹情况，可以选用 1 号或 2-0 缝线。
- 实质脏器损伤的剖腹探查手术需要大量纱垫填塞、擦拭血块及肠内容物。
- 温水冲洗，有助于清除腹腔内污染物及血迹，充分显露视野。
- 吸引装置，普尔吸引器或杨柯式吸引器均可以。
- 结扎用束带，可以用来测量剩余小肠肠管长度，以及损伤控制性手术术中用以小肠应急结扎。

> 建议：皮肤吻合器可以用来关腹。

- 造口用品。
- 临时关腹器械、负压引流、疝补片。

三、患者体位及术前准备

- 如果怀疑有结直肠损伤，最好采用截石位。方便经肛门乙状结肠镜检查及吻合。如需要游离脾曲，术者可站两腿之间，操作更加方便。在存在其他潜在损伤的情况下，是否摆截石位还存在一定争议。由于并不是所有的结直肠损伤都需要处理，因此需根据潜在的威胁生命的损伤情况，由医生决定体位的摆放。
- 腹部消毒准备的范围应尽可能大，我们更喜欢使用氯己定，也可以根据手术医师的偏好选择氯己定、碘伏或酒精。如果明确对手术结果没有明显影响，可由手术医师决定是否行阴道及肛门的术前准备。
- 对于血流动力学不稳定或麻醉诱导中血流动力学可能出现问题的患者，应在患者清醒时充分做好术前准备，以便手术医生在麻醉诱导后立即进入腹腔。

四、腹部创伤手术步骤

- 创伤性剖腹探查术有四大基本要素。
  - 使用填塞来控制大出血。
  - 识别损伤。
  - 控制污染。
  - 重建，如果有必要和可能的话。
- 虽然详细描述创伤性剖腹探查及控制／修补可能的损伤超过了本章节的范畴，但是我们仍将重点放在结直肠损伤中。
- 一旦危及生命的出血被排除、控制或压迫填塞后，重要的是控制污染及探查小肠损伤。全小肠及结肠需在清晰的视野下充分检查以确定有无损伤，为此可能需要一个大的腹部切口（尽管在特殊情况下腹腔镜也能有一定作用），不应该因为切口的延长而犹豫。可能需要打开侧腹膜，拓展结肠后间隙，游离肝曲脾曲显露视野。
- 一旦明确损伤存在，重要的是确定损伤位置及程度，这将有助于进行合适的处理。
- 肠钳快速夹闭损伤区域的近远端、结扎损伤部位或者使用关闭器切断肠管，控制腹腔污染及肠内容物的继续流出。

- 在明确损伤情况和控制污染后，决定是否需要修补或者重建损伤部位，或者仅行单纯的损伤控制性手术。
- 如果选择了损伤控制性手术，那么需要临时性关腹。

（一）结肠损伤

- 创伤性结肠损伤的严重程度不同，其发生机制也不同。这两个因素，加上患者的生理状态，很大程度上决定了如何去控制损伤。
- 在以往，左半结肠和右半结肠损伤多采用不同的方法处理，但循证医学建议可以采用类似的方法进行处理。根据损伤严重程度，小于 50% 结肠肠壁的非破坏性损伤和发生在系膜对侧（游离缘）的结肠损伤可以进行单层或双层的单纯修补，伤口的边缘缝合前应当作清理。系膜侧的结肠损伤往往因血管结构的存在以及手术视野显露不充分，使手术难度增加，单纯修补困难，在决定这些损伤是否可以修补或手术切除时，临床的判断力非常重要。
- 对于破坏性损伤以及结肠环周损伤超过 50%，不论是否需要消化道重建，均应行肠段切除。放射状的损伤修补更加困难。在保留主要血管的前提下，根据损伤，可以较多地切除损伤的结肠。为保证吻合口或者造口处于无张力的状态，这部分血管也可以切除。
- 单纯系膜损伤（图 39-1）：系膜损伤可以导致节段性的结肠缺血。虽然结肠可能是完整的，但由于缺少血供，仍有部分需要切除。如果边缘动脉弓完整，可以在不切除结肠的情况下进行根部血管的结扎。如果怀疑结肠部分节段存在血运障碍，外科医师可有几种选择。如果该医疗单位有荧光造影设备，可以开展相关研究，有助于指导后续治疗。其他简单的方法诸如超声多普勒检查、荧光剂注射联合 Wood 灯检查（紫外线灯：某些分子的特殊化学结构可以在这种波长的光的激发下发射出不同颜色的荧光）都有所助益。虽然我们没有充分的证据来支持这个做法，但总的来说，上述方法对于诊疗的指导都不够精准。
- 制订结肠损伤治疗计划时，将损伤的机制考虑进去很重要，例如，受伤时能量的传递，因为高速或者高能损伤可能导致不会立即表现出来的迟发性损伤（图 39-2 和图 39-3）。这种情况可以

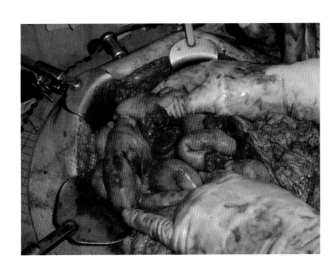

◀ 图 39-1 图片显示一例继发于高速子弹的肠系膜损伤，盲肠和末端回肠周围肠系膜的边缘动脉损伤

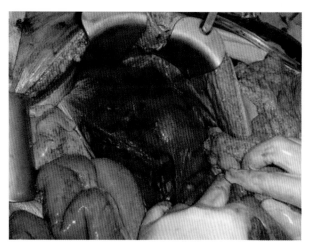

▲ 图 39-2　游离右半结肠后发现巨大腹膜后血肿

这是一名背部被子弹高速击中的患者，CT 检查显示弹道路径位于右半结肠后方；手术探查游离右半结肠，虽然结肠没有明显损伤，但表现建议存在可能的气蚀损伤

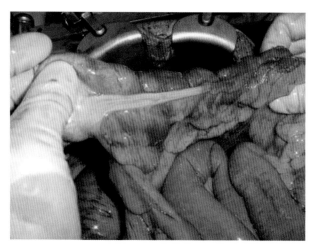

▲ 图 39-3　检查肠系膜损伤后的结肠血运情况

出现在肠周系膜损伤的情况，开始时结肠并无明显损伤，然而在受伤 48h 左右后，高能量的传递导致靠近损伤路径上的结肠出现坏死和穿孔。多数情况下，无论是否需要重建，高能量损伤的病例应尽可能选择肠段切除。因此，在允许的情况下，尽可能扩大切除肠段（大于边缘 2cm），避免残留损伤的肠管。

（二）直肠损伤

- 直肠损伤应先考虑其解剖基础，将这些损伤分为三个部位很有帮助。
  - 腹腔内。
  - 腹膜外。
  - "无人区"：腹膜外直肠和腹腔内直肠交界处的损伤。
- 为了便于归类总结，直肠定义为从骨盆缘开始到肛管上方终止。
- 腹腔内损伤：如涉及腹膜返折上方的上段直肠 / 直肠乙状结肠交界部分（且未累及腹膜返折），与结肠损伤处理相同。请参阅结肠损伤部分的建议。
- 在处理腹膜外、交界处或者累及腹膜返折的损伤时需特别注意四个要素的结合。
  - 粪便改道：对于在这个位置上的破坏性损伤，粪便改道没有太多争议，结肠造口时，应结合前文提到的一些技术和方法。术式包括 Hartmann 术、结肠襻式双腔造口或结肠襻式单腔造口，切割闭合器离断造口处肠管，近侧造口，远侧置于原处，直到伤口愈合进行造口还纳。还纳的时机取决于很多因素，包括损伤的性质、患者的整体健康状况和承受二次手术的能力，以及剖腹手术后的时间。虽然初次手术后 6 周内可以手术，但一般建议至少等待 12 周。虽然有些机构采用了早期或者同次住院期间手术还纳，但我们并没有采用这种方法。在造口还纳之前，应当进行造影或内镜检查，也可以两个检查都做，以确保创伤部位已完全愈合。

- 引流：是否放置引流值得商榷。如果放置引流，最重要的是确保引流通畅。如果是腹部开放性的损伤，可以直视下在靠近损伤或污染的区域内放置负压吸引，并单独从腹壁戳孔引出。如果不是开放性腹部损伤，可以经直肠侧后方骶前放置引流，如果发现骶前有明显的间隙，可以在 CT 引导下放置。引流管必须放在损伤部位或者损伤的腔隙中，否则引流没有意义。引流管需在外科医师的指导和判断下放置。

- 直接修补：如果损伤能够显露清楚，并且结构没有被完全破坏，可以进行修补。采用经腹入路单层或双层修补，也可以经肛门入路手术。某些情况下可以利用内镜技术或类似方法经肛门进行微创治疗。一些损伤适合直接修复，不需近端造口，但是缺乏高质量的证据支持这种做法，必须经过仔细筛选，而且应当被限制在低能量损伤的病例中。许多人质疑如果行近端造口，是否还有必要将损伤的部位显露出来进行修补。如果显露及修补损伤部位不明显增加手术困难，我们建议还是进行显露和修补，并放置引流，近端造口。

- 远端直肠冲洗（图 39-4）：通过直肠冲洗减少直肠开放性损伤对盆腔造成的持续污染。通常可以在做 Hartmann 造口或襻式造口完成前冲洗。方法是用无菌生理盐水冲洗远端直肠，排空远端直肠内的内容物。冲洗过程中，助手保持肛门括约肌开放很重要，这样污染物就不会通过创口进入邻近组织。使用小号的切口保护器可能帮助肛门保持开放状态。如果直肠在损伤时处于空虚状态，就没有冲洗的必要。有反对者担心，冲洗的污染物通过伤口进入邻近组织，则会引起盆腔脓肿。

● 上述技术的任何组合或全部应用均取决于手术医师的临床判断。

（三）损伤控制的情况

● 许多外伤性结直肠损伤的患者往往合并其他损伤，并因此造成血流动力学的不稳定。尽管有些治疗方法可以比较彻底地解决损伤情况，但是因为失血量、创伤的严重程度以及损伤的时间和

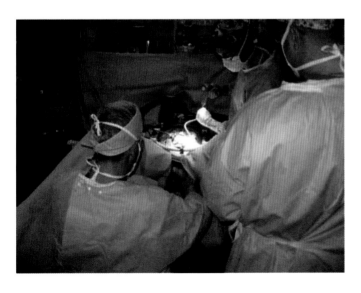

◀ 图 39-4　腹膜外直肠损伤的患者正在进行近端结肠造口和远端直肠冲洗
在襻式造口的远端放置一根导管进行冲洗，助手保持肛门开放状态，让液体可以自由排除

环境等因素，部分患者的生理状态可能无法耐受这种长时间的手术。

- 这类患者往往存在低体温、酸中毒以及凝血功能异常，也就是常说的死亡三联征。认识并鉴别这些因素十分重要，一旦出现需要简化外科手术处理，目的在于控制威胁生命的出血、腹腔感染，并进行临时性观察，以便患者可以在特护病房得到保暖和复苏，并纠正凝血功能异常。

- 可以通过对实质脏器损伤进行填塞压迫以及缝合肠道损伤来实现这一目的，没有必要恢复组织的连续性，只要污染被阻止了，就可以进行下一步。用温盐水冲洗腹腔，临时关腹。这些步骤最好在 1h 内完成。

- 患者体温恢复，酸中毒和凝血功能障碍情况得到纠正后，患者再返回手术室进行更精确的治疗和消化道重建，但手术的时机选择需要有良好的外科判断力。

- 患者再次回到手术室进行消化道重建以及腹部缝合时，因为手术医师的判断不同，手术方式可能存在一定的差异，以下几个因素可能会影响决策。

  - 持续性的肠道 / 组织水肿：如果肠管水肿严重，会影响到肠管的吻合及腹部的缝合。通常情况下，患者完全关腹前的一段时间里需要反复返回手术室手术，在许多病例中，筋膜的缝合无法完成，因此必须退而求其次，进行有计划的腹壁延迟重建。对于肠道水肿的患者，单纯结肠 Hartmann 造口可能更为合适。如果小肠断裂分离，应尽快吻合。肠道水肿时应尽可能采用手工吻合。

  - 持续性的生理功能紊乱：对于生命体征不稳定或仍需循环支持才能保持稳定状态的患者，包括仍需要大量输血、多发伤以及有其他合并症且无法耐受可能出现的吻合口漏的患者，不建议进行结肠吻合重建。对于严重粪性腹腔感染而延迟手术的患者而言，最好的治疗方式便是损伤部位近端造口。同样，这些方法需要根据患者整体情况而定，采取最为可靠、安全的外科决策。

  - 损伤控制性手术后的结肠吻合：这是一个有争议的领域，有几项回顾性研究对此进行了总结，尽管大多数研究表明损伤控制性手术后的结肠吻合是安全的，但是相比于择期手术，吻合口漏的概率明显升高。如果患者一般生理情况良好，第一次返回手术室时便可进行腹部闭合手术，此时进行结肠的吻合是合理的。在其他情况下，结肠造口是否还纳需谨慎决定。

近端造口是否有必要

- 这个问题在开始手术治疗腹部创伤时便存在，尽管许多人认为答案很简单，我们却并不苟同。针对这个问题，目前并没有任何一项研究能够完整地囊括所有结直肠损伤的类型和所有情况，基于此，我们尝试提出一项指南，使外科医师可以选择合适的患者进行结肠吻合，而不是近端结肠造口。

- 在决定造口或者吻合的时候需考虑以下几个因素。

  - 生命体征及血流动力学稳定。

  - 失血需大量输血情况（大于 6 单位红细胞）。

  - 需要损伤控制性手术情况。

- 并发损伤的数量和程度。

- 高龄及重大合并症。

- 损伤的机制，特别是高能传递性损伤。

- 创伤与手术之间的时间间隔。

- 腹腔污染情况（需考虑治疗的延迟效应）。

- 适当预防性使用抗生素。

● 在考虑到上述所有因素后，便考虑选择结肠造口或者吻合重建。但需警惕一旦发生吻合口漏后的后果，如果考量了上述因素后，仍认为吻合口漏发生的概率确实过高，宁可做结肠造口。

五、术后护理

● 遵循已发表的标准化强化围术期康复护理计划。

● 先拔胃管再拔气管插管，减少静脉补液，当天即可给予饮食，导尿管可在第 1 天拔除。

● 尽可能减少阿片类药物使用，避免患者自我控制疼痛。

● 非甾体类消炎药可与口服对乙酰胺基酚联合使用。

● 手术后常规使用低分子肝素皮下注射，以及间歇性气动加压，减少深静脉血栓发生。

● 鼓励下地活动，除非特殊情况。

● 造口患者术后第 1 天开始指导造口护理治疗。

推荐阅读

[1] Causey MW, Rivadeneira DE, Steele SR. Historical and current trends in colon trauma. *Clin Colon Rectal Surg*. 2012;25:189–199.

[2] Johnson EK, Steele SR. Evidence–based management of colorectal trauma. *J Gastrointest Surg*. 2013;17(9):1712–1719.

[3] Steele SR, Maykel JA, Johnson EK. Traumatic injury of the colon and rectum: the evidence vs dogma. *Dis Colon Rectum*. 2011;54(9):1184–1201.

第40章 回肠储袋肛管吻合
Ileal Pouch-Anal Anastomosis

Tracy Hull 著

张振宇 译　傅传刚 张 顺 校

一、构建 J 形和 S 形储袋

- 全大肠切除及盆腔回肠储袋是溃疡性结肠炎（UC）和家族性腺瘤性息肉病（FAP）手术的标准术式。
- 该手术也适用于部分不累及小肠和肛管的克罗恩病（CC）。
- 所有患者术前均应评估肛门括约肌功能，以确保术后具备控制液体粪便的能力。

（一）溃疡性结肠炎的注意事项

- 在过去至少 10 年间，生物制剂几乎一直被用于溃疡性结肠炎患者的治疗。
  - 这类药物也与其他免疫调节制剂联合使用，对于药物治疗效果不佳、健康状况不良的患者可考虑外科治疗。
  - 因此，三期治疗方案越来越多的用于溃疡性结肠炎的治疗。
- 患者合并异型增生，带来更多挑战。
  - 如果出现结肠异型增生，我们（而非胃肠病学专家）往往在远端直肠和肛管移行区进行多次组织活检；若没有发现异型增生，可选择双吻合储袋方式。

（二）FAP 的注意事项

- 在考虑盆腔储袋之前应进行直肠镜检查。
  - 若直肠仅存在少量息肉，可考虑全结肠切除，回肠直肠吻合。
- 常规胃十二指肠镜检查，排除十二指肠腺瘤。
- 更为重要的是，硬纤维瘤病家族史及术前 CT 扫描排查硬纤维瘤病。
  - 肠系膜硬纤维瘤可能影响储袋的构建。

（三）克罗恩病的注意事项

- 对部分合适并积极治疗的患者，常采用结肠切除术。

- 结肠切除术后至少 1～2 年无小肠及肛管疾病发生，才可考虑盆腔储袋手术。

（四）其他术前注意事项

- 术前 2h 内皮下注射肝素、顺序加压装置有助于预防深静脉血栓形成作用。
- 有选择地使用盆腔输尿管支架，但通常不需要。

二、无菌仪器和设备

- 10mm 腹腔镜戳卡。
- 3mm×5mm 腹腔镜戳卡、1mm×12mm 腹腔镜戳卡。
- 10mm 的 30° 腹腔镜镜头。
- 5mm 腹腔镜双极能量设备。
- 3mm×5mm 腹腔镜无损伤、带棘轮锁肠抓钳。
- 5mm 带双极电凝功能的腹腔镜剪刀。
- 肥胖患者适用的加强无损伤抓钳和腹腔镜剪刀。
- 5mm 腹腔镜 Maryland 抓钳或腹腔镜组织钳。
- 端端圆形吻合器 28～31mm。
- 腹腔镜线性切割闭合器 45～60mm。
- 标本袋（可选）。

三、患者体位

- 仰卧位开始。
- 麻醉诱导后采用 Lloyd-Davies 截石位，保证头高足低、会阴部位悬于手术床边缘、双腿分开并固定。
- 手臂收拢紧靠躯干，泡沫垫保护双手及其他受力点；肥胖患者左侧手臂可固定于左侧臂板上。
- 膝盖固定并弯曲 30°～40°。
- 适当放低双腿高度，方便腹腔镜器械在结肠脾曲部位的操作。

四、手术技巧

（一）双吻合器 J 形储袋

- 步骤 1：结肠次全切除，一般采用腹腔镜手术。
  - 开腹手术一般采用正中切口。
  - 戳卡的位置根据术者偏好和手术技术而定，部分采用单孔或者机器人手术。一种戳卡放置方式如图 40-1 所示。

- 直肠残端依据肠管炎症 / 状态（如脆弱性）采取不同的处理方法。传统方法是将直肠残端包埋于腹部切口远侧或拖出部位（采用腹腔镜时）。该方式在吻合效果不佳时，可以避免灾难性的盆腔感染（图 40-2）。

- 一般来说，肠系膜下血管蒂位于左侧。

  ➢ 另一种方法是在骶骨岬水平离断直肠，吻合口锁边缝合，留置盆腔引流及肛管。

• 步骤 2：完成直肠切除、构建储袋和（或无）回肠转流造口（改良步骤 2）。

- 该步骤一般在结肠切除后 4～6 个月进行。这可以保证患者停用激素及免疫制剂，重获良好身体状态。

- 患者采用截石位或分腿位。若还进行直肠黏膜切除，则采用截石位。

- 无须特殊肠道准备。

- 术前预防性使用抗生素。

- 若 3 个月内曾口服类固醇激素，可考虑术前给予 100mg 氢化可的松。

  ➢ 目的是在围术期尽量减少类固醇激素用量。

• 根据术者的技术背景，可以选择开腹、腹腔镜、腔镜联合经肛手术或机器人手术。

• 戳卡放置位置同前所述，且常可使用既往手术戳卡穿刺部位。

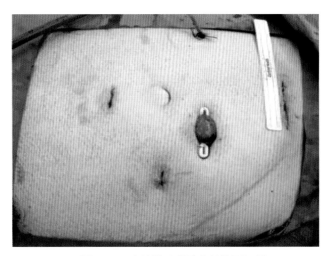

▲ 图 40-1　腹腔镜手术戳卡的位置示例

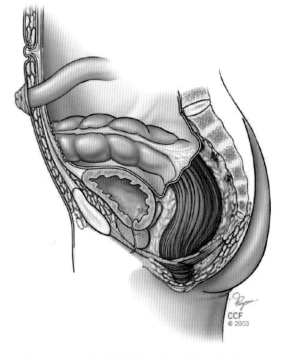

▲ 图 40-2　直肠残端被缝合固定在拖出部位（腹腔镜手术）或下腹部正中切口（开腹手术）的腹腔面

经许可转载，引自 Cleveland Clinic Center for Medical Art & Photography © 2019，版权所有

- 手术切口一般选择包埋残端的上方，直肠残端充分游离后送回腹腔内。

- 回肠造口需要谨慎拆除以避免不必要地损失肠管。若采用腹腔镜手术则将其结扎送回腹腔，若开腹则将其包裹送至上腹部。

- 为了手术方便，可以在回肠造口处放置切口保护套，在耻骨弓上方切口放置小号或中号切口保护套（图 40-3）。

- 10～12mm 戳卡放置在切口保护器中（图 40-4）。

- 切口保护套较松弛，需使用烟卷引流管将切口保护套扎紧，巾钳（通常为 2 个）在同侧密闭切口，建立气腹（图 40-5）。

- 直视下放置另一个 5mm 戳卡（图 40-6）。

- 开腹或戳卡放置完成后，逐步分离腹腔内粘连、游离回结肠血管及小肠系膜至十二指肠下方。

> 建议：快速评估 J 形储袋可行性的方法是抓取造口近端 18cm 处回肠，检查其是否可以到达盆腔。开腹手术时可以将小肠拖拽至耻骨联合以评估；腹腔镜手术相对困难，但可以钳夹该处小肠往深部盆腔的游离程度来评估。

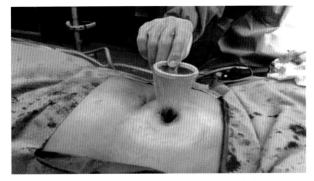

▲ 图 40-3　从造口部位放置切口保护套

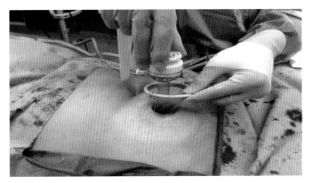

▲ 图 40-4　将 10～12mm 的戳卡放入切口保护器

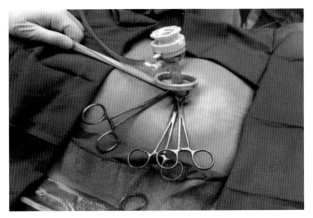

▲ 图 40-5　烟卷引流紧绕切口保护套并用器械扎紧，巾钳沿侧面封闭，防止气腹建立后漏气

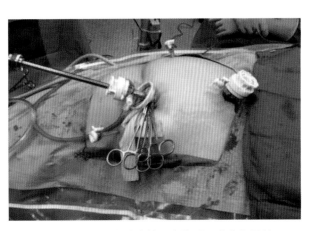

▲ 图 40-6　所有戳卡放置完毕后手术准备开始

- 为了提高成功率，可以将回结肠动脉离断，但需注意避免肠旁动脉弓，这些肠系膜血供对于后期的回肠储袋十分重要。这些操作也可以在构建储袋前才完成。
- 同样的，可以通过切开血管表面覆盖的腹膜增加回肠游离程度（图 40-7）。
- 辨识直肠残端。
- 为头低足高位，以便分离盆腔粘连。
- 手术解剖与全直肠系膜切除类似。肠系膜下血管无须靠近主动脉根部结扎；若患者既往盆腔炎症严重，手术分离脂肪包膜时可能比较困难，但肠系膜血管结扎后，骶前间隙基本都需要解剖分离。因此，直肠系膜也被移除。
- 若这是步骤 2 的流程，所有的系膜都要向头侧分离。

> **建议**：若女性患者的直肠阴道间隔存在显著的瘢痕，可使用适形手术器械分别置于直肠和阴道侧，增加手术操作空间和改善术野。

- 用示指从肛门内、同时用另一只手或腹腔镜钳从盆腔侧进行探查，确保直肠完全游离至盆底。
- 直肠游离至盆底水平后，开腹手术中一般使用 30mm 关闭器离断直肠，目的是保留 1～1.5cm 肛管移行区（图 40-8 和图 40-9）。对于机器人手术和腹腔镜手术，应尽量少用腹腔镜线性切割闭合器。
- 腹腔镜手术中标本拖出部位一般选择在既往回肠造口部位或耻骨上手术切口。
- 将直肠从标本拖出部位取出。

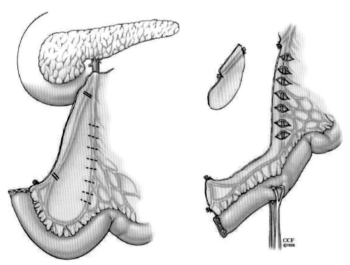

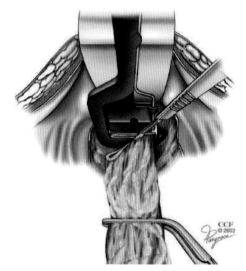

▲ 图 40-7　为了使回肠能够送入盆腔以方便构建储袋，可以将回结肠血管离断，但边缘血管弓必须保持完整。另外，可以切开部分腹膜，进一步增加回肠游离程度

经许可转载，引自 Cleveland Clinic Center for Medical Art & Photography © 2019，版权所有

▲ 图 40-8　直肠残端分离至盆底水平以保证 1～1.5cm 的肛管移行区

经许可转载，引自 Cleveland Clinic Center for Medical Art & Photography © 2019，版权所有

- 将小肠拖出腹腔之外，测量长度保证 J 形储袋的臂长为 15～20cm。开腹手术中若对储袋能否与肛管顺利吻合存在疑虑，可以使用长手术器械钳夹 J 形储袋的弯曲部位，送入盆腔进行方便评估（图 40-10）。

1. 构建 J 形储袋

- 开腹手术，注意遮盖保护腹腔，防止肠内容物溢出。

- 腹腔镜手术，储袋往往可以经回肠造口部位进行构建。

- 在 J 形弯曲的部位切开回肠。使用 100mm 胃肠切割器合器（GIA）小心插入两侧肠腔，肠吻合击发前确保吻合部位无肠系膜覆盖（图 40-11）。

- 一般来说，GIA 要击发 2～3 次完成储袋构建。储袋开放的残端使用 30mm 闭合器关闭，关闭时需保证 J 形储袋小肠残端与 GIA 吻合线基平齐，避免残端过长。

- 因残端闭合口容易出血，可使用 3-0 可吸收线锁边缝合 30mm 闭合线。同样的，将 J 形储袋两臂连接处进行加固缝合，使储袋的残端固定于输入臂。在缝合此处时注意避免造成输入臂入口扭曲或狭窄。一些外科医师习惯使用 3-0 可吸收线以 Lembert 缝合法加固所有闭合口。

- 向储袋中充入空气或者生理盐水，保证储袋的气密性良好和膨胀充分。

- J 形储袋弯曲部位的肠切口处使用荷包缝合将圆形吻合器钉砧结扎固定。

- 在将圆形吻合器插入肛管之前，使用 4 把组织钳钳夹肛缘扩张肛门以协助吻合器轻柔的插入（图 40-12）。

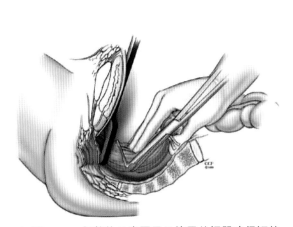

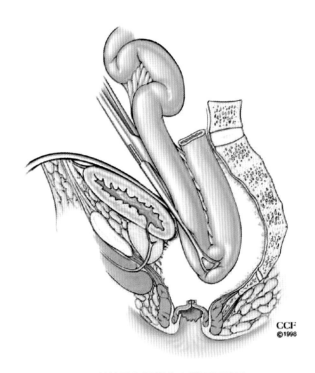

▲ 图 40-9　矢状位示意图显示使用关闭器确保短的肛管移行区

▲ 图 40-10　可以使用卵圆钳将末端回肠近侧 **15～20cm** 部位送入盆底，判断是否能够顺利确保储袋肛管吻合

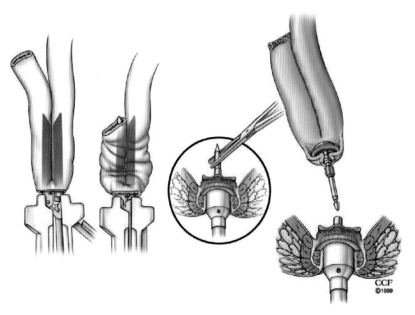

◀ 图 40-11　构建回肠 J 形储袋的步骤
首先在 J 形弯曲的部位切开回肠，一般使用 100mm 胃肠切割闭合器 2-3 次完成构建储袋。J 形的尖端不能过长。在直肠吻合线位置刺入圆形吻合器头端，与钉砧配合完成回肠储袋肛管吻合（经许可转载，引自 Cleveland Clinic Center for Medical Art & Photography © 2019，版权所有）

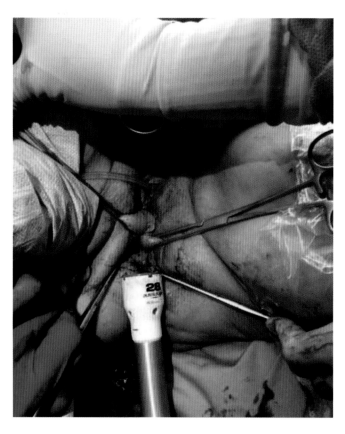

◀ 图 40-12　4 把 Allis 钳用以显露肛门，帮助吻合器手柄置入肛管

- 吻合器很容易被推挤穿过收缩的肛门肌肉，穿过残端闭合线。使用组织钳可以减少吻合器通过肌肉的阻力。

建议：一旦吻合器通过肛管肌肉，应当移除组织钳，防止其阻碍吻合器完全插入长度有限的直肠残端。

- 腹腔内操作，注意将肛门括约肌推离直肠残端，避免吻合时被卷入吻合口。

- 储袋吻合方法无特殊，但需保证储袋的肠系膜齐整，且吻合线处不包含其他外来的组织。此外，最好控制吻合器从吻合线的下缘穿出，以避免将阴道或其他前方组织带入吻合口（图 40-13）。

- 腹腔镜手术时，容易将储袋系膜扭转 180° 或 360°。为了保证储袋系膜没有扭转，需将所有小肠放置在一侧（通常为左侧腹腔），观察切缘至储袋远端确保呈直线。

- 将钉砧与吻合器穿刺针对合。吻合器闭合后，重点是牵引储袋于盆腔以防止吻合器旋转时带动储袋扭转 180°。

- 吻合器击发后，需检查吻合圈的完整性。通过内镜或充气实验方法检查储袋的密闭性（图 40-14）。

- 骶前放置负压引流管。

- 在三期方法中，在储袋近侧做回肠预防性造口。改良两期方法不做回肠预防性造口。

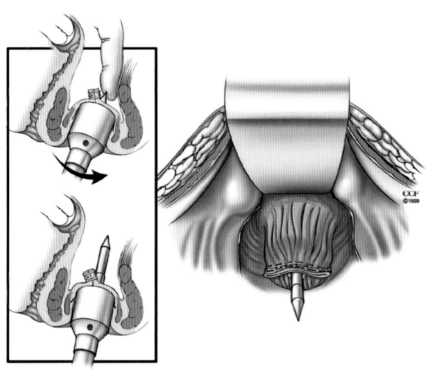

◀ 图 40-13　吻合器需谨慎扩展
吻合器从直肠吻合线后方穿刺进入有助于避免其他前方组织被带入圆形吻合线内（经许可转载，引自 Cleveland Clinic Center for Medical Art & Photography © 2019，版权所有）

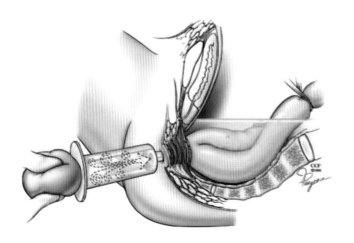

◀ 图 40-14　充气实验方法检查吻合口密闭性
经许可转载，引自 Cleveland Clinic Center for Medical Art & Photography © 2019，版权所有

2. 黏膜切除和手缝法构建 J 形储袋

- 直肠黏膜异型增生或直肠癌患者，需行黏膜切除术。

> 建议：术者需要牢记构建的储袋须能够向下穿过肛管。

- 储袋构建方式类似，但无须在 J 形储袋弯曲部位进行荷包缝合。
- 对于黏膜切除，肛周牵拉缝合以保证术野充分（图 40-15）。
- 从齿状线开始，使用电凝刀或剪刀，将黏膜从肌肉表面剥除（图 40-16）。
  - 分离时保护肛管内括约肌至关重要。
- 保证肛管及肛管移行区黏膜完全被损毁十分重要。可以简单地通过电凝烧灼使残余的黏膜细胞水分蒸发和失活。
- 使用 2-0 或 3-0 聚乙醇酸缝线在 8 个方位、沿切缘穿出作为引线。

> 建议：有时，使用弧形的 GU 针穿过致密的肛管组织留置引线十分有用，我们体会从外侧向肛管内进针更加容易。

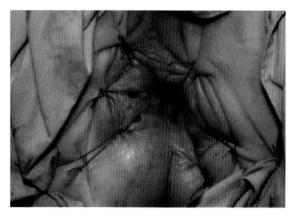

▲ 图 40-15　黏膜切除
使用 1 号线沿肛缘皮肤 5～6cm 呈放射状缝合和打结固定。这种方式可以扩张肛门以扩大肛管手术视野

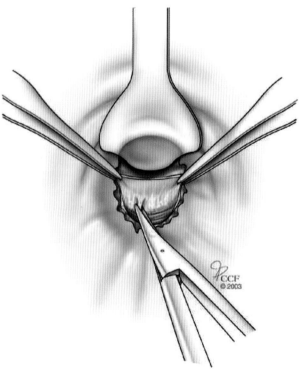

▲ 图 40-16　从齿状线开始，使用电灼或剪刀移除黏膜，术者需注意保护肛管内括约肌

经许可转载，引自 Cleveland Clinic Center for Medical Art & Photography © 2019，版权所有

- 将储袋向下牵拉出肛管。一般而言，会阴部术者缓慢牵拉储袋弯曲部分至肛管过程中，需腹部术者同时辅助引导。通常使用 Babcock 抓钳完成这一过程（图 40-17 和图 40-18）。
- 将前述引线穿透储袋弯曲部位并打结。

> 建议：可以使用 4 段短的连续缝合进一步加固吻合口（如时钟的 4 个象限）。

- 使用内镜检查储袋额密闭性和气密性。
- 盆腔放置引流管。
- 构建回肠襻式造口。

（二）S 形储袋构建

- 回肠储袋送达盆腔困难时，可考虑 S 形储袋。作为盆腔回肠储袋的一种方法，发明于 20 世纪 80 年代。
- 由于储袋构建时间更长，以及随患者年龄增长，输入臂延长带来长期潜在的排便障碍，S 形储袋一般仅用于回肠储袋无法延伸至肛管的情况。
- 虽可用于吻合器构建储袋肛管吻合时应用，但更常见的是需直肠黏膜切除术时采用。
- 3 个 15cm 的储袋臂以 S 形排列。
- 使用 2-0 或 3-0 聚乙醇酸缝线加固储袋臂，连续缝合浆肌层。
- 输出臂一般 2cm（图 40-20），对于肛管较长的男性患者和手缝吻合方式，可能需要延长（图 40-19）。
- 沿小肠系膜对侧切开小肠（图 40-21 和图 40-22）。

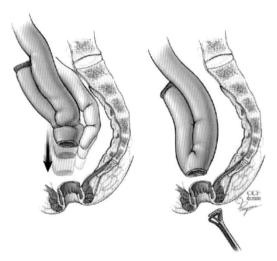

▲ 图 40-17　腹部手术者可引导储袋至盆腔远端
经许可转载，引自 Cleveland Clinic Center for Medical Art & Photography © 2019，版权所有

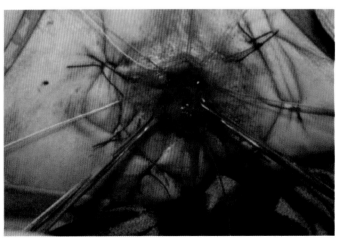

▲ 图 40-18　J 形储袋的弯曲部位被牵引至肛门，如若有必要，可使用抓钳将其缓慢下拉

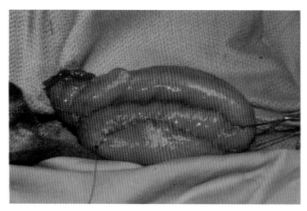

▲ 图 40-19　三个 15cm 的储袋臂并行排列，背侧连续缝合以构成 S 形储袋

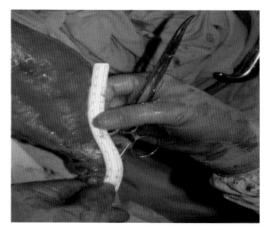

▲ 图 40-20　输出臂长度 2cm

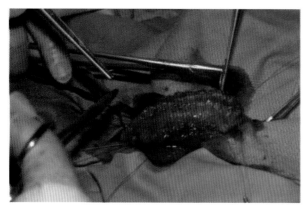

▲ 图 40-21　沿系膜对侧切开肠管，连续缝合切缘构建储袋的后壁

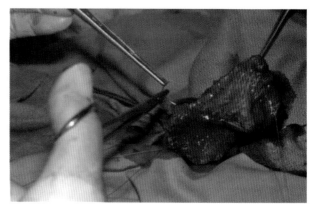

▲ 图 40-22　沿系膜对侧切开肠管，连续缝合切缘构建储袋的后壁

- 连续全层缝合背侧肠壁，可通过间断缝合进一步加强。
- 当整个后侧壁完全缝合后，储袋前壁使用连续浆肌层缝合。使用充气或生理盐水方法检查储袋完整性。
- 将储袋牵拉送至盆腔（图 40-23 和图 40-24）。
- 如前所述，储袋和肛管可采用吻合器或手工缝合方式。手工吻合时，目标是将储袋安置在盆底避免排便过程中发生扭折。吻合器吻合时，目标是保证输出襻较短，因其随时间推移可延长。
- 图示为 J 形储袋和 S 形储袋的差异，常见的术语见图示（图 40-25）。

（三）重建回肠肛管储袋

- 修复回肠肛管储袋的原因众多。最常见的原因为脓毒性感染和瘘管形成，但扭转、曲折和出口梗阻也是常见原因。
- 术前应尽可能清除感染。如情况需要，可行回肠造口以方便患者术后恢复和减轻感染。这一步骤经常在腔镜下完成。

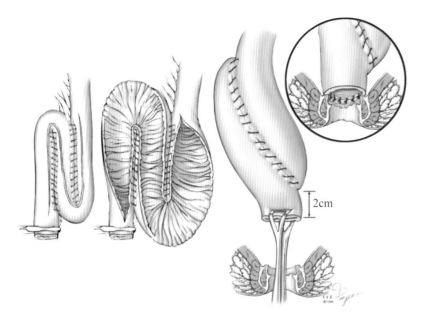

◀ 图 40-23 S 形储袋构建图示
三个 15cm 的储袋臂并行排列、输出襻为 2cm。先进行储袋后壁缝合，在 S 形排列固定缝合后，沿对系膜侧切开回肠；切缘连续缝合以构成后壁；前壁通过连续缝合关闭形成。已构建完成输出襻为 2cm 的储袋如图所示（经许可转载，引自 Cleveland Clinic Center for Medical Art & Photography © 2019，版权所有）

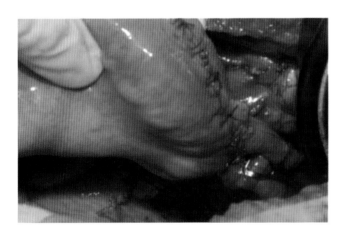

◀ 图 40-24 S 形储袋被送入盆腔，同时 Babcock 钳经肛门进入钳夹输入襻进行协助

J 形储袋   S 形储袋

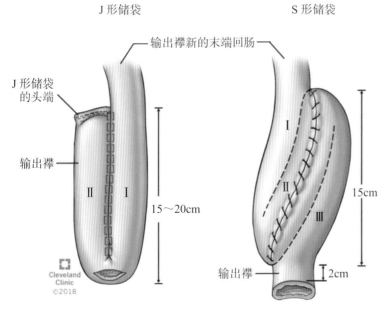

输出襻新的末端回肠

J 形储袋的头端

输出襻

II   I

15～20cm

Cleveland Clinic
©2018

I

II

III

15cm

输出襻

2cm

◀ 图 40-25 S 形和 J 形储袋示意图
经许可转载，引自 Cleveland Clinic Center for Medical Art & Photography © 2019，版权所有

建议：若患者预先已有回肠造口，在储袋修复重建手术时可以谨慎地考虑将造口作为 J 形储袋的弯曲部位来使用。因此，应避免在储袋近侧 18cm 以内行回肠造口，理想的造口位置是储袋入口近侧 18~20cm 的位置（图 40-26 和图 40-27）。

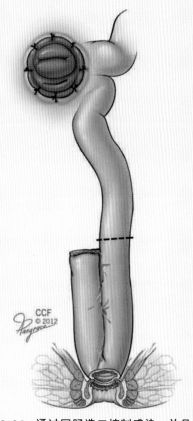

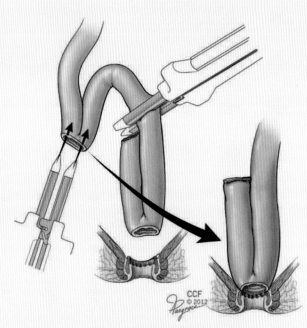

▲ 图 40-26　通过回肠造口控制感染，并且未来拟择期行回肠储袋重建患者，造口应选择在储袋近侧 **18~20cm** 的位置

经许可转载，引自 Cleveland Clinic Center for Medical Art & Photography © 2019，版权所有

▲ 图 40-27　如果未来需要重做新的储袋，回肠造口用做新 J 形储袋的弯曲部分

经许可转载，引自 Cleveland Clinic Center for Medical Art & Photography © 2019，版权所有

- 储袋重建手术需要在患者恢复健康和手术耐受能力后进行，并且患者非常主动要求手术，因为手术的创伤很大。

- 手术取截石位。

- 放置肛管有助于在盆腔深部辨别储袋。

- 放置输尿管支架，留置导尿管。

- 常规采用腹正中切口。若患者体型较瘦，可考虑下腹部横切口。尽管腹腔镜也有报道，但常规推荐开腹手术。

- 仔细分离近端空肠至盆腔粘连。

- 纱布包裹近端小肠推放置于腹腔上部。若可能，使用切口保护套和 Balfour/ 环形拉钩。手术光源器械有助于显示盆腔术野（图 40-28）。

- 根据储袋出现问题的部位，一般从右侧骨盆上方开始分离更加容易。

> **建议**：术者仔细查阅初次回肠储袋手术记录至关重要，如果位于盆腔的肠系膜未被切除，经保留的直肠系膜与骶前韧带之间的骶前间隙进行分离最为重要。

- 分离时应特别注意避免损伤储袋壁及系膜（牢记储袋系膜的位置），大多数情况下储袋可重复利用。
- 在盆腔深部分离时，阴道内的扩张器可以帮助辨别储袋阴道隔。
- 将生理盐水注射到需要分离的两个结构之间，有时可以帮助分离，尤其在盆腔前方解剖时（图 40-29）。
- 瘘管或组织碎片质地坚硬，术中遇到时提醒术者将碰到炎症感染和解剖分离困难的区域。
- 有时在尽可能的远端切断储袋并经肛清除所有黏膜，可能是最简单的方式。
- 在男性患者的盆腔前方，应注意定位膀胱和其他前方结构。
- 储袋切除后，需清除所有脓肿感染，尤其是既往有骶前沉积物的情况，这些物质可导致储袋重建失败（图 40-30）。
  - 几乎所有的储袋重建均需要手缝制作回肠储袋和吻合（IPAA）。
  - 应尽量再利用原储袋，但有时因肠切开或对于肠活力的顾虑，有必要构建一个新的储袋。
  - 一般从经肛路径进行黏膜切除术（图 40-31）。

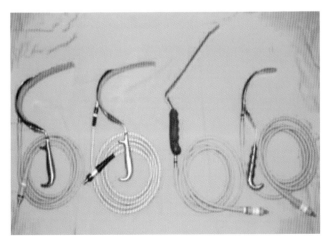

▲ 图 40-28　在重建回肠盆腔储袋手术时，手术光源的使用十分重要

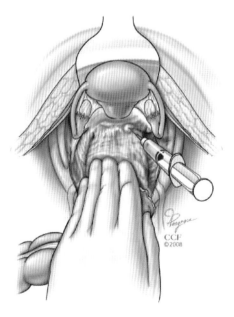

▲ 图 40-29　水分离可以协助储袋重建手术的粘连分离，两个结构的中间注入无菌生理盐水，以便于打开一个平面

经许可转载，引自 Cleveland Clinic Center for Medical Art & Photography © 2019，版权所有

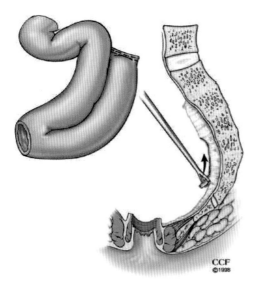

▲ 图 40-30 当发生过肠漏后，骶前倾向于形成沉淀物层

在重建储袋之前应尽可能捣碎并清除这些物质（经许可转载，引自 Cleveland Clinic Center for Medical Art & Photography © 2019，版权所有）

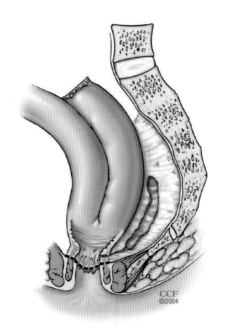

▲ 图 40-31 黏膜切除的范围

经许可转载，引自 Cleveland Clinic Center for Medical Art & Photography © 2019，版权所有

- 如前所述，储袋被引导至盆腔并经肛门牵出。
- 有时由于长期的盆腔感染，在盆腔的中下部可能形成围绕盆腔的纤维环。若纤维环过紧，可能压迫储袋造成缺血。此时，可使用扩张器对此处进行扩张（图 40-32）。
- 在后方，可以辐射状切开环形的纤维瘢痕，至少保证两指可以轻易通过这一区域。
- 关腹前，在骶前间隙放置引流管（图 40-33）。储袋重建手术应常规行回肠造口。

（四）储袋并发症的手术治疗

- 盆腔储袋构建有很多缝合和吻合线处可产生肠漏或形成瘘管。在初次手术中谨慎操作是避免问题的最佳方法。
- 进行吻合时，确保外来组织（如女性患者的阴道）位于吻合线以外至关重要（图 40-34）。
- 一旦发生肠漏，深思熟虑的治疗方法常常能挽救储袋。
- IPAA 是发生肠漏最常见的部位，典型的漏位于后侧。骶前区域往往形成窦道或脓肿。
- 首先应使患者对病情建立切合实际的期望。造口还纳可能被延迟，有时甚至长达 1 年后才能还纳或进行储袋重建手术。
- 图示可见最常见的储袋漏部位（图 40-35）。
- 第一步是在麻醉状态下检查骶前间隙的大小和扩展程度。

> 建议：引流必须充分。

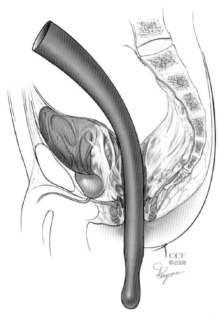

▲ 图 40-32 显示中下部盆腔存在典型的纤维环,需离断这些纤维环保证至少两指可通过

如图所示,一种离断这些纤维环的方式是使用逐渐增粗的探条纤维环扩张(经许可转载,引自 Cleveland Clinic Center for Medical Art & Photography © 2019,版权所有)

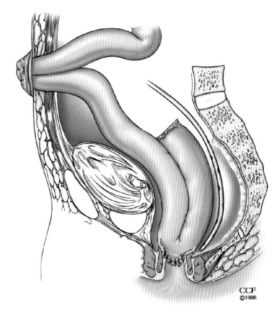

▲ 图 40-33 骶前间隙放置引流管

经许可转载,引自 Cleveland Clinic Center for Medical Art & Photography © 2019,版权所有

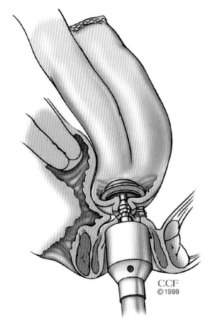

▲ 图 40-34 在闭合吻合器时,必须确保阴道在吻合线之外

经许可转载,引自 Cleveland Clinic Center for Medical Art & Photography © 2019,版权所有

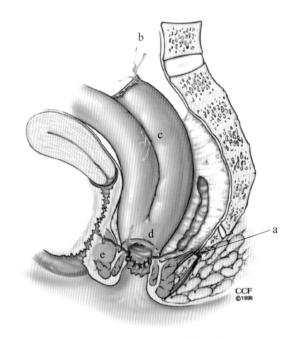

▲ 图 40-35 最常见的储袋漏部位

a. 骶前窦道 / 脓肿;b. J 形储袋顶端;c. 回肠储袋吻合线漏;d. 回肠储袋肛管吻合口漏;e. 储袋阴道瘘(经许可转载,引自 Cleveland Clinic Center for Medical Art & Photography © 2019,版权所有)

不常规推荐从后侧入路通过臀部引流管进行介入造影。这种检查会造成患者不适，而且当存在括约肌上瘘时导致瘘管无法愈合。

- 泛影葡胺灌肠检查可以协助判断骶前间隙的空腔，也可很好的作为评估治疗的基线资料（图40-36）。

- 确定骶前间隙（图40-37）。

- 推荐使用蘑菇头引流管向头侧送入骶前间隙，并适当缝合固定（图40-38）。

- 蘑菇头的尺寸取决于IPAA中空腔和孔洞的大小。一般将蘑菇头缝合在能感知到的肛管近端。

- 患者每4周（±2周）回手术室（OR）进行重评估。骶前空腔体积应减小，而蘑菇头的尺寸也应减小（图40-39）。

- 其目的是将该处空腔逐渐缩小至闭合。有时，窦道一直存在，可以将其去顶从而使其与储袋的后壁相融合。造口还纳前应行泛影葡胺灌肠以确定储袋漏问题已完全解决。

- 图例显示使用腹腔镜吻合器将窦道与储袋的后壁融为一体（图40-40和图40-41）。腹腔镜能量设备也可以实现吻合器的这一功能。

- J形储袋的头端是储袋漏第二常见的好发部位。

- 可能需要直肠内引流。

- 当患者发生盆腔顶部的脓肿时，应高度怀疑出现了储袋漏。

- J形储袋回肠残端的储袋漏大多经久不愈。同时，它也往往难以被储袋内镜检查发现，而泛影葡胺灌肠造影也可能无法诊断。因此，正确识别该问题需要敏锐的怀疑（图40-42）。

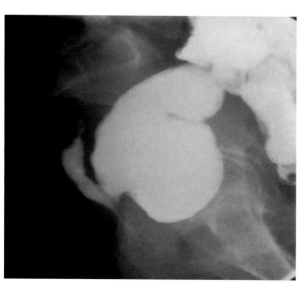

▲ 图40-36　泛影葡胺灌肠显示对比剂在储袋后方漏入骶前间隙

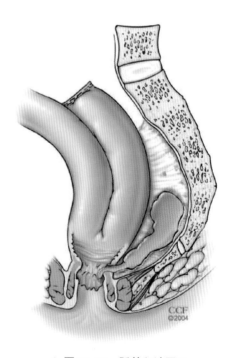

▲ 图40-37　骶前积液图示

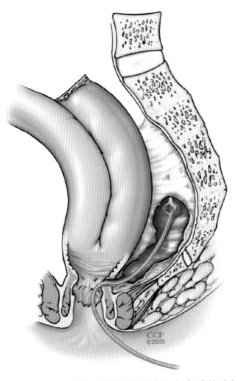

▲ 图 40-38　蘑菇头引流管被放置在空腔的头侧

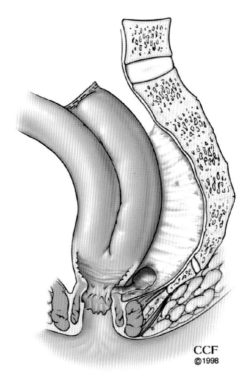

▲ 图 40-39　目的是使得空腔体积逐渐缩小

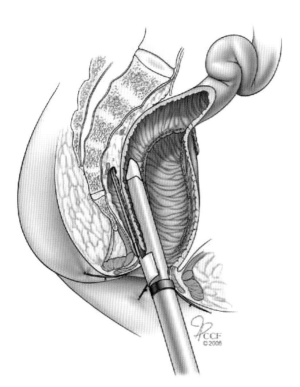

▲ 图 40-40　有时这个空腔可能缩小成为窦道
处理这个问题的一种方法是将窦道的前壁与储袋的后壁合并，图示使用胃肠吻合器实现这一过程（经许可转载，引自 Cleveland Clinic Center for Medical Art & Photography © 2019，版权所有）

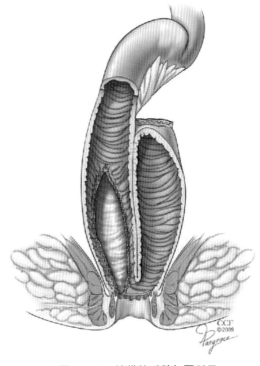

▲ 图 40-41　储袋的后壁如图所示
经许可转载，引自 Cleveland Clinic Center for Medical Art & Photography © 2019，版权所有

- 3～6 个月后，当这个问题得到解决、脓肿彻底引流后，方可考虑重建储袋的手术。有时，J 形储袋回肠残端的储袋漏可以被解剖分离开，残端清理后重新缝合（图 40-43）。

- 有时，带有瘘管的末端可以使用吻合器闭合（图 40-44）。

- 有时为达到最佳修复效果，必须构建新的盆腔储袋。

- 储袋阴道瘘是 IPPA 吻合口、缝合线漏的一种表现形式（图 40-45）。

- 有时，储袋漏是在准备行造口还纳手术前的泛影葡胺灌肠造影检查时发现。

- 瘘管不同的特征决定了采用何种修复方法。

- 有时，需要重新进行 IPAA 手术。

  – 这种情况下，采用黏膜切除和手工缝合 IPAA 手术（图 40-46）。

- 手工缝合线应避免与阴道修复处于相同位置，这种缝合常常导致复发（图 40-47）。

- 患者也可能因齿状线附近的肛隐窝脓肿引发储袋阴道瘘（图 40-48）。

  – 这种瘘管的治疗方式可能有所不同，确定内口将有助于治疗。

- 在进行储袋阴道瘘修复时，挂线和脓腔引流往往是治疗的第一步（图 40-49）。在手术室的检查可能有助于识别瘘管解剖。注意图片所示的肛门已被外翻缝合。

- 对于合适的患者，如果储袋活动度良好时，经肛门黏膜切除储袋迁移，从而避免经腹手术是可用的治疗选项之一（图 40-50）。在齿状线进行吻合口手术缝合（图 40-51）。

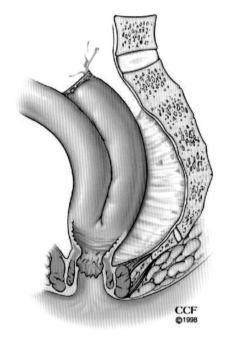

▲ 图 40-42　J 形储袋的头端是储袋漏第二常见好发部位

经许可转载，引自 Cleveland Clinic Center for Medical Art & Photography © 2019，版权所有

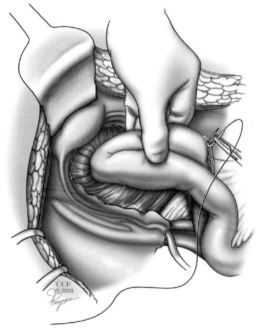

▲ 图 40-43　J 形回肠残端的储袋漏可以通过修整并将其边缘与正常组织缝合到一起而得到修复

经许可转载，引自 Cleveland Clinic Center for Medical Art & Photography © 2019，版权所有

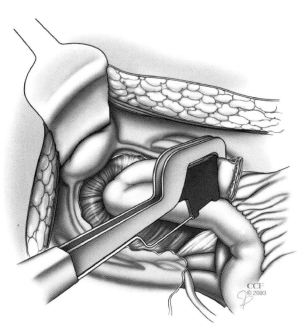

▲ 图 40-44　**J** 形储袋输出襻残留过长，可以使用关闭器处理头端储袋漏

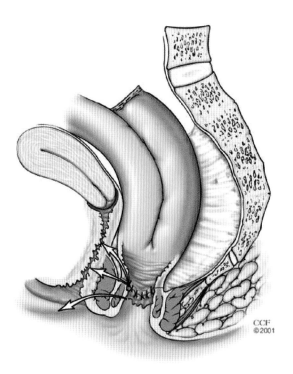

▲ 图 40-45　女性患者储袋前方的缝合或吻合口漏可能蔓延至阴道、会阴部或阴唇的基底部

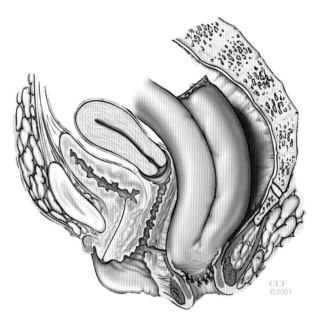

▲ 图 40-46　黏膜切除和手工吻合口缝合可以用于修补此类瘘管。阴道修复后，将储袋下移从而覆盖瘘管开口

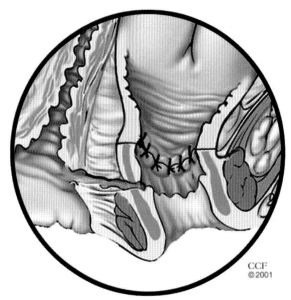

▲ 图 40-47　吻合口缝合线应与阴道修补错开位置（图示两者靠近，不可取）

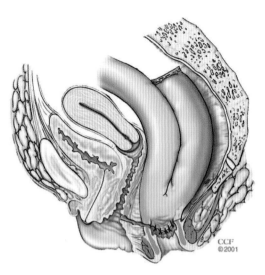

▲ 图 40-48 瘘管有时来源于肛隐窝

经许可转载，引自 Cleveland Clinic Center for Medical Art & Photography © 2019，版权所有

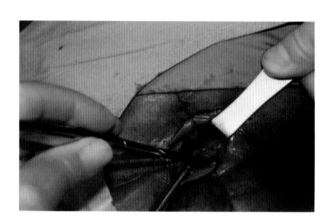

▲ 图 40-50 在合适的患者中，可以采用经肛门黏膜切除、储袋分离迁移关闭瘘管开口，完全采用经肛入路

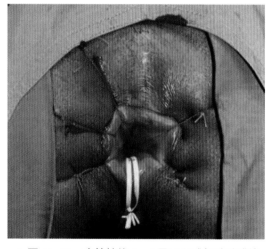

▲ 图 40-49 瘘管挂线 2～4 周可以减轻脓肿感染

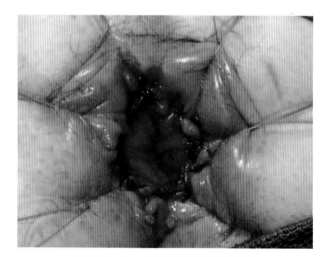

▲ 图 40-51 储袋肛管手工吻合完毕

- 储袋阴道瘘修复的选择决定于术者的经验和患者的整体情况。近端回肠襻式造口是笔者进行修复手术时的标准治疗措施。
- S 形储袋的输出襻可以造成出口梗阻型便秘（图 40-52）。即使输出襻不长，但随着时间的推移，它可能延长。必须通过手术解决输出襻过长，否则患者可能发生完全性梗阻（图 40-53 和图 40-54）。
  - 重建手术通常需要经腹离断和手工重建吻合口。更常见的方式是，按照构建 J 形储袋的目标行储袋重建。
- 储袋输入襻可扭曲至储袋的后方从而导致梗阻性症状（图 40-55）。
  - 进行腹腔探查和将输入襻固定至腹壁是笔者更偏好的解决方法。

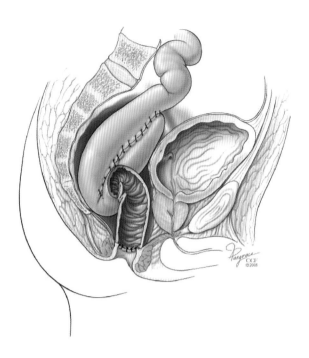

▲ 图 40-52　长输出襻可造成出口梗阻问题

经许可转载，引自 Cleveland Clinic Center for Medical
Art & Photography © 2019，版权所有

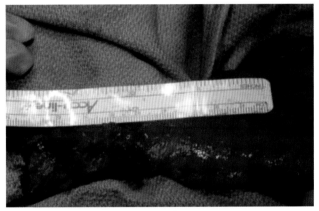

▲ 图 40-54　与图 40-53 同一患者的术中标本

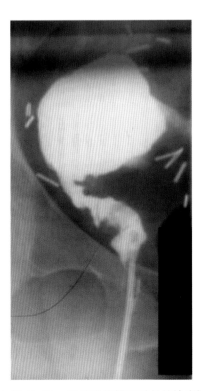

▲ 图 40-53　**X** 线检查提示过长的输出襻

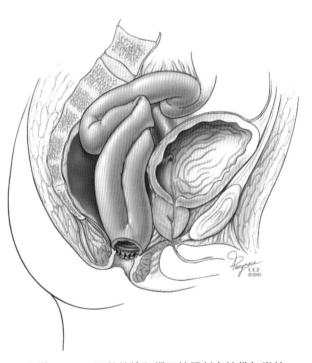

▲ 图 40-55　冗长的输入襻可被限制在储袋与脊柱
之间，导致梗阻性症状

经许可转载，引自 Cleveland Clinic Center for Medical
Art & Photography © 2019，版权所有

- 根据初始切除结直肠的病理结果，定期盆腔储袋内镜检查。随着时间的推移，可能在肛管移行区发生癌症（图 40-56）。这一病例接受了同时切除储袋的手术。

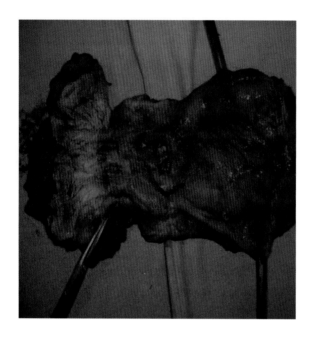

◀ 图 40-56　因肛管移行区可并发癌症，所有储袋应终生内镜随访

五、术后护理

- 按已公布的围术期标准化快速康复护理方案。
- 胃管在气管拔管前拔除，静脉液体输入保持最低剂量，术后当天开放饮食，术后 1 天拔除导尿管。
- 阿片类镇痛药被控制在最小用量，同时避免使用镇痛泵。
- 允许使用非甾体抗炎药，并可联合口服对乙酰氨基酚。
- 不间断使用皮下注射肝素和间断性充气加压设备，以预防深静脉血栓形成。
- 对于回肠造口患者，造口治疗师在术后第 1 天开始进行术后造口护理教育。
- 营养治疗师与患者协商讨论造口后饮食管理。
- 引流管一般在术后 1～3 天拔除。

推荐阅读

[1] Fazio VW, Kiran RP, Remzi FH, et al. Ileal pouch anal anastomosis: analysis of outcome and quality of life in 3707 patients. *Ann Surg.* 2013;257(4):679–685.

[2] Holubar SD. Prevention, diagnosis, and treatment of complications of the IPAA for ulcerative colitis. *Dis Colon Rectum.* 2018;61(5):532–536.

[3] Lavryk OA, Stocchi L, Hull TL, et al. Factors associated with long–term quality of life after restorative proctocolectomy with ileal pouch anal anastomosis. *J Gastrointest Surg.* 2019;23(3):571–579.

[4] Remzi FH, Aytac E, Ashburn J, et al. Transabdominal redo ileal pouch surgery for failed restorative proctocolectomy: lessons learned over 500 patients. *Ann Surg.* 2015;262(4):675–682.

第 41 章　克罗恩病：外科治疗
Crohn Disease: Surgical Management

David M. Schwartzberg　Stefan D. Holubar　**著**

岳　潇　吴现瑞　**译**　　傅传刚　杜　涛　**校**

一、注意事项

- 克罗恩病的治疗是一项需要与炎症性肠病（IBD）亚专科胃肠病学专家密切合作的多学科工作。掌握 IBD 内科治疗并理解其与外科干预的相互关系对于临床决策至关重要。
  - 制订多学科联合治疗计划。
  - 由于巯嘌呤类药物和生物制剂的半衰期都非常长，因此它们可以在围术期有效地维持药物浓度。
  - 术前由外科医生评估并积极处理一些可控的危险因素。
    - ➢ 戒烟（尼古丁）。
    - ➢ 减少甾体类抗炎药或者免疫抑制剂的使用。
    - ➢ 通过肠内 / 肠外抗生素的使用或者经皮引流控制腹腔内感染。
    - ➢ 使用特定的肠内营养（单一安素）或者全肠外营养进行营养优化
    - ➢ 通过补充铁剂、维生素 B_{12}、叶酸和维生素 C 以纠正贫血。
  - 术前进行造口宣教及造口位置标记。
  - 改良造口周围和造口形成的肠 – 皮肤瘘管部位的皮肤。
- 在开始任何克罗恩病相关的手术之前，必须全面评估病情，主要包括以下的一项或多项。
  - 内镜检查包括结肠镜检查、乙状结肠镜检查、直肠镜检查和食管、胃、十二指肠镜检查。
  - 小肠增强 MR、小肠增强 CT、小肠钡餐造影。
  - 辅助透视检查，如水溶性灌肠（非钡剂）、窦道造影、瘘管造影。
  - 麻醉下检查。
  - 术前的全面评估及病理报告。
- 围手术的措施如下。
  - 泻药及口服抗生素的肠道准备（在没有急性小肠梗阻的情况下）。
  - 至少在术前 1h 开始使用肠外抗生素。

- 术前预防静脉血栓形成。
- 关于使用应激剂量激素，这种治疗因为如下原因已经被逐渐抛弃。
  - 第一，有一级证据表明，可能可以安全的省略应激剂量的激素疗法。
  - 第二，在术后复苏过程中，会加用 8mg 地塞米松用于预防术后的恶性、呕吐，而这已经达到了有效应激剂量。

二、IBD 腔镜手术方式

姑息性回肠造口术，回盲部切除，二次回盲部切除，节段性小肠或结肠切除，全结肠切除术和全结肠直肠切除术。

三、患者体位

- 软垫手术台、手臂架及软垫。
- 大部分情况下采用截石位；也可以采用分腿位。
  - 适用于以下入路。
    - 会阴入路。
    - 术中低位内镜。
    - 吻合器端 – 端吻合。
  - 在腿外侧放置衬垫以保护腓神经。
  - 导尿管不应从肛门处垂下，应从大腿内侧通过并固定。
- 患者必须用尼龙绳或宽胶带固定在床上。
- 如果造口部位没有标记（如墨水标记），应该用小针头"戳"一个圆形区域标记（而不是"×"，因为关闭造口后更容易留下瘢痕）。

四、无菌器械 / 设备

- 基本开腹手术器械包。
  - 肠系膜结扎所用的有齿血管钳及大号弯血管钳。
  - 长、短持针器，剪刀，组织剪，无损伤镊及无齿镊。
  - 电刀及吸引器。
- 基本腔镜器械包。
  - 多种 5mm 无损伤抓钳，腔镜组织抓钳（首选）。
  - 有触发开关（首选）或者脚踏开关的 5mm 腔镜电钩。

- 补充设备。
  - 切口保护器（常规尺寸：小号，2.5～6cm，中号，5～9cm）。
  - 一个 12mm 无内芯套管。
  - 小的 1/4 英寸硅橡胶（或硅橡胶）引流管，以固定在伤口保护器中的 12mm 套管。
    - 也可以使用特殊设计的切口保护罩。
  - 2～3 个 5mm 普通穿刺器。
  - 5mm 或 10mm 高清腹腔镜，硬质或者软（首选）接头，以及充气管。
    - 使用可以"多端口"的 5mm 腹腔镜，这样可以将其放置在任何一个端口。
  - 首选：用 5mm 电切割闭合器处理体内血管结扎或者在体外处理厚肠系膜。
  - 可选项如下。
    - 被动（首选）或者主动排烟器。
    - 腹腔镜抽吸冲洗器（特别是盆腔蜂窝织炎的病例）。
    - 防粘连膜（但不能放在吻合口上）。
- 吻合器吻合（见第 19 章）。
  - 传统的 Cleveland 式吻合术。
    - 29mm、31mm、33mm 吻合器行回结肠端侧吻合术。
    - 在吻合器激发后，TA-90 灰钉关闭肠切口。
    - 肠切除吻合后仍需要继续缝合。
  - 替代方案
    - 用（GIA）-80 胃肠吻合器蓝钉做体外切割吻合。
    - 如果为体内切割吻合可使用 Endo-GIA。
    - 用蓝钉 TA-60/TX-60 吻合器闭合肠断端。
    - 肠壁较厚的病例，应该使用绿钉。
    - 应注意测量肠切口，如果长度接近 6cm，则考虑使用一个 TA-90 灰钉吻合器。
- 缝合（使用圆针）。

五、肠系膜结扎和缝合吻合的传统方法

- 对克罗恩病的肠系膜用 1 号线交锁缝合。
- 用 3-0 可吸收编织线缝合的情况，如分叉部、角的叠盖部位、横向 / 交叉的吻合钉线。
- 用 3 号线缝合造口。
- 筋膜用 1 号双针可吸收单线缝合。
- 皮肤用不锈钢皮肤钉，4cm×4cm 纱布及创可贴处理。

六、替代方案

- 肠系膜结扎可以使用大口径电设备并同时使用 2-0 可吸收单线交锁缝合。
- 可以用 3-0 可吸收单线缝合的情况，如吻合口的后壁、内壁和前壁，分叉部，角的叠盖部位，横向 / 交叉的吻合钉线。
  - 2 包 3-0 可吸收线缝合造口。
- 筋膜用 2-0 可吸收单线双针和 1/2 大小圆针进行缝合。
- 皮肤用 4-0 可吸收单线缝合，并使用皮肤胶水，不必使用敷料。

七、腹腔镜中腹横肌腹膜外平面阻滞

（一）具体器材

- 局部麻醉剂
  - 20ml 丁哌卡因脂质体加 30ml 0.5%（或 0.25%）丁哌卡因，再加入 100ml 注射用生理盐水；对于开腹患者，生理盐水增加至 150～200ml。
- 带低压延伸管的腰穿针。
- 23 号 1.5 英寸针（用于套管及造口 / 切口部位筋膜及皮肤的表面浸润麻醉）。
- 用可塑性拉钩或其他光滑金属面使腰穿针尖变钝。
- 1～2 个 10～20ml 注射器，首选方便使用的小注射器。

（二）步骤

- 在实施腹横肌腹膜外平面阻滞手术前，手术者需先关注患者对所选择的局部麻醉药有无过敏或其他禁忌；如果患者使用了长效局麻药，在 72h 内不应接受任何其他局麻药。
  - 腹横肌腹膜外平面阻滞通常在标准程序（预先镇痛）之前进行，因为长效局麻药起效时间长，这可以通过在稀释剂中添加丁哌卡因来解决。
- 通过敲击拉钩或其他平坦的金属表面，使腰穿针的尖端变钝。
- 延伸管连接到钝化的腰穿针和预充有稀释的局麻药的注射器。
- 建立气腹后，在腹腔镜可视化下，外科医生用手指确定在每个腹部象限的锁骨中线浸润的正确部位；要点是在无菌区域允许的范围内尽可能靠外，因为神经向外分叉。
- 刺穿皮肤后，操作者可感觉两次落空感，第一次为针穿过外斜肌筋膜，紧接着第二次为针穿透内斜肌筋膜，从而完成腹横肌腹膜外平面阻滞。
- 然后将总共 20ml 的局麻药浸润这四个象限；注意腹横肌腹膜外平面阻滞是由局麻药沿神经血管束扩散而起作用的。穿刺针放置的时候。

　　– 如果太浅，操作者可能会在皮肤水平处观察到水泡，因此应继续进针。

　　– 如果深度过深，操作者会观察到腹膜前的水泡，此时应该拔针 1~2mm。

- 其余的局麻药用于套管部位（每个 5ml）以及造口部位筋膜和皮肤浸润，可使用 22 号或 23 号 1 英寸或 1.5 英寸的针。

八、腹腔镜或单孔腹腔镜的襻式回肠造口术

（一）设备

- 切口保护器（常规尺寸：小号，2.5~6cm）。

- 一个 12mm 套管（无内芯）。

- 小的 1/4 英寸内置硅橡胶（或硅橡胶）引流管，以固定在伤口保护器中的 12mm 套管（首选），或者切口保护罩，或者单孔腹腔镜（SILS）口。

- 5mm 腹腔镜镜头。

- 2 个 5mm 的普通穿刺器。

- 2 把无损伤抓钳。

- 5mm 带电组织分离钳或手术标记笔。

（二）传统方法

- 3–0 丝线或可吸收线标记肠近端和远端（白色向上，棕色向下）。

- 用 4–0 可吸收单线和无菌胶带关闭 5mm 的套管切口。

- 常规使用小马林造口棒（48h 后去除），一般不需要缝合固定。

- 2 根 3–0 丝线造口，不用外翻缝合。

- 造口膏及用具。

（三）替代方案

- 2 包 3–0 可吸收线造口。

- 所有的缝线都在末端切断。

- 腹壁较厚或担心造口回缩时，多选择使用马林造口棒或红色橡胶导管。

- 5mm 套管切口用 4–0 可吸收单丝和皮肤胶关闭皮肤，可不使用敷料。

- 造口膏及用具。

（四）适应证

严重瘘管性肛周克罗恩病，或作为合并严重低蛋白血症等危险因素的严重难治性克罗恩结肠炎的

抢救治疗。在进行回肠造口术时，最重要的概念是确保垂直穿过前腹壁各层（图 41–1）。

（五）传统方法

- 用 Kocher 钳提起硬币大小的圆形皮肤，用 15 号刀片在预先标记的回肠造口处切开皮肤（图 41–2）。
- 皮下脂肪用电刀垂直切开，用直角拉钩显露。
- 用直角拉钩显露组织，用电刀清除腹直肌鞘前筋膜的脂肪，向头侧和尾侧方向各延伸 2cm（图 41–3）。
- 打开筋膜后，用大弯钳穿过直肌直至腹膜或后鞘上。用弯钳撑开肌肉，同时重新调整拉钩位置以显露出下面的层次（图 41–4）。
- 用两把扁桃钳提拉后鞘，并用组织剪剪开。

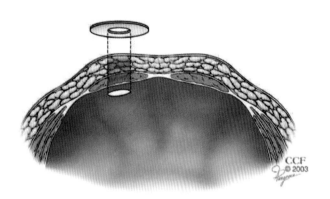

▲ 图 41–1　回肠造口术过程，垂直切开各层腹壁

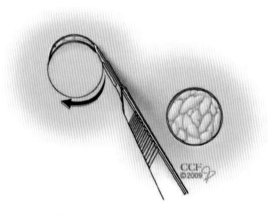

▲ 图 41–2　回肠造口过程，皮肤切口

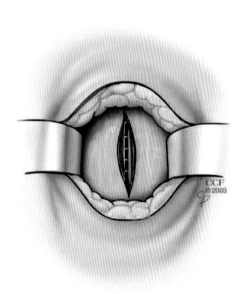

▲ 图 41–3　回肠造口术，垂直切开筋膜

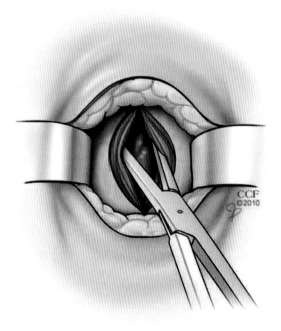

▲ 图 41–4　回肠造口术，打开肌肉层次的方法

（六）替代方法

- 局部浸润麻醉预先标记的回肠造口周围的组织。
- 用电刀切开硬币大小的皮肤，将脂肪与皮肤一起整块切除直至显露筋膜层次（图 41-5），类似于一个肿块切除的标本。
- 清除腹直肌前鞘筋膜脂肪，筋膜层行局部浸润麻醉，用 Kocher 钳提起筋膜，用电刀切除肌肉上方一小块筋膜（图 41-6）。
  - 与十字切口相比，圆盘形切口理论上可以降低切口疝的风险，因为它能抵抗径向扩张力，而十字切口的线性力会导致其下的筋膜裂开或撕裂。
- 筋膜缺损的大小应允许外科医生的两个手指伸入至近端指间关节（图 41-7）。

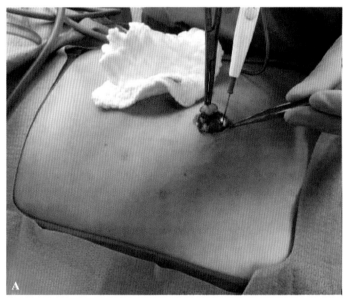
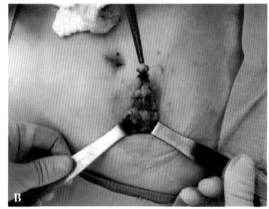

▲ 图 41-5　回肠造口术，如"肿块切除"一样切除皮肤

A. 切除硬币大小的皮肤；B. 将皮下脂肪清除直至筋膜

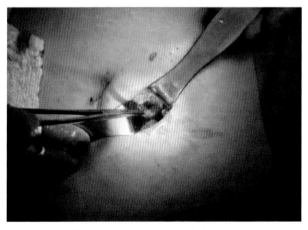
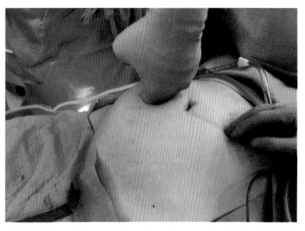

▲ 图 41-6　回肠造口术，圆形切开筋膜　　　　▲ 图 41-7　回肠造口术测量环口大小

（七）剩余步骤

- 将一根手指插入腹膜，并分离粘连。
  - 如果粘连严重，可能需要另一种方法来建立气腹，如将 12mm 的套筒通过这个孔，并放置另外几个 5mm 的套管来去除粘连。
- 如果没有明显的粘连，则放置一个小的切口保护套或单孔腹腔镜套管，并再次用手指探查，以确保没有肠道或大网膜不慎夹在切口保护套中。
- 放置一个 12mm 的套管（或单孔腹腔镜套管）到切口保护套中，并用 1/4 英寸的硅橡胶引流管将 12mm 的套管绑到切口保护套上以固定（图 41-8）。
- 建立气腹，用 22 号针局部浸润麻醉至腹膜水平，然后在直视下于左下腹放置 5mm 套管（图 41-9）。
  - 如果"穿刺"口有出血，这可能代表刺破腹壁下血管；应该把原穿刺点向旁边平移一段距离。
- 在左下腹穿刺孔置入完成之后放置耻骨上套管，由于耻骨上腹膜较为松弛，因此用无损伤性抓钳可以帮助腹膜保持一定的压力用以穿刺。
- 探查全腹部和骨盆，包括妇女的卵巢，以便发现隐匿的病变。
- 将患者置于头低足高体位，右侧抬高，检查盲肠与阑尾。
- 双手交替法逆行检查小肠至曲氏韧带，寻找空肠回肠炎的特征（肠系膜增厚、爬行脂肪、狭窄、瘘管）。
- 再次确认盲肠，选择 20～30cm 位置的小肠作为回肠造口。
  - 注意：回肠造口与盲肠之间应有足够的长度，以方便闭合回肠造口；更为远端的造口会距离盲肠太近（在有计划切除回盲部的情况下推荐），而近端则会导致造口排泄量多。

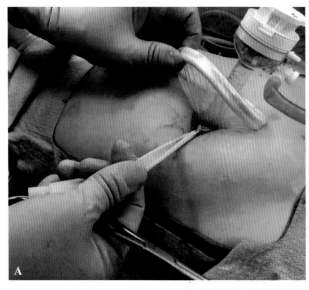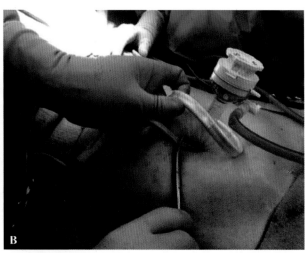

▲ 图 41-8　回肠造口术，经腹腔镜回肠造口部位

A. 将套管置入切口保护套后，收紧绑在外侧的硅橡胶引流条；B. 用血管钳夹紧引流条以保持张力和气密性，从而建立气腹

● 回肠造口必须注意避免肠道扭转，这将导致输入襻和输出襻互换。因此，用于造口的回肠可以用电刀或其他外科方法来标记，这样可以很容易地区分近端和远端。

　－用烧灼或记号笔在近端标记两个点（仰望天空的眼睛，即近端/输入端），在远端标记一条线（皱眉代表向下，即远端/输出端，图41-10）。

　－传统的方法是将聚丙烯线缝在近端，将丝线或可吸收线缝在远端（"蓝/白是天空对应向上，棕色则对应向下"，图41-11）。

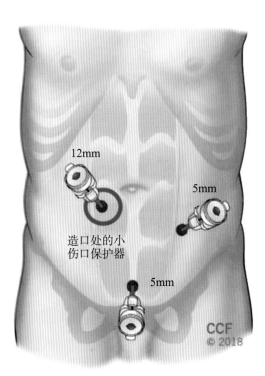

腹腔镜结肠造口术的孔口放置；注意，也可以通过放置在平行口术中的单个切口来完成

◀ 图41-9　回肠造口术，腹腔镜套管位置

12mm

5mm

造口处的小伤口保护器

5mm

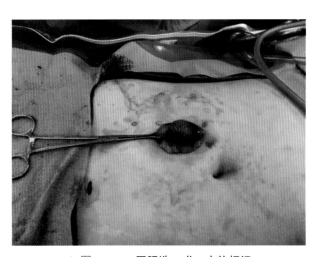

▲ 图41-10　回肠造口术，定位标记

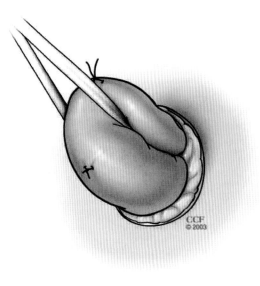

▲ 图41-11　回肠造口术，缝线标记定位

- 注意：相对于标准的输入端置于上方的回肠造口，特意旋转回肠将输入端置于下方的回肠造口，其转流更充分（图 41-12）。这种有意顺时针旋转使输入端位于下方和内侧（向盆腔和最终朝向 Treitz 韧带的方向），而输出端位于上方和外侧。这是本章作者强烈推荐的方式，以便更加充分地转流。
- 如果不是单孔腹腔镜，则可将腹腔镜移至左下腹套管中，然后在 12mm 的套管中放置一把肠钳来牵引肠管。
- 小心地释放气腹，并将回肠造口的肠管以不旋转的方式通过切口保护套移至体外。
- 将无损伤钳替换为长爪形肠钳，小心地松开并移除保护套，注意绕过肠管和肠钳。
- 用电刀切开输出端先前标记的位置（即"皱眉"处）的浆膜，至肠系膜边缘，注意不要切割过深而损伤回肠后壁。

九、造口成形术

（一）传统方法

- 如果是开腹手术，将血管钳钳夹筋膜和真皮，并向内侧牵拉以确保从皮肤到筋膜为一条笔直的孔道（图 41-13）。
- 外科医生的手上放一个纱垫。
- 用血管钳在肠与肠系膜的交界处开一小孔，用一个小的造口棒与两个小弯钳临时固定。
- 用棕色（丝线）和蓝色（可吸收编织线）打结以标记肠管远端（棕色）和近端（蓝色），放置一根 Marlin 棒并留置 48h 或直到肠管没有过度的张力（图 41-14）。
- 用剪刀打开输出端的肠管（图 41-15）。
- 缝合三针（12 点钟、10 点钟和 2 点钟位置），将肠壁全层缝合至皮肤真皮层，以此固定输入端肠管；另外从肠腔黏膜面全层（6 点钟、4 点钟和 8 点钟位置）与皮肤缝合，但不包括表皮（图 41-16）。

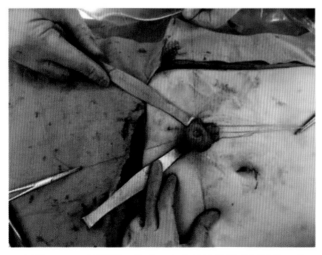

▲ 图 41-12　回肠造口构建，充分分流的襻式回肠造口术

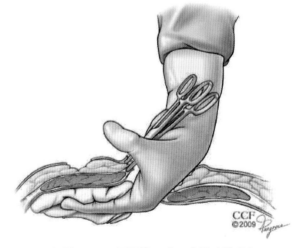

▲ 图 41-13　回肠造口术，确保孔道垂直

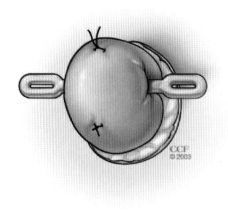

▲ 图 41-14 回肠造口术，放置马林棒

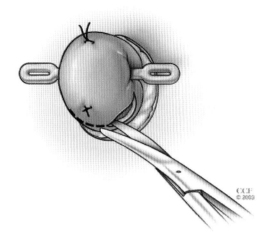

▲ 图 41-15 回肠造口术，打开输出端肠管

◀ 图 41-16 回肠造口术，外翻缝合

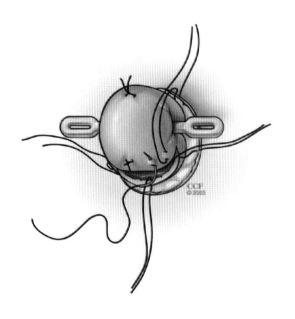

- 三条缝线依次打结，Adson 镊柄探查造口近端是否通畅。
- 然后将输出端肠管缝合到皮肤上。

（二）替代方法

- 在使用电刀打开肠管后，输出端肠管形成一个小的黏液瘘口，以便肠液都能进入这个瘘口内，而不会从回肠造口袋底盘下面漏出。

- 短的浆肌层外翻缝线分别将输出端肠管的 12 点钟、6 点钟和 3 点钟处缝合，分别在 12 点钟、11 点钟和 1 点钟位置行皮下缝合。这样在 12 点钟位置就形成一个小的黏液瘘口（图 41-12）。

- 然后将肠管沿输入端外翻，使用小直角拉钩最大限度地翻转回肠造口（"布鲁克法"）（图 41-12）。在输入端的 9 点钟、6 点钟和 3 点钟位置行外翻缝合，然后分别在 9 点钟、6 点钟、3 点钟位置进行皮下缝合。

- 将输入端肠管的边缘与真皮在 10 点钟、8 点钟、7 点钟、5 点钟、4 点钟和 2 点钟位置进行全层缝合，从而完成回肠造口。
- 放置造口袋。

十、腹腔镜与开腹回结肠或小肠切除术

（一）设备

- 手术体位及设备与炎症性肠病的腹腔镜肠道手术相同。
  - 若无回肠乙状结肠瘘可能性，可采用仰卧位或分腿位。
- 其他注意事项如下。
  - 如果炎症部位离输尿管很近或伴有一定程度的肾盂积水，可以考虑使用输尿管支撑导管。
  - 如果是开腹手术，考虑大或超大的切口保护套，或 Balfour 或 Bookwalter 拉钩系统。

（二）步骤

- 患者轻度头高足低，同时摆截石位，手臂被收拢至贴住胸部。
- 消毒铺巾完成后，做一个 3～6cm 的脐周切口（问号形状，伤口会更好看），放置一个小的切口保护套，用一个防松带固定 12mm 的套管（图 41-17）。注意，如果左面的孔可以被移除会更加完美。
- 另外，如果不确定切口最佳位置（回盲肠和乙状结肠切除病例）或长度（有可能需要扩大切口的情况），可以用巾钳提起腹前壁，然后用 5mm 套管针进入腹腔和建立气腹。
- 在直视下放置两个 5mm 套管，一个位于左直肌鞘外侧，注意避开上腹壁血管；另一个在耻骨上位置（图 41-17）。

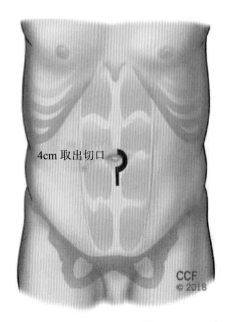
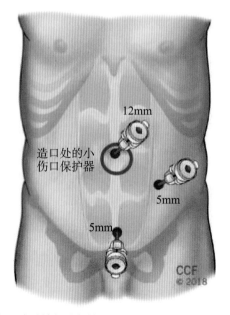

▲ 图 41-17　回结肠切除术，腹腔镜打孔部位

- 患者为头低足高位，右侧高，因此大网膜和小肠向内侧和上方移位。

1. 回结肠切除及吻合术

- 对于原发病例和无肠系膜显著增厚的短节段终末回肠狭窄的病例，可采用中间 – 外侧入路。

- 将回结肠血管弓拉向前，然后平行于回结肠血管弓切开末端回肠系膜。

- 回结肠动脉从腹膜后沿中向外侧剥离；清扫腹膜后组织后可见右侧输尿管和十二指肠。

- 血管脉裸化后，用生物夹结扎回结肠动脉；第一次夹闭血管后不切断，然后在其远端夹闭血管，再切断血管。

- 一般情况下，处理血管应靠近肠壁；另外，从理论上讲，参考肿瘤切除手术的高位结扎和肠系膜切除（淋巴结清扫术）也可用于预防术后复发。

- 继续从中间向外切开直到升结肠到肝曲的程度或者切开所有外侧韧带使得中段横结肠（特别是二次手术的患者）可以拉到前腹壁。

- 然后，将回肠、升结肠和近端横结肠通过前面放置的切口保护套移出体外。
  - 对于炎症明显或肠系膜显著增厚的患者，为了避免撕裂或损伤增厚变脆的肠系膜，可能需要扩展切口，改用一个中型甚至大型切口保护套，在体外完成肠系膜解剖和血管结扎。

- 切除肠管。
  - 肠管被移至体外后，通过"肠系膜挤压试验"可简单识别柔软、柔韧的近端健康肠管（图 41–18）。
  - 在采用手缝合吻合的情况下，用两把钳子夹住肠管，并将肠管放置在聚维酮碘浸泡后的纱布上，然后用刀切断。
    - 在近端使用 Bainbridge 钳，而在手术标本一侧用大血管钳（图 41–19）。
  - 也可用切割闭合器横断肠管。
  - 特别注意的是，小肠应以 45° 横断，使对系膜侧的角更靠近肠系膜一侧。

- 继续离断肠系膜，直达升结肠的健康肠管部位，并将肠系膜垂直离断至结肠壁以保持肠管的血供；通过切开肠系膜并检查出血情况，确保结肠可以得到充分的血供。

- 然后，把肠管放置在聚维酮碘浸泡后的纱布上，在远端班布里奇钳和标本一侧大弯钳之间用 10 号手术刀片将结肠离断。

> **建议：处理增厚的肠系膜。**

  - 在肠系膜异常增厚的情况下，为保护肠系膜上动脉，将重叠的大弯钳放置在肠系膜平行于肠的标本侧，重叠的有齿直钳放置在邻近的肠系膜（图 41–20）。然后，在两血管钳间锐性离断肠系膜；然后使用可吸收或 1# 丝线从远端的血管钳末端到下一个血管钳末端行间断水平褥式缝合，结扎增厚的肠系膜。

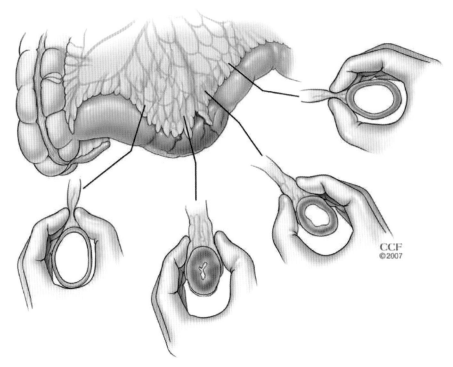

▲ 图 41-18　回结肠切除术，肠系膜挤压试验

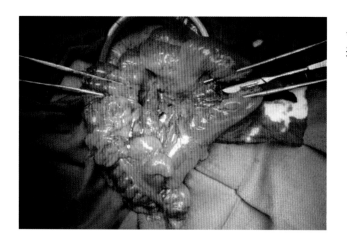

◀ 图 41-19　回结肠切除术，夹钳间的结肠切面

－ 另外，也可以使用大号（开放）血管夹。用电刀切除覆盖在肠系膜上的增厚腹膜，可见大片肠系膜，如果肠系膜异常增厚，则将其一分为二，采用普通可吸收缝合线结扎肠系膜

● 手术标本与弯钳（或切割闭合器的末端）一起从手术台上移除，注意防止粪便溢出

● 是否需要行回肠造口取决于存在危险因素的个数，如果超过 2～3 个风险因素，建议行造口转流。

2. 吻合器回结肠端侧吻合术

● 用 0 号 prolene 线在小肠的切断端处行荷包缝合，将一个 29mm 或 33mm 的钉砧放置在肠腔内并固定。

● 将 EEA 圆形吻合器放入开口的升结肠肠腔内，在远端结肠对系膜缘一侧用尖端穿透结肠壁，穿出部分 3～4cm（图 41-21）。

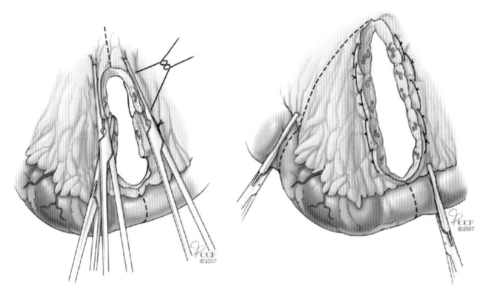

▲ 图 41-20 回结肠切除术：较难处理的肠系膜手术方法

◀ 图 41-21 回结肠吻合术，端侧吻合术

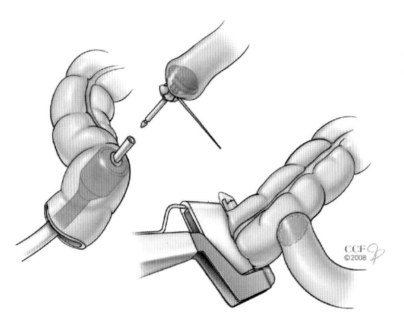

- 将吻合器两端接合后，正确关闭并激发吻合器，手指或弯钳通过结肠的开口端进入小肠和结肠的腔内，确保吻合通畅，并检查有无出血。
- 激发 TA-90 闭合结肠残端，完成吻合。
- 用 3-0 缝线缝合肠系膜缺损。

3. 手工回结肠端 – 端吻合术

- 用蓝色纱布包裹肠管。
- 垂直切开肠系膜与肠壁。
- 两次检查肠管两端是否有足够的血供（不仅仅是渗血，还有小血管的搏动性出血），并且没有张力。

- 用无损伤肠钳或脐带 / 疝带夹紧肠管。

- 较细的回肠和较粗的结肠之间常常存在管腔大小不匹配（图 41–22）。

- 如果需要更好地匹配结肠的管腔直径，可以在小肠对系膜缘切开（图 41–22），切口的边角不需要修整。

- 一般采用 3–0 聚乳酸缝线进行缝合。

  - 肠管系膜侧用 3–0 可吸收编织线以特兰伯尔式缝合后壁（图 41–23 和图 41–24）。全层缝合小肠 – 大肠（或小肠 – 小肠），黏膜与黏膜间采用线结在里的水平褥式缝合以完全翻转黏膜。浆肌层缝合是后壁完成的标志。

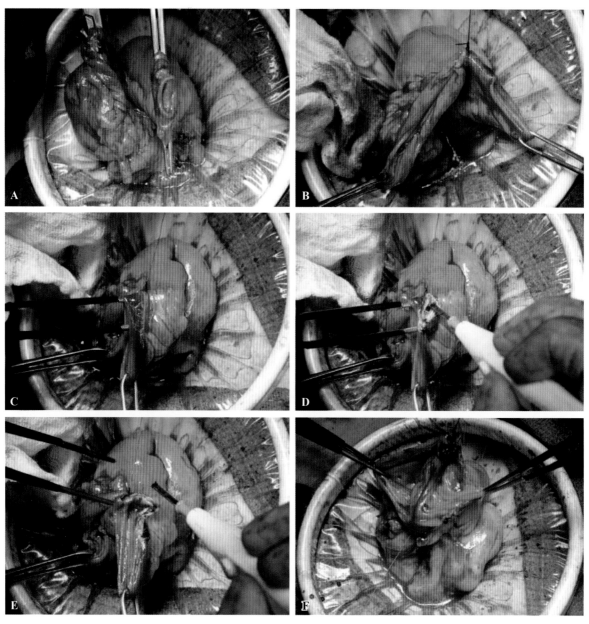

▲ 图 41–22　回结肠吻合术

肠管尺寸不匹配时，小肠对系膜侧切开重建

- 前壁从角部开始，间断缝合浆肌层（图 41-25），避开黏膜，使肠壁内翻。

- 如果需要（但不是必需的），采用间断浆肌层缝合对前壁进行包埋（图 41-26）。

● 双层，间断外 / 内进针，手缝吻合。

- 肠管用 Alice 钳排列好，将肠系膜置于后方。

- 用 3-0 单线缝合后壁浆肌层，然后剪断丝线并在张力下缩回并对齐肠管（图 41-27）。

- 用 3-0 单线间断垂直缝合后壁浆膜层，从肠系膜角开始，向对肠系膜角方向，最后在前角缝合，然后将丝线剪断（图 41-28）。

- 使用单根或两根 3-0 单线全层缝合内层，首先在内后壁（图 41-29），然后使用反针过渡从内后壁到内前壁。

- 将最后一针与第一针重叠，避免遗留缝隙（图 41-30），并在内侧面距末端 2mm 处打结，从而完成内壁的缝合（图 41-31）。

- 最后，前壁用 3-0 单线的间断浆肌层缝合，完成吻合过程（图 41-32）。

● 用手指检查吻合口，确保吻合口通畅。

● 通常用 2-0 丝线或可吸收编织线连续缝合肠系膜缺损，从缺损顶端开始向吻合口缝合。

● 缝合后常用大网膜覆盖于吻合口。

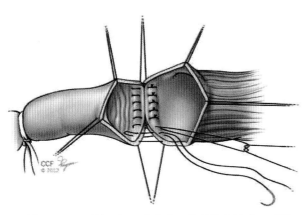

▲ 图 41-23　手缝回结肠吻合术，特兰伯尔技术，后壁

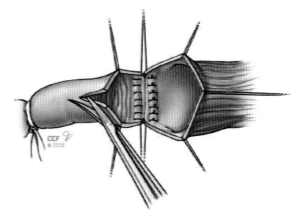

▲ 图 41-24　手缝回结肠吻合术，特兰伯尔技术，小肠对系膜侧切开，扩大吻合口

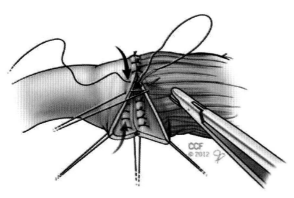

▲ 图 41-25　手缝回结肠吻合术，前壁浆肌层缝合

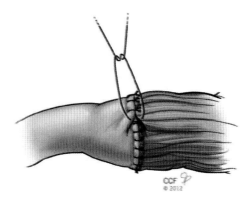

▲ 图 41-26　手缝回结肠吻合术，Turnbull 技术，前壁外层

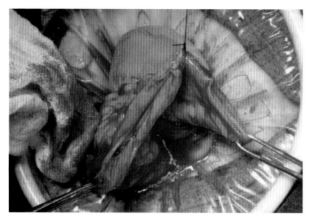

▲ 图 41-27 手缝回结肠吻合术，后壁外层间断缝合，缝合后角

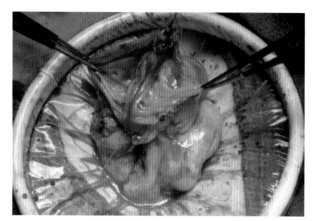

▲ 图 41-28 手缝回结肠吻合术，后壁外层间断缝合，缝合前角

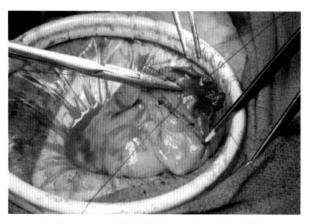

▲ 图 41-29 手缝回结肠吻合术，后壁内缝合

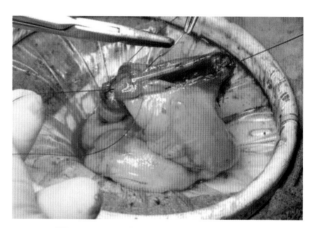

▲ 图 41-30 手缝回结肠吻合术，前壁内缝合

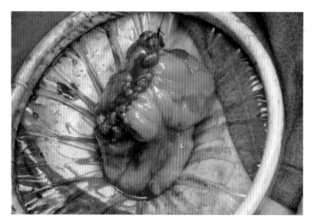

▲ 图 41-31 手缝回结肠吻合术，完成内壁缝合

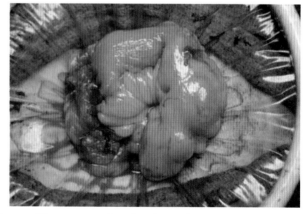

▲ 图 41-32 手缝回结肠吻术，完整的吻合口外侧面

4. 吻合器侧侧回结肠吻合术

- 切断回肠末端（左）和结肠末端（右），排列肠管，对肠系膜角向上，对系膜缘肠管在前，肠系膜在后（图 41-33）。
- 用组织剪去除结肠和小肠切割钉线的边角，并将切割闭合器（又称 GIA 吻合器）的臂放置入回肠肠腔内（图 41-34 至图 41-36 ）。

- 旋转肠管，使闭合器前钉处于无肠系膜区域，保证闭合器中间没有肠系膜或网膜（图 41-37 ）。
- 锁定闭合器，保持挤压 20s，以减少组织水肿，然后激发，切断前后排钉之间的肠管（图 41-38 ）。
- 通常完成切割闭合后可以观察肠内吻合线，检查其是否出血（图 41-39 ），有时需要用 3-0 线缝扎。
- 用 Alice 钳和（或）血管钳重新钳夹切开肠管的边缘（图 41-40 ）。
- 在选择切割闭合器之前，通常需要对切开肠管进行测量，如果接近 6cm，则考虑使用灰钉的 TA-90 切割闭合器，否则使用 TA-60 或 TX-60 切割闭合器（TA，不切割；或 TX，切割）进行吻合，保持 20s，然后激发，闭合切开的肠管（图 41-41 ）。最后，修整多余的组织（如果没有使用切割闭合器）（图 41-42 ）；将切除的吻合口边缘展开成圆形，检查其完整性（图 41-43 ），并检查横向钉线，以确保钉线是完整的。
- 术者用手指触诊吻合口，以确保通畅，并跨过固定钉线缝合追加减少吻合口张力（图 41-44 ）。
- 注意：横向钉线的尖端与会纵向的钉线"交叉"（或更准确地说，相交）。此外，这个区域距离肠系膜（血供）最远，应该缝合这个区域（图 41-45 ）。
- 通常用 2-0 丝线或可吸收编织线连续缝合肠系膜缺损，从顶端开始向吻合口缝合。
- 缝合后常用大网膜覆盖于吻合口。

5. 瘘管的处理方法

- 术中处理瘘管有几种方法。

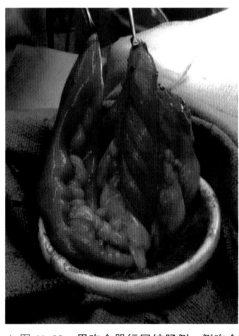

▲ 图 41-33　用吻合器行回结肠侧 - 侧吻合术，将肠管垂直排列

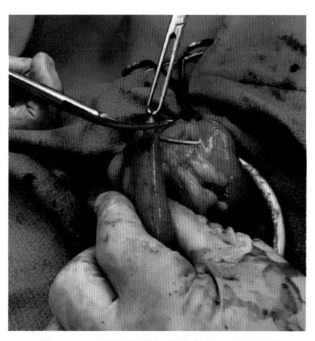

▲ 图 41-34　回肠结肠侧 - 侧吻合术，切除回肠角

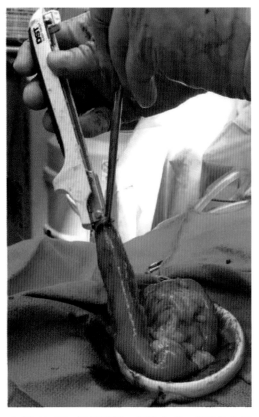

▲ 图 41-35　回结肠侧 – 侧吻合术，垂直放入切割闭合器

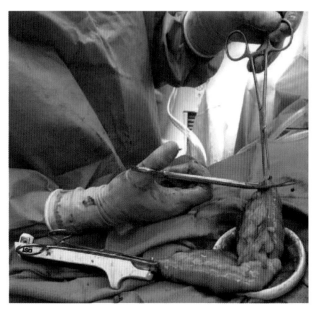

▲ 图 41-36　回结肠侧 – 侧吻合术，切除结肠角

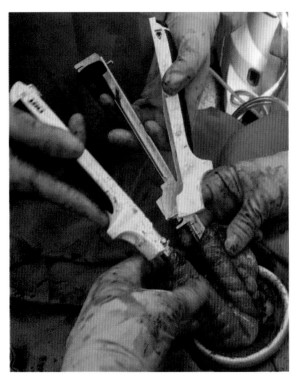

▲ 图 41-37　回结肠侧 – 侧吻合术，旋转肠管避免夹住肠系膜和网膜

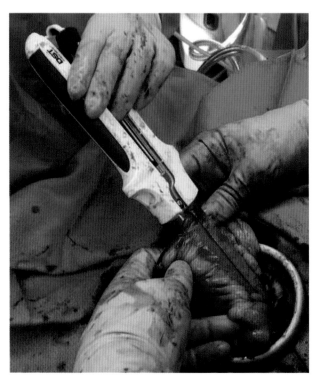

▲ 图 41-38　回结肠侧 – 侧吻合术，锁定、等待、激活、切断

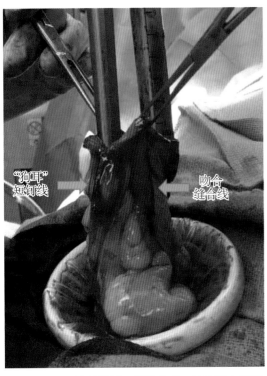

▲ 图 41–39　回结肠侧 – 侧吻合术，检查出血情况

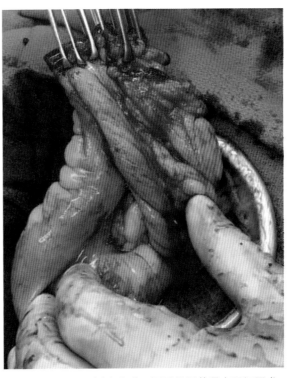

▲ 图 41–40　双侧吻合术，再近似于普通小肠切开术

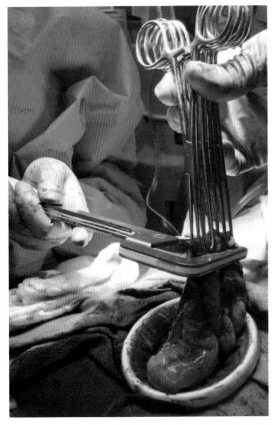

▲ 图 41–41　回结肠侧 – 侧吻合术，闭合切开的肠管

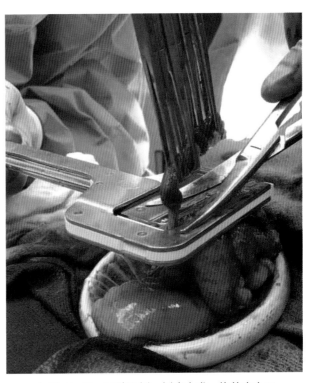

▲ 图 41–42　回结肠侧 – 侧吻合术，修剪吻合口

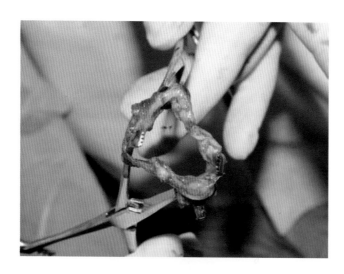

◀ 图 41-43　回结肠侧 - 侧
吻合术，检查吻合口

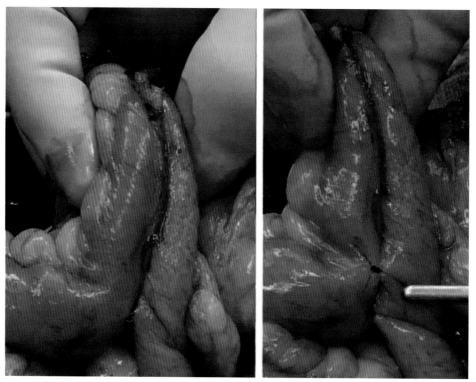

▲ 图 41-44　回结肠侧 - 侧吻合，评估管腔通畅程度，跨过钉线缝合

- 瘘管如果属于切除的一部分（如回 - 回肠、回盲肠或回肠至近端横结肠），可以不受影响，与标本一起整块切除。

- 如果瘘管是"无辜的旁观者"，如没有发生克罗恩病结肠病变的回肠结肠瘘，通常应该切除这些瘘管，并对缺损进行修补。

  - 瘘管如果不在肠系膜边缘，肠腔未受损害且组织活性良好，可以使用可吸收缝合线将清理后的瘘管区域横向封闭（严格缝合）。

  - 如果清创后缺损较大（＞2cm），瘘口周围或肠系膜边缘有广泛炎症，可切除一小段肠管，行结肠 - 结肠或结直肠吻合术，并用乙状结肠镜气体渗漏试验检查。

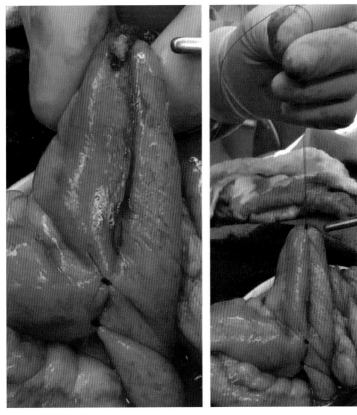

▲ 图 41-45　回结肠侧 – 侧吻合，检查横向钉线，包裹吻合口角

  – 瘘管本身和修复结果可能决定下一步是否施行临时造口。
- 另外，瘘管（如回肠 – 空肠或回肠乙状结肠）可采用小肠切除和原始手缝吻合术。
- 最后，在无炎症或硬化的非病变肠道，如回肠 – 空肠或回肠乙状结肠瘘，可使用直线吻合闭合修复瘘管的"无辜旁观者"侧（然而，我们不赞成这种类型的修复）。

6. 特殊病例：回肠十二指肠瘘
- 这种瘘管不需要开腹手术，腹腔镜 Kocher 手术通常可以完成，特别是对较瘦的患者。少数情况下，这些瘘管可以通过腹腔镜吻合，并可从预先设计的上腹正中取标本切口处操作获益。
- 通常情况下的十二指肠切开后应该是手缝吻合的。
  – 吻合十二指肠切口时必须小心，避免壶腹部损伤或者肠腔狭窄。
  – 如果缺损较大，可采用手缝吻合十二指肠空肠。
  – 克罗恩病患者应尽量避免 Roux 肠襻。

十一、小肠狭窄的手术治疗：小肠切除术和狭窄成形术

（一）设备

- 基本的开腹手术包和手持电刀。

- 2-0 和 3-0 可吸收编织线或单丝缝线。
- 14 号 Foley 导管与 10ml 无菌水用以鉴别隐匿性狭窄；也可能用到无菌不锈钢球；曾经使用的长 Baker 管现在已经很少可用。
- 外科夹等用以标记狭窄部位。

（二）步骤

- 患者取轻微头高足低，可以摆截石位，手臂收拢，贴近胸部。
- 直接从正中线取 4cm 脐周切口进入腹腔。
- 放置一个切口保护套。
- 如果由于粘连不能显露全部小肠，则应该在腹腔内（腹腔镜）或通过足够大的开腹手术切口先行粘连分解术，检查全部小肠。
- 应该对全部小肠进行检查和测量，并计算狭窄的数量。
- 每个狭窄都必须判断是否需要处理（对于不能通过 10ml 液体充气的 Foley 球囊的狭窄，我们建议全部处理）。
- 通过下列方法判断，有足够通畅管腔的狭窄可以暂不处理，而如果狭窄过小，则必须通过狭窄成形术（推荐）或切除来解决。
  - 可以通过注射 10ml 生理盐水的 Foley 球囊。
  - 可以通过不锈钢标准球。
  - Foley 球囊或校准球也被用于在肠管中检测隐匿但有临床意义的肠管狭窄，其一般非常短且呈环状。
- 短节段狭窄（< 10 cm）的处理采用 Heineke-Mikulicz 狭窄成形术。
- 对于 10cm 以上的狭窄，可以进行 Finney 狭窄成形术治疗。

（三）Heineke-Mikulicz 狭窄成形术

- 可以在近端小肠行多个部位的狭窄成形术（图 41-46 和图 41-47）；除非肠系膜非常柔软，一般不建议对狭窄之间不足 5cm 的肠段行狭窄成形术，更建议行肠段切除并行手工吻合（如前所述）。

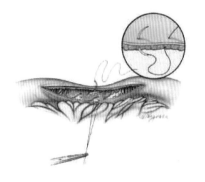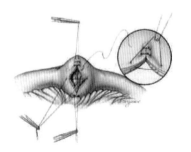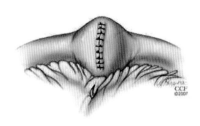

▲ 图 41-46　狭窄成形术，Heineke-Mikulicz 手术

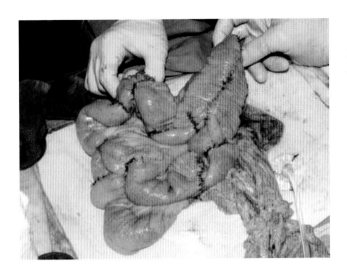

◀ 图 41-47 狭窄成形术，多个 Heineke-Mikulicz 和一个 Finney 手术

- 确定狭窄后（图 41-48 和图 41-49），在狭窄部位的对系膜缘表面纵向切开肠管，确保切口越过狭窄部分并延伸至狭窄两侧至少超过 1cm 的健康肠道（图 41-49，左上图）。
  - 用电刀沿肠管纵轴切开浆膜层。
  - 直接快速进入肠腔。
  - 为排除隐匿的恶性肿瘤可能，可以考虑对管腔溃疡 / 狭窄进行组织活检。

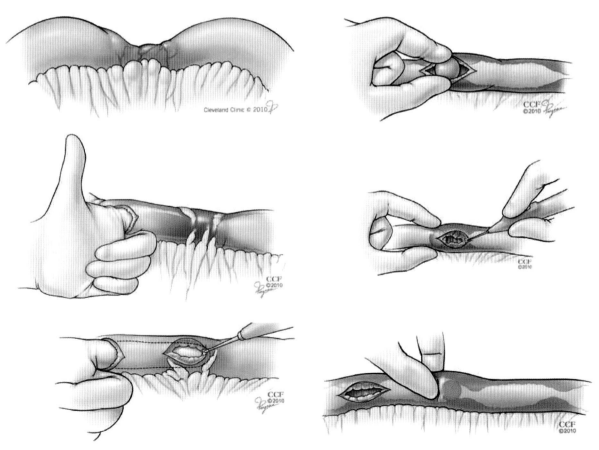

▲ 图 41-48 狭窄成形术，探查隐匿性狭窄的技术

- 肠管切开后两侧的角用丝线全层缝合；并用止血钳固定以保持张力，这使得肠管边缘相互靠近（图 41-49，中下图）。

- 间断缝合浆膜层，确保浆膜 – 浆膜平行对齐，从中间开始，采用等分规则（图 41-49，右下图）。

- 肠管吻合后，用无损伤镊的末端检测肠壁缺损；然后以间断缝合的方式修复缺损（图 41-50）。

- 用示指和拇指夹紧管腔，确保管腔通畅；如果管腔太紧，应通过延长纵向切开的长度来改善（图 41-51）或直接切除重新吻合。

- 注意另一种方式是采用吻合器的 Heineke-Mikulicz 术（我们不提倡），这种方法与用切割闭合器进行回结肠吻合时吻合肠管切口的方式相似，使用 Alice 钳有序固定肠壁切缘与角，然后用 TA-60 / TX-60 吻合，肠壁较厚时则选择绿钉吻合。

- 不常规做近端暂时分流性肠造口，适应证不仅包括狭窄的数量，还应考虑是否存在多种危险因素，如吻合口漏或创面愈合不良。

（四）Finney 狭窄成形术

- 在对系膜缘一侧肠管狭窄的中间位置用缝线固定浆肌层，通过将近端和远端健康的肠管对折来确定狭窄的顶点（图 41-52，左侧图 1）。

- 使用电刀切开对系膜缘一侧的肠管，长度延伸狭窄两侧的正常肠管上约 1cm（图 41-52，左侧图）。

- 后壁用 3-0 可吸收线连续缝合。我们通常会加固缝线（图 41-52，中间图）。

- 前壁的浆肌层用缝线间断缝合（图 41-52，右侧图）。

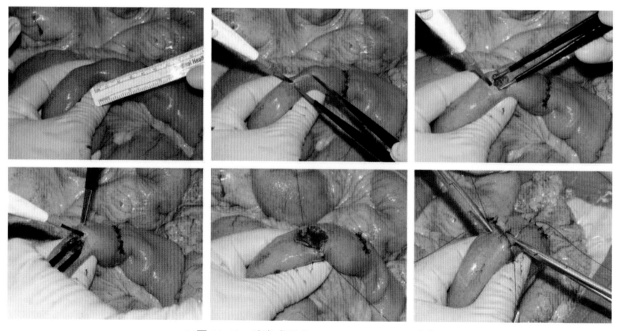

▲ 图 41-49 狭窄成形术，Heineke-Mikulicz 手术

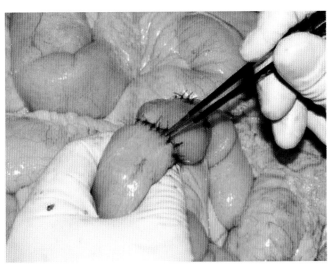
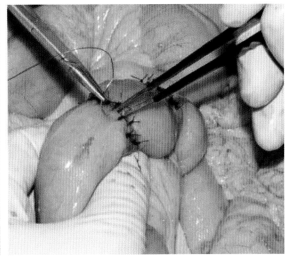

▲ 图 41-50　狭窄成形术，检查缺损

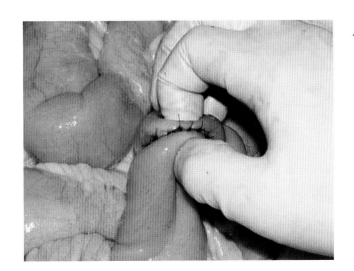

◀ 图 41-51　狭窄成形术，评估管腔大小

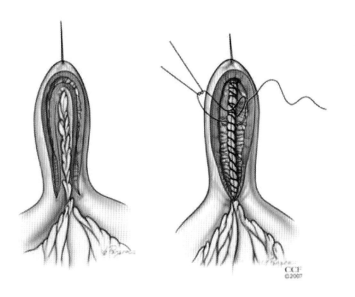
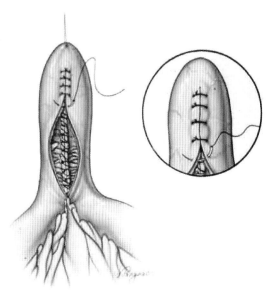

▲ 图 41-52　狭窄成形术，Finney 手术

- 注意吻合器 Finney 手术也可以通过在狭窄段的顶端切开一个小口，贴紧两侧的狭窄肠管，插入一个适当长度的直线吻合器—前后钉分别放置于两端狭窄肠管内（绿钉）—然后将两个管腔缝合在一起，就像回肠储袋一样。顶部的切口可以用吻合器或者手缝吻合，然后像切割闭合器回结肠吻合术一样进行包埋缝合。

（五）同向蠕动狭窄成形术

- 长的同向蠕动狭窄成形术用在比较少见连续性的狭窄疾病中，因为其狭窄长度过长而不适合行 Finney 手术。
- 狭窄的肠段在中点处被切断，并将二段重新贴近，同时在断端构建斜切口（图 41-53）。
- 两段狭窄肠管的后壁重新贴紧后用 3-0 缝线连续缝合（图 41-54）。
- 然后将肠管前壁折叠重建并使用 3-0 缝合线间断缝合（图 41-55）。

（六）特殊病例：十二指肠狭窄

- 十二指肠的第一至第三段中较短的狭窄可以使 Heineke-Mikulicz 狭窄成形术，如幽门成形术所述一样。
  - 必须非常小心，以避免造成壶腹状结构。
- 然而，较长的狭窄和涉及十二指肠第三和第四部分的狭窄可能需要胃空肠或十二指肠空肠旁路吻合手术（图 41-56）。
- 对于胃空肠吻合手术，由于存在继发狭窄的风险，笔者强烈倾向于不采用 Roux-Limb 手术，而采用结肠前的近端空肠旁路手术。
- 十二指肠空肠吻合，我们倾向于结肠后路径。

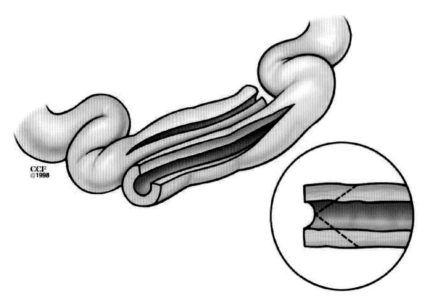

◀ 图 41-53　狭窄成形术，同向蠕动狭窄成形术，切开肠管

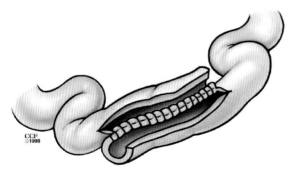

▲ 图 41-54 狭窄成形术，同向蠕动狭窄成形术，重建后壁

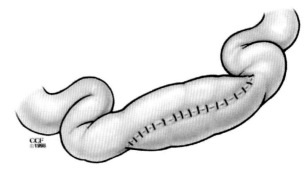

▲ 图 41-55 狭窄成形术，同向蠕动狭窄成形术，重建前壁

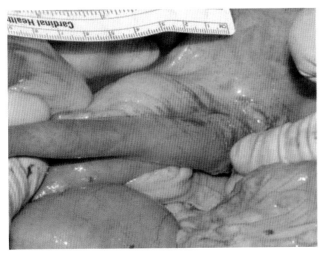
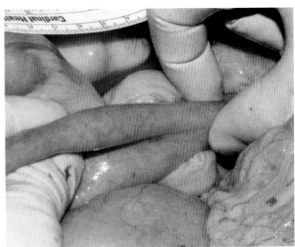

▲ 图 41-56 狭窄成形术，Treitz 韧带处的狭窄

- 在内侧内脏旋转和全 Kocher 手法后，将近端空肠大部分健康的肠管从回结肠和横结肠之间的肠系膜缺损中拉出。
  - 必须非常小心，不要损伤边缘动脉。
- 十二指肠和空肠未受影响的肠管排列整齐，用 3-0 缝线间断缝合后壁（图 41-57）。
- 用电刀进行对称、纵向切开空肠和十二指肠，然后进行全层 3-0 缝线并在前面继续缝合内层（图 41-58）。
- 前壁用 3-0 缝线间断缝合浆肌层。
  - 要非常小心，以免损伤到胰头。
- 笔者喜好将一块大网膜覆盖吻合口并同时缝合结肠后的肠系膜缺损。
- 特别是在慢性胃梗阻的情况下，右上腹引流和减压性胃造口可用于胃的减压。
- 可耐受的前提下，鼓励患者每天服用 4 盒效果明确的营养补充剂。
- 解除肠梗阻后，在恢复流质饮食之前，考虑上消化道钡餐检查。
- 右上腹引流管在患者恢复进食后拔除，而胃管在 8 周后拔除。

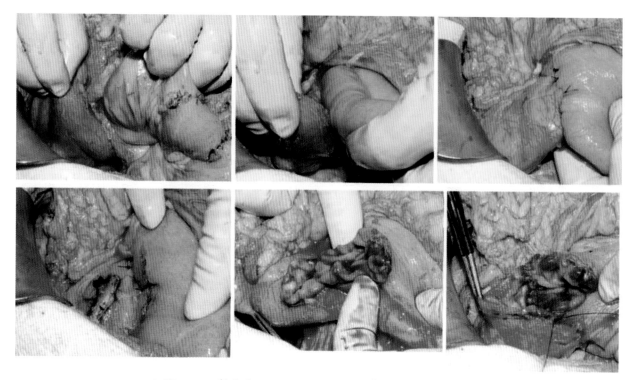

▲ 图 41-57 狭窄成形术，手缝十二指肠空肠吻合，间断缝合后壁

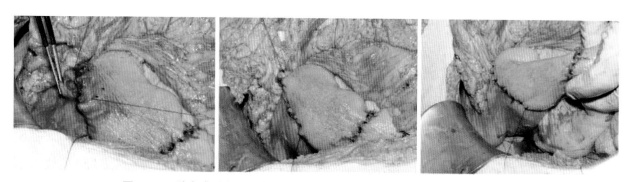

▲ 图 41-58 狭窄成形术，手缝十二指肠空肠吻合，连续缝合内层和间断缝合后壁

经验与教训

我们对原发性和复发性小肠和结肠克罗恩病的治疗方法有以下几个原则。

- 尽可能保留小肠、大肠、大网膜、筋膜和括约肌。

- 应考虑患者以前、现在和未来可能的手术情况制订长期的手术计划。

- 粘连分解完成后，应测量剩余的小肠长度，并在手术记录中进行描述，标本也应如此。

- 缝合修补所有发现的肠壁浆膜层撕裂的地方。

- 用针线标记不能修复的地方，通常选择肠切除，因为随着进一步显露它们经常成为标本的一部分。

- 在肠梗阻的情况下，利用肠切除最大限度地降低肠腔内压力解除梗阻；同样，在大小肠或结肠梗阻的情况下，早期施行胃肠减压术。

- 灵活使用。
  - 考虑转流性襻式回肠造口术、低位空肠造口术或高位空肠造口术减少吻合后的并发症及腹腔脓肿的发生。
  - 右下腹疾病导致的蜂窝织炎侵犯右输尿管时，或乙状结肠疾病伴结肠周围炎症/肠系膜增厚时，预防性放置输尿管支撑导管。
  - 网膜。
- 在以下情况时要仔细解剖组织。
  - 恶病质患者，很容易进入比预期更深的解剖平面。
  - 肥胖、腹部二次手术和腹腔内存在合成补片。
- 克罗恩病的肠系膜有时候很难处理，为此我们也提供了一些解决方案；然而，尽管采用了最佳的技术，高难度病例的肠系膜仍会有明显出血或因为无意中过多结扎了滋养血管导致更多的肠管被切除。因此，外科医生应确保切口足够大，可以用手指随时检查肠系膜的情况。
- 肠系膜切除（即淋巴结切除）以前不被认为是治疗回结肠克罗恩病的方法之一，但目前被广泛采用，并正在进行研究，期待能预防/延迟疾病的复发。
- 如果术中对结扎肠系膜上静脉或动脉有顾虑，应请移植科或血管外科会诊。
- 手缝吻合。对于回肠-回肠、回结肠、结肠-结肠的吻合，我们一般采用手缝的端-端吻合，原因如下。
  - 胃肠科医生通常首选端-端吻合是因为方便以后用结肠镜检查回肠的新末端。
  - 在进行肠管吻合器侧-侧吻合术时，避免相关的小肠细菌感染（图41-59），特别是远端有梗阻时。

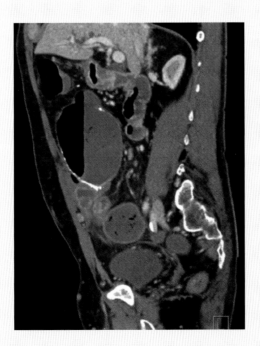

◀ 图41-59　扩张的吻合器侧-侧缝合吻合口

- 最大限度的保留小肠的长度和肠系膜，以备未来需再次手术切除。

- 掌握手缝吻合技术，因为偶尔由于解剖限制，吻合器并不适用。

- 与吻合器相比，手缝吻合至少减少每例手术中 50% 的费用。

- 住院医 / 专科医师的培训。

- 管腔大小不匹配吻合的选择，包括用"Cheatle"切口。注意手缝和吻合器端 – 侧吻合技术是许多 Cleveland 医学中心结直肠专科医师的首选。

十二、术后护理

- 最近的研究表明，由于各种因素如再次手术 / 范围较大的手术、腹腔内感染、先前使用阿片类药物和存在分流的造口等原因，IBD 患者在加速康复治疗过程中更难恢复康复，但这些患者应常规使用包括早期进食等的最有效的护理方案。

- 术后非甾体抗炎药物，包括酮罗拉和布洛芬，常用于多模式镇痛，但一般不推荐在手术后 4～6 周的恢复期使用。

- 将非肠道来源腹腔内感染控制后，使用抗生素的时间限制为 5 天（基于 1 级证据，即 STOP-IT 试验）。

- 对克罗恩患者的术后护理至关重要的是外科医生在多学科工作中的角色以及与转诊医生的沟通。转诊的胃肠科医师至少应该获得手术和病理报告的复印件。

- 克罗恩病患者经常询问术后药物治疗方案；尽管这已经在术前制订完成，但一般有两种方法可取。

  - 对于接受"免疫重建"手术且无肉眼可见的病变残留时，应停止所有药物治疗，并由转诊的消化内科医生在 6 个月后行结肠镜检查，然后决定继续治疗的方案

  - 对于那些具有进展症状的患者（如穿透性、弥漫性空肠回肠炎），外科医生和消化内科医生共同决定何时恢复药物治疗是安全的，通常在术后 2～4 周。

  - 患者术后可能需要每日口服一定剂量的糖皮质激素。以下是各个剂量使用的时间安排。

    ➤ 急性 / 短期使用大剂量类固醇：泼尼松，每日 15mg，7～10 天，然后每日 10mg，持续 7～10 天，然后每日 5mg，持续 7～10 天，然后停药。

    ➤ 长期服用类固醇的患者如果出现减量症状，可能需要延长减量时间。这种情况下，会考虑让内分泌医生做 Cortrosyn 刺激试验。

- 笔者的方法是推荐围术期补充以下维生素，以优化胶原合成促进伤口愈合，特别是类固醇依赖患者。

  - 每天服用咀嚼维生素。

– 锌剂 50mg，每天 2 次。

– 维生素 500mg，每天 2 次。

– 维生素 A 20 000U，每日 2 次，持续 1 周，仅在接受类固醇治疗的患者术后使用。

- 最后，约 1/3 的术后静脉血栓栓塞事件发生在出院后，笔者的方法是对除仅行回肠造口关闭手术外，所有 IBD 手术患者回家后仍预防性应用依诺肝素治疗 28 天。对于保险不覆盖并且自己无力支付依诺肝素费用的患者，预防性肝素是一种替代治疗，或者也可以用 81mg 肠溶性阿司匹林作为一种新的替代。

推 荐 阅 读

[1] Deerenberg EB, Harlaar JJ, Steyerberg EW, et al. Small bites versus large bites for closure of abdominal midline incisions (STITCH): a double-blind, multicentre, randomised controlled trial. *Lancet*. 2015;386:1254–1260.

[2] Dietz DW, Fazio VW, Laureti S, et al. Strictureplasty in diffuse Crohn's jejunoileitis: safe and durable. *Dis Colon Rectum*. 2002;45:764–770.

[3] Feagins LA, Holubar SD, Kane SV, Spechler SJ. Current strategies in the management of intra-abdominal abscesses in Crohn's disease. *Clin Gastroenterol Hepatol*. 2011;9:842–850.

[4] Gajendran M, Bauer AJ, Buchholz BM, et al. Ileocecal anastomosis type significantly influences long-term functional status, quality of life, and healthcare utilization in postoperative Crohn's disease patients independent of inflammation recurrence. *Am J Gastroenterol*. 2018;113:576–583.

[5] Holubar SD, Dozois EJ, Privitera A, et al. Laparoscopic surgery for recurrent ileocolic Crohn's disease. *Inflamm Bowel Dis*. 2010;16:1382–1386.

[6] Michelassi F, Mege D, Rubin M, Hurst RD. Long-term results of the side-to-side isoperistaltic strictureplasty in Crohn disease: 25-year follow-up and outcomes [published online ahead of print January 31, 2019]. *Ann Surg*. 2019. doi:10.1097/SLA.0000000000003221.

第 42 章　大肠癌：IV 期肿瘤的治疗
Colorectal Cancer: Management of Stage IV Disease

Mohammad Ali Abbass　　Bradley J. Champagne　**著**

韩俊毅 **译**　　傅传刚　杜　涛 **校**

一、注意事项

- 使用增强 CT、MRI 和 PET 进行术前评估，对于诊断和确定疾病范围至关重要。
- 评估 IV 期结直肠癌患者及其手术计划的路径取决于以下多个因素。
  - 手术的紧迫性。
  - 患者相关因素。
  - 转移部位。
  - 生存获益。
- 在评估这类患者时，必须首先确定是否存在任何危及生命的肿瘤并发症（即肠梗阻、穿孔、出血）。
- 如果没有上述情况，那么下一步就是评估患者的体力状况及合并症，决定他们是否适合手术。
  - 如果患者情况稳定，适合手术，下一步是确定转移病灶负荷，将可切除的病例与广泛转移的病例区分开来，并根据患者的生存获益制订治疗计划。
  - 虽然针对这些患者的最终决定是在多学科讨论（MDT）帮助下做出的，但当制订手术计划时，我们会在早期就请泌尿科和妇科肿瘤专家参与进来。
  - IV 期肿瘤相当复杂，因此治疗计划并不能一蹴而就。
  - 当考虑手术治疗时，请牢记以下关注点，以简化流程。

二、远处转移疾病的手术路径

- 对孤立性肺转移患者，常先切除原发病灶。
  - 多学科讨论决定在辅助治疗之前或之后继续再行肺转移灶切除。
- 在肝转移的患者中，存在多种处理路径。
  - 原发灶无症状且肝转移＞ 3cm 者，首选肝转移灶优先策略。
  - 对于有症状的肿瘤患者（如出血或近梗阻），首选原发灶切除。

— 当肝切除范围不超过单个肝叶切除时，可考虑同时切除原发灶及转移灶。

三、肝脏与 / 直肠同时切除

- 技术方法和本书其他章节中所描述结肠癌或直肠癌手术方法一致，唯一的区别是该手术是联合切除。
- 通常情况下，可以先进行肝切除或肠切除，但最重要的是将吻合留至手术最后，以避免低血压和填塞压迫物对吻合口影响。

四、局部转移性疾病的手术

- 当局部浸润直肠癌或复发直肠癌侵犯盆腔前部时，对于男性患者，是行盆腔脏器切除的指征；对于女性患者，肿瘤大多侵犯阴道或宫颈，因此全直肠系膜切除加经腹全子宫切除（TAH）和阴道切除将是首选。
- 切除直肠需遵循与原发性直肠癌相同的手术原则，即在全直肠系膜切除之后，若前列腺和膀胱受侵，在前方扩大切除；若骶骨受侵向后方扩大切除（图 42-1）。

（一）男性局部浸润性直肠癌的盆腔脏器切除

- 包括直肠切除联合局部前列腺切除、局部膀胱切除或全盆腔脏器切除，手术结局是单腔结肠造口、新膀胱和一侧输尿管造口（图 42-2 至图 42-5）。

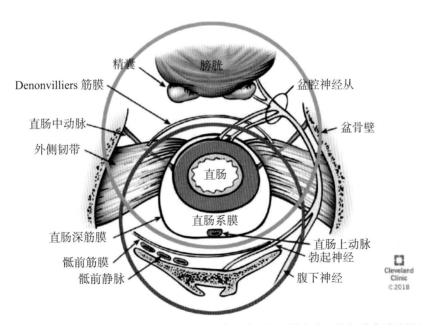

▲ 图 42-1　绿色圆圈区域针对肿瘤向前侵犯前列腺和（或）膀胱的男性患者，施行前盆腔脏器切除范围。红色圆圈区域表示肿瘤侵犯骶骨或尾骨时，盆腔后方切除的范围。在Ⅳ期肿瘤中，**R0** 切除比骶神经保护更加重要

经许可转载，引自 Cleveland Clinic Center for Medical Art & Photography © 2019，版权所有

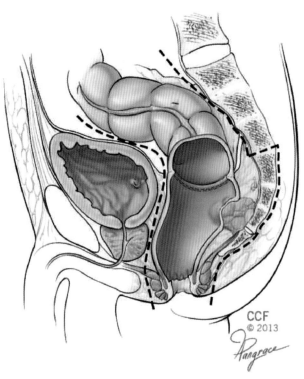

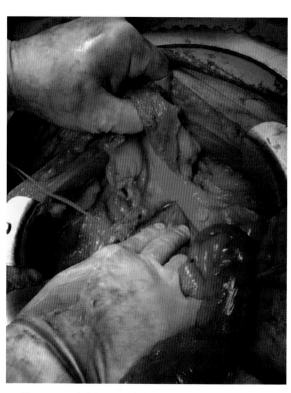

▲ 图 42-2　肿瘤向前方侵犯膀胱或前列腺的手术范围矢状图（译者注：原著图似有误）（经许可转载，引自 Cleveland Clinic Center for Medical Art & Photography © 2019，版权所有）

▲ 图 42-3　左侧直肠癌侵犯膀胱、盆壁和外括约肌病例，这是开腹手术骶骨岬水平的直肠系膜平面。**Bookwalter** 牵开器可以提供良好显露，左右输尿管可以用悬吊血管的橡皮管牵开

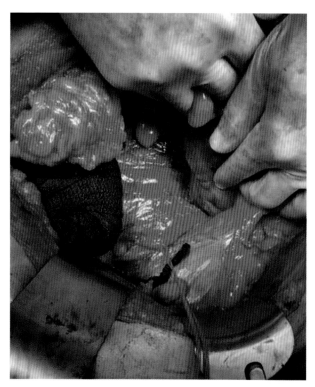

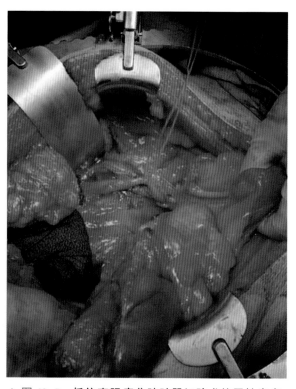

▲ 图 42-4　低位直肠癌盆腔脏器切除术的男性患者，右侧输尿管被橡皮管牵开

▲ 图 42-5　低位直肠癌盆腔脏器切除术的男性患者，左侧输尿管被橡皮管牵开

（二）全直肠系膜切除加开腹子宫全切除 ± 阴道切除

- 包括直肠切除加或不加阴道切除（见第 33 章）。
- 在一些同时侵犯膀胱的大肿瘤中，患者结局是新膀胱和一侧输尿管造口伴骶骨切除的后盆腔清除。

（三）后盆腔切除伴骶骨切除术

- 骶骨切除术一般在肿瘤位于盆腔后方并侵犯尾骨或骶骨时进行。通常骶骨切除由脊柱手术团队完成（见第 34 章）。为达到 R0 切除，切除层面常在包括骶骨的骶前间隙深面（图 42–5）。

五、无菌外科设备

- 带盆腔拉钩的胃肠手术包（根据需要可酌情添加）。
  - 刀柄。
  - Adson 镊（精细组织镊）。
  - Ochsner 夹钳。
  - Allis 钳（鼠齿钳）。
  - Kelly 血管钳。
  - Moynihan 夹钳（短 / 长）。
  - Babcock 钳（短 / 长）。
  - Kocher 钳（无创肠钳）。
  - Tonsil 吸引器头。
  - Dennis 夹钳。
  - 普通吸引器头。
  - Metzenbaum 剪刀。
  - Mayo 剪刀。
  - Harrington 剪刀。
  - Jones 剪刀。
  - 持针器。
  - 单极电刀。
  - Bonnie 镊（有齿镊）。
  - 阑尾拉钩。
  - Bookwalter 拉钩。
  - St. Mark 拉钩。

- 手术包中还包括用于盆腔手术的长器械。

● 根据直肠手术以及妇科、泌尿科或整形外科等多学科手术的需要，可能还要添加其他器械。

六、技巧

（一）体位和术前准备

● 多学科团队参与，包括结直肠外科、泌尿科、骨科和妇科肿瘤专家。

● 患者通常取改良的截石位，双臂内收以备盆腔手术。

● 留置 Foley 导尿管和胃管。

● 手术前进行肠道准备（不适用于梗阻性病变）。

● 部分患者根据病情放置输尿管支架。

● 腹部和会阴备皮。

● 根据病情，术前行结肠造口、回肠造口或尿路造口定位标记。

（二）腹腔手术

● 手术切口根据患者病情决定，大多数情况下，选取脐部上方到耻骨联合的正中线切口。

● 从腹壁剥离膀胱以充分显露耻骨联合。

● 腹部探查排除影像学未发现的肿瘤转移病灶。

● 在我们中心，开放手术的乙状结肠游离多是通过中间入路完成。

● 在肠系膜下动脉（IMA）深面的无血管平面找到输尿管。

● 肠系膜下动脉根部闭合可以用 0 号线缝合，也可以使用双极能量器械。

● 确认输尿管后，从内侧继续游离至脾曲处，术中注意勿把输尿管牵拉至肠系膜下动脉平面。

● 肠系膜下动脉离断下方分离切断肠系膜至结肠壁。

● 近根部切断肠系膜下静脉（IMV）。

● 如果没有吻合口张力问题，不用花费时间进行脾曲游离和肠系膜下静脉解剖，尤其是诸如做结肠单腔造口的患者。

● 侧方游离乙状结肠和降结肠。

（三）盆腔手术

● 无血管平面进入乙状肠系膜后方和骶岬前方（图 42-6 至图 42-10）。

● 经骶骨岬前方可以进入无血管神圣平面行全直肠系膜切除术。

● 可以使用电刀进行间隙游离；头灯有助于显露，不过大多数外科医生认为带照明的盆腔拉钩已经足够。

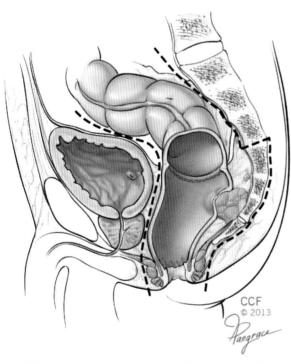

▲ 图 42-6　直肠后方肿瘤侵犯骶骨切除范围矢状位观

经许可转载，引自 Cleveland Clinic Center for Medical
Art & Photography © 2019，版权所有

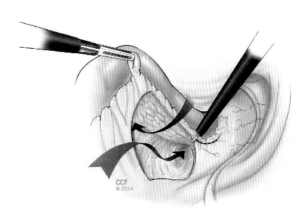

▲ 图 42-7　腹腔镜直肠系膜切除术从确定骶骨岬前伸平面
开始。这一步对于Ⅳ期肿瘤非常重要，因为Ⅳ期肿瘤可以通
过腹腔镜完成肝脏病灶和结肠联合切除

经许可转载，引自 Cleveland Clinic Center for Medical Art &
Photography © 2019，版权所有

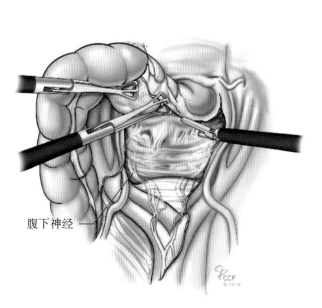

腹下神经

▲ 图 42-8　腹腔镜下，从骶骨岬前进入直肠系膜后
间隙平面，显露腹下神经

经许可转载，引自 Cleveland Clinic Center for Medical
Art & Photography © 2019，版权所有

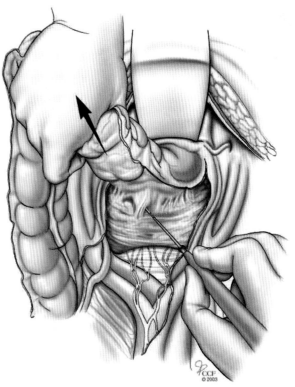

▲ 图 42-9　开放直肠系膜切除的后方游离平面，显
露腹下神经和骶前间隙

经许可转载，引自 Cleveland Clinic Center for Medical
Art & Photography © 2019，版权所有

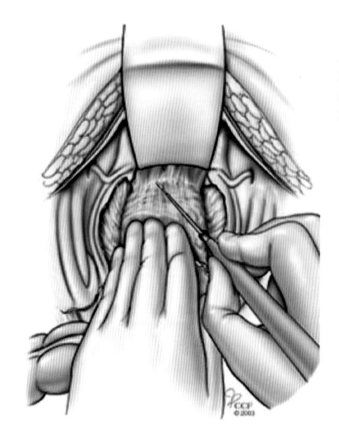

◀ 图 42-10　直肠前方分离：牵拉绷紧腹膜反折，用电刀在直肠与前列腺或阴道之间间隙切开

经许可转载，引自 Cleveland Clinic Center for Medical Art & Photography © 2019，版权所有

- 使用双极电凝有助于最大限度地减少出血，特别是再次手术或放射治疗后的盆腔手术。
- 需要后盆腔切除时，通常会请骨科专家辅助行骶骨切除，或泌尿外科、妇科肿瘤专家同时行多脏器切除。
- 如果肿瘤累及盆腔侧壁，则需要行包括直肠在内前方脏器或盆腔后方整块切除。在某些情况下，由于肿瘤侵犯，可能需要结扎髂内动脉。
- 从结直肠手术要求来看，都需要分离至肛提肌平面。
- 在会阴部手术之前，会留出充足的时间以便其他专业专家完成相应的手术。

（四）会阴部分

- 在男性患者中，从肛缘前方 4cm 处开始分离，并向后方延伸至尾骨。
- 对于女性患者的腹会阴切除术，一般从阴道后方开始分离，但也要根据切除范围及是否涉及子宫切除、阴道切除，甚至膀胱切除来决定。
- 尾骨尖端至肛门开口的中间位置是后方切开处，两侧在肛周皮肤外 1～2cm 处，继续向深部分离至肛尾韧带。前方切开部位如前所述。
- 通常在切开肌肉组织前，在脂肪组织内有痔动脉的分支。
- 可以使用电刀由会阴部向盆腔方向切开盆底肌肉组织。
- 突破进入盆腔后，术者示指牵拉可轻松地显露耻骨直肠肌，使四周的切除更容易和方便。

（五）闭合（见第 50 章）

- 如果需要，还要对泌尿外科部分进行重建。

- 在可能的情况下，采用连续 2-0 可吸收缝线对合拉近盆腔筋膜。

- 由于软组织剥离面积大，易于产生积液。可将 Jackson-Pratt 引流管放在缝合盆腔筋膜上方以利于引流。

- 结肠造口部位在其他章节中已经详细描述。腹部采用四对一技术，单股可吸收 1 号缝线缝合。皮肤使用皮肤缝合器缝合。

- 会阴切口通常用可吸收缝线缝合。

- 0 号多股可吸收缝线可用于间断缝合。

- 会阴皮肤使用可吸收 2-0 尼龙线垂直褥式间断缝合。

- 3-0 多股可吸收缝线间断缝合结肠造口；也有些外科医生喜欢在结肠造口的四周采用外翻缝合。

- 当有较大的缺损而无法关闭会阴部创面时，可考虑采用皮瓣重建。

- 硅橡胶引流管通常留在表皮下。

经验与教训

- 从结直肠手术的角度来看，主要的并发症风险通常是会阴伤口。

- 一些外科医生更倾向于使用组织瓣来覆盖组织缺损以闭合会阴切口，因为很多情况下，会阴伤口具有很高的裂开风险。

- 会阴疝也是需要关注的一种长期并发症。

- 也可出现全身性并发症和静脉血栓形成，以及类似于其他腹部手术的并发症。

（六）梗阻性疾病的姑息疗法

- 肠梗阻情况下，全面评估患者和疾病可以帮助外科医生决定是采取治愈性治疗还是姑息性治疗。

- 对于具有手术指征的肠梗阻患者，即使同时有转移病变，根据肿瘤的位置（右侧 vs. 左侧），行解剖性切除加末端回肠造口或结肠造口都是有益的。

- 对于具有手术指征的直肠癌肠梗阻患者，如果病情稳定，应行乙状结肠襻式造口术。

- 如果患者不能耐受，可考虑横结肠襻式造口，以避免闭襻式肠梗阻和穿孔。

- 对于出现肠梗阻而无法手术的结肠癌患者，可考虑内镜支架置入术，但是在大多数情况下，我们只能为这些无法耐受手术的患者提供临终关怀。

- 最后，对于出现肠梗阻而无法手术直肠癌患者，在极少数情况下会考虑内镜支架，但大多数情况下，我们应该提供临终关怀。

七、腹腔镜乙状结肠造口术

（一）无菌手术器械

- 基本腹腔镜手术包。
  - 刀柄。
  - 直和弯的 Mayo 剪刀。
  - 短和长的 Metzenbaum 剪刀。
  - Adson 钳 2 把。
  - 短和长的带齿钳。
  - Forceps 中号钳（Russian, DeBakey medium）。
  - 直和弯的止血钳。
  - Kelly 钳。
  - Ochsner 夹钳。
  - Moynihan 夹钳（直角钳）。
  - 扁桃体钳。
  - Allis 钳（鼠齿钳）。
  - Babcock 钳（阑尾钳）。
  - 持针器。
  - 单极电刀。
  - Richardson 牵开器（中、大）。
  - Kelly 牵开器。
  - Deaver 牵开器（窄、中、宽）。
  - 腹腔镜肠钳 3 把。
  - 腹腔镜剪刀。
  - 10mm 和 5mm 30° 镜头。
  - 腹腔镜 Maryland 剥离器。
  - 双极电凝。
  - 12mm 镜头穿刺器，1 个 5mm 穿刺器。

（二）手术技巧

- 对出现肠梗阻的直肠癌患者，乙状结肠襻式造口术是放化疗的先导治疗。
- 如果患者没有很明显的腹胀或完全梗阻，腹腔镜手术是可行的。
- 腹腔镜乙状结肠造口术。

- 患者置于改良截石位。

- 该手术通常需要两个穿刺器：一个脐部穿刺器放置镜头，另一个穿刺器在结肠造口标记处。

- 我们倾向于使用开放方法来置入脐部穿刺器。

- 在预结肠造口处放置另一个 5mm 穿刺器。

- 用肠钳轻柔地把小肠移出手术区域。

  ➢ 采用头低足高，手术台右倾的体位有助于显露。

- 识别乙状结肠游离部分并用 Babcock 钳夹住。

- 环形切开结肠造口部位，用长 Babcock 钳将乙状结肠拉出。

- 横行切开肠管，采用 3–0 多股缝线完成结肠造口。

经验与教训

- 手术中最重要的是注意腹腔内的组织处理，以避免损伤肠管或其他器官而延误全身治疗。

- 完全肠梗阻时，穿刺器进入腹腔引起肠管损伤的概率非常高，因此最好选择开腹方法。

八、横结肠造口术

- 常用于降结肠梗阻和不能耐受长时间手术的直肠癌合并梗阻患者。

（一）无菌手术设备

- 基本胃肠手术托盘。
  - 刀柄。
  - Adson 钳。
  - Ochsner 钳。
  - Aills 钳（鼠齿钳）。
  - Kelly 钳（弯血管钳）。
  - Moynihan 夹钳。
  - Babcock 钳。
  - Kocher 钳。
  - 扁桃体剪刀。
  - Dennis 夹钳。
  - 吸引器头。
  - Metzenbaum 剪刀。
  - Mayo 剪刀。

- 持针器。

- 单极电刀。

（二）手术技巧

- 患者预先行腹部标记，在手术室里行平卧位腹部 X 线检查，以识别扩张的横结肠。

- 一旦进腹，扩张的横结肠将从切口处膨出。

- 有时由于网膜肥厚，而不是由于结肠扩张，导致结肠膨出不明显。

- 分离大网膜，找到横结肠系膜对侧缘。

- 横结肠减压，肠壁切开。

- 肠壁用 3-0 可吸收缝线缝合到筋膜上（图 42-11 和图 42-12）。

经验与教训

- Blowhole 造口术有很高造口脱垂风险，但手术速度快且其他并发症少。

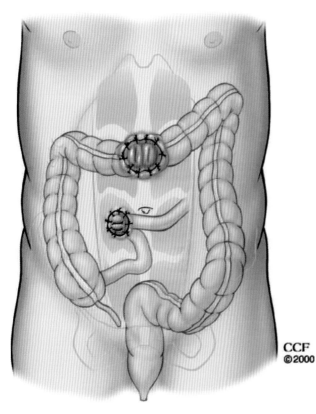

▲ 图 42-11　襻式 Blowhole 造口通常位于上腹部，用于非 R0 切除手术、远端梗阻患者的结肠减压

经许可转载，引自 Cleveland Clinic Center for Medical Art & Photography © 2019，版权所有

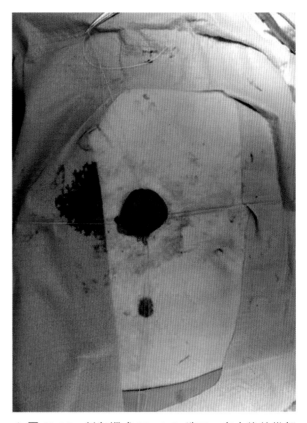

▲ 图 42-12　制备襻式 Blowhole 造口，在中线处纵行切开，四条主缝合线有助于完成造口

九、内镜支架置入术

（一）设备

- 结肠镜。
- 10～12F 的 40cm 导丝鞘。
- 高转矩血管造影导管或引导导管。
- 特硬钢丝用于结肠扭曲症。
- 自扩张非覆盖金属支架。

（二）手术技巧

- 最好同时使用透视和内镜检查，特别是在扭曲性结肠和长段狭窄或肿瘤的情况下。
- 可以在适度镇静条件下完成，不需要全身麻醉。
- 仰卧位或侧卧位。
- 将导丝插入肿瘤水平，行水溶剂灌肠以确定狭窄区域的位置和长度。
- 将导丝通过狭窄段插入肿瘤近端，如果有困难，可以采用结肠镜联合透视。
- 一旦确定狭窄和肿瘤的长度，可选择合适的支架和输送系统。
- 放置支架时应覆盖狭窄区域，并超过狭窄区域的近端和远端。
- 放置支架后，再次行水溶剂灌肠，评估支架的通畅程度，排除穿孔的可能性。
- 我们通常避免球囊扩张以减少穿孔的风险。

经验与教训
- 注意低位直肠不适合放置支架，否则会引起剧烈疼痛。
- 支架可以为后期手术做准备，由于有移位和再梗阻的风险，所以只适用于短期的姑息治疗。

十、术后护理

- 遵循已发表的标准化快速康复围术期护理计划，具体取决于患者的情况。
- 拔除气管插管前移除胃管，尽量减少静脉输液，除非有明显胀气，否则当天给予饮食。术后第一天拔除导尿管。
- 尽量减少阿片类药物，避免使用患者自助镇痛系统。
- 允许使用非甾体抗炎药，并可与口服对乙酰氨基酚联合使用。
- 手术后继续使用皮下肝素和间歇性气动加压预防深静脉血栓形成。

推荐阅读

[1] Karagkounis G, Stocchi L, Lavery IC, et al. Multidisciplinary conference and clinical management of rectal cancer. *J Am Coll Surg.* 2018;226(5):874–880.

[2] Steele SR, Chang GJ, Hendren S, et al.; Clinical Practice Guidelines Committee of the American Society of Colon and Rectal Surgeons. Practice guideline for the surveillance of patients after curative treatment of colon and rectal cancer. *Dis Colon Rectum.* 2015;58(8):713–725.

[3] Vogel JD, Eskicioglu C, Weiser MR, Feingold DL, Steele SR. The American Society of Colon and Rectal Surgeons clinical practice guidelines for the treatment of colon cancer. *Dis Colon Rectum.* 2017;60(10):999–1017.

第43章 肠造口
Construction of Intestinal Stomas

Hermann Kessler　Mariane G. M. Camargo　Eric G. Weiss　**著**

李新星　宋书铮　**译**　　傅传刚　杜涛　**校**

一、注意事项

- 让患者分别处于仰卧位、坐位及直立位，由受过规范化培训的专职肠造口护士在患者腹壁上标记出合适的造口部位（图 43-1）。
- 合适的造口位置是影响造口发挥作用的最主要因素（图 43-2）。
- 由造口师对造口患者进行指导培训，使其尽快适应并更好地管理造口。

二、器械设备

- 腹腔镜或开腹均可完成，但优先考虑腹腔镜。
- 对于腹腔镜肠造口，需要准备以下器械。
  - 视频设备。
    - ➢ 摄像机单元。
    - ➢ 5mm 或 10mm 30° 腹腔镜。
    - ➢ 光源。
    - ➢ 监视和录像设备。
  - 气腹机。
  - 吸引和冲洗设备。
  - 腹腔镜 5mm 解剖设备。
  - 电刀。
  - Kocher 钳。
  - 甲状腺拉钩。
  - 组织钳 3 把。
  - 12mm Hasson 穿刺器或气囊穿刺器。

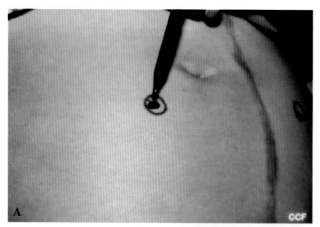

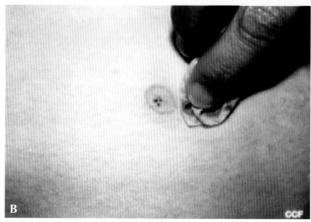

▲ 图 43-1 使用记号笔标记拟造口位置

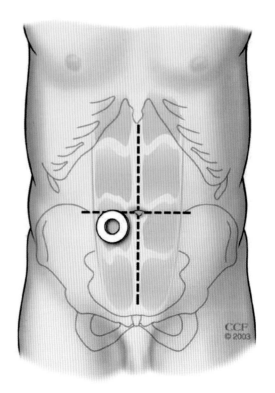

▲ 图 43-2 最佳的造口位置需穿过腹直肌,位于脐下平整的体表部位,避开不平整位置,如瘢痕、切口、脐部及骨性突起

经许可转载,引自 Cleveland Clinic Center for Medical Art & Photography © 2019,版权所有

- 5mm 穿刺器 2～3 个。

- 腔镜剪。

- 腔镜 5mm 或 10mm 无创抓钳。

- 5mm Maryland 分离钳。

- 5mm 肠钳。

- 塑料棒或红色橡胶管,襻式造口时用于支撑肠襻。

- 3-0 可吸收编织线。

● 根据需要还可能用到以下器械。

- 10mm 穿刺器。

- 腹腔镜切割闭合器。

- 腹腔镜活检钳。

- 对于开腹肠造口术,所有需要的器械均可在结直肠手术标准器械包中找到。

三、腹腔镜手术

（一）回肠造口术

- 患者取改良截石位（图 43-3）。手术体位从头低足高位开始，完成穿刺器置入后，改为左倾体位，使小肠滑向左上腹，为回肠造口留出足够的操作空间。
- 空肠造口术时，患者取右倾体位。
- 主刀位于拟造口侧，一助在对侧。

手术步骤

- 造口经腹通道是由术前选定的造口位置来决定的，一般均穿越腹直肌。回肠造口一般首选右下腹略低于肚脐的位置，但可能会因术前标记而有所差异。
- 12mm 穿刺器置于拟造口位置，5mm 穿刺器置于预定造口对侧的腹直肌外缘（图 43-4）。
- 切取一块直径 3~4cm 的圆形皮肤，具体取决于预期造口的直径、患者身体的尺寸及穿过造口孔肠襻的厚度（图 43-5）。
- 使用甲状腺拉钩显露并分离皮下组织至腹部筋膜（图 43-6）。

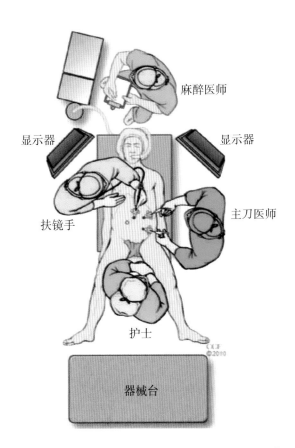

▲ 图 43-3　回肠造口术时仪器设备位置和手术人员站位

经许可转载，引自 Cleveland Clinic Center for Medical Art & Photography © 2019，版权所有

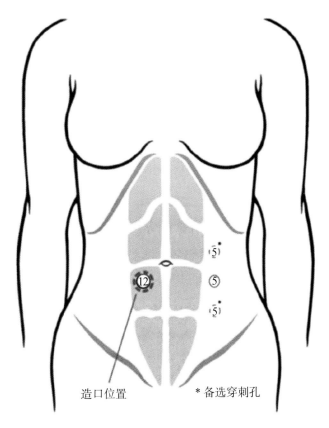

▲ 图 43-4　腹腔镜回肠造口术穿刺器位置

如果为了简化操作，或存在腹腔粘连，也应使用尽量少的穿刺器（*）

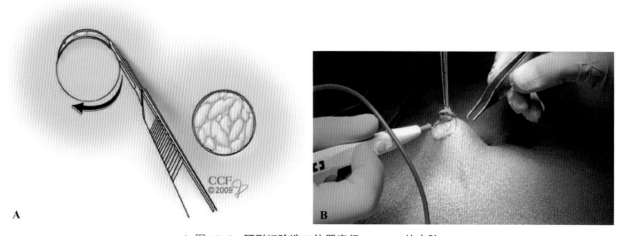

▲ 图 43-5 环形切除造口位置直径 3～4cm 的皮肤

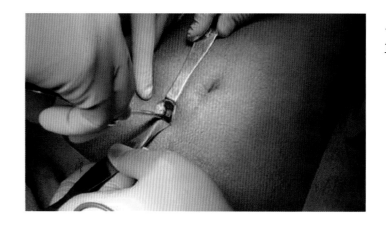

◀ 图 43-6 皮下组织通常分离至腹直肌前筋膜，不需要切除

- 电刀垂直切开腹直肌前鞘，沿着肌纤维走行切开，显露出腹直肌后鞘（图 43-7）。

- 使用剪刀或电刀切开腹直肌鞘和腹膜进入腹腔，切口大小以容纳两根手指为宜。

- 3 把组织钳等距钳夹腹直肌后鞘边缘。

- 置入 12mm 穿刺器，建立人工气腹（图 43-8）。

- 将患者调至右倾体位。

- 在腹腔镜辅助下，于左侧腹部对称位置置入另外 1 枚 5mm 穿刺器（图 43-9）。

- 由左中腹 5mm 穿刺器置入镜头，患者再次取左侧倾斜位。

- 找出距回盲瓣 10～20cm 距离的回肠，使用腹腔镜贝柯氏钳轻轻抓紧该处肠管（图 43-10）。患者取头低足高体位，在重力的帮助下小肠向头侧聚集，从而更容易识别出末端回肠。

- 如果还需要进行肠粘连松解，则还应在左侧穿刺器孔上方或下方四指距离的部位置入 1 个或 2 个 5mm 穿刺器。

- Babcock 钳轻轻夹住选定的末端回肠位置，并朝腹壁方向提起（图 43-11A）。

- 通过气囊放气来释放人工气腹，再通过造口将肠管拉出并保持其初始方向。

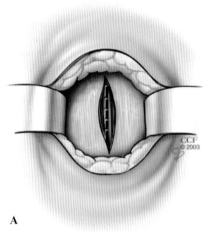 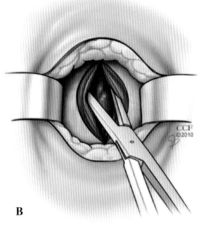

◀ 图 43-7　回肠造口术时腹壁开孔

A. 将腹直肌前鞘从头至尾分离开，显露出下面的腹直肌；B. 使用拉钩或钝钳将腹直肌分开，注意避免损伤腹壁血管（经许可转载，引自 Cleveland Clinic Center for Medical Art & Photography © 2019，版权所有）

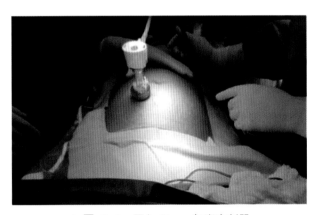

▲ 图 43-8　置入 12mm 气囊穿刺器

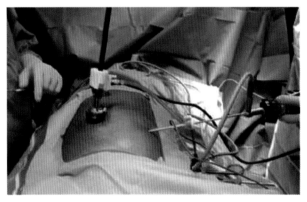

▲ 图 43-9　于左侧腹部对称位置置入另外 1 枚 5mm 穿刺器

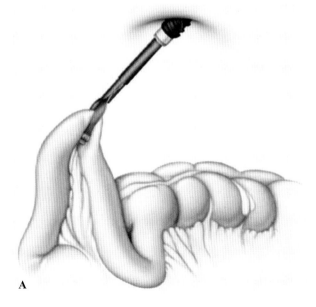

◀ 图 43-10　使用贝柯氏钳经由造口部位的套管夹住末端回肠

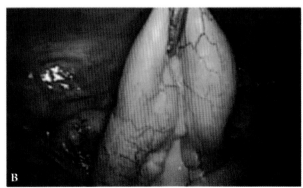

- 在拉出的小肠系膜上开一个小孔，经该孔置入造口支撑棒或红色橡胶导管（图 43-11B）。

- 将盲肠附近的末端回肠拖出体外后，再次制造气腹，以确认肠管方向正确，无扭曲。

- 拔出穿刺器，缝合穿刺器孔，电刀或剪刀于拖出段回肠顶端做一横行切口（图 43-12）。

- 最后将肠黏膜外翻，使用 3-0 可吸收缝线将其固定于腹壁（图 43-13）。

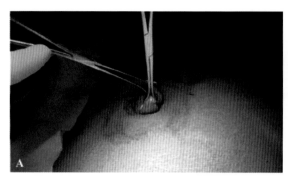 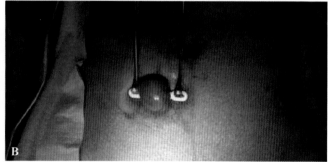

▲ 图 43-11　通过腹壁切口将末端回肠拉出体外

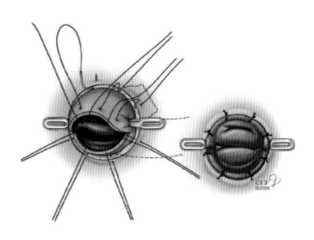 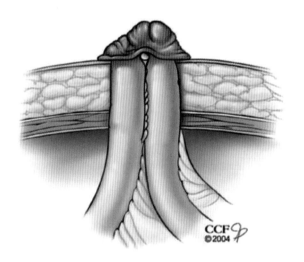

▲ 图 43-12　回肠襻式造口术

沿肠系膜一侧边缘向另一侧切开肠襻的远端面后，将近端活动段肠管开口缝合于切口皮肤 2/3 周，而远端非活动段肠管缝合于剩余 1/3 周切口皮肤（经许可转载，引自 Cleveland Clinic Center for Medical Art & Photography © 2019，版权所有）

▲ 图 43-13　成功的回肠襻式造口术

输出端肠管开口很小，且与皮肤平齐；而处于外翻状态的输入端肠管占据了大部分造口，并突出于皮肤表面（经许可转载，引自 Cleveland Clinic Center for Medical Art & Photography © 2019，版权所有）

经验与教训

- 然而，如果没有气囊穿刺器可用，可使用组织钳夹取全层深筋膜，制作成荷包。借助于 Rummel 止血带将荷包的两端缝线穿过 2in 长度的 18Fr 红色导尿管。12mm 穿刺器置入后，收紧荷包线，血管钳固定荷包线。12mm 穿刺器最适合用于防止气腹泄漏及各种器械插入操作（图 43-14）。

- 在一些更复杂的情况（如克罗恩病），除了行造口，还需要彻底探查整个小肠。在这种情况下，可能需要更多的穿刺器才能满足充分检查全部小肠的需要。

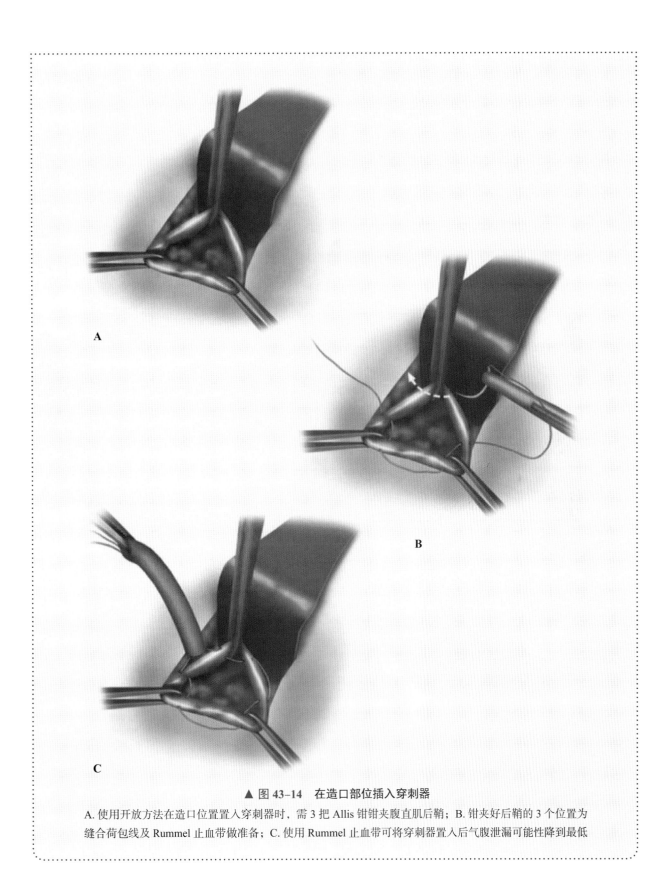

▲ 图 43-14　在造口部位插入穿刺器

A. 使用开放方法在造口位置置入穿刺器时，需 3 把 Allis 钳钳夹腹直肌后鞘；B. 钳夹好后鞘的 3 个位置为缝合荷包线及 Rummel 止血带做准备；C. 使用 Rummel 止血带可将穿刺器置入后气腹泄漏可能性降到最低

（二）右侧横结肠造口术

- 患者取改良截石位（图 43-15）。手术开始时取轻度反头低足高体位（头稍高），穿刺器置入成功后，改左侧倾斜位，使小肠落入左侧腹腔。

- 若行左侧横结肠造口，患者则应取右倾体位。

- 主刀立于拟造口侧，一助位于其对侧。

1. 穿刺器

- 12mm Hasson 气囊穿刺器置于拟造口位置，而 5mm 穿刺器置于造口对侧的腹直肌鞘外缘（图 43-16）。

2. 手术步骤

- 手术从拟造口部位开始。对于右侧横结肠造口术，通常优先选择右上腹、脐以上部位作为造口位置。

- 进入腹腔路径与前一节回肠造口术相同。

- 采用开放法在造口部位置入 12mm 穿刺器。插入镜头完成腹腔探查后，置入第二枚穿刺器并将该孔作为观察孔。

- 先找出右侧横结肠，使用腔镜 Babcock 钳轻轻抓紧。通过反头高足低体位在重力作用下使小肠落

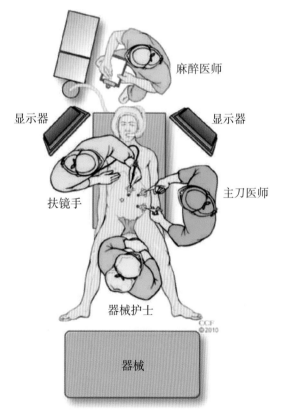

▲ 图 43-15 右侧横结肠造口时器械摆放及人员站位

经许可转载，引自 Cleveland Clinic Center for Medical Art & Photography © 2019，版权所有

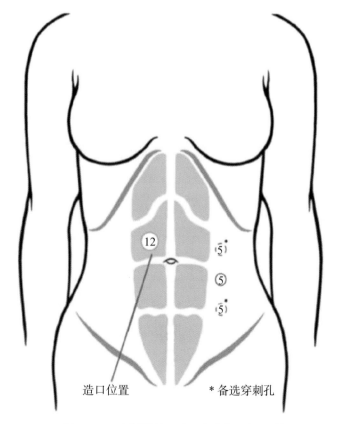

▲ 图 43-16 右侧横结肠造口术穿刺器位置选择

入左侧腹腔，同时将大网膜向上推，有助于快速识别出右侧横结肠的正确位置。

- 如果需要行肠粘连松解，则需在左侧腹腔再置入 2 枚 5mm 穿刺器。

- 通常情况下，为了更好显露视野，常需去除拟造口肠段的网膜组织。

- 如前面回肠造口术中所述，横结肠穿过腹壁后，要注意保持肠管方向正确。

- 重新建立气腹，并沿着近端输出端及远端输入端的方向确认造口肠段的准确性。

- 接下来的手术步骤与回肠造口术一样。多数情况下，造口的输入端位于右侧，输出端则位于左侧（图 43-17）。

- 肠襻下方置入塑料造口支撑棒。

- 去除其余穿刺器，缝合并修整切口。电刀沿肠管垂直方向切开造口肠襻。肠黏膜外翻，将其缝合于周围皮肤上。通常，结肠造口时，输入输出端以相同周长缝合于腹壁。

（三）乙状结肠造口术

- 患者取改良截石位（图 43-18）。于头高足低体位（头低）开始手术，置入穿刺器后，改为右倾体位，使小肠落入右侧腹腔。

- 主刀开始时立于拟造口侧，一助则位于其对侧。

1. 穿刺器

- 12mm Hasson 气囊穿刺器置于拟造口位置，5mm 穿刺器置于拟造口对侧腹直肌鞘外缘（图 43-19）。

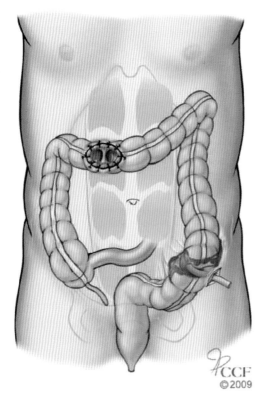

◀ 图 43-17 横结肠襻式造口术

经许可转载，引自 Cleveland Clinic Center for Medical Art & Photography © 2019，版权所有

2. 手术步骤

- 手术从拟造口位置开始。乙状结肠造口优选左下腹，但可能因术前标记而有所不同。

- 进腹路径与回肠造口术及横结肠襻式造口术相同。

- 开放法置入穿刺器。首先置入镜头行全腹腔探查，随即置入第二个穿刺器并将其作为观察孔。

- 使用腹腔镜 Babcock 抓钳穿过左侧穿刺器，尽可能抓取乙状结肠远端，通常从盆腔中抓取乙状结肠的下游部分。

- 沿着这部分结肠游离很容易到达腹壁，但是有时需要沿 Toldt 筋膜的白线从侧面游离结肠（这时需要在右侧腹壁再置入 2 个 5mm 穿刺器，图 43-20）。

  – 游离的乙状结肠肠段应能到达前腹壁拟造口位置。

- 一旦确定拟造口肠段位置，则使用抓钳紧紧抓住该部分肠管，释放气腹，移除 12mm 穿刺器，将该段肠管通过 Tocar 孔拉出并保持其方向不扭转。

- 将塑料造口支撑棒穿过肠襻系膜（图 43-21）。

- 去除其余的穿刺器并缝合穿刺孔。电刀沿肠管垂直方向切开肠襻，使黏膜外翻并将其与腹壁皮肤缝合（图 43-22）。

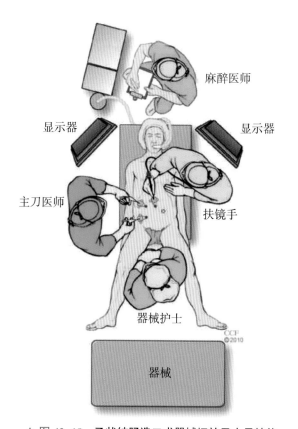

▲ 图 43-18 乙状结肠造口术器械摆放及人员站位

经许可转载，引自 Cleveland Clinic Center for Medical Art & Photography © 2019，版权所有

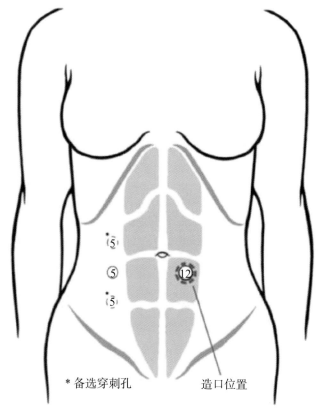

▲ 图 43-19 乙状结肠造口术穿刺器位置

存在肠粘连时为简化操作，可选择右腹偏上或下位置入 5mm 穿刺器

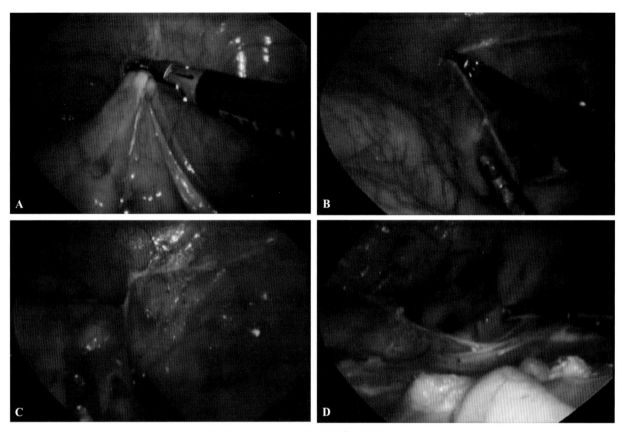

▲ 图 43-20　沿 **Toldt** 白线游离乙状结肠

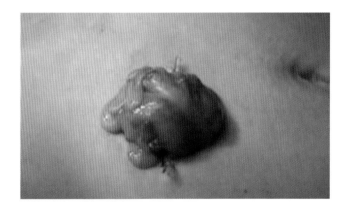

◀ 图 43-21　塑料造口支撑棒
从肠襻下方系膜中穿过

（四）特殊情况：乙状结肠单腔造口术

- 可将肠襻拖出体外，以线性切割闭合器离断，再行乙状结肠单腔造口。

- 肠襻离断后将近端提起造口。如果结肠长度不够，则肠管及其系膜的离断需要在体内进行（图 43-23）。这时则需要在右中腹及下腹分别置入 5mm 和 12mm 穿刺器。

- 如果是直肠乙状结肠切除后再次行乙状结肠造口，则务必注意以下几点。

  - 首先，由于存在腹腔粘连，可能需要 3 个或 4 个穿刺器来完成手术；

  - 其次，肠系膜下动脉或左结肠血管很有可能已经被切除，此时边缘血管弓可能是该段肠管唯一的血供。

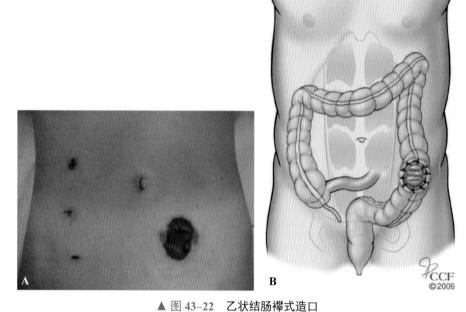

▲ 图 43–22　乙状结肠襻式造口

经许可转载，引自 Cleveland Clinic Center for Medical Art & Photography © 2019，版权所有

四、开腹造口术

（一）回肠造口术

1. 单腔造口

- 切口：正中切口。

- 选择目标肠段，确保系膜完全游离、粘连完全松解，以保证该肠段无张力到达腹壁。

- 钝性分离并打开肠系膜，使用胃肠切割闭合器离断肠管。

- 可能需要对肠系膜血管进行分割以获取足够的距离来进行造口。此时可通过光源透射来识别肠系膜血管，指导该保留或离断哪些血管以保证造口血供。

- 如前所述，于拟造口腹壁位置开一圆柱形孔洞。

- 将 1~2 个手指穿过该孔，轻轻扩张并确认孔洞的大小（图 43–24）。如有必要，可通过在皮肤或腹直肌前鞘、后鞘做放射状切口以扩大造口孔。

- 使用 Babcock 钳将选定造口肠段小心地通过大小合适的造口孔拖出。为了避免造口回缩，应将 5~6cm 长度的小肠及其系膜拖出腹壁外（图 43–25）。

- 应评估造口的张力、血供及系膜出血情况。

- 将所有切口缝合完毕后，使用电刀切开吻合钉封闭的小肠断端。

- 理想情况下，完成后的回肠造口最终高于皮肤表面 2~3cm，并使用可吸收缝线将肠管外翻缝合于造口皮肤（图 43–26 和图 43–27）。

- 有时，肠系膜肥厚或肥大时需要小心修剪，在保证血供的同时使肠壁能够外翻。

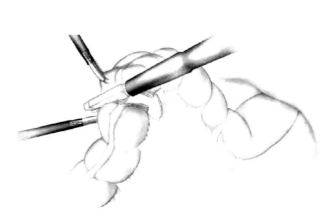

▲ 图 43-23 使用腹腔镜切割闭合器离断乙状结肠

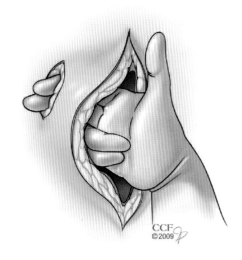

▲ 图 43-24 将两个手指完全穿过造口孔以确保开孔大小合适

经许可转载，引自 Cleveland Clinic Center for Medical Art & Photography © 2019，版权所有

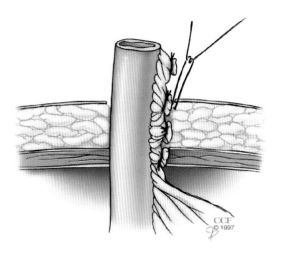

▲ 图 43-25 将充分游离、无张力、合适长度的小肠拖出造口孔并固定

经许可转载，引自 Cleveland Clinic Center for Medical Art & Photography © 2019，版权所有

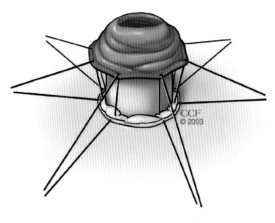

▲ 图 43-26 主要的造口成形术

可吸收缝线全层穿透肠壁，但仅穿过皮肤真皮层。因皮肤全层缝合可能会导致小肠黏膜分泌黏液，使其与皮肤之间黏附变得松散而不牢固（经许可转载，引自 Cleveland Clinic Center for Medical Art & Photography © 2019，版权所有）

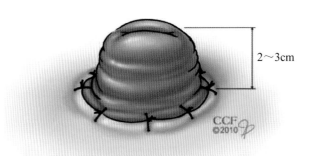

2～3cm

◀ 图 43-27 完成后的回肠单腔造口

理想情况下，造口突出腹壁皮肤 2～3cm，以防止腐蚀性流出物与皮肤直接接触（经许可转载，引自 Cleveland Clinic Center for Medical Art & Photography © 2019，版权所有）

经验与教训

- 充足的血供对造口至关重要，而保持肠管及系膜处于无张力状态也大有帮助。
- 从肠系膜根部开始游离对于保留肠管侧支循环至关重要。
- 分离肠系膜时越靠近肠管，也许能够得到更长的肠管，但肠管血供却更差并最终导致造口缺血。
- 回肠单腔造口时造口距离腹壁应足够远，这样肠液可以在尽可能少与皮肤接触的情况下落入造口袋中。
- 缝合造口时将肠管的浆肌层与皮肤缝合，使其外翻固定于皮肤表面。缝线应小心地穿过皮肤真皮层而不是表皮，据报道，肠黏膜细胞能够沿缝线迁移至皮肤真皮表面形成异位黏膜小岛，而这种黏膜小岛能够分泌黏液不利于造口用具的黏附。

2. 襻式造口

- 切口：前正中切口。
- 选择目标小肠肠段，充分游离肠系膜并松解粘连，以确保肠管能够无张力到达腹壁。
- 使用血管钳钝性分离肠壁与系膜，做一开口，将橡胶引流管或脐带线穿过。
- 在预定造口位置制作一直径 3～4cm 造口孔，具体方法同前。
- 橡胶引流管可以用来将肠襻安全拉出造口孔而最大限度减少对肠管的损伤（图 43-28）。
  - 确保肠系膜无扭曲非常重要，因此用不同颜色的缝合线或记号笔来标记肠管的传入及传出段可能有帮助。
- 橡胶引流管也可以用塑料造口支撑棒来替代。
- 缝合并保护所有腹部切口后，在传出段肠管顶部做横向切口。确保肠系膜完整无损伤（图 43-12）。

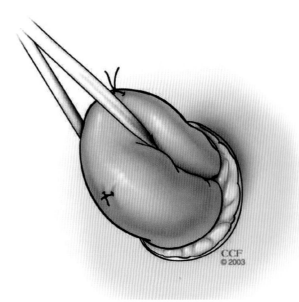

◀ 图 43-28 窄橡胶引流管穿过肠管与系膜之间的开孔将目标肠襻轻轻拖出造口孔

经许可转载，引自 Cleveland Clinic Center for Medical Art & Photography © 2019，版权所有

- 用可吸收缝线将远端无功能端缝合固定于真皮层，再将输出端外翻缝合于真皮层（图43-13）。

经验与教训

- 与末端回肠造口一样，造口近端肠段应突出皮肤2～3cm，从而使造口用具与造口周围皮肤之间形成水密性，以减少造口相关皮肤并发症。
- 造口支撑棒通常在粘连形成后1～3天移除，前提是支撑棒与皮肤之间没有张力。
- 通常情况下襻式造口为临时性造口，如果远端肠管连续性无法恢复，则应采用牢固的造口方法。
- 可以考虑使用腹腔抗黏剂来减少腹腔粘连，也许能够减少临时造口部位的肠粘连，使接下来的造口还纳更加容易。

（二）结肠造口术

1. 单腔造口

- 切口：限制性正中切口，根据预定造口部位而定。
- 方法与前面描述的小肠单腔造口类似，但是不同于小肠相对游离的系膜，根据肠管移动的距离，结肠肠管及系膜可能需要更大范围的游离。
- 由于乙状结肠肠襻冗余的特性，乙状结肠单腔造口可能不需要大范围游离肠管及系膜。但是近端降结肠造口可能需要高位血管结扎来完全游离结肠脾区以获取足够长度的肠管。
- 一旦选定并准备好拟造口结肠肠段，则可在腹壁标记好的拟造口部位制作直径3～4cm的造口孔。
- 用Babcock钳穿过造口，将拟造口肠段拉出体外。
- 外科医生需确认造口肠管呈粉红色、血供良好，且突出周围皮肤3～4cm、无张力、无回缩。
- 接下来缝合并保护其余腹壁切口，切开肠襻并外翻缝合于皮肤，理想情况下，造口应突出皮肤1～2cm。通常，结肠造口流出物为固态对周围皮肤无腐蚀性，因此造口外翻长度无须太长（图43-29）。

经验与教训

- 根据肠管的粗细及肠系膜厚度，结肠造口术可能需要更大的造口孔。
- 有时需要切除肠脂垂以便结肠更容易通过腹壁造口孔。
- 造口完成后，将结肠造口外翻以确认肠黏膜血供良好，呈粉红色。
- 要像处理肠管吻合一样，通过适当游离肠管减少张力并确保肠管血供。
- 游离肠管过程中通过确认边缘动脉搏动血流来评估结肠造口血供情况。
- 同上所述，避免损伤肠管的边缘血管弓，重要的是获取合适长度的肠管同时避免其缺血。

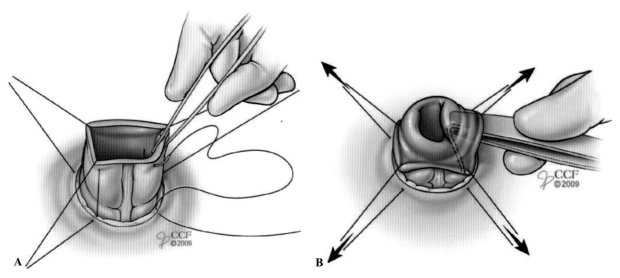

▲ 图 43-29 结肠单腔造口术

A. 分别缝合 4 个象限中的结肠切缘与周围皮肤，血管钳固定线尾；B. 拉紧 4 把血管钳，镊子钝端将肠壁外翻（经许可转载，引自 Cleveland Clinic Center for Medical Art & Photography © 2019，版权所有）

2. 襻式造口

- 切口：与结肠单腔造口相同，但是可能更大。

- 结肠襻式造口通常取自无腹膜覆盖的乙状结肠或横结肠，当然通过适当游离，任何位置结肠均可用作造口。

- 首先确定拟造口结肠位置，进而评估该肠段活动度及其距造口距离，以确保造口肠襻能够无张力通过拟造口位置并突出腹壁几厘米。

- 使用镊子钝性分离并打开肠襻下肠系膜。

- 在拟定造口部位做一直径 3~4cm 造口孔，将肠襻轻轻拖出造口孔。

- 在肠系膜开孔处置入塑料造口支撑棒，使其垂直于切口，以防止肠襻回缩入腹腔（图 43-30）。

- 缝合并保护腹部切口后，沿着肠蠕动方向切开肠管并将黏膜切缘环形缝合于造口周围皮肤（图 43-31）。

经验与教训

- 结肠襻式造口也可能是一个大手术，这取决于肠管直径大小、系膜肥厚程度及术后肠管水肿情况。

- 与小肠襻式造口相同，结肠襻式造口有可能是暂时的或永久的，尤其是如果不建议还纳，需要确保造口具有足够的强度。

- 与小肠襻式造口一样，临时造口时使用腹腔抗粘连剂可能有助于将来还纳。

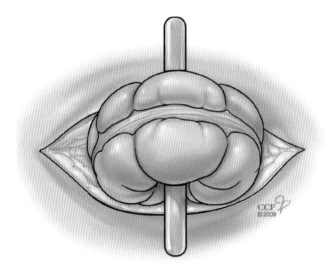

◀ 图 43-30　塑料造口支撑棒置于拟造口结肠肠襻下

经许可转载，引自 Cleveland Clinic Center for Medical Art & Photography © 2019，版权所有

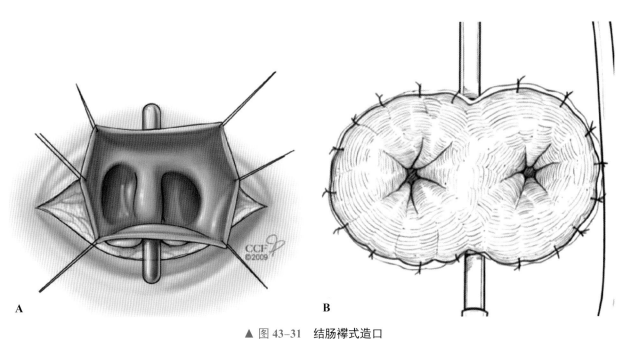

A　　　　　　　　　　　　　　　　　　　B

▲ 图 43-31　结肠襻式造口

经许可转载，引自 Cleveland Clinic Center for Medical Art & Photography © 2019，版权所有

推荐阅读

[1] Beck DE. Stomas and wound management. *Clin Colon Rectal Surg.* 2008;21(1):3-4.

[2] Erwin-Toth P. Ostomy pearls: a concise guide to stoma siting, pouching systems, patient education and more. *Adv Skin Wound Care.* 2003;16(3):146-152.

[3] Erwin-Toth P. Prevention and management of peristomal skin complications. *Adv Skin Wound Care.* 2000;13(4 Pt 1):175-179.

[4] Erwin-Toth P, Barrett P. Stoma site marking: a primer. *Ostomy Wound Manage.* 1997;43(4):18-22, 24-25.

[5] Fleshman JW, Beck DE, Hyman N, et al. A prospective, multicenter, randomized, controlled study of non-cross-linked porcine acellular dermal matrix fascial sublay for parastomal reinforcement in patients undergoing surgery for permanent abdominal wall ostomies. *Dis Colon Rectum.* 2014;57(5):623-631.

[6] Hocevar BJ. WOC nurse consult: nonhealing peristomal ulcer. *J Wound Ostomy Continence Nurs.* 2009;36(6):649-650.

[7] Hocevar BJ. WOC consult: peristomal bulge. *J Wound Ostomy Continence Nurs.* 2011;38(4):428-430.

[8] Martin ST, Vogel JD. Intestinal stomas: indications, management, and complications. *Adv Surg.* 2012;46:19-49.

第 44 章　困难肠造口
The Difficult Stoma

Hermann Kessler　Mariane G. M. Camargo　著

宋书铮 译　　傅传刚　杜　涛 校

一、困难肠造口的危险因素

（一）术前因素

术前已经存在且不能被改变的因素，以及与困难造口位置相关的因素如下。

- 高体重指数。
- 高龄。
- 急诊手术。
- 炎症性肠病。
- 腹部陈旧性瘢痕及手术切口。
- 腹壁疝。
- 皮肤问题。

（二）术中遇到的手术相关因素

术中遇到的能够影响行无张力、血供良好造口所需要的肠管长度及系膜的因素。

- 肥胖。
- 腹部巨大脂膜。
- 继发于炎症的肠系膜缩短或增厚。
- 肠系膜纤维化。
- 短肠综合征。
- 炎症性肠病。

不利于造口的特殊因素还有以下几种情况。

- 既往大范围腹部手术导致的腹膜粘连。
- 肿瘤扩散转移。
- 纤维瘤病。

（三）肠造口位置选择

- 总是在术前标记造口位置，即使在等待区或急诊室（图 44-1）。

- 依靠肠造口治疗师的帮助。

- 与患者交谈时，请注意肠造口对患者生活质量的影响，回答相关提问并提供有关造口护理的培训，减轻其恐惧感。

1. 理想的术前造口定位

- 直径 5cm 的平坦皮肤：即使体位改变仍然保持平坦。这有利于造口袋的使用，避免泄漏。

- 标记从识别髂前上棘、耻骨结节和脐部为边界的"造口三角"开始。造口可设置于该三角形两条穿越腹直肌边线的中点。

- 通常情况下，回肠造口设置于右侧，而结肠造口设置于左侧。如果传统位置导致造口张力过大，外科医生需要选择额外的造口点。

2. 定位方法

- 从仰卧位开始。

- 抬头或咳嗽有助于识别腹直肌。

- 确定腹部折痕：坐位、弯腰或站立。

- 确定皮带和裤腰所在位置。

- 确保患者能够看到及触摸到造口。

3. 特殊情况

- 失能患者：选择经常使用的部位。

- 带有支撑装置的患者：标记时患者佩戴支撑装置。

- 辐射：避开曾经或将来可能受到辐射的部位。

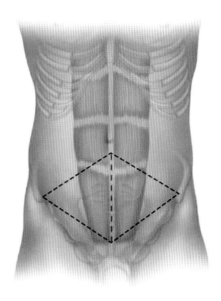

◀ 图 44-1　造口三角，即髂前上棘、脐、耻骨结节

- 两个备选造口：准备不同高度的候选位置。(回肠造口通常比结肠造口高)。
- 烧伤：可能无法带皮带和防护服。

二、术中注意事项

（一）患者体位

- 患者通常取改良截石位。
- 可行结肠镜检查。
- 可能需要术中决定使用不同肠段进行造口。
- 通常情况下，对于有腹部手术史、腹腔镜内粘连组织脆弱、伴发症以及手术预期准备不足的患者，选择开放手术。

（二）器械和材料

- 腹腔镜
    - 视频设备：腹腔镜摄像头、5mm 30° 镜头、光源、监控及记录设备。
    - 气腹机。
    - 吸引及冲洗设备。
    - 腹腔镜 5mm 分离器械。
    - 充足的消毒灭菌装置。
    - 电刀。
    - Kocher 钳。
    - 甲状腺拉钩。
    - 12mm Hasson 球囊穿刺器。
    - 三套 5mm 穿刺器。
    - 腹腔镜剪刀。
    - 腹腔镜 5mm Babcock 钳。
    - 5mm Maryland 分离钳。
    - 5mm 肠钳。
    - 塑料造口支撑棒。
    - 3–0 可吸收编织线。
    - 可能用到的其他器械：10mm 穿刺器，腹腔镜切割闭合器，腹腔镜活检钳。
    - 手术室应备有结肠镜。
- 若为开放手术，结直肠外科器械包中含有肠造口所需的所有器械。

（三）腹壁缺损

- 可能无法选择最佳造口位置行造口术。
- 一个有疝专家和（或）腹壁重建整形外科医生参与的多学科团队可能会有所帮助。

（四）肥胖

特别挑战如下。

- 腹壁厚而皮下组织丰富，使得造口肠管很难通过。
- 活动时局部体位改变，肠管穿过腹壁的距离会增加。
- 肥厚的肠系膜及大网膜使造口外置变得困难。
- 术后并发症风险更高。
- 造口相关并发症风险更高（图 44-2）。

（五）肥胖患者造口技巧

- 如果肥胖患者的择期造口可以被推迟，可考虑先行减重手术。
- 开放手术时分两步，先将脂肪从浅筋膜中分离出来，再行造口。
- 皮下脂肪切除术。
- 椭圆形去除皮肤及皮下组织。
- 腹壁整形。
  - 改良的腹部成形术及腹壁轮廓修整。
  - 抽脂。
- 使用腹部上象限作为造口部位（图 44-3A 和 B）：该位置皮下组织变薄并固定于肋缘上，有效减少肥厚的皮下组织在活动时发生移位；血管来源与拟造口位置的距离通常更短，能够为造口提供更好的血供。
- 避免将造口置于大块的皮肤皱褶下（图 44-3C）。

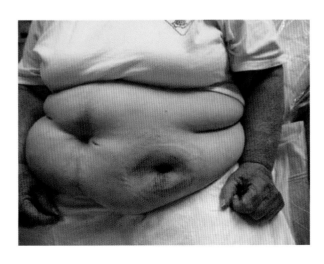

◀ 图 44-2　肥胖患者造口回缩

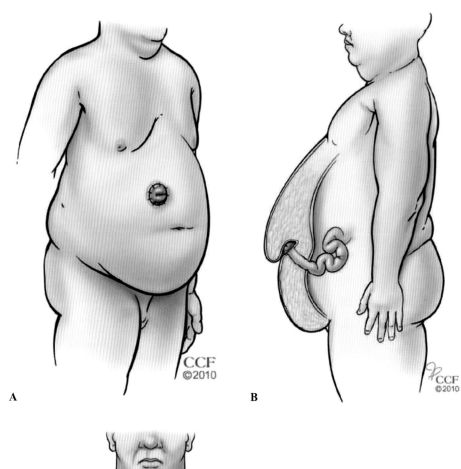

A   B

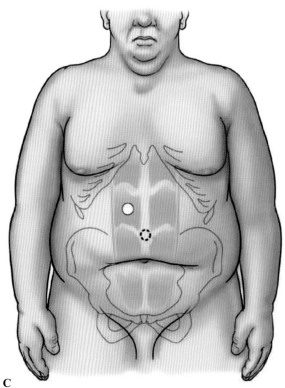

C

▲ 图 44-3　**A.** 肥胖患者将造口置于上腹部；**B** 和 **C.** 明确视线范围很重要，因为患者无法看到视线外的情况，无法识别出折痕和褶皱

经许可转载，引自 Cleveland Clinic Center for Medical Art & Photography © 2019，版权所有

（六）肠系膜挛缩

肠系膜挛缩常常是由于肠系膜纤维化、粘连或炎症造成，而软组织及肠管本身的脆性使得这种情况更加复杂化，常常导致肠管无法到达造口部位。

- 腹型肥胖患者。
- 硬纤维瘤患者。
- 炎症性肠病。
- 开腹手术病史。
- 腹膜炎病史。
- 外部放疗史。
- 肠切除既往史：小肠缺血、坏死性小肠结肠炎、脐疝或腹裂。

三、回肠造口

技术

- 缩短肠系膜长度。
  - 分离末端回肠时尽量靠近盲肠。
  - 从根部结扎回结肠动脉，血供由保留下来的肠系膜侧支循环供应（图 44-4）。
  - 解剖小肠系膜基底部至十二指肠第三段水平。
  - 在肠系膜上动脉上方的小肠系膜上开孔（应先向肠系膜注射生理盐水以减少伤害主要血供的机会）（图 44-5）。
  - 造口周围分离肠系膜不超过 5cm。
- 经腹直肌切口直径约 3cm。
- 将回肠造口切缘缝合于周围皮肤真皮层而不是表皮层，以防止黏膜植入（通常造口开孔直径 2.5cm 左右以便于贴造口袋）（图 44-6）。
- 当最佳造口肠段接近回肠末端时，可行回肠单腔襻式造口术（图 44-7）。
- 行不连续襻式单腔回肠造口术（图 44-8），当游离小肠系膜至十二指肠且拟造口肠段无张力情况下，仍无法到达前腹壁形成外翻襻式回肠造口时，远端小肠一角可固定于腹壁下（图 44-8A），或远端肠管完全离断后置于筋膜内或筋膜下（图 44-8B）。
- 延长腹直肌前鞘、腹直肌、腹直肌后鞘的切口，以最大限度减少血管受压的风险（图 44-9）。
- 可以使用小号切口保护套作为输送装置，以利于肠管通过。
- 可以将长而柔软的肠系膜支撑杆连接到输尿管导管上，用于提供机械支撑（严重肥胖、癌变、致密粘连导致无法充分游离，及进行大范围肠切除时）（图 44-10）。

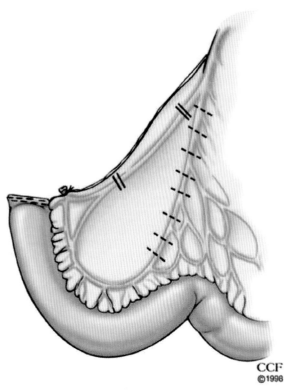

▲ 图 44-4 结扎回结肠动脉起始部

经许可转载，引自 Cleveland Clinic Center for Medical Art & Photography © 2019，版权所有

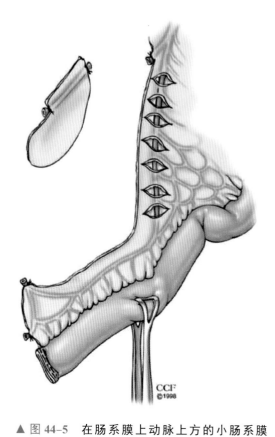

▲ 图 44-5 在肠系膜上动脉上方的小肠系膜中开孔

经许可转载，引自 Cleveland Clinic Center for Medical Art & Photography © 2019，版权所有

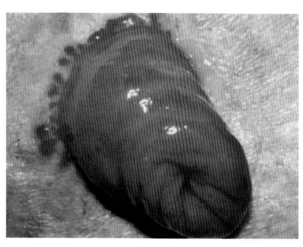

▲ 图 44-6 小肠黏膜沿着造口周围针孔种植，这种情况需要避免

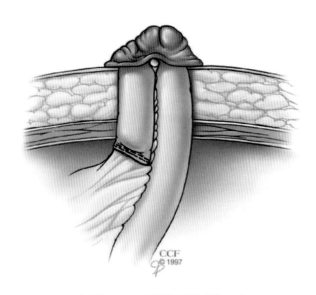

▲ 图 44-7 回肠单腔襻式造口术

经许可转载，引自 Cleveland Clinic Center for Medical Art & Photography © 2019，版权所有

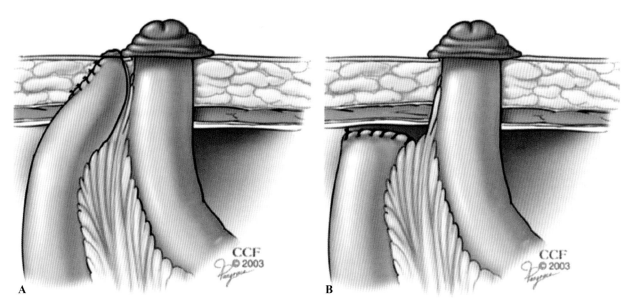

▲ 图 44-8　回肠襻式单腔造口术

将小肠系膜剪裁至合适长度后将输入襻肠段拉出皮肤行回肠单腔造口（经许可转载，引自 Cleveland Clinic Center for Medical Art & Photography © 2019，版权所有）

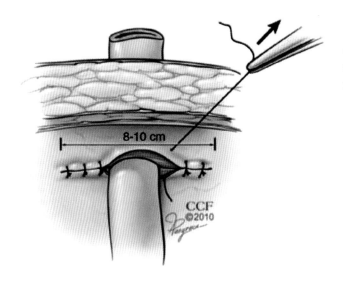

◀ 图 44-9　经腹直肌后鞘及腹膜的切口长度应为 8 ～ 10cm

经许可转载，引自 Cleveland Clinic Center for Medical Art & Photography © 2019，版权所有

四、结肠造口

（一）技术

以血管走行为依据解剖分离成簇组织是获取结肠造口所需肠管的主要技术方法，可能的步骤如下。

- 分离结肠侧腹膜。
- 游离结肠脾区。
- 游离结肠肝区。
- 释放网膜附属物。

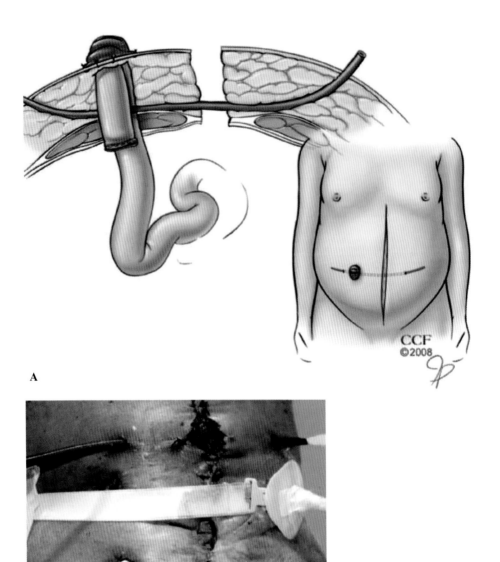

▲ 图 44–10　**A.** 距离造口一定距离，经皮肤置入一根长的肠系膜支撑杆；**B.** 支撑杆穿过皮下组织和肠系膜，再回到皮外

经许可转载，引自 Cleveland Clinic Center for Medical Art & Photography © 2019，版权所有

- 需要缩短结肠长度时，应先结扎肠系膜下动脉及其不同水平分支血管（建议先钳夹）；可以用来评估来自结肠中动脉的血供是否充足。
- 高位结扎肠系膜下静脉。
- 在结肠系膜中开孔。

其他可能用到的技术如下。

- 造口周围肠系膜分离不超过 2cm；只有在有足够的黏膜下侧支血供情况下才可行；根据不同的血管解剖结构，在边缘动脉被结扎的情况下仍能够额外提供 2cm 长度肠管的血供。
- 腹型肥胖患者将造口置于脐上，相对于下腹部造口更容易检查。
- 制作结肠单腔襻式造口。

- 切除脂肪组织并大大减少腹壁的厚度和其中的大量脂肪组织，能够缩短腹膜到皮肤的距离。
- 如前回肠造口所述，可以使用超小号切口保护器作为输送装置（图 44-11），以及长的柔性肠系膜支撑杆（图 44-12）。

（二）造口术后并发症及其预防

造口术后并发症

- 文献报道发生率差异很大，10%～82%。
- 多数发生在术后早期 30 天内。
- 包括造口位置不佳、造口旁疝、脱垂、回缩、局部缺血、坏死、造口周围皮肤问题及黏膜皮肤分离。
- 可能原因有高龄、营养状况差、ASA 评分较高、行动不便、肥胖、呼吸系统并发症、糖尿病、吸烟及恶性肿瘤。

五、造口并发症

（一）局部缺血

- 术后早期肠造口缺血和坏死是一种非常严重并能危及生命的并发症。
- 其程度可能是轻度和暂时的（图 44-13），也可能是从造口过程中的轻度损伤到全层坏死（图 44-14）。
- 原因可能是动脉血供不足或静脉淤血。

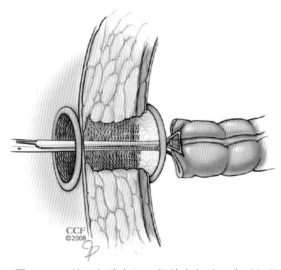

▲ 图 44-11　结肠断端在切口保护套帮助下穿过肥厚的腹壁

经许可转载，引自 Cleveland Clinic Center for Medical Art & Photography © 2019，版权所有

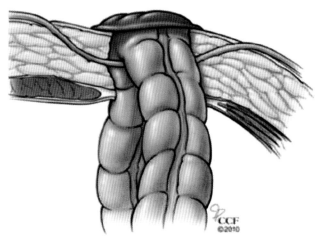

▲ 图 44-12　长的柔性肠系膜支撑杆穿过皮下组织及肠系膜，再回到皮外

经许可转载，引自 Cleveland Clinic Center for Medical Art & Photography © 2019，版权所有

- 评估造口是否发暗发灰。
    - 使用玻璃试管和灯光来检测造口黏膜。
    - 使用针轻轻划伤黏膜看血供是否充足。
    - 灵活的经造口内镜检查有助于确定局部缺血程度。
- 如果缺血位于筋膜表面，可以先观察，暂缓手术修复。但是如果坏死已经累及筋膜下层组织，则必须马上手术修复，以免该坏死部分回缩导致腹膜炎和腹内脓毒症。
- "衣领样"狭窄可能是造口不愈合或延迟愈合的晚期并发症（图 44-15 和图 44-16）。回肠单腔造口出现黏膜局部缺血，几乎总能导致黏膜皮肤交界处纤维环形成，以后可能需要修复。

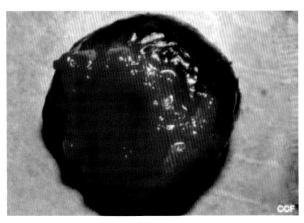

▲ 图 44-13　回肠造口，边缘缺血

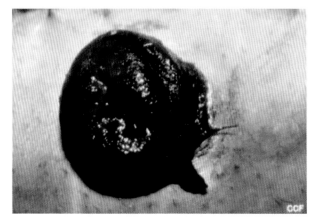

▲ 图 44-14　回肠造口，深层组织缺血

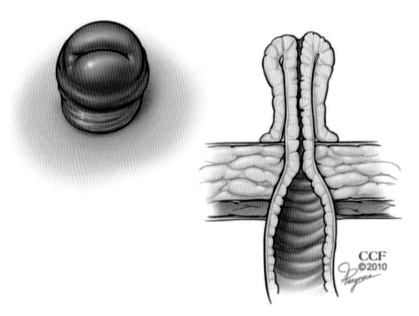

▲ 图 44-15　回肠造口衣领样狭窄

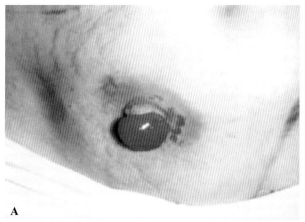
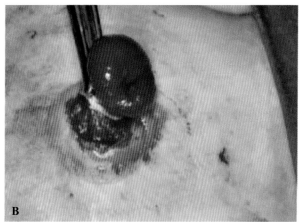
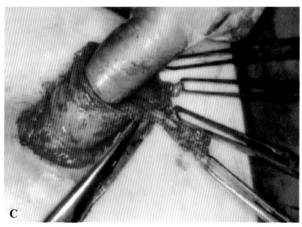

▲ 图 44-16　A. 回肠造口狭窄, "衣领样"; B. 回肠造口狭窄修复—游离造口; C. 回肠造口狭窄翻修—切除狭窄瘢痕组织

(二)造口旁疝

- 当肠管穿过过大的造口孔时容易产生造口旁疝。

- 这是一种切口疝,目前认为结肠造口比回肠造口更容易出现。

- 易发因素有肥胖,筋膜开孔较大,既往切口导致腹壁薄弱,造口位于腹直肌外侧,营养不良,免疫抑制,慢性咳嗽(慢性阻塞性肺部疾病)(图 44-17 和图 44-18)。

- 术后急性期内出现造口旁疝显然是技术问题,即筋膜开孔过大。这种情况需要立即予以修复,通常需要重新打开正中切口以更好显露肠管。

- 无症状或无法耐受再次手术的患者最好使用腹带固定。

- 手术适应证如下。

　- 疝内容物嵌顿。

　- 肠梗阻症状。

　- 造口器具无法适配。

　- 造口血供不良。

　- 皮肤表皮脱落。

　- 慢性疼痛。

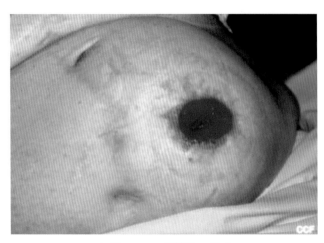

▲ 图 44-17　结肠造口旁疝

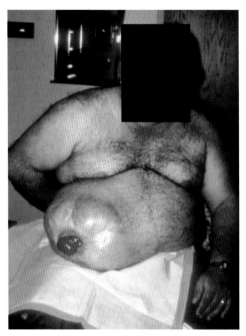

▲ 图 44-18　结肠造口旁疝，腹直肌外的异位造口

- 造口疝持续变大。

- 某些情况下影响美观。

手术步骤

● 治疗方法包括肠造口治疗，如早期造口还纳；无法还纳患者行造口修复。

● 造口旁疝的外科治疗主要有三种方法。

　- 单纯局部筋膜修补（复发率高）（图 44-19 到图 44-21）。

　- 将造口移至对侧，同时修补疝。

　- 使用人工补片修补（图 44-22 至图 44-26）。

● 选择疝修补的切口时必须考虑到周围用于贴造口袋的区域。如果可能，尽量不干扰该区域。

● 预防方法如下。

　- 经腹直肌造口。

　- 缩小造口孔。

　- 预防性应用补片。

　- 隧道技术（图 44-27 和图 44-28）。

　- 固定襻式造口的远端肠襻（图 44-29）。

（三）造口脱垂

● 多数发生于回肠造口，该造口的需求是决定后续处理方式的首要考虑因素。如果可以还纳，则应予以还纳。如果该造口不能还纳，则应行局部修复。

● 造口脱垂常常与造口旁疝相关（图 44-30 和图 44-31）。

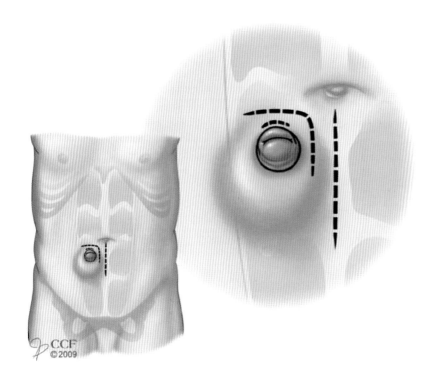

◀ 图 44-19 单纯修补的切口选择

如果决定行单纯疝修补，则皮肤切口应该选择在皮肤黏膜交界线外侧或造口底盘粘贴区域以外（经许可转载，引自 Cleveland Clinic Center for Medical Art & Photography © 2019，版权所有）

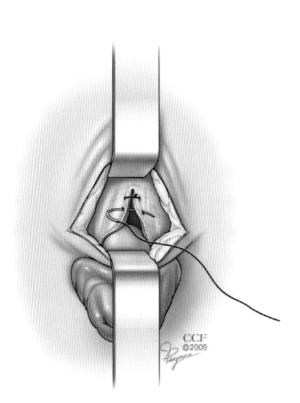

▲ 图 44-20 单纯修补

切除疝囊并将筋膜边缘清除至健康组织后，使用 Prolene 或 PDS 可吸收缝线作单纯间断缝合或 8 字形缝合（经许可转载，引自 Cleveland Clinic Center for Medical Art & Photography © 2019，版权所有）

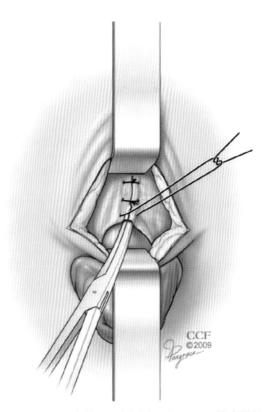

▲ 图 44-21 将筋膜重新对合以便于止血钳尖端能够插入造口和修补缺口之间，这样可以防止进行紧密缝合修补时被造口肠段阻碍

经许可转载，引自 Cleveland Clinic Center for Medical Art & Photography © 2019，版权所有

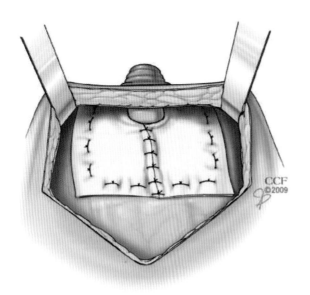

▲ 图 44-22 使用补片覆盖局部修补造口旁疝

经许可转载，引自 Cleveland Clinic Center for Medical Art & Photography © 2019，版权所有

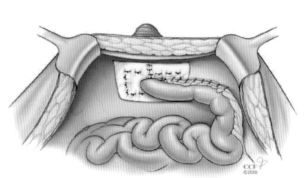

▲ 图 44-23 使用"锁孔"技术从腹腔内修补造口旁疝

经许可转载，引自 Cleveland Clinic Center for Medical Art & Photography © 2019，版权所有

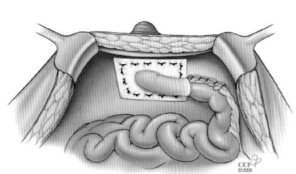
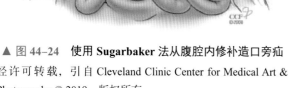

▲ 图 44-24 使用 Sugarbaker 法从腹腔内修补造口旁疝

经许可转载，引自 Cleveland Clinic Center for Medical Art & Photography © 2019，版权所有

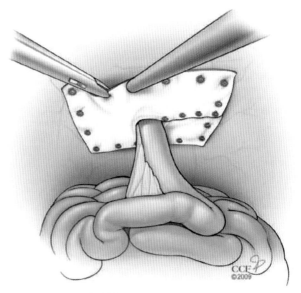

▲ 图 44-25 腹腔镜"锁孔"法腹腔内造口旁疝修补

经许可转载，引自 Cleveland Clinic Center for Medical Art & Photography © 2019，版权所有

- 诱发因素如下。
  - 患者相关因素。
    - 肥胖。
    - 腹内压增高。
    - 脊髓损伤。
    - 肠冗长。

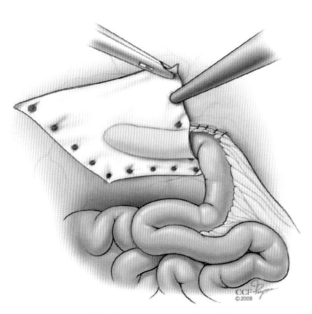

▲ 图 44-26　腹腔镜 Sugarbaker 法及 "double-crown" 钉合法行腹腔内造口旁疝修补

经许可转载，引自 Cleveland Clinic Center for Medical Art & Photography © 2019，版权所有

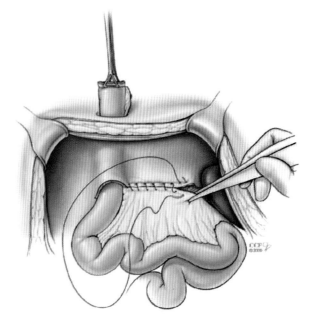

▲ 图 44-27　腹膜后隧道法回肠单腔造口，将造口周围肠系膜缝合固定于腹膜

经许可转载，引自 Cleveland Clinic Center for Medical Art & Photography © 2019，版权所有

➢急诊手术。

- 外科医师相关因素

➢位置不当。

➢造口孔过大。

➢肠管游离过大。

1. 技术

● 预防。

- 术前标记好合适的造口位置，理想的造口应穿过腹直肌。

- 将肠系膜固定于前腹壁防止脱垂（图 44-32）。

- 回肠单腔造口穿过 Toldt 白线切缘与前腹壁筋膜缺损之间的腹膜后隧道（图 44-28）。

- 因此，应将筋膜缺损最小化。较小的缺损可阻止腹压传递至周围的黏膜皮肤缝合处。

- 由于造口脱垂常常与造口旁疝有关，因此制作永久性造口时加入补片也许能够减少这两种并发症。

- 腹腔镜结肠造口时，肠管的游离及拖出更加方便，而不需要扩大筋膜切口。

● 非手术处理。

- 调节造口用品。

- 使用支撑架或疝带。

- 嵌顿部位采用糖封闭。

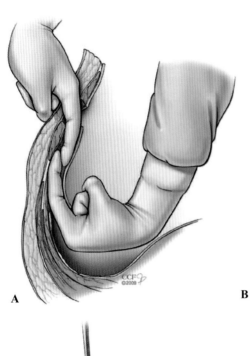

A

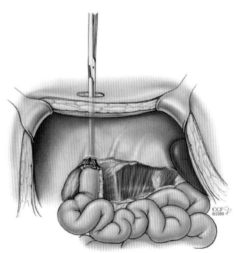

B

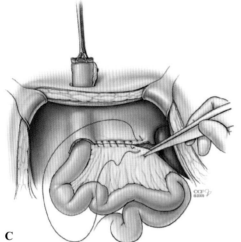

C

▲ 图 44-28　腹膜后回肠单腔造口

A. 在 Toldt 白线切缘与前腹壁筋膜缺损之间直接作一隧道；B. 造口肠襻直接通过隧道直接到达筋膜缺损部位；C. 小肠系膜固定于腹膜切缘（经许可转载，引自 Cleveland Clinic Center for Medical Art & Photography © 2019，版权所有）

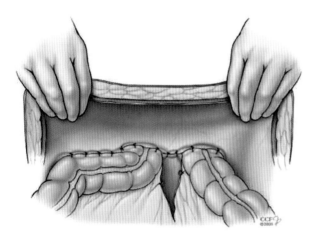

▲ 图 44-29　缝合固定襻式造口中的远端肠襻

经许可转载，引自 Cleveland Clinic Center for Medical Art & Photography © 2019，版权所有

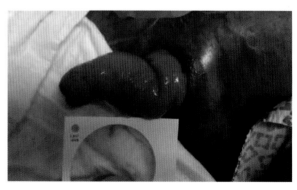

▲ 图 44-30　造口脱垂

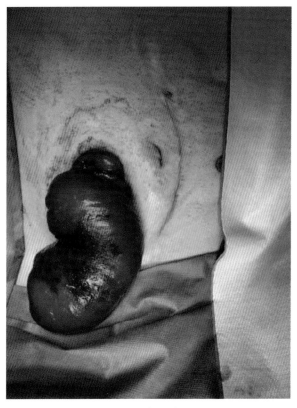

▲ 图 44-31　造口脱垂伴坏死

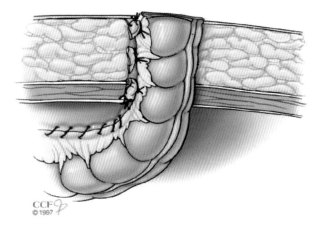

▲ 图 44-32　固定肠系膜。单腔造口肠系膜，除了筋膜和皮肤下脂肪组织外，还应固定于腹膜

经许可转载，引自 Cleveland Clinic Center for Medical Art & Photography © 2019，版权所有

- 手术处理。
  - 如果出现造口旁疝，应行造口旁疝修补。
  - 如果没有造口旁疝，局部造口修补可以解决问题（图 44-33 至图 44-37）。
    ➢ 在皮肤黏膜交界处切开造口，并从皮下组织开始游离肠管，完成后切除适当长度冗余的肠管。然后以常规方式重新造口，注意将造口固定于筋膜上以防止脱垂复发。
- 有时可能需要造口移位，尤其是筋膜缺损非常大且不易修复，或原始的造口非最佳位置时。
2. 造口周围静脉曲张
- 造口周围和皮下静脉之间的异常血管吻合（图 44-38）。

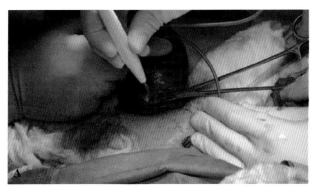

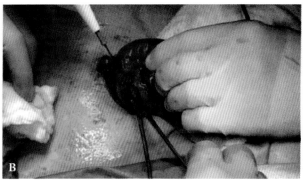

▲ 图 44-33　造口脱垂伴坏死—局部修补。行环周全层切口

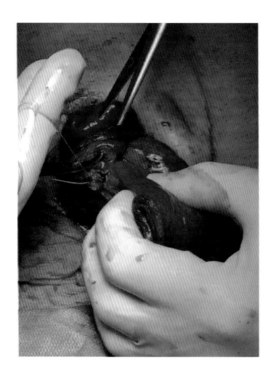

◀ 图 44-34 造口脱垂伴坏死，结扎肠系膜并松解粘连

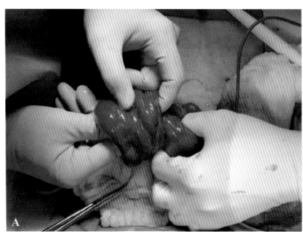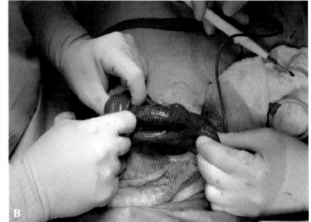

▲ 图 44-35 造口脱垂伴坏死，外翻脱垂肠管

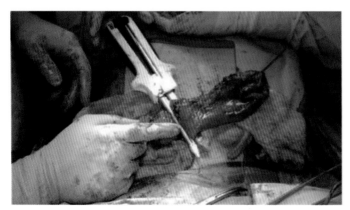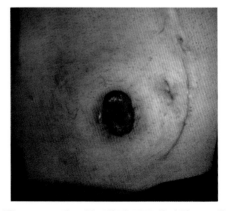

▲ 图 44-36 造口脱垂并坏死，分离并使用切割闭合器切除脱垂且失去活力的远端肠管

▲ 图 44-37 造口被重塑为回肠单腔造口，将切割闭合后的远端肠管留在腹腔内

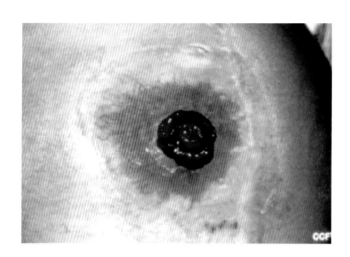

◀ 图 44-38　结肠造口，"海蛇头"样静脉曲张

- 治疗方法。

  - 缝合结扎。

  - 硬化剂疗法。

  - 紧急情况下，可切断皮肤黏膜之间连接。

  - 确切性疗法：门 – 体静脉分流，经颈静脉肝内门体静脉分流术 TIPS。

3. 造口狭窄

- 通常由造口局部缺血造成。

- 对于克罗恩患者来讲，这很可能是一种复发性疾病。

- 其他原因包括曾接受放疗或外部压迫（如皮肤或筋膜开口卡压）。

- 如果造口是临时的，可先随访观察；若为永久性造口，则应行造口修复。

- 通常情况下，局部皮肤切除再造口是一个很好的选择（图 44-39 至图 44-43）。

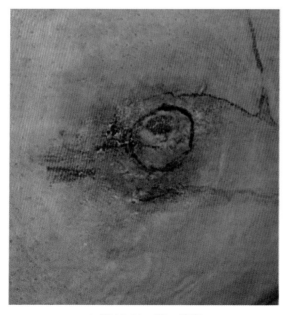

▲ 图 44-39　造口狭窄

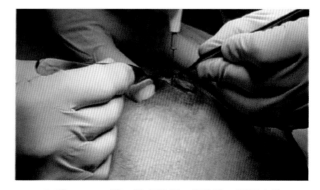

▲ 图 44-40　造口狭窄修复，切除造口周围皮肤

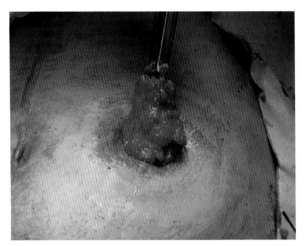

▲ 图 44-41 造口狭窄修复，重新造口

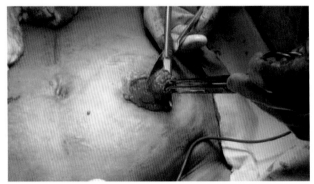

▲ 图 44-42 造口狭窄修复，切除远端狭窄段肠管

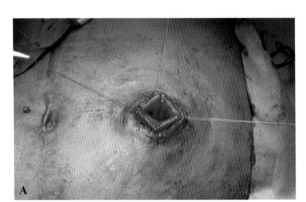

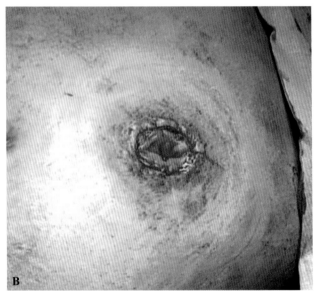

▲ 图 44-43 造口狭窄修复

A. 植入可吸收缝线；B. 重造单腔造口

- 局部皮肤问题的患者可选择造口移位或皮瓣移植。单纯行狭窄扩张很少能带来持久的改善。

4. 造口回缩

- 造口回缩（图 44-44）的可能原因如下。

　　- 肠段游离不充分。

　　- 造口选位或固定不佳。

　　- 激素依赖。

　　- 肥胖。

- 有时，使用凹陷型造口用品、腹带，以及减肥后仍可佩戴造口袋。

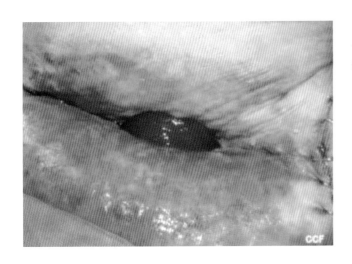

◀ 图 44-44 回肠襻式造口，移除支撑棒后造口下陷

- 如果无法正常使用造口袋时，则需要外科手术来修复纠正。
- 应分别缝合固定肠系膜与筋膜层、肠系膜与皮下脂肪层，最后缝合黏膜与真皮层。
- 襻式单腔造口可以作为一种替代技术。

推 荐 阅 读

[1] Steele SR, Lee P, Martin MJ, Mullenix PS, Sullivan ES. Is parastomal hernia repair with polypropylene mesh safe? *Am J Surg.* 2003;185(5):436–440.

[2] Strong SA. The difficult stoma: challenges and strategies. *Clin Colon Rectal Surg.* 2016;29(2):152–159.

第45章 结直肠术后的复杂腹壁重建及造口旁疝修补术

Complex Abdominal Wall Reconstruction and Parastomal Hernia Repair after Colorectal Surgery

Charlotte Horne　Ajita Prabhu　著

汤　睿　柳　楠　刘正尼　译　　傅传刚　李雪冬　校

一、患者评估

- 造口旁疝修补术的适应证包括梗阻症状、持续无法缓解的疼痛和造口装置佩戴困难。
  - 前两个适应证需要进行修补手术。
  - 造口装置引起的问题并非微不足道，由于患者担心粪便意外渗漏以及频繁更换造口装置的费用，可能会对生活方式和经济造成重大影响。这种情况下即使无症状，也建议进行疝修补。

> 建议：对于暂时无症状或症状轻微的患者，可以观察等待。

  - Kroese 等对该方法进行了研究，尽管观察等待组中有21%的患者需要手术干预，但这些患者在急诊手术率和术后并发症发生率方面没有差异。
  - 由于造口旁疝修补术后的复发率高达20%，非手术治疗也是合理的，并没有显示会增加并发症的发生率。应该充分告知这些保守治疗的患者发生疝绞窄时的症状。
- 对需要进行造口旁疝修补的初步评估通常包括造口是否可以回纳。
  - 对于合并中线疝、腹部多次手术或其他既往可能限制回纳的患者，如果没有绝对或相对禁忌证，应尽可能进行回纳。
- 下一步需要评估并发症，如恶性肿瘤、需要继续化疗或放疗、总体预期寿命、体重、吸烟状况和其他重要的并发症。
  - 患者如合并病态性肥胖，不仅会增加造口旁疝修补术后的复发率，还会增加术后并发症发生率。

建议：对于体重指数（BMI）＞40kg/m²的患者，我们定期向患者强调减肥的重要性，目标BMI＜35kg/m²，以降低术后复发率和术后总体并发症发生率。

– 告知所有患者戒烟的重要性，可通过尿液尼古丁测试来验证是否戒烟。
– 糖尿病控制不佳会增加伤口并发症的发生率。
  ➢ 糖尿病患者的术前评估应常规包括糖化血红蛋白的检测。
  ➢ 血糖的改善，即使仅在手术治疗前60天进行，也可以降低术后并发症发生率。
  ➢ 在择期造口旁疝修补术前，我们的目标是糖化血红蛋白＜8mmol/L，可以显著减少术后手术部位感染。

建议：若患者糖化血红蛋白＞88mmol/L，应到他们的保健医生或内分泌科医生处就诊，更好地控制血糖，在达到这个目标之前，不进行择期手术治疗。

– 对于炎性肠病的患者，通过确保疾病得到充分控制，可以获得最佳的手术效果。
  ➢ 如果需要生物制剂控制或缓解疾病，则继续使用这些药物。
  ➢ 这些患者也可能需要使用类固醇控制或缓解疾病。在可能的情况下，患者应维持所需的最低类固醇剂量。

二、手术方法

表45-1 造口旁疝修补术的术前规划流程图

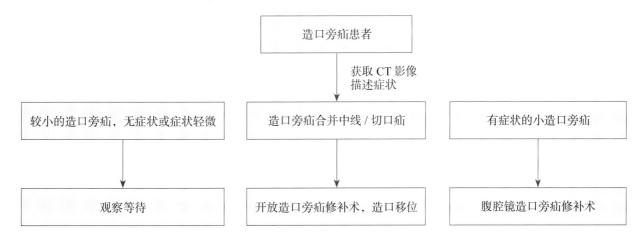

- 有许多不同的方法来修复造口旁疝，包括原位修补、造口移位，均可以采用腹腔镜手术和开放手术。
  – 合适的手术方法依据患者因素、手术史、造口类型和其他合并疝决定。

- 虽然原位修补手术的并发症发生率最低，但术后复发率接近 69%。

建议

- 强烈建议不进行缝合修补，除非是急诊手术，或者有放置网片的绝对禁忌证。
- 在没有网片感染的情况下，简单的造口移位会导致无法接受的高复发风险，因此不推荐。

- 常见的腹腔镜手术方法包括 Keyhole 修补和 Sugarbaker 修补。这些方法需要在腹腔内放置网片。
  - 一般情况下，腹腔镜入路可减少手术部位感染。
  - 分析显示使用 Sugarbaker 修补具有较低的复发率。
    ➤ 在我们的实践中，没有进行过造口旁疝修补、没有合并中线疝、疝缺损较小，以及没有多次腹部手术史的患者都是腹腔镜手术的理想对象。
- 开放手术修补造口旁疝已有多种技术。
  - 这里描述了采用网片的加强修补缺损方法，我们认为择期手术可以此为标准。
  - 网片可围绕造口放置在筋膜前平面；也可以放置于腹直肌后方的腹直肌后平面或腹膜前平面，也可以衬垫的方式在腹腔内放置。
  - 肌鞘前修补技术是有益处的，因为它不需要手术进腹。然而该技术的复发率最高可达约 15%。

建议：由于复发率高、网片感染的风险大，我们在实践中不使用肌鞘前修补技术。

  - 腹直肌后和腹膜前修复都需要进腹手术，以妥善地进行疝的缩小和网片的放置。
    ➤ 这些技术的总体复发率较低，分别为 7% 和 9%，术后伤口的并发症发生率也较低，为 2%～4%。
    ➤ 我们首选的开放造口旁疝手术是拆除原造口并在对侧腹壁重做造口，在可能的情况下在腹直肌后平面放置网片。
    ➤ 在腹直肌后平面放置网片避免了腹腔内网片的相关并发症，包括广泛粘连和网片侵蚀。
  - 重做造口是适宜的，因为它将造口移到健康的腹壁位置，可以同时手术加强旧的筋膜缺损和新的筋膜缺损。尽管如此，这种方法在修补后的前 13 个月的复发率仍高达 11%，这突出体现了造口旁疝修补总的来说极具挑战性。

三、患者准备

- 造口旁疝手术时间可能会因广泛的腹腔内粘连、先前的网片和造口管理不佳而延长，因此在进行造口旁疝修补前对患者进行身体情况调整至关重要。
- 是否存在合并疝是手术方法的决定因素，因此在进行修补之前，所有患者都要进行断层成像（通常是 CT 检查）。通常我们在术前尽可能获得以前所有的手术记录。

- 由注册造口护士评估患者并进行术前造口定位，在患者的坐位和立位分别评估，评估明显的皮肤皱褶，确保新的造口位于最理想位置。

- 实践中，我们通常在开放的造口旁疝修补时尽可能重置造口。因此，术前确定合适的造口位置可以为患者提供术后易于管理的造口。

- 我们没有让患者常规在手术前进行肠道准备，因为我们发现造口疝是在受污染的环境下进行修补，肠道准备患者发生需要治疗干预的手术部位感染的发生率更高。

四、网片选择

- 合适网片的选择往往取决于采用的是腹腔镜手术还是开放手术。

- 当通过腹腔镜手术修补造口旁疝时，可以使用膨胀聚四氟乙烯（ePTFE）网片或有防粘连涂层的轻质聚丙烯网片。
    - 我们通常使用有防粘连涂层的网片，它防止组织长入网片表面，减少肠粘连形成。

> 建议：当使用防粘连涂层网片时，必须考虑到如果使用 Keyhole 方法，网孔收缩会扩大 Keyhole 处的缺损。

- 在开放手术中，生物和合成的网片都可以使用。
    - 尽管在污染的疝修补病例中，在造口邻近区域使用合成网片对伤口并发症发生率的增加存在一定担忧，但多项研究表明，中质量的聚丙烯网片在造口旁疝修复中安全有效。

五、腹腔镜造口旁疝修补术

- 腹腔镜造口旁疝修补术是治疗造口旁疝很有吸引力的方法，可以减轻术后疼痛，降低术后伤口及网片感染的发生率（3.8%）和复发率（17.4%）。

- Keyhole 技术和 Sugarbaker 技术是最常用的方法。
    - 腹腔镜 Sugarbaker 修补术的术后复发率最低，仅为 10.2%；然而，网片侵蚀造口的并发症可能是毁灭性的。
    - 由于 Sugarbaker 修补术需要较长的游离肠管，回肠代膀胱或横结肠造口的患者可能不适合该技术，主要原因在于输尿管位置或肠系膜缩短。
    - Keyhole 技术有着相对更高的复发率（27.9%），这可能是由于聚四氟乙烯的收缩导致 Keyhole 裂孔随着时间逐渐增大。
    - 这两种技术均保留造口在原位。

– 腹腔镜下不常规进行造口重置。

● 适合腹腔镜手术的患者包括没有合并中线缺损、既往无造口旁疝修补史，以及造口旁疝缺损较小的患者。

● 对于被认为适合做腹腔镜手术的患者，常规进行 CT 检查以评估是否合并其他疝缺损和其他腹腔内病变。

六、腹腔镜技术

（一）体位

● 无论是 Keyhole 还是 Sugarbaker 技术，患者均采取仰卧位。

● 由于外科医生和助手经常要站在手术台的同一侧，因此患者的手臂需要紧贴身体以方便腹腔镜的操作。

● 所有患者均接受适当的预防性抗生素，并在手术前预防性使用肝素。

● 使用 0 号丝线将造口旁皮肤缝合，关闭造口。

● 然后在造口上覆盖纱布以及无菌敷料，以防止肠内容物外溢，减少手术过程中的污染。

● 患者轻度头低足高位，造口侧略抬高，以便获得更好的视野。

（二）穿刺孔布置

● 合理的穿刺孔位置对于帮助粘连松解以及网片放置十分关键。

● 由于患者可能有明显的腹壁粘连，同时为了便于放置网片，穿刺孔应尽量偏外侧。

● 我们通常放置 3 个穿刺套管，2 个 5mm 和 1 个 12mm，如果有必要，还会增加一个以便于收回或固定网片（图 45-1）。

（三）粘连松解

● 尽可能在远离造口的腹壁区域进腹。我们的习惯是通过开放切口直视进入腹腔；不过其他进入方法也可行。

● 总的来说，因腹腔存在粘连的可能性很大，进腹方法的选择由手术医生自行决定。

● 随后的穿刺孔放置在造口对侧的腹壁。

– 如果在造口对侧腹部不能进入腹腔，我们常规将初始切口设置在离造口越远越好，以帮助进行粘连松解。

● 初步的分离从粘连松解开始，采用锐性分离以防止能量装置对肠管产生意外的热损伤；能量装置的使用有助于止血。

● 充分进行粘连松解，清理疝缺损周围腹壁以便放置网片。

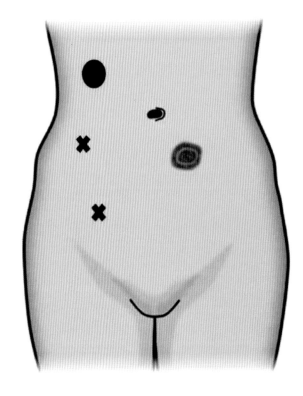

◀ 图 45-1 穿刺孔布置

若可行，穿刺孔设置在造口对侧的腹壁。我们常规使用一个 12mm 和两个 5mm 穿刺套管 [从造口的外观来看（n.d.）. Retrieved June 10, 2018, from https：//www.fascrs.org/ patients/disease-condition/ostomy-0.]

- 当有足够的空间放置适当大小的网片时，就可认为粘连松解完成。

> 建议：如果采用 Sugarbaker 技术，必须松解肠襻间的粘连，以便将肠管贴腹壁侧并放置网片。

- 需要将疝内容物回纳到腹腔。
  - 主要通过充分的腹腔镜下分离解剖来完成，但可能需要对腹壁适当施压。
  - 此操作应使用无损伤抓钳进行，手术医生应避免在回纳肠管时因对肠系膜进行过度牵拉而损伤肠系膜血管。
    - 确保造口肠管是经过疝缺损处突出的唯一肠管。
  - 疝内容物回纳后，测量疝的大小。
    - 我们倾向于在腹腔内测量疝缺损的大小，把尺放入腹腔测量缺损的最大长度和宽度。
    - 另一种方法是用腰穿针穿透腹壁标记出缺损最宽和最长位置，然后用丝线在体内进行测量后取出，再用尺测量确定缺损大小。
    - 合适的网片应足够大，以确保在各个方向超过缺损至少 5cm。

七、Keyhole 的网片准备

- 由于造口将保留在原位，所以必须切开网片，以便在容纳造口的同时充分覆盖四周的筋膜缺损。
- 尽管有些技术是先将网片放入腹腔，之后再剪网片的缺口，但由于预置穿筋膜缝线有利于网片确切定位，我们倾向于在放入腹腔之前准备好网片。

- 在网片的一端剪口，以便包绕造口肠管进行放置。
- 为了在造口缺损周围提供足够的外侧覆盖，这个缺口必须从网片边缘延伸至网片宽度 1/3 的位置。
- 剪口末端以十字形剪口结束，以制造足够的空间容纳造口，但要保持网片的缺口较小，这对于防止复发是必要的（图 45-2）。
- 腹腔内放置网片操作在技术上具有挑战性。
  - 为了便于放置网片并确保网片的涂层朝向正确，在网片的每个角及网片开口的两边均预置不可吸收缝合线，作为以后固定的 5 个主要穿筋膜点。
  - 缝合线在网片上打结固定后，将网片卷起来，防粘连面朝内，通过 12mm 穿刺套管置入腹腔。

网片固定

- 网片置入腹腔后，用内、外侧的固定缝线将网片悬吊固定在腹壁上。
- 必须注意，要确保网片的防粘连面正对腹腔内脏器，且网片在剪口处朝下打开。
- 先将网片在造口外侧的部分进行固定。
- 从外侧往内侧固定可以帮助手术医生保持足够的视野和适当的网片张力。
- 网片的放置可使用腰穿针帮助，以便从体外确定合适的网片位置。
- 网片定位妥当后，用穿刺导线器将上方和侧边的固定缝线穿过腹壁（图 45-3）。
- 随后将缝线打结。
  - 我们发现相比在定位结束后再钉住整个网片，先钉合网片的侧面是一种更好的方法，因为先固定一半的网片有助于进行进一步的网片定位。

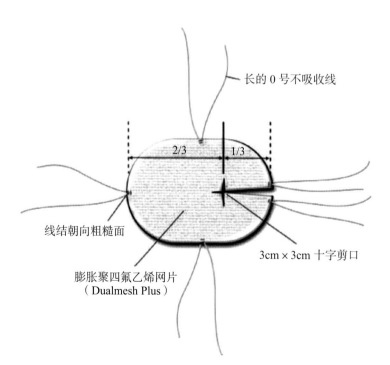

长的 0 号不吸收线

2/3   1/3

线结朝向粗糙面

3cm×3cm 十字剪口

膨胀聚四氟乙烯网片
（Dualmesh Plus）

◀ 图 45-2 网片准备
在网片长径的 1/3 处做十字剪口。然后，如图所示放置五根重要的穿筋膜固定线。线结应该系在网片粗糙的一面上（经许可转载，引自 Criss CN, Krpata DM, Prabhu AS. Laparoscopic repair of parastomal hernia. In: Rose MJ, ed. *Atlas of Abdominal Wall Reconstruction*. 2nd ed. Philadelphia, PA: Elsevier; 2017: 63-80.）

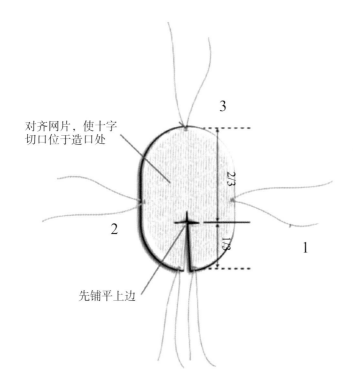

对齐网片，使十字切口位于造口处

先铺平上边

◀ 图 45-3　网片固定

缝线被拉出并按如图所示顺序固定。先固定最外侧的缝线（1），确保外侧覆盖充分；接下来，将内侧缝线（2）穿过腹壁，确定网片的方向，这样十字切口就朝向尾侧。最后，将上端的缝线（3）穿过腹壁并打结（经许可转载，引自 Criss CN，Krpata DM，Prabhu AS. Laparoscopic repair of parastomal hernia. In：Rosen MJ, ed. *Atlas of Abdominal Wall Reconstruction*. 2nd ed. Philadelphia，PA：Elsevier；2017：63-80.）

- 如果需要，此时可以进行内侧调整以确保适当的覆盖范围。
- 在腹腔镜腹壁疝修补术和造口旁疝修补术文献中都有描述，钉合点要距边缘 1cm，钉与钉之间间隔 1cm。
- 随后在网片的内侧重复同样的步骤。
- 最后，造口肠管和网片之间的缝隙用 2-0 不可吸收线缝合。
- 同样也是使用 2-0 不可吸收缝线将网片固定在造口肠管的浆肌层上（图 45-4）。

八、腹腔镜 Sugarbaker 技术

- 在此方法中，需要将造口肠襻贴腹侧壁，并将一张完整的网片覆盖造口位置，使造口肠襻在网片上通过时像躺在吊床上一般。
- 这种方法需要充分游离肠管，这样才能使足够长度的肠管贴在侧腹壁并能用一片足够大的网片来覆盖造口旁缺损。
- 对于那些回肠代膀胱造口的患者，由于输尿管的插入可能会限制肠管移动。对于横结肠造口的患者，由于造口位于肠系膜的中心位置，也可能会限制肠管的游离度，因而此技术对该类患者不可行。

造口肠管的侧壁化

- 粘连松解完成、回纳造口旁疝后，在体内测量疝缺损的大小，选择合适大小的防粘连涂层网片，

使缺损外有 5cm 的网片覆盖。

- 使用 2-0 不可吸收缝线浆肌层缝合的方法将造口肠管固定在侧腹壁上，这样方便在放置网片前评价肠管的角度（图 45-5）。

- 四个主要定位的穿筋膜缝合线置于网片的四角，线结打在网片粗糙的一面，然后通过 12mm 穿刺套管将网片置入腹腔。

- 然后网片在腹腔内大致定位。

- 我们从下方外侧的穿筋膜缝线固定开始，以确保有足够的外侧覆盖。

- 使用穿刺导线器，将缝线穿过腹壁引出。

- 接着在上方外侧行穿筋膜固定。

  - 将缝线拉紧以确保缺损有足够的外侧覆盖，并确定肠管与网片的外侧缘是否存在可能导致侵蚀的锐角。

  - 确定合适的位置后，随后将缝线打结。

- 导出剩余的内侧穿筋膜缝线并全部系紧打结。

- 钉枪进行双圈固定。

  - 外圈固定钉距离网片边缘 1cm，每钉间距 1~2cm。

  - 在近造口出口旁再加内圈固定，特别注意不要损伤造口肠管（图 45-6）。

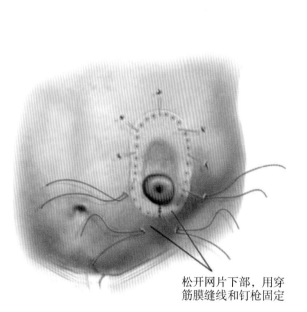

松开网片下部，用穿筋膜缝线和钉枪固定

▲ 图 45-4　钉合网片

在离网片边缘 1cm 处，间隔 1cm，用钉枪将网片沿边缘一圈钉到腹壁上（经许可转载，引自 Criss CN, Krpata DM, Prabhu AS. Laparoscopic repair of parastomal hernia. In: Rosen MJ, ed. *Atlas of Abdominal Wall Reconstruction*. 2nd ed. Philadelphia, PA: Elsevier；2017：63-80.）

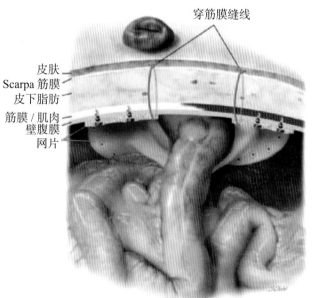

穿筋膜缝线

皮肤
Scarpa 筋膜
皮下脂肪
筋膜 / 肌肉
壁腹膜
网片

▲ 图 45-5　完成后的造口疝修补

穿筋膜缝合线将网片固定在腹壁上，在定位穿筋膜线之间用钉枪固定（经许可转载，引自 Criss CN, Krpata DM, Prabhu AS. Laparoscopic repair of parastomal hernia. In: Rosen MJ, ed. *Atlas of Abdominal Wall Reconstruction*. 2nd ed. Philadelphia, PA: Elsevier；2017：63-80.）

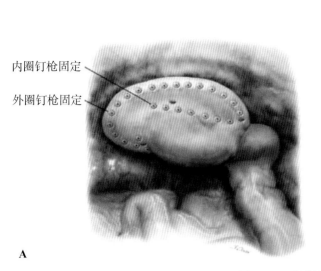
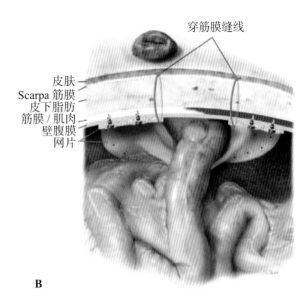

▲ 图 45-6　腹腔镜 Sugarbaker 修补

造口肠管贴入腹侧壁，网片用两排钉固定在腹壁上。A. 网片固定于前腹壁；B. 穿筋膜缝合的矢状面断层（经许可转载，引自 Criss CN，Krpata DM，Prabhu AS. Laparoscopic repair of parastomal hernia. In：Rosen MJ，ed. *Atlas of Abdominal Wall Reconstruction*. 2nd ed. Philadelphia，PA：Elsevier；2017：63-80. ）

经验与教训

- 穿刺套管应放置在尽可能侧面的位置，以方便松解粘连，确保网片能充分覆盖。
- 可在造口肠管内放入导尿管或内镜，方便粘连松解，确保松解时准确识别肠管。
- 将网片卷起后用 2-0 薇乔缝线捆扎以保持网片卷曲。这样做在网片定位时有助于保持网片的稳定性，也便于网片放置。
- 可酌情增加穿筋膜缝合固定，以减少远期复发。

九、开放造口旁疝修补术

（一）术前评估

- 如果有已知的中线切口疝合并造口旁疝、既往有腹膜内网片修补造口旁疝史、患者有任何与造口有关的并发症，包括造口袋使用困难、造口脱垂或明显的造口周围皮肤病变或由于以前有多次开腹手术史所致腹腔内致密粘连的可能性大的，这些患者均可采用开放手术修复造口旁疝。
- 所有患者术前均进行 CT 检查，以评估是否伴有中线疝以及了解造口旁疝的解剖。
- 与行腹腔镜造口旁疝修补术的患者一样，如 BMI > 40kg/m²，我们通常会在进行造口旁疝修补术前建议患者减轻体重，确保患者戒烟的依从性，并改善患者的其他合并症。
- 实践中，我们通常将造口位置移到对侧腹部。

    – 这样做是因为可以做更小的腹壁通道，也便于在网片上做更小的十字剪口。也可以用网片同时加固以前的造口部位和新的造口部位。

- 值得注意的是，预防性网片放置在初次结肠切除与造口术中的应用已得到充分评估。
  - 尽管一些研究显示这样做可以减少造口旁疝的形成，但也有随机对照试验报告术后 1 年时的结果没有差异。
  - 尽管对于是否存在长期获益仍未达成共识，但我们常规使用网片对新的造口缺损和旧的缺损同时进行加固。

- 如果同时合并有较大的腹壁疝缺损，因腹壁疝位置缺乏足够的肌肉支撑，可能也需要进行造口移位。

- 对于存在持续的造口渗漏和造口袋使用困难的患者，造口移位也会使患者获益。然而，如果皮肤情况良好、患者对造口位置满意，且肌肉缺损不大，我们选择施行保留原造口的腹直肌后 Keyhole 修补，术中将网片从外侧向内侧剪开，以容纳造口。

- 网片剪开的两侧尾部用不可吸收单股线缝合使网片重新闭合，以预防外侧的疝复发。

- 常规由有资质的造口护士对患者进行评估，并在术前进行标记，以确保新的造口位置能够避免任何自然皮肤褶皱、腰带或有大量皮下组织的区域。

- 由于输尿管或肠系膜可能限制造口肠管的移动度，因此在回肠代膀胱造口或横结肠造口中，造口移位在技术上可能是不可行的。
  - 在这些情况下，可以将造口肠管分离下来并在原造口处重做造口，或在游离过程中将造口保留在原位，再如前所述，行腹直肌后的 Keyhole 修补。

（二）手术方法

- 开放造口旁疝修补术中，我们首选的手术方法是结合腹横肌松解术的网片修补。
  - 此方法保证有大面积的网片覆盖，避免网片直接接触腹腔脏器，同时也可关闭造口旁疝的原位缺损。
  - 此方法具有最小限度的术后并发症，且复发率较低。

- 患者取仰卧位，双臂外展。

- 为防止在手术过程中造口流出物污染，均在手术开始前用 0 号丝线缝合造口两侧皮肤覆盖造口，然后用无菌纱布和敷料覆盖；尿路改道患者除外。

- 尿路改道患者术前放置导尿管引流尿液。

- 所有先前的切口都进行标记。

- 手术从中线剖腹切口开始，小心分离所有腹壁上的粘连，确保不损伤腹壁。

- 肠襻间的粘连完全松解，以利于造口移位。完全粘连松解也可以证实，如果先前存在吻合口，那么吻合口的方向在解剖学上是正确的。

- 接下来，缩小造口旁疝的缺损，接着用线性切割闭合器直接贴着腹壁切断造口肠管以防止污染；

然后将剩余的残端从皮肤 – 黏膜连接处分离出来，丢弃或送病理检查。

- 手术的下一步是处理伴发的大面积中线疝缺损，多种不同方法可以有效地解决这个问题。

- 修补可通过肌鞘前或腹膜后衬垫网片加固来实现。

- 我们倾向行伴或不伴腹横肌松解术的腹直肌后修补，以达到最佳的疝修补效果。

  - 这种修复方法的优点包括显著的腹直肌向中间移动，从而实现缺损的无张力闭合。

  - 它也创造了足够的空间来容纳一个大的网片，以便同时加固旧的造口部位缺损、中线处缺损和新的造口部位。

  - 此外，肌鞘前修补还需承担伤口并发症所带来的额外风险，一定程度上腹直肌后修补的方法可以避免这些并发症。

- 在完成粘连松解并确定有足够的肠管长度可以进行造口移位之后，开始进行腹直肌后间隙的分离。

  - 这种分离从切开腹直肌内缘稍外侧的后鞘开始。

  - 将后鞘自腹直肌上游离下来。当遇到造口所在区域时，游离后的后鞘会出现缺损（图 45-7）。

  - 为了防止缺损扩大并保持合适的平面，先在缺损区域的上方和下方分别解剖腹直肌后间隙；完成后继续在缺损外侧面向头侧及尾侧进行解剖并试图包围缺损。

  - 一旦分离的缺损侧面的头侧与尾侧平面打通，分离就开始从外侧向内侧进行，直到缺损完全游离。

  - 此时，如果无法在没有过度张力的情况下进行肌肉松解来关闭后鞘，或者没有足够的空间放置适当大小网片，进行腹横肌松解。

- 在双侧腹壁肌筋膜充分松解后，用 2-0 薇乔线连续缝合关闭腹直肌后鞘和原造口在后鞘处的缺损。

- 然后，在后鞘上标记合适的新造口的出口位置（图 45-8）。

- 当后鞘几乎完全闭合时，进行评估，打通一条后鞘、腹壁和皮肤的直线通道。

- 必须小心避免造口肠管及其肠系膜发生扭转，这可能导致缺血或造口功能问题。

- 在后鞘上做尽可能小的缺口来容纳造口，然后完成后鞘的关闭。

- 再次强调，必须非常小心地确保造口肠管有足够的长度能够通过后鞘、网片和腹壁；并且不能发生扭曲；要确保肠系膜是平顺的。

- 后鞘闭合后，将网片置于 Sublay 腹直肌后层。

  - 在污染的病例中，使用轻质聚丙烯网片复发率低，同时术后伤口并发症率没有显著增加。

  - 然后测量疝缺损，选择合适大小的网片。

  - 网片可以放置成菱形或方形，但必须注意，确保对原有的造口部位进行适当的侧方覆盖。

  - 如果造口必须保留在原位，可将网片放置成方形，可以提供更多的侧方覆盖，并且便于进行网片的开口。

- 用慢吸收单股线，将网片进行穿筋膜固定在剑突上方和耻骨下方。

- 将 2～3 根穿筋膜固定线置于网片两侧边，在每根缝线水平的皮肤做穿刺小切口，用穿刺导线器将固定线引出皮肤。

- 在打结之前，要拉紧所有的缝线，以确保网片处于适当的张力下，并且达到了足够的侧方覆盖。

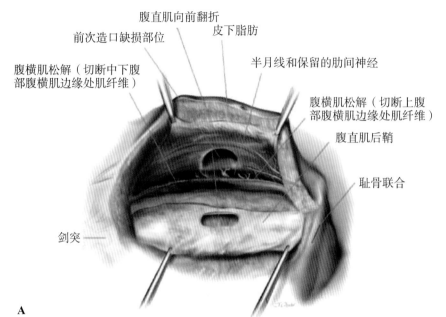

腹直肌向前翻折

前次造口缺损部位

皮下脂肪

腹横肌松解（切断中下腹部腹横肌边缘处肌纤维）

半月线和保留的肋间神经

腹横肌松解（切断上腹部腹横肌边缘处肌纤维）

腹直肌后鞘

耻骨联合

剑突

A

◀ 图 45-7　腹直肌后游离

造口从腹壁上分离下来后，腹直肌后游离时会在后鞘和前方筋膜出现需要缝合关闭的缺损。A. 示意图；B. 术中照片（经许可转载，引自 Winder JS，Pauli EM. Open parastomal hernia repair. In：Rosen MJ，ed. *Atlas of Abdominal Wall Reconstruction*. 2nd ed. Philadelphia，PA：Elsevier；2017：124-149.）

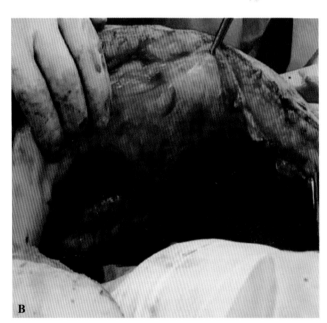

B

- 穿筋膜缝合的张力可使腹壁向中央靠拢，并标记好造口通过网片的合适位置。

- 然后，在网片上做一个十字剪口，只允许造口肠管及系膜通过（图 45-9）。

- 由于网片收缩比较常见，随着时间推移缺口可能会扩大，因此网片剪口应尽可能小。

- 腹壁向中线靠拢后，选择造口的出口位置。

- 逐层切开皮肤和皮下组织到腹直肌，侧向拉开腹直肌，在前鞘上做一个纵向切口，切口大小刚好能容纳肠管。

- 将造口穿过网片和腹壁。

　　- 再次强调，造口过程需要非常小心，确保肠管通过网片、筋膜和皮下组织的路径尽可能直，

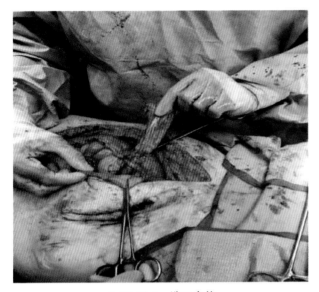

▲ 图 45-8 造口定位

将造口穿过后鞘，术者必须确保肠系膜是平顺的，当将造口拉出后鞘时，肠管没有扭曲

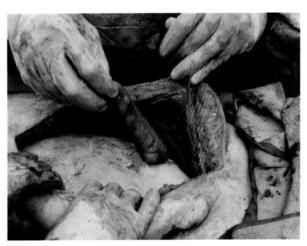

▲ 图 45-9 通过网片的造口定位

放置网片，固定网片的上下缘。在侧方网片有一定张力的情况下确定合适的造口位置，并在网片上做十字小剪口

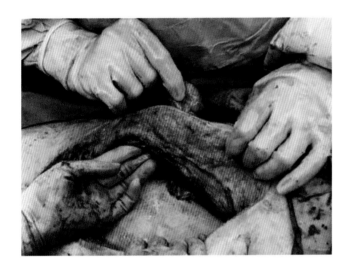

◀ 图 45-10 造口定位

将造口经腹壁和皮肤引出，然后将外侧穿筋膜固定缝线打结，我们在网片上方的腹直肌后间隙放置两个负压引流管，腹直肌前鞘和造口缺损随后使用慢吸收单股线 8 字形缝合。深层真皮用 3-0 铬制线缝合，随后用 4-0 可吸收线缝合皮肤。在手术结束时，造口按此标准方式完成

避免造口扭转导致侵蚀或可能的造口坏死（图 45-10）。

十、造口旁疝的原位修补

- 在造口无法移位的情况下，可以采用以下两种方式之一来处理造口。
    - 第一种方法，将造口从腹壁中分离下来后在同一位置重新造口。
        - ➤ 如果技术上可行，分离与重做造口的步骤与造口移位的步骤相同。
    - 另一种方法是将造口留在原位。
        - ➤ 在网片上做一个孔洞以容纳造口，然后使用单股不吸收线缝在网片的两个边缘，以防止侧边复发。

> 在这种情况下，将网片呈方形放置可能会增加缺损处的横向覆盖面积。

> 如果已将造口分离下来，应将腹直肌前鞘缺损缩小至仅允许造口通过。

十一、术后护理

- 对于血流动力学和通气情况满意的患者，手术完成时即可拔管。

- 如果造口旁或中线缺损较大，并伴有大量的肠道疝出，腹腔关闭后可导致气道压力升高，这些患者术后保留气管插管 24h。

- 过去我们以气道压力增加 6mmHg 以上作为保留气管插管的指征，随着对于腹腔高压患者的治疗水平提升，目前我们可以允许气道压力更高的患者拔除气管插管。

- 事实上，我们发现在某些病例中，相较于实现紧密的中线闭合，保持气道压力更为优先，宁可选择在网片广泛覆盖的前提下部分或不完全关闭中线处的腹直肌前鞘（也称为桥接修补）。

- 通过术中腹横肌平面阻滞、静脉使用对乙酰氨基酚和患者自控的镇痛泵等多模式镇痛。

  - 由于硬膜外麻醉后尿潴留发生率高，常需长时间放置导尿管以防拔除后再次导尿。由于硬膜外麻醉需要停用预防性抗凝药物，所以我们不建议采用。

- 除非有特别的禁忌证，患者术后常规应用依诺肝素预防深静脉血栓，从手术当晚开始每天使用。对于慢性肾病患者，我们倾向于将肝素的剂量从每日 3 次减到每日 2 次。

经验与教训

- 所有患者术前都应进行 CT 检查，以评估解剖结构并协助制订手术计划。
- 当后鞘不能关闭时，可借助疝囊或镰状韧带进行无张力闭合。如果没有脂肪组织可用来桥接腹直肌后鞘，可使用快吸收网片（薇乔）代替。
- 造口移位最好常规用网片同时加固新老造口两处缺损。
- 特别注意造口肠管及其系膜通过后鞘、网片和腹壁的通道，这对防止造口坏死至关重要。

十二、机器人造口旁疝修补术

- 机器人具有许多技术特点，可能在修复造口旁疝方面显出优势。

- 机械臂操作范围的增加及体内缝合的难度降低，这些特征有助于解剖游离、网片放置和进行缺损修复。

- 最近，机器人被越来越多地用于修补大型腹壁缺损，并被证明可以缩短住院时间。利用机器人修补回肠代膀胱的造口旁疝在一些小的队列研究中已被证明技术上是可行的。

- 总的来说，机器人手术可能有助于造口旁疝修补；然而，这种方法仍处于起步阶段，尽管理论上的可行性和技术优势令人鼓舞，但仍需要进一步的数据来确定其在造口旁疝修补中的适用性。

十三、总结

- 对于普外科医生来说，造口旁疝仍然是一个复杂的挑战。在为患者选择合适的手术方式时，必须考虑患者的合并症、体质、造口缘由及其位置、多次腹部手术史，以及对原发疾病的进一步治疗的潜在需要。
- 对于无症状或症状轻微的患者，观察等待是一种合理的方法。有梗阻症状、明显疼痛或造口装置佩戴问题的患者应考虑手术修补。
- 术前，需要告知患者戒烟和减肥的重要性。在技术可行的情况下，我们的做法是造口移位，因此我们会请有资质的造口护士协助决定新的造口位置。
- 对于不伴有中线疝和缺损较小、可能有少量腹腔内粘连的患者，腹腔镜手术在技术上是可行的。
- 既往有过多次腹部手术史、有过疝修补史或本次合并其他腹壁疝缺损的患者，适合采用开放手术。
- 在腹腔镜手术中，我们倾向于使用有粘连涂层的轻质聚丙烯网片。在开放手术中，选择何种最理想的网片仍在研究中，无论大网孔聚丙烯单丝网片或猪脱细胞真皮基质制成的生物网片都可用来修补。

推荐阅读

[1] Antoniou SA, Agresta F, Garcia Alamino JM, et al. European hernia society guidelines on prevention and treatment of parastomal hernias. *Hernia*. 2018;22(1):183–198.
[2] Birgitta ME, Hansson MD, Slater NJ, et al. Surgical techniques for parastomal hernia repair. *Ann Surg*. 2012;225(4):685–695.
[3] Carbonell AM, Criss CN, Cobb WS, Novitsky YW, Rosen MJ. Outcomes of synthetic mesh in contaminated ventral hernia. *J Am Coll Surg*. 2014;217(6):991–998.
[4] Carne PW, Robertson GM, Frizelle FA. Parastomal hernia. *Br J Surg*. 2003;90(7):784–793.
[5] Hansson BM, Slater NJ, van der Velden AS, et al. Surgical techniques for parastomal hernia repair: a systematic review of the literature. *Ann Surg*. 2012;225(4):685–698.
[6] Hotouras A, Murphy J, Thaha M, Chan CL. The persistent challenge of parastomal herniation: a review of the literature and future developments. *Colorectal Dis*. 2013;15(5):202–214.
[7] Kroese LF, Lambrichts DPV, Jeekel J, Kleinrensink GJ, Menon AG, de Graaf EJR, Bemelman WA, Lange JF. Non-operative treatment as a strategy for patients with parastomal hernia: a multicentre, retrospective cohort study. *Colorectal Dis*. 2018 Jun;20(6):545–551.
[8] Novitsky YW, Elliott HL, Orenstein SB, Rosen MJ. Transversus abdominis muscle release: a novel approach to posterior component separation during complex abdominal wall reconstruction. *Am J Surg*. 2012;204(5):709–716.
[9] Petro CC, Prabhu AS. Preoperative planning and patient optimization. *Surg Clin North Am*. 2018;98(3):483–497.
[10] Raigani S, Criss CN, Petro CC, Prabhu AS, Novitsky YW, Rosen MJ. Single-center experience with parastomal hernia repair using retromuscular mesh placement. *J Gastrointest Surg*. 2014;18(9):1673–1677.
[11] Rosen MJ, Reynolds HL, Champagne B, Delaney CP. A novel approach for the simultaneous repair of large midline incisional and parastomal hernias with biological mesh and retrorectus reconstruction. *Am J Surg*. 2010;199(3):416–421.

第 46 章　K 型储袋（K-pouch）

Kock Pouch (K-pouch)

Sherief Shawki **著**

张振宇 **译**　　傅传刚　李雪冬 **校**

一、注意事项

- 应就术后预期功能、需求、再次检查及因失败再次手术，与患者进行深入交流。
- 肠造口治疗护士（ETS）对患者进行教育和在适当部位进行造口定位。
- 患者应进行含口服抗生素的机械肠道准备。
- 术前，静脉（IV）应用抗生素和皮下肝素注射。

二、手术体位

- Lloyd–Davies 截石位，也可使用分腿位。
  - 对于需进行直肠或储袋手术的患者，需确保术者有足够空间在会阴侧进行手术操作。
- 患者的上臂可以位于身体两侧也可展开，但须使用衬垫恰当保护以避免损伤神经。

三、手术入路和器械

- 微创手术技术一般不适用于该类手术，一般采用开放手术。
- 适时留置导尿管。
- 使用开腹手术器械进行标准剖腹探查。
- 切口保护套。
- 环形拉钩。
- 合适的光源。
- PI–55mm 可重复非切割线性关闭器及 3 排吻合钉。
- 3–0 薇乔缝线。
- 2–0 Ticron 缝线。

- 导水管。
- JP 引流管。

四、手术技术

- 采取腹部正中切口和常规腹腔探查。
- 分离 Treitz 韧带至末端回肠的广泛粘连。
    - 包括内粘连，尤其是末端回肠部位的粘连，方便构建储袋。

五、构建储袋

- 首先计算储袋和阀门所需长度。
- 自末端回肠开始，标记一段 15～18cm 长度的肠管作为输出襻，这将成为控制阀和出口管道（图 46-1）。
    - 根据患者体型，可能需要额外的长度以保证输出襻能够穿过腹壁。
    - 多余的肠管可在腹壁外平齐处离断。
- 输出襻后为三段小肠襻，这一部分将成为储袋；每段肠襻长度约 15cm（图 46-1B）。
- 三段肠襻被排列在一起。邻近肠管相对进行浆肌层缝合并固定三者朝向（图 46-2）。
- 使用电灼对小肠壁进行完整标记以便于后续肠壁切开（图 46-3）。
    - 保持中间肠襻沿中线切开十分重要（如系膜对侧）。
    - 两侧肠襻应稍微靠近中线切开，但仍需保留足够肠壁用于吻合。
- 沿先前标记线切开小肠（图 46-4）。
- 使用 3-0 可吸收线进行连续缝合，进一步处理储袋后壁外部的浆肌层（图 46-5）。
- 使用 3-0 聚乙醇酸缝线对储袋后壁的第二内层至接近黏膜层进行连续缝合（图 46-6）。

六、构建控制阀

- 在输出襻的近端肠管构建套叠，将储袋推入储袋腔体内，构建控制阀。
- 控制阀长度一般为 5～6cm，需要一段长度为 10～12cm 的肠管。
- 然后将小肠缓慢轻柔的压入储袋。
    - 有时需要多次尝试，才能将控制阀放置在满意位置（图 46-7）。

> **建议**：笔者发现使用卵圆钳轻轻扩张肠管可以帮助套叠形成。在构建肠套叠之前，若患者系膜肥厚，可以适当剔除部分系膜和脂肪但保留其血供，以协助完成套叠并可促进与对侧面的黏附。

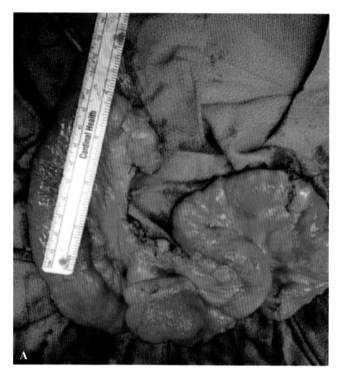

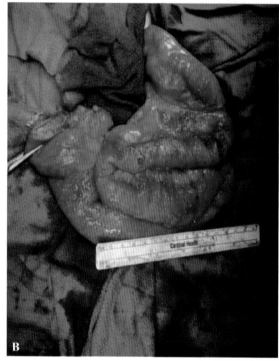

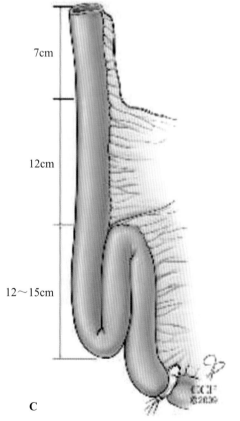

7cm

12cm

12~15cm

▲ 图 46-1　A. 松解内粘连，小肠准备用于构建储袋；B. 小肠摆置合适的性状；C. 构建 K 型储袋前进行测量

经许可转载，引自 Cleveland Clinic Center for Medical Art & Photography © 2019，版权所有

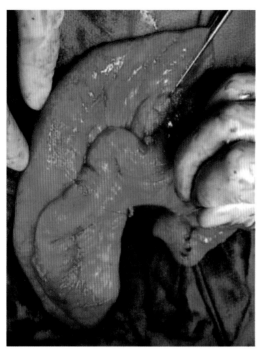

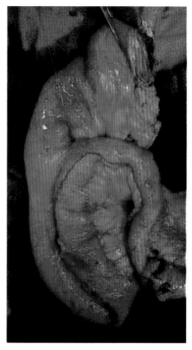

▲ 图 46-2　三段肠管相邻浆肌层缝合

▲ 图 46-3　使用电灼标记拟切开的小肠
应注意两侧的肠襻偏中线标记，中间肠襻应直接在
系膜对侧标记

　　- 用电刀谨慎瘢痕化控制阀肠段系膜的浆膜面，也有助于促进与对侧面的粘连。

七、控制阀固定

● 使用非切割线性闭合器，将两排吻合钉分别越过控制阀，在折叠系膜的两侧进行钉合。
　　- 此处需要注意辨别和保护套叠肠管的系膜，以免损伤后发生控制阀缺血和坏死（图 46-8）。

八、闭合储袋的前壁

● 从储袋的顶端开始缝合储袋前壁。
● 使用 3-0 可吸收线连续缝合，2-0 不可吸收线间断加强缝合，在阀门的外侧关闭储袋前壁。
● 需将部分控制阀与前壁进行缝合，以便将控制阀固定在储袋壁上（图 46-9）。
● 当缝合至控制阀尖端时，将非线性关闭器插入控制阀腔体内，并在前述缝合线表面激发进行重叠，以进一步固定和稳定控制阀（图 46-10）。
● 储袋前壁的剩余部分以相同方式闭合（图 46-11）。
● 进一步使用 3～4 次间断浆肌层缝合，将储袋的底部锚定在流出道的基底部以便加固阀门（图 46-12）。

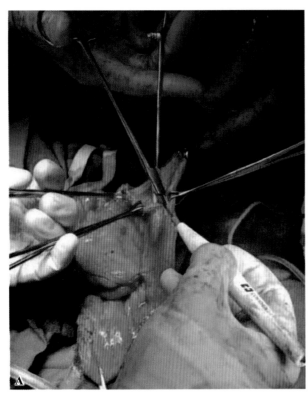

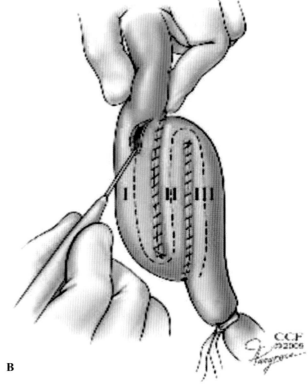

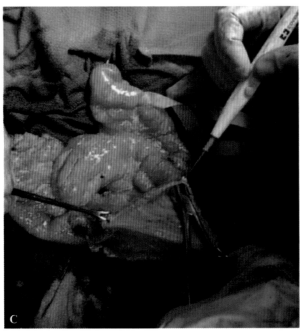

▲ 图 46-4　**A.** 开始小肠切开；**B.** 三段肠襻及肠切开示意图；**C.** 沿肠管连续切开小肠

经许可转载，引自 Cleveland Clinic Center for Medical Art & Photography © 2019，版权所有

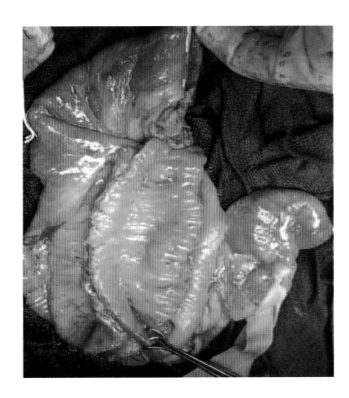

◀ 图 46-5　完成储袋后壁外侧浆肌层缝合

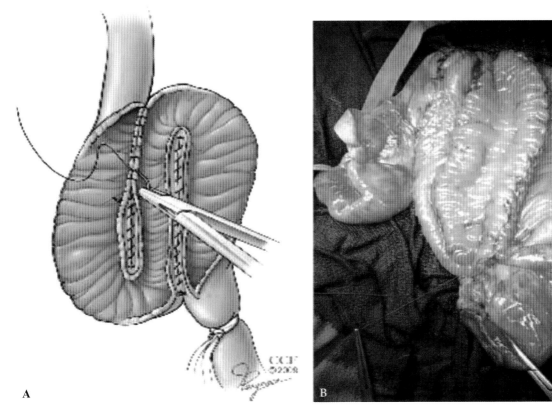

▲ 图 46-6　A. 储袋内层示意图；B. 完成储袋后壁内层缝合

经许可转载，引自 Cleveland Clinic Center for Medical Art & Photography © 2019，版权所有

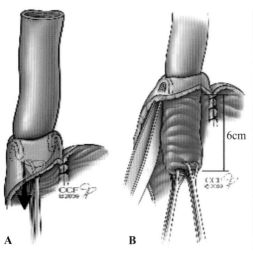

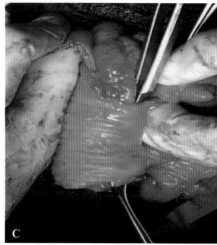

图 46-7 A. 使用阑尾钳进行初步肠套叠；B. 套叠 5～6cm 小肠以构建控制阀；C. 使用镊子的背侧协助完成套叠

经许可转载，引自 Cleveland Clinic Center for Medical Art & Photography © 2019，版权所有

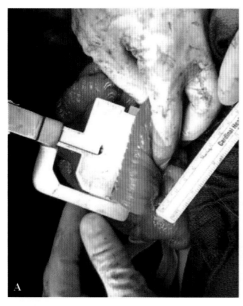

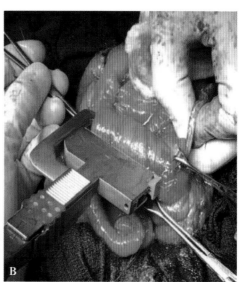

图 46-8 A. 首先使用线性关闭器固定控制阀的外侧部分；B. 然后使用关闭器固定对侧；C. 应用线性关闭器及两次钉合线的横断面示意图；D. 钉合的控制阀

经许可转载，引自 Cleveland Clinic Center for Medical Art & Photography © 2019，版权所有

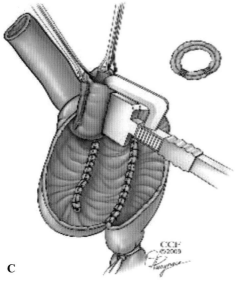

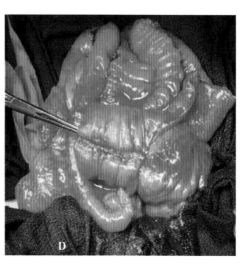

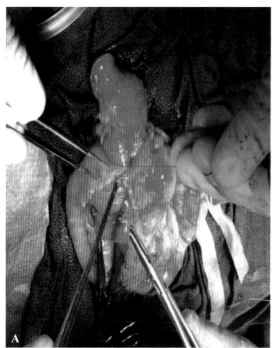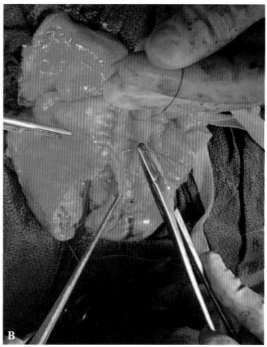

▲ 图 46-9　**A.** 在阀门的表面关闭储袋前壁；**B.** 关闭储袋前壁的上部

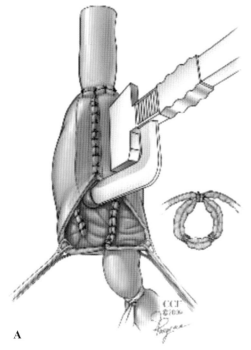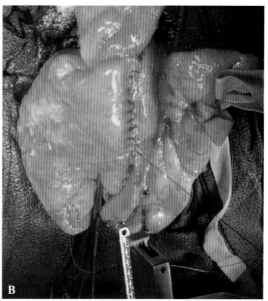

▲ 图 46-10　**A.** 第三次激发线性关闭器；**B.** 第三行钉合线，包含控制阀、储袋前壁，并与前壁关闭
缝合线重叠

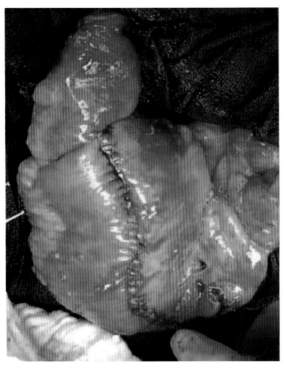

▲ 图 46-11　储袋前壁关闭完成

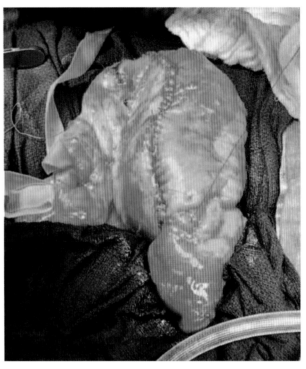

▲ 图 46-12　储袋底部与流出道锚定缝合以加固套叠的阀门

九、模拟插管

- 在手术的每一步及进行下一步之前，均需使用导水管进行插管检查，确保控制阀不存在机械性问题，能够适应和保证顺利插管（图 46-13）。

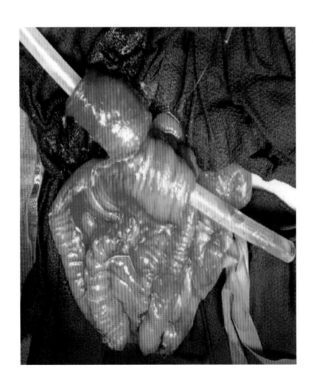

◀ 图 46-13　导水管穿过控制阀

十、检查完整性和控制能力

- 将导水管插入阀门，储袋注入液体并评估。
  - 缝合线的完整性（密封性试验）（图 46–14A）。
    - 当储袋膨胀保持张力时检查缝合线（输入襻应予以封闭），以便必要时对吻合口加强缝合。
  - 阀门控制能力。
    - 当液体充满储袋后，取出导水管，评估流出道是否漏液。
    - 具有自控能力的阀门应当没有流出道漏液，确保所有灌入液体留存在储袋内（图 46–14B）。
    - 重新插入导水管吸出液体并解除储袋压力。

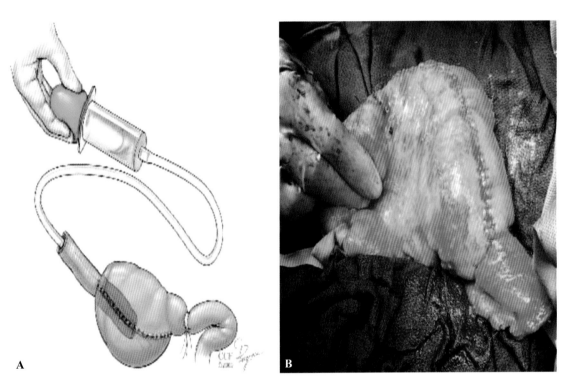

A　　　　　　　　　　　　　　　　　　　　　**B**

▲ 图 46–14　**A.** 储袋密封性试验，当储袋插管并注入液体后缝合线完整；**B.** 取出插管后检查储袋完整性和阀门控制能力

经许可转载，引自 Cleveland Clinic Center for Medical Art & Photography © 2019，版权所有

十一、构建肠造口

- 造口位置由专业伤口造口师进行定位。
- 准备将储袋锚定在造口环底部的筋膜。
  - 使用 2-0 不可吸收聚酯纤维线缝合，环绕储袋在其浆肌层相应位置缝合 3-4 针（图 46–15）。
- 随后流出管道被定向牵引穿过造口孔，同时储袋落放在恰当位置。锚定缝线牢固打结（图 46–16）。

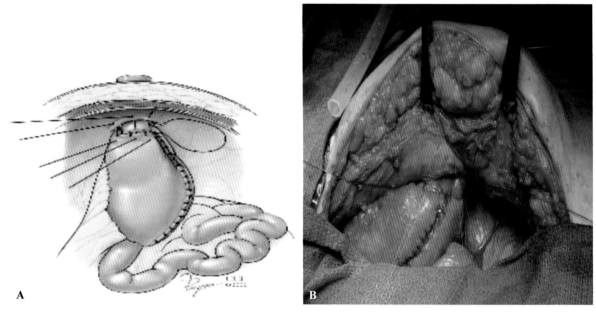

▲ 图 46-15　**A.** 将储袋临时锚定在前腹壁；**B.** 流出管道经造口孔牵出后，将储袋落放于恰当位置，应注意此前锚定的缝线

经许可转载，引自 Cleveland Clinic Center for Medical Art & Photography © 2019，版权所有

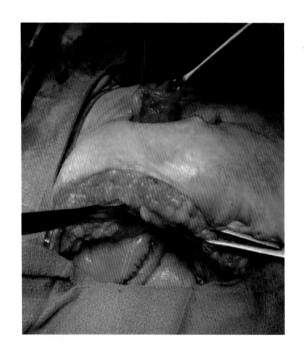

◀ 图 46-16　造口拉出腹腔后锚定线打结完成

- 最后放入导水管对储袋进行减压前，需再次进行插管和阀门控制能力检查。

- 造口黏膜成熟呈现潮红色。

- 使用 0 号丝线将导水管以三脚架方式固定在皮肤表面（图 46-17）。

- 在储袋附近放置 JP 引流管数日。

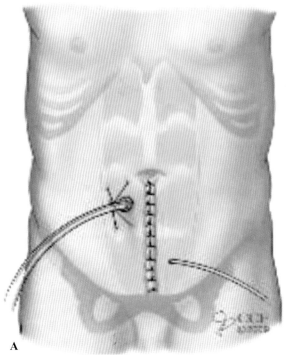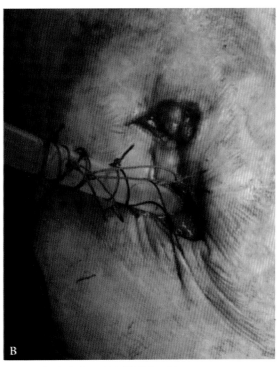

▲ 图 46–17　**A.** 最后关闭并放置导水管；**B.** 气孔成熟，导水管固定到位

注意，在本例中，上部病变是闭合的旧回肠造口部位。我们通常位于下腹部（经许可转载，引自 Cleveland Clinic Center for Medical Art & Photography © 2019，版权所有）

十二、术后护理

- 采用围术期标准化快速康复护理方案。

- 在气管插管拔除前拔除胃管，但对于一些特殊情况，如近端瘘管、术中广泛分离、肠道扩张患者，胃管可保留。

- 尽量减少静脉输液。

- 逐渐过渡至软食。

- 导尿管一般在术后第一天拔除。

- 最小化阿片类药物使用量，避免使用镇痛泵。

- 允许使用非甾体抗炎药，并可与口服对乙酰氨基酚联合使用。

- 使用皮下注射肝素和间歇充气加压装置，以预防深静脉血栓形成。

- 导水管需留置 3 周，并在门诊随访时进行再次评估。

推 荐 阅 读

[1] Aytac E, Dietz DW, Ashburn J, Remzi FH. Is conversion of a failed IPAA to a continent ileostomy a risk factor for long–term failure? *Dis Colon Rectum.* 2019;62(2):217–222.

[2] Nessar G, Fazio VW, Tekkis P, et al. Long–term outcome and quality of life after continent ileostomy. *Dis Colon Rectum.* 2006;49:336–344.

第六篇

盆腔疾病
Pelvic Floor Disorders

第 47 章 直肠脱垂
Rectal Prolapse

Tracy Hull　Giovanna Da Silva Southwick　**著**

李君宇　夏利刚　**译**　　傅传刚　李雪冬　**校**

一、注意事项

- 直肠脱垂是一种临床诊断，因为大多数患者表现为可自行缩小或持续脱垂突出"肿块"（图 47-1）。
- 在严重（和罕见）的情况下，患者可能出现嵌顿性或绞窄性脱垂，需要紧急治疗。
- 脱垂不仅仅是一个解剖问题，因为大多数患者都有相关的功能异常，如失禁、便秘和出口梗阻。

> **建议**：患者应该意识到，虽然脱垂可以通过适当的手术治疗解决，但功能预后往往仍然有问题。

- 直肠脱垂修补术尽管在技术上取得了成功，但在一定程度上受到高复发率的困扰。
- 经会阴直肠乙状结肠切除术（如 Altemeier 手术）包括全层切除直肠或部分乙状结肠，然后于肛提肌近侧行结肛吻合。

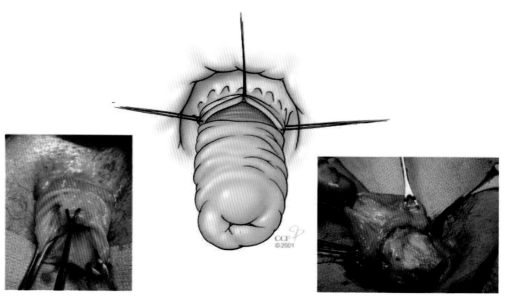

▲ 图 47-1　脱垂的直肠和初始显露

经许可转载，引自 Cleveland Clinic Center for Medical Art & Photography © 2019，版权所有

– 该手术有较高的术后并发症发生率（高达 32%）和复发率（长期随访高达 26%）。

– 功能缺陷可能持续存在，包括失禁、黏液流出和大便急迫感——主要是由于直肠顺应性丧失及肛管括约肌静息压降低。

● Delorme 手术包括从括约肌和固有肌层剥离脱垂的直肠黏膜，然后折叠固有肌层并重新吻合黏膜环。

– 复发率为 4%～38%。

– 高达 75% 的患者出现大便失禁，而 15%～65% 的患者伴有便秘或排便障碍。

● 腹部入路包括直肠的游离和将其固定到骶骨上。

– 腹部游离通常以后方游离为主，同时行有限的前方和侧方游离。

– 补片可用于帮助固定到骶骨。

– 额外的乙状结肠切除通常用于严重便秘和乙状结肠明显冗长的患者。

● 术中并发症的发生率一般小于 5%。

– 出血和血肿最常见。

– 出血通常是自限性的，尽管它可能需要再次手术缝扎止血。盆腔脓毒症虽然罕见，但也可能发生。

– 其他术后并发症包括出血、粪便嵌顿、深部感染、吻合口漏、尿路感染、手术部位感染和呼吸道感染。

– 术后远期并发症包括肠梗阻、输尿管纤维化、直肠阴道瘘的形成和加剧，或者新出现的大便失禁或便秘和复发。

二、患者体位

● 患者取改良截石位。两腿采用截石位姿势摆放，外科医生可以选择站或坐在两腿之间进行会阴部手术，也可以选择会阴入路进行腹部手术。

● 对于会阴部手术，俯卧位也可作为首选。

● 进行腹部手术时，应该将患者很好地固定在手术台上，身体部位垫好，因为患者需要在极度倾斜的头低足高位进行手术的大部分步骤，关节正确地放置。

● 置入胃管和导尿管，导尿管从患者的右腿下方接袋引出。

● 主显示器放在患者左侧或腿侧以便进行腹部微创手术。

● 全面的肠道准备，包括口服抗生素和围术期静脉注射抗生素。

三、设备器材

（一）腹部

● 带 0° 和 30° 摄像头的腹腔镜。

- 10mm 常规腹腔镜穿刺器。
- 5mm 穿刺器 3 个。
- 10～12mm 常规腹腔镜穿刺器用于缝合（乙状结肠切除术时用于直线型切割闭合器）。
- 标准微创器械托盘。
- 大孔、柔软、轻质补片（选配）。
- 腹腔镜机械式钉合器（选配）。
- 双极能量设备（选配）。
- 缝线。
  - 合成单股可吸收 3-0 缝线。
  - 0- 编织尼龙非吸收缝线（固定用）。
  - 2-0 聚乙醇酸涂蜡缝线。
- 用于端 – 端吻合的口径测量器。
- 切口保护器（如果施行切除术）。
- 贝尔福牵开器（选配，开腹入路时用）。

（二）会阴

- 肛门外翻缝合或 Lone Star 盘状拉钩。
- 电刀。
- 双极能量设备（选配）。
- 2-0 和 3-0 薇乔线。

四、麻醉

- 一般使用全身麻醉。
- 有效地向腹腔注入气体和腹腔镜可视化需要完全的肌肉松弛。
- 硬膜外麻醉不必要。疼痛一般可以通过多模式镇痛得到很好的控制，包括腹横肌平面、肛周阻滞，以及口服和静脉镇痛。

五、DELORME 手术

技术

- 肛门外翻缝合或放置 Lone Star 盘状拉钩显露术野。
- 用 Babcock 钳夹住脱垂并拖出。
- 在齿状线近端 1～3cm 处画线，行初始切开。

- 以肾上腺素为基础的局麻（1：200 000）浸润黏膜下层，将其与下层肌肉分离，可促进分离和减少出血。
- 沿无血管平面环周向近端继续行黏膜切除术 / 黏膜下切除术，留下环形肌管（图 47-2）。
- 袖状翻转黏膜 / 黏膜下组织，继续向近端分离，直到无法分离为止。
- 用 2-0/3-0 薇乔线或 2/0 普迪斯线（PDS）环周纵行折叠缝合（约 8 次），缝合后肌层折叠在一起成手风琴样（图 47-3）。
- 多余的黏膜 / 黏膜下层被切除并送病理检查。
- 在折叠肌层表面将黏膜拉拢，以 3-0 薇乔线手工缝合吻合黏膜。（图 47-4）。
- 或者，以 2-0 普迪斯线从肛管黏膜远端边缘进针，向顶端穿透直肠黏膜，最后缝于结肠黏膜上。随着打紧缝线，肌袖容易缩小，黏膜边缘靠拢。

六、ALTEMEIER 手术（经会阴直肠乙状结肠切除术）

（一）注意事项

- 全面肠道准备（包括口服抗生素）。

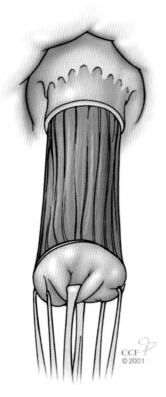

▲ 图 47-2　在黏膜下平面向近端继续分离

经许可转载，引自 Cleveland Clinic Center for Medical Art & Photography © 2019，版权所有

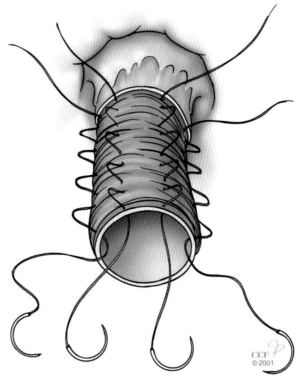

▲ 图 47-3　环周折叠缝合

经许可转载，引自 Cleveland Clinic Center for Medical Art & Photography © 2019，版权所有

- 如果脱垂嵌顿，不能复位或肠坏死，不行肠道准备。

- 术前放置导尿管，静脉注射抗生素。

- 取截石位行急诊手术，这也是直肠脱垂嵌顿或直肠脱垂坏死的首要步骤（图47-5）。

- 可以采用全身麻醉、蛛网膜下腔阻滞麻醉、硬膜外麻醉或监护下局部麻醉。

- 这种手术通常用于非常虚弱的患者，所以监护下局部麻醉配合截石位是我们针对这种特殊患者的方法。

- 如果使用全身麻醉、蛛网膜下腔阻滞麻醉或硬膜外麻醉，患者可以取俯卧位或截石位。

（二）技术

- 用巴布科克钳夹住脱垂并拖出。

- 若拟行手工缝合吻合，用电刀在齿状线近端1 cm处画一条线（图47-6）。

  - 注意：肠管拖出后，近端与远端可能会混淆。

- 用电刀或刀切开（图47-7）。

- 切口贯穿肠管全层，边缘用缝线标记（图47-8）。

- 继续向近端分离，直到进入腹腔，拖出更多近端多余的肠管。

> 建议：在这个过程中对确保进入腹膜腔是很重要的。

- 这个步骤对确保进入腹腔非常重要。

- 这时近端肠缘已游离，并被拖出肛门外（图47-9）。

- 分离肠系膜血管后用线结扎或用高能设备凝断。必须确保近端肠管系膜的血管安全结扎，一旦松开会立即缩回盆腔（图47-10）。

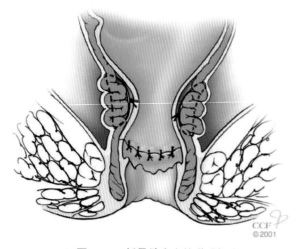

▲ 图 47-4　折叠缝合上的黏膜闭合

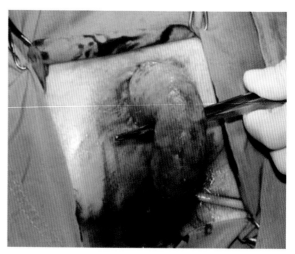

▲ 图 47-5　坏死性脱垂：如果脱垂嵌顿并坏死，急诊行 **altemeier** 手术（即经会阴直肠乙状结肠切除）

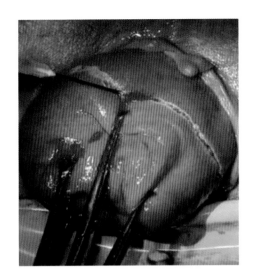

◀ 图 47–6　手工缝合吻合时，脱垂是外翻的。电灼标记齿状线近端 1cm 处的切开线

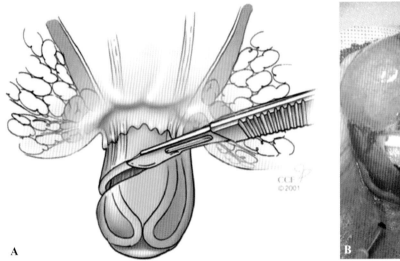

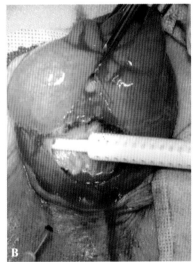

▲ 图 47–7　**A.** 在齿状线近端 **1cm** 处切开全层；**B.** 切口术中照片

经许可转载，引自 Cleveland Clinic Center for Medical Art & Photography © 2019，版权所有

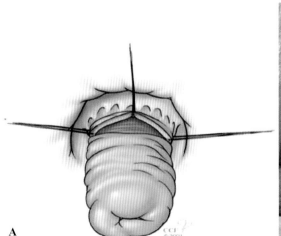

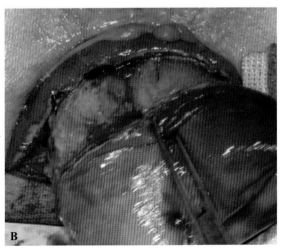

▲ 图 47–8　**A.** 切开全层，直到发现肠管周围脂肪；**B.** 全层切口术中照片

经许可转载，引自 Cleveland Clinic Center for Medical Art & Photography © 2019，版权所有

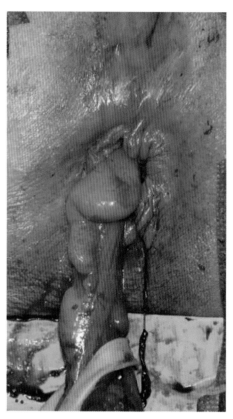

▲ 图 47-9　通过结扎或高能设备分离肠系膜，可以从肛门中拖出结肠

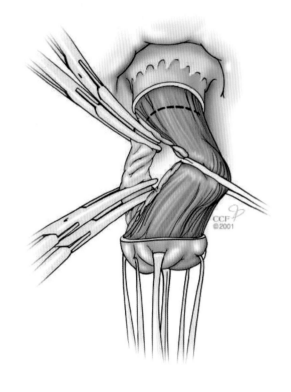

▲ 图 47-10　钳间的肠系膜的分离示意图

经许可转载，引自 Cleveland Clinic Center for Medical Art & Photography © 2019，版权所有

- 随着腹膜反折打开（通常是从前方），术者就可以将手指插入腹腔，此后更近端的肠管会容易下降（图 47-11）。

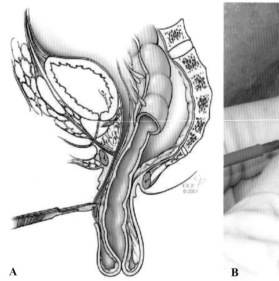
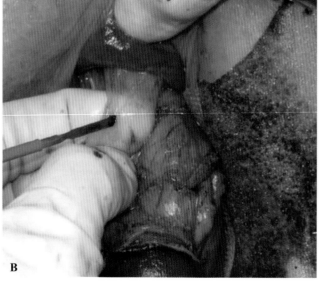

▲ 图 47-11　A. 从前方打开腹膜反折，从而最大限度地游离结肠和直肠；B. 术中照片显示腹膜反折的分离

经许可转载，引自 Cleveland Clinic Center for Medical Art & Photography © 2019，版权所有

建议：确定切除的范围可能会比较困难。当肠管不再能轻易地从肛门中拉出，并且术者的手指感觉到轻微的张力时，提示游离已经充分。

- 如果需要，可以在这个阶段增加肛提肌成形术。如果患者有明显的大便失禁，我们会考虑这种术式。
- 用 Allis 钳夹住肛提肌，用 1–0 聚乳胶线简单或 8 字形缝合拉拢肌肉。
- 行结肛吻合术时，用电刀在近端肠管前壁电灼开一个口。
  - 注意确认是有活性的肠管，并且完成吻合时预计的近端切缘不会张力过大。
- 将 2–0 聚乳胶缝线从远端切缘穿过新形成的近端切缘出针牵引。
- 类似地，将近端肠管分成四象限，在右侧、左侧和后方用 2–0 薇乔线各缝一针牵引，确保近端肠管在分离时不会缩回。
- 缝线打结，并用附加缝线加固（图 47–12）。
- 如果吻合器吻合，初始切口设在齿状线近端 2cm 处，以容纳吻合器。
- 游离和分离肠系膜如前所述进行。
- 在近端肠管缝一个荷包缝合，另一个缝在远端肠管的切缘。
- 打开带抵钉座的圆形吻合器。
- 小心地插入吻合器，放置抵钉座在近端肠管并绑住。

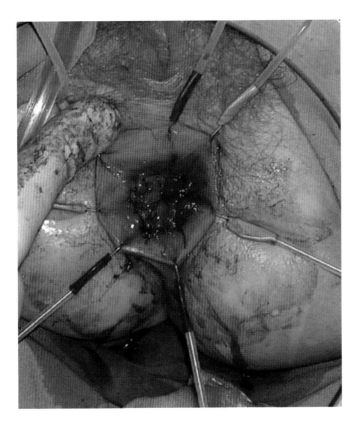

◀ 图 47–12　近端肠管切除后，吻合口的张力减至最小。此时可以完成手工结肛吻合术

- 将远端荷包线绑紧（图 47-13）。
  - 注意确保女性患者的阴道壁不在吻合线上。
- 击发吻合器，在括约肌上方形成一条环形的吻合钉线。

七、腹部手术

（一）直肠后固定 +/− 乙状结肠切除

- 患者需进行全面肠道准备（使用口服抗生素），并在划皮前使用一次静脉注射抗生素。
- 置入 Foley 导尿管。
- 可以采用开腹手术、腹腔镜手术或机器人手术，但步骤是一样。
- 对于开腹入路，如可行，采用下腹部横切口。
- 伤口保护器和 Balfour 牵开器可以帮助显露。
- 小肠置于上腹部，患者取极度倾斜头低位。
- 手术的主要部分和下文将要阐述的腹腔镜手术一致。
- 将患者固定在手术台上，以防在极度倾斜头低位时移动。双臂收拢，下肢放置在分开的腿板或低截石位腿架上。
- 使用 10～12mm 穿刺器在脐区建立进腹通道。
- 右侧放置 2 个 5mm 穿刺器（用于缝合），1 个 10～12mm 穿刺器放置在耻骨上区域或右下腹（用于将缝线置入腹腔）。

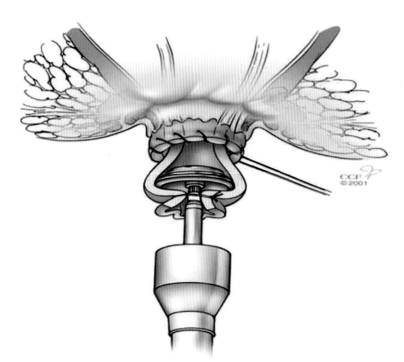

◀ 图 47-13 **Altemeier 手术中的吻合器吻合术**

经许可转载，引自 Cleveland Clinic Center for Medical Art & Photography © 2019，版权所有

－一切都在直视下进行。患者的头部在上方，右侧在屏幕的左侧方。镜头通过脐部穿刺器插入。

- 进入腹腔后，患者的头部向下倾斜。乙状结肠的外侧系膜只有在阻碍盆腔内的视野时才需要游离。

- 分离始于右侧盆腔边缘，剪刀或其他腹腔镜分离器械进入全直肠系膜切除平面（直肠上动脉后方，腹下神经前方）。

- 在右侧盆腔边缘，清除覆盖的组织，以便行直肠固定术时做最终缝合。

> 建议：如视频中所示，很多分离都可以在胚胎学层面行钝性分离。

- 从后方分离到盆底，在右侧，也分离到盆底。

- 在左侧，只对左侧的"外侧"韧带进行分离，如果患者没有习惯性直肠脱垂，则不进行分离。

- 视频中，该患者有习惯性直肠脱垂，左侧也分离至盆底。

- 如果子宫仍然存在，可以在直视下用直针从耻骨上皮肤平面穿入腹部，穿过子宫，然后继续穿回到皮肤上并在腹腔外打结。

- 可以帮助将子宫拉向腹壁并远离术野。

- 在左侧，可以放置一个 5mm 的穿刺器，用来将子宫拉离术野，也可以对阴道提供反向牵引。

- 这两种技术对视频中的患者都不需要。

- 在女性的前方，我们分离一半或 1/3 的直肠阴道隔。

> 建议：将测量器置入阴道和直肠定位，打开直肠阴道隔时可以帮助从前方分离（在视频中没有对患者进行）。

- 此外，如果分离腹膜进入道格拉斯窝时有困难，可以用电钩烧灼辅助。

- 对于男性，我们从前方分离到前列腺。

- 将直肠向上拉至骶骨，评估乙状结肠的冗余度。

> 建议：若直肠固定于骶骨时乙状结肠出现明显扭转，或患者术前便秘，行乙状结肠切除（视频中有演示乙状结肠切除）。

- 确认直肠，将肠系膜在直肠预切断处离断。将腹腔镜直线型切割闭合器从耻骨上戳孔置入。理想情况下，只需击发一次切割闭合器即可离断直肠。但如视频所示，通常需要两次击发才能离断直肠。

- 在盆腔边缘的右侧骶前韧带处用 0 号或 1 号不可吸收编织线永久固定 2 针。

- 缝线通过耻骨上穿刺孔置入，要小心避免它们缠绕在一起。

> 建议：确定进针部位在盆腔边缘或 S_1 的平坦部分尤其重要。避免在偏远端或偏外侧的部位缝合。针必须穿过骶前韧带，外科医生应该能够用适量力量牵拉，而缝线不会切割脱出。

- 对于乙状结肠切除术，在确定左侧输尿管后，通常使用腹腔镜能量设备离断肠系膜下动脉和静脉。由于这不是癌症手术，血管可以在自主动脉发出的根部几厘米处进行离断。
- 延长耻骨上戳孔，并放置切口保护器。拖出结肠，乙状结肠在预计容易到达盆腔边缘同时留下 1～2cm 的冗余的部位离断。在此处离断肠系膜和肠管，在离断肠管的近侧断端缝一个荷包缝合，将吻合器抵钉座置于乙状结肠的末端并绑紧。
- 将结肠放回腹腔，重新建立气腹。
- 按标准方式进行结直肠吻合，确保近端肠管在吻合器闭合时不扭曲（如视频所示进行吻合）。
- 检查"甜甜圈"。

> 建议：乙状结肠软镜检查要在缝线固定后方可进行，避免肠腔内积气，因为充气的肠管会阻挡直肠固定缝合时的术野。

- 直肠固定缝合从直肠右侧韧带进针。
- 打结之前，每一条缝线都要追溯出来。可以使用推结器打结（我们首选的做法），也可以腹腔内手工打结。
- 乙状结肠软镜检查确定吻合的密闭性以及缝合后无肠腔扭曲。
- 我们通常不会放置盆腔引流。

（二）术后护理

- 遵循已公布的标准化围术期加强恢复护理计划。
- 气管插管拔出前拔除胃管，尽量减少静脉输液，术后当天进食，术后第 1 天拔除导尿管。
- 尽量减少阿片类药物，避免患者自控镇痛。
- 允许服用非甾体抗炎药，并与口服对乙酰氨基酚联合使用。
- 术后继续使用肝素皮下注射和间歇充气加压装置预防深静脉血栓。
- 外科医生的饮食计划各不相同，但一般来说，应避免便秘和用力大便。

推荐阅读

[1] Bordeianou L, Paquette I, Johnson E, et al. Clinical practice guidelines for the treatment of rectal prolapse. *Dis Colon Rectum.* 2017;60(11):1121–1131.

[2] Carvalho E, Carvalho ME, Hull T, Zutshi M, Gurland BH. Resection rectopexy is still an acceptable operation for rectal prolapse. *Am Surg.* 2018;84(9):1470–1475.

[3] Hatch Q, Steele SR. Rectal prolapse and intussusception. *Gastroenterol Clin North Am.* 2013;42(4):837–861.

[4] Riansuwan W, Hull TL, Bast J, Hammel JP, Church JM. Comparison of perineal operations with abdominal operations for full–thickness rectal prolapse. *World J Surg.* 2010;34(5):1116–1122.

[5] Steele SR, Varma MG, Prichard D, et al. The evolution of evaluation and management of urinary or fecal incontinence and pelvic organ prolapse. *Curr Probl Surg.* 2015;52(2):17–75.

[6] Steele SR, Varma MG, Prichard D, et al. The evolution of evaluation and management of urinary or fecal incontinence and pelvic organ prolapse. *Curr Probl Surg.* 2015;52(3):92–136.

第 48 章　经腹直肠悬吊术
Ventral Rectopexy

Sherief Shawki　Sarah A. Vogler　**著**

韩俊毅　**译**　傅传刚　李雪冬　**校**

一、注意事项

- 全层直肠脱垂是真正的直肠套叠，因为脱出括约肌外的不仅只是肛门直肠黏膜。
- 典型症状包括大便失禁、肛门处"肿物"、疼痛、黏液便、便血和生活质量下降。
- 会阴入路最适合于高危患者，与传统的开放入路相比，会阴入路的侵袭性更小，而且可以在区域阻滞或局部麻醉下进行手术。
- 数据显示使用微创技术可以使术后疼痛减轻，住院时间减少，恢复更快，手术部位感染更少，而且术后功能和复发率与开放经腹手术相似。
- 所有患者（除非有禁忌证）都应该在手术前口服抗生素（如甲硝唑和新霉素），并在手术前一晚用氯己定制剂清洗身体。

二、患者体位

- 改良截石位，双腿妥善固定。需要游离远端横结肠时，外科医生可以站在患者两腿之间。
- 采用机器人手术时，由于大部分时间患者都处于头低足高位，患者应该被妥善固定在手术台上，身体各部位用垫子保护，各关节置于舒适位置。
- 留置胃管和导尿管，后者置于患者右腿下方。
- 主刀医生操作机器人，助手立于手术台两侧。
- 主显示器置于患者右侧。

三、器械

- 带有 0° 和 30° 镜头的机器人平台。
- 10mm 常规腹腔镜穿刺器。

- 8mm 穿刺器，3 个（机器人用）。
- 8～12mm 常规腹腔镜穿刺器。
- 机器人专用器械。
  - Cadiere 钳。
  - 带孔抓钳。
  - 机器人用剪刀。
- 13cm×15cm 生物补片。
- 缝合线。
  - 可吸收单丝 3-0 缝合线。
  - 0 号普理灵缝线。
  - 2-0 合成缝线。
- 端 – 端吻合器（EEA）测距仪。

四、麻醉

- 通常采用全身麻醉。
- 充分肌松是维持气腹和保证腹腔镜视野所必需的。
- 通常不需要硬膜外麻醉。可以采用腹横肌平面阻滞、口服和静脉镇痛的多模式镇痛方法以取得良好的镇痛效果。

五、技巧

（一）穿刺器位置

1. Si 平台

- 脐部置入 10mm 传统腹腔镜穿刺器用于机器人镜头。
- 在两侧距脐 9cm、尾侧 15 度处分别置入 2 个 8mm 机器人穿刺器。
- 在左侧距脐 9cm、头侧 45° 处置入第三个机器人穿刺器，用于放置第四个机器人臂。
- 一个 8～10mm 常规腹腔镜穿刺器置于患者右侧腹以起辅助作用。这就形成了一个扁平的 W 形结构（图 48-1A）。

2. Xi 平台

- 脐部水平放置 4 个机械臂穿刺器（图 48-1B）。机器人镜头通过机械臂 3 置入，辅助穿刺器位置同上（图 48-2）。
- 患者随后被置于头低足高位，以显露盆腔，并为机器人对接做准备。

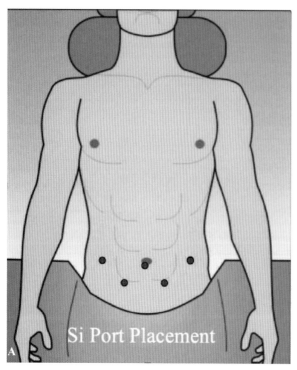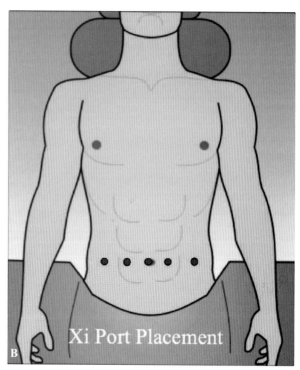

▲ 图 48-1 达·芬奇穿刺器位置

A. Si 穿刺器位置；B. Xi 穿刺器位置

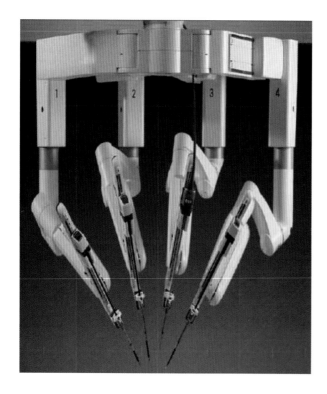

◀ 图 48-2 **Xi 机器人与手臂功能划分**

- 在对接机器人之前，外科医生可采用与传统腹腔镜相同的方法步骤以确保盆腔充分显露。
  - 将过长乙状结肠和（或）盲肠从盆腔移出，分离粘连和（或）悬吊子宫（图 48-3）。

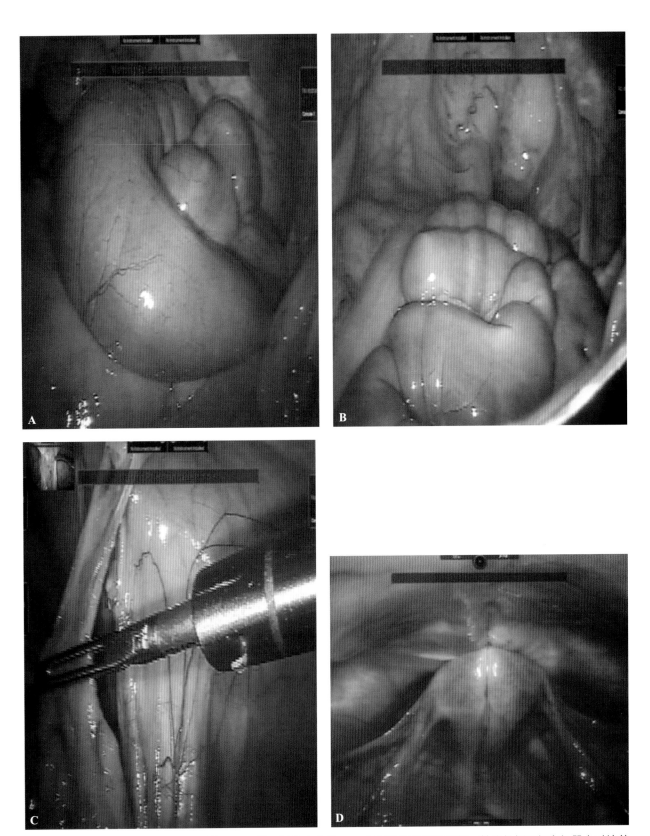

▲ 图 48-3 **A**. 盆腔内需要移出的肠管。**B**. 肠管已被移出盆腔。**C**. 分离粘连以移出肠管。粘连松解最好在机器人对接前进行，以达到最佳骨盆显露和安全操作。当然也可以在机器人对接时完成。**D**. 子宫悬吊于前腹壁

（二）对接

- Si 和 Xi 平台一样，机器人都是从患者的左侧以 45° 对接在手术台上的。
  - 便于进入会阴部水平，帮助术者判断远端分离的位置，同时也便于通过阴道和直肠使用测量器。
- 机械臂的适当位置至关重要。
  - 适当的三角形布局和机械臂适宜间距确保了全方位运动范围，并避免了外部碰撞。
  - 机械臂应该仔细检查，并且应该置于患者肢端处。

（三）机器人设备的放置

- 机械臂 1 放置剪刀，并将其连接到单极电刀（Xi 机械臂 4）。
- 带孔抓钳通过 Si 臂 2（Xi 臂 2）放置，并连接到双极电凝。
- Cadiere 钳通过 Si 臂 3（Xi 臂 1）放置。

> 建议：所有器械均需在直视下置入腹腔 / 盆腔，避免医源性损伤。

（四）直肠悬吊固定术

第 1 步：识别骶前纵韧带（图 48-4）。

- 辨认周围解剖结构以确定分离区域：右髂血管、右输尿管和骶骨岬。
- 机械臂 3 的抓钳抓住远端乙状结肠系膜，并将其向头侧左肩方向牵拉。有时，助手可牵拉相对较长的乙状结肠，以便于显露。
- 从骶骨岬水平的右侧腹膜开始解剖，以确定骶前纵韧带。这里一定要小心，不要向左偏移，以免伤到左腹下神经，也不能伤到左髂静脉。
- 骶前纵韧带要识别准确，清除表面其他组织，以确保网片能确切缝合。

第 2 步：解剖并制作右侧直肠旁腹膜瓣（图 48-5）。

这里的解剖只在腹膜覆盖的水平进行，而不是在更深的层面上进行。

- 随着外侧的右侧输尿管和子宫骶韧带和内侧的直肠被确认，右侧腹膜沿盆腔全程切开。分离应保持在子宫骶韧带的中间位置。
- 腹膜下方脂肪组织被轻轻地、钝性推开，形成腹膜瓣，以便将来在网片周围缝合。

第 3 步：直肠阴道隔的进入和分离（图 48-6）。

- 切开盆底腹膜反折的腹膜进入直肠阴道隔。由于直肠脱垂造成局部组织松弛，需要适当的牵引和反牵引才能准确地进入该平面，以避免出血或器官损伤。
- EEA 吻合器测量器可以置于阴道和直肠中，以便于解剖直肠阴道间隔并提供张力。

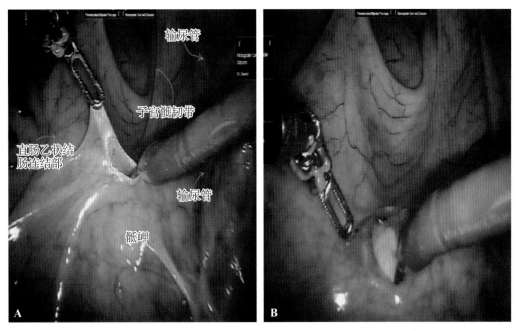

▲ 图 48-4　**A.** 周围解剖结构的识别，切开腹膜以识别骶前纵韧带；**B** 找到骶前纵韧带，清除其表面组织

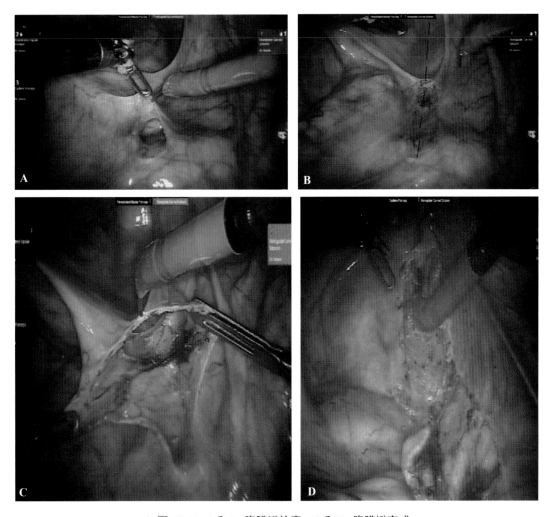

▲ 图 48-5　**A** 和 **B.** 腹膜瓣轮廓；**C** 和 **D.** 腹膜瓣完成

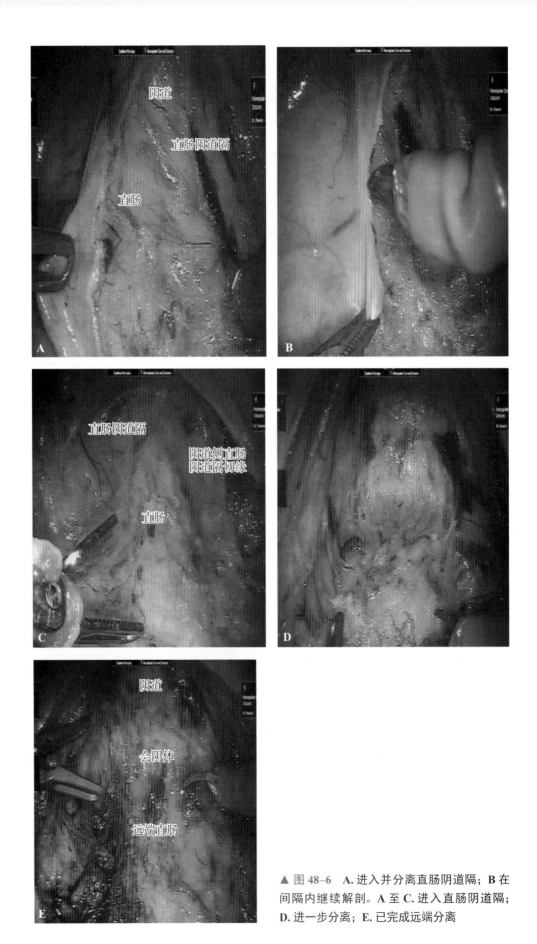

▲ 图 48-6　A. 进入并分离直肠阴道隔；B 在间隔内继续解剖。A 至 C. 进入直肠阴道隔；D. 进一步分离；E. 已完成远端分离

建议：任何出血都表明未在正确的平面，需要重新寻找手术平面。

- 确认直肠前壁很重要，这样才能把网片与直肠前壁做牢固的缝合。
- 确认在正确的手术层面后，继续向尾侧分离并显露直肠前壁，直到会阴体。
- 分离时，两侧的盆壁均要显露。

第 4 步：准备网片。

- 准备 13cm×15cm 的生物补片并置于生理盐水中。
- 剪裁补片使其大小合适，平铺后不起皱，从而最大限度地减少局部积液。
- 由左向右卷起网片，由 8～10mm 穿刺器放入盆腔，放置在骨盆远端的右侧。
- 再从右向左展开网片置于合适的位置，按照上述流程的好处是不需要再反复调整网片的位置。

第 5 步：固定网片（图 48-7）。

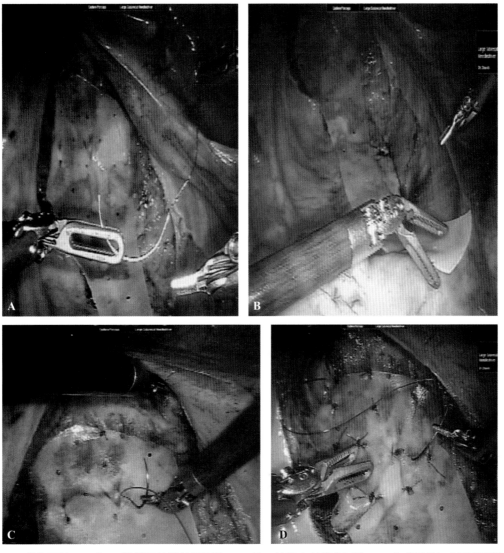

▲ 图 48-7　**A.** 准备网片；**A 和 B.** 剪裁网片并放置到位；**C.** 第一针缝合以锚定网片；**D.** 完成网片与直肠前壁的缝合固定

- 网片固定在会阴体中线上。

- 随后，用 3～4 排缝合线将网片固定在直肠前壁上。

  – 直肠前壁的缝合必须是浆肌层缝合。

  – 使用合成单股可吸收 3-0 缝线固定网片。

第 6 步：将网片固定到骶骨岬（图 48-8 ）。

- 适当拉紧网片。

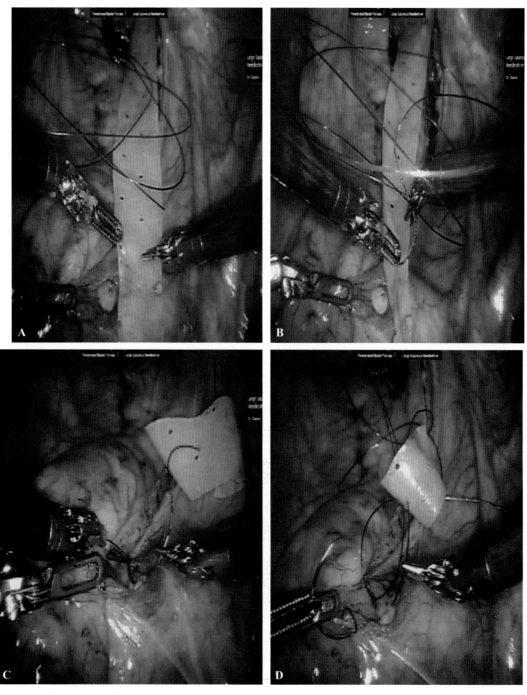

▲ 图 48-8 A. 拉紧网片；B 和 C. 第一针固定网片在骶骨前纵韧带上；D. 第二针缝合完毕

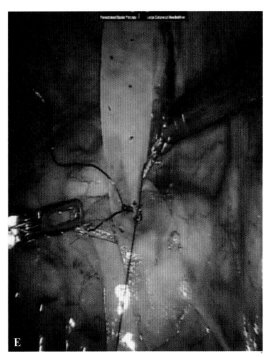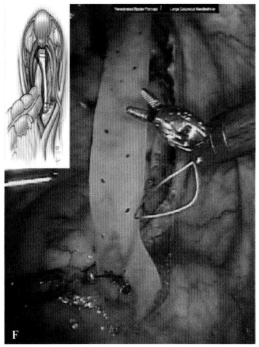

▲ 图 48-8（续）　**E 和 F 网片用两针 0-Prolene 缝线固定在骶骨前纵韧带上**

－ 在这一步中，网片不能松弛，但更重要的是不能有任何张力，以避免脱垂矫治过度。

- 选择网片的固定缝合点。

- 用两针 0-prolene 线将网片尾部固定在骶骨岬上的骶骨前纵韧带上。

第 7 步：盆腔再腹膜化（图 48-9）。

- 盆底腹膜反折采用环周缝合。

  － 我们采用 2-0 PGA 沿环周缝合后收紧闭合。

- 右侧腹膜瓣用 2-0 PGA 缝合线连续缝合于网片表面。

- 机械臂全部放置在视野中。如果子宫被悬吊在前腹壁上，应该在撤气腹前松开子宫。

- 机器人脱离对接，拔出穿刺器，常规关闭穿刺器孔。

六、术后护理

- 遵循标准化快速康复围术期护理计划。

- 在拔除气管插管前移去胃管，尽量减少静脉输液，术后当天给予饮食，术后第 1 天拔除导尿管。

- 尽量减少阿片类药物，避免患者自助控制镇痛。

- 允许使用非甾体消炎药，可以和对乙酰氨基酚联合使用。

- 手术后继续使用皮下肝素和间歇性气动加压，以预防深静脉血栓形成。

- 每个外科医生的饮食方案各不相同，但总体而言，尽量避免便秘和用力大便。

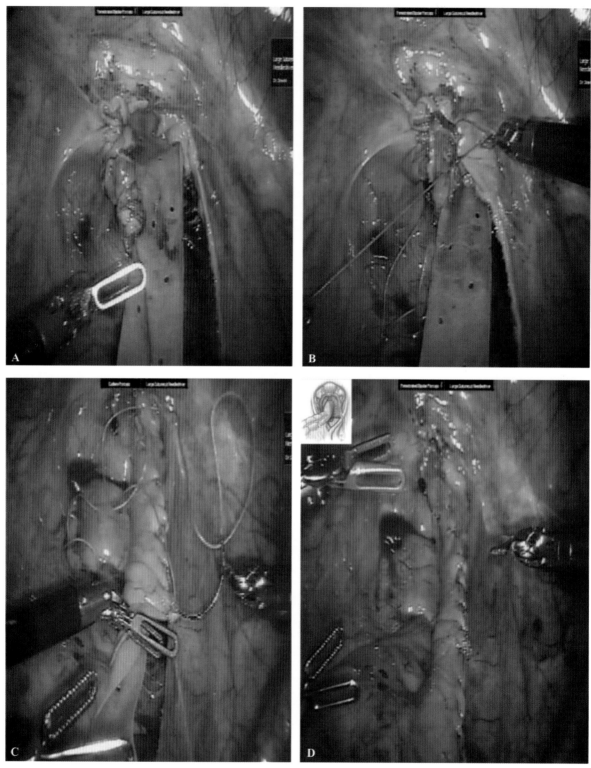

▲ 图 48-9　A 和 B. 重建盆底腹膜反折；C 和 D. 盆腔重新腹膜化，网片被腹膜覆盖

经许可转载，引自 Cleveland Clinic Center for Medical Art & Photography © 2019，版权所有

推 荐 阅 读

[1] Emile SH, Elfeki HA, Youssef M, Farid M, Wexner SD. Abdominal rectopexy for the treatment of internal rectal prolapse: a systematic review and meta–analysis. *Colorectal Dis*. 2017;19(1):O13–O24.

[2] Gurland B, Carvalho E Carvalho ME, et al. Should we offer ventral rectopexy to patients with recurrent external rectal prolapse? *Int J Colorectal Dis*. 2017;32(11):1561–1567.

[3] Jallad K, Ridgeway B, Paraiso MFR, Gurland B, Unger CA. Long–term outcomes after ventral rectopexy with sacrocolpoor hysteropexy for the treatment of concurrent rectal and pelvic organ prolapse. *Female Pelvic Med Reconstr Surg*. 2018;24(5):336–340.

第 49 章　大便失禁的骶神经调节和括约肌成形术

Sacral Neuromodulation and Sphincteroplasty for Fecal Incontinence

Lisa C. Hickman　Cecile A. Ferrando　著

徐海霞　竺 平　译　　傅传刚　高 玮　校

一、注意事项

- 大便失禁（fecal incontinence，FI）可能由多种因素导致，包括括约肌损伤、放射线照射、肠道病变、直肠顺应性下降、中枢或周围神经功能障碍、腹泻、肌病和功能性异常。

- 医务人员对患者进行大便失禁筛查至关重要。临床评估应包括全面的病史，体格检查和肠道功能评估，以便更好地明确病因。

- 大便失禁的治疗应采取循序渐进的方法。先从保守治疗开始，包括调整饮食、控制粪便黏稠度及实施肠道训练。

  - 约 25% 的患者可从这些治疗措施中获益。

- 保守治疗无效的大便失禁患者，建议用生物反馈进行盆底物理治疗（pelvic floor physical therapy）。

- 之后治疗的有创性逐步升级，包括肛周填充剂、骶神经调节（sacral neuromodulation）、屏障装置、Secca 术、肛门括约肌修补、人工括约肌、结肠造口术和动态股薄肌成形术。

- 大便失禁的两种主要手术方式包括骶神经调节和肛门括约肌修补。

  - 骶神经调节于 1995 年首先在美国之外的国家用于大便失禁的治疗。2011 年获得美国食品药品管理局（FDA）批准用于该适应证。

- 先要求患者记录其大便失禁发作的基线日志，然后分两阶段进行手术。

  - 第 1 阶段，在手术室使用镇静药和局部麻醉剂，在透视下将电极针插入 S_3 骶骨孔中。

  - 电极放置好后，将其与外部临时刺激器相连接。

  - 患者也可以行经皮神经评估（percutaneous nerve evaluation），即在门诊将导线插入 S_3 骶骨孔中，仅使用局部麻醉，无须透视。

- 要求患者记录放置电极后 2～4 周的日志。如果患者大便失禁发作至少改善了 50%，可以继续进行第 2 阶段的手术，即将永久性脉冲发生器植入臀上区域并和内部电极相连接。
  - 如果患者症状改善未达到进行第 2 阶段手术的标准，则移除电极。
- 由于经皮神经评估后电极移位有导致假阴性结果的风险，因此强烈建议对不符合改善标准的患者进行正式的第 1 阶段手术。
- 有关骶神经调节疗效的研究结果令人振奋，长达 5 年的随访数据表明 85% 植入患者的大便失禁发作能维持较基线至少 50% 的改善，其中 40% 的患者可完全控便。
- 肛门括约肌修补更加有创伤性，适用于具有以下适应证的大便失禁患者。
  - 保守治疗及生物反馈盆底物理治疗无效的大便失禁患者。
  - 查体和影像学发现明显的括约肌缺损。
  - 肛周填充剂和骶神经调节不可用或治疗不成功。
  - 符合以上标准的患者通常包括新发大便失禁的产后女性和非产科原因引起括约肌损伤的患者。

二、骶神经调节

（一）注意事项

骶神经调节治疗目标是将患者的大便失禁至少改善 50%。术前应告知患者手术计划、经皮神经评估或第 1 阶段后需要记录大便失禁日记、预期结果以及术后恢复情况。

- 应为患者提供葡萄糖氯己定磨砂膏。以便术前一天和术日晨在家中用其清洗腰部和臀部。
- 在第 1 阶段手术开始前，应给予覆盖革兰阳性菌的围术期抗生素。对于植入永久性脉冲发生器的第 2 阶段或第 1 和第 2 阶段合并手术，应扩大覆盖范围以包括抗耐甲氧西林金黄色葡萄球菌（无论是否覆盖革兰阴性菌）。我们建议如下。
  - 第 1 阶段手术：第二代头孢菌素。
  - 第 2 阶段或第 1 和第 2 阶段合并手术：万古霉素和庆大霉素。
- 采用监护麻醉加局部麻醉，这种麻醉方式利于患者在手术过程中提供反馈并加快术后恢复。

（二）患者体位

- 患者取俯卧位，手术台可以使用 C 形臂机进行透视检查。
- 臀部放置于手术台的中央（C 形臂机所在位置），以便于在前后位片上看到骶骨。
- 患者的脚应刚好在手术台的边缘，这样才能观察骶神经刺激引起的运动应答。
- 患者的胸部放置折叠毯或海绵垫，有利于患者的舒适感和呼吸。同样，患者的臀部和胫骨下方放置衬垫也可以提高患者俯卧位时的舒适感。
- 患者的脚和腰部 / 臀部均应显露，而肩部、上背部和腿部可以覆盖。

（三）步骤和设备

- 如果有粪便污染，应先用肥皂水清洗患者的臀部。

- 背部和臀部区域使用 2% 葡萄糖酸氯己定溶液（如 ChloraPrep）消毒，从腰部开始，向头侧和外侧推进，臀部和臀沟留到最后消毒。消毒区域的下界略低于尾骨尖。在铺无菌巾单前，应留足够的时间让消毒区域干燥。

1. 第 1 阶段手术

- 除标准铺单外，水平放置一块无菌巾单在肛门上方，可以抬起观察肛周（风箱样）应答，而不会污染手术区域。

- 接地垫置于患者脚后跟，与测试刺激电缆的一端相连接。测试刺激电缆适配器同时和外部神经刺激器（external neurostimulator）连接，然后将外部神经刺激器与手持式程控仪进行配对。

- 首先借助透视和一种仪器来识别 $S_2 \sim S_4$ 骶骨孔的内侧缘，用记号笔在双侧标记出该区域。然后侧位透视确定计划进针点，位于 S_3 骶骨融合缝的近端并与其平行（图 49-1）。同样用记号笔标记该位置。

- 如果手术开始时未行透视检查，则可以借助患者的骨性解剖结构来标记计划进针点。用尺子来标记距尾骨尖头侧 9cm、两侧旁开 2cm 的标记点，并距这两个标记点的头侧 2cm 再做两标记点，这也是门诊行经皮神经评估所使用的技术。

- 在计划进针点注射局麻药，如 0.25% 丁哌卡因，形成皮丘。

- 将穿刺针在皮丘附近沿头尾方向插入，深度至骶骨背侧面或其下方，通过透视确认是否放置正确。

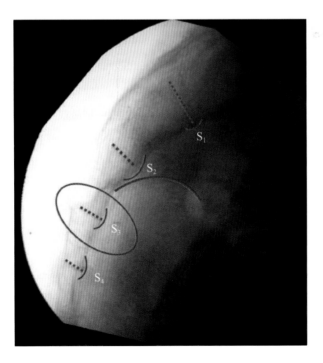

◀ 图 49-1　骶骨融合缝的侧位透视图

- 将测试刺激电缆的无菌端连接到穿刺针的非绝缘区域，启动程控设备来确认在低振幅水平合适的 S_3 运动和感觉应答。
  - 运动应答包括蹈趾的跖屈运动和风箱样应答（一种收缩或牵拉运动，在肛周区域最易观察到）。
  - 女性的感觉应答是阴道和会阴区的刺激；男性的感觉应答是阴茎根部、阴囊和直肠的刺激。
- 移除穿刺针的护套，通过穿刺针放置导向器，然后移除穿刺针。必须确保导向器稳定，避免意外移除或移位。
- 用 11 号手术刀片在导向器的底部做一小切口。
- 通过导向器置入电极引导管鞘和扩张器。应用侧向透视来确定不透射线的标记线大约位于骶骨一半的深度。
- 移除导丝和扩张器，保留导入器护套。插入电极，通过侧位透视将电极正好置于骶骨背侧面的下方（图 49-2）。前后位片中，电极尖端指向侧方及稍偏尾侧（图 49-3）。
- 再次通过测试刺激电缆检测 4 个电极中的每个电极是否具有正确的运动和感觉应答。
- 透视下小心移除导入器护套，同时将电极固定在位并展开电极倒刺。
- 从电极移除护套，再次测试合适的运动和感觉应答。
- 接着，确定并标记连接部位，通常位于髂嵴下方、骶骨外侧。
- 对该区域进行局部麻醉后，做一长 4~5cm 的水平切口。
- 钝性分离皮肤形成一囊袋，用于将来放置永久性脉冲发生器。可用灭菌注射水稀释的抗生素溶液（如杆菌肽）冲洗囊袋。
- 将带推进杆的隧道器自电极穿出处插入，在皮肤下方的皮下组织内穿行至囊袋穿出。然后，移除隧道器，将推进杆留在原处，电极从推进杆中穿过并从囊袋穿出，最后移除推进杆。

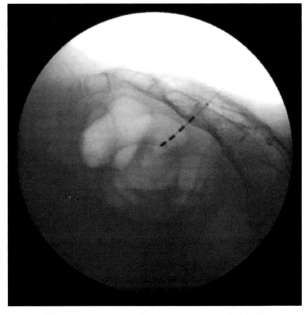 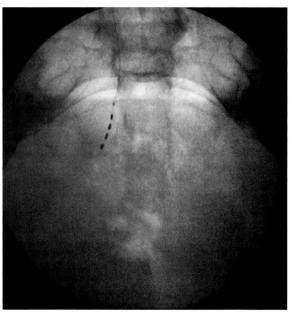

▲ 图 49-2　自固定电极置入和骶骨关系的侧位图　　　▲ 图 49-3　自固定电极置入和骶骨关系的前 - 后位图

- 在对侧髂嵴上方标记经皮延伸导线的位置。将推进杆和隧道器重新组装，并从囊袋穿行至新标记的穿出部位。再次将推进杆留在原位后移除隧道器，将经皮延伸导线从出口穿行至囊袋。最后移除推进杆。

- 连接电极与经皮延伸导线连接器，用扭力扳手拧紧固定螺丝。然后用两针不可吸收缝线将保护套固定于连接器上。

- 冲洗后，将接头置于囊袋中。

- 止血后，分两层关闭囊袋。深层用 2-0 Polyglactin 缝线缝合，皮下用 4-0 Polyglactin 缝线关闭。

- 将测试刺激电缆和外部神经刺激器从患者脚后跟上的接地垫断开。

- 敷料覆盖经皮出口，并与外部神经刺激器扭锁电线连接。用棉垫覆盖该区域，可为患者带来舒适感。

- 术后患者至麻醉后监护室观察。应指导患者程控仪的使用、完成日记和手术部位护理。

- 患者出院回家后口服抗生素，如甲氧苄啶 – 磺胺甲基异噁唑或多西环素，通常为期 2 周。

- 试验期结束时，如果患者失禁症状至少改善 50%，则可以进行第 2 阶段手术。

2. 第 2 阶段手术

- 在之前建立的上臀部切口处进行局部麻醉。

- 将测试刺激电缆从扭锁电缆上断开。

- 打开切口，找到、断开并丢弃经皮延伸导线。

- 进一步扩大囊袋使其能植入永久性脉冲发生器。脉冲发生器连接到电极后拧紧固定螺丝。

- 用稀释的抗生素溶液大量冲洗囊袋，将发生器置于囊袋内，非绝缘面朝上，再通过电子程控分析来评估脉冲的宽度、频率、幅度和阻抗（图 49-4）。

- 止血后，分两层关闭切口，深层用 2-0 Polyglactin 缝线缝合，皮下用 4-0 Polyglactin 缝线关闭。

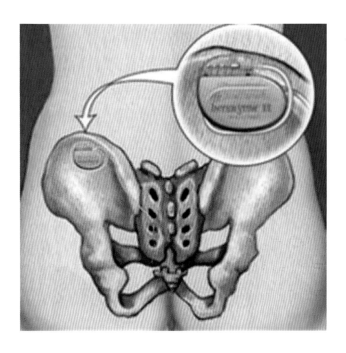

◀ 图 49-4　永久性脉冲发生器的置入

- 可用免缝胶带和无菌敷料覆盖皮肤。指导患者在术后第 1 天或第 2 天移除无菌敷料，术后 7 天移除免缝胶带。

3. 对于未达到改善阈值的患者

- 关闭程控仪，然后在手术室移除患者的电极。

- 如上所述进行术前准备和铺单，注射局部麻醉剂。

- 打开之前建立的囊袋，找到经皮延伸导线，将其与自固定电极断开后丢弃。

- 打开先前电极导向器所在部位，轻柔牵拉使电极在囊袋皮下组织中穿行，并从之前的入口拖出。

- 轻柔牵拉，将电极从骶骨移除。

- 止血后，如上所述缝合导向器所在部位和囊袋。

经验与教训

1. 经验

- 如果将万古霉素作为预防性抗生素，需要滴注 1h。抗生素给药应在术前开始，以确保在手术开始前完成输注。

- 尽管 S_3 骶骨孔是放置电极的首选位置，偶尔无法成功进入，在这种情况下可以使用 S_4 骶骨孔。S_2 骶骨孔通常不适用于长期的神经调节。

- 只能用灭菌注射水进行冲洗，应避免使用生理盐水。

- 建立隧道时应注意避免电极放置过浅。

- 对于同时有尿失禁和大便失禁的患者，骶神经调节可能是一个很好的选择，但有效程度可能不尽相同。骶神经调节还可用于产伤性肛门括约肌缺损达 120° 的女性患者。

- 骶神经调节对大便失禁的疗效数据令人振奋。约 90% 接受第 1 阶段手术的患者将继续进行第 2 阶段永久性脉冲发生器的植入。骶神经调节治疗 5 年后，约 85% 的患者可以维持初始的 > 50% 的大便失禁发作改善，而约 40% 的患者未再发生大便失禁。

2. 教训

- 如果发生切口感染，应移除所有植入组件。让脉冲发生器囊袋二期闭合。患者应接受抗生素治疗。第 1 和第 2 阶段合并手术应延迟约 3 个月，直到切口完全治愈。

- 永久性脉冲发生器所在位置的疼痛，如果口服镇痛药无效，可行局部麻醉或激痛点注射来治疗。

- 对于植入永久性脉冲发生器的人群，对磁共振成像（MRI）检查的担忧一直存在。目前有证据支持在磁场较小（1.5T）的情况下，行头颅或上段脊柱的 MRI 是安全的。

- 如果疗效随着时间推移出现下降，应首先对神经调节器的程控和阻抗进行故障排除。透视检查可用来评估电极的完整性和位置。医生可以考虑通过关闭设备来进行测试，以全面了解患者的症状。如果患者仍有症状，可以考虑按步骤将 1 枚新的自固定电极放置于对侧 S_3 骶骨孔中，或者通过第 1 和第 2 阶段合并手术移除并替换功能不良的电极。

三、肛门括约肌成形术

（一）注意事项

- 肛门括约肌修补的目的是使用端 – 端或重叠法修复括约肌的缺损。术前除了标准的知情同意外，还应告知患者计划手术方式、预期结果以及术后恢复情况。
- 一些外科医生建议在术前行机械性肠道准备，我们选择用聚维酮碘或婴儿沐浴液通过 Malecot 管进行灌肠。
- 围术期抗生素：手术开始前给予第三代头孢菌素联合甲硝唑，术后可以继续使用这些抗生素。我们选择在前 24h 内继续静脉滴注抗生素。
- 麻醉可以采用局部麻醉或全身麻醉，应根据临床因素和计划手术的范围来选择麻醉方式。
- 应该预防静脉血栓栓塞（venous thromboembolism，VTE）。我们使用下肢持续加压装置器预防静脉血栓（VTE）。如果患者为静脉血栓栓塞高风险人群，则给予围术期肝素治疗。

（二）患者体位

- 取截石位或俯卧折刀位。我们通常选择截石位，将患者下肢置于 Allen 脚蹬内，这样可以允许 1 名外科医生和 1～2 名助手接近术野。该体位为肛周区域和女性患者的阴道提供了良好的显露。摆体位时注意不要使髋关节或膝关节过度外展或弯曲，如果神经卡压，可能导致术后神经病变。本章介绍的手术方式采用截石位。
- 俯卧折刀位的优点是可以通过用胶带牵拉或自然地使臀部离开手术野，这是进行更大范围修补如人工肛门括约肌或肌肉移植术的首选体位。

（三）步骤和设备

- 在麻醉下进行探查，评估阴道后壁与直肠之间的距离，确定是否存在直肠膨出或会阴疝及严重程度，并评估括约肌缺损情况。
- 消毒铺单后，首先插入导尿管保留导尿。
- 在会阴部标记倒 U 形弧形切口，切口距肛缘前侧及两侧 1～1.5cm（图 49-5）。弧度不应延伸超过 200°，因为阴部神经分支从外后侧支配肛门外括约肌。
- 对于女性患者，我们会沿处女膜残余部分放置两把 Allis 钳，在阴道后壁缺损近端缘的阴道上皮放置第三把 Allis 钳。
- 沿预定切口及女性阴道后壁的上皮下间隙注射利多卡因和肾上腺素稀释溶液（图 49-6）。
- 用手术刀沿先前标记的倒 U 形切开。
- Allis 钳钳夹上皮边缘，用 Mayo 剪将上皮与上皮下组织锐性分离，向上分离至直肠阴道隔。
- 对于同时进行阴道后壁修补或肛提肌修补的女性，我们选择沿阴道后壁和会阴体的中线做垂直切口。沿阴道后壁边缘放置 Allis 钳，用 Mayo 剪将两侧上皮与下方纤维肌层锐性分离，直到能辨识直肠膨出的外侧缘或遇到肛提肌（图 49-7）。分离时可将手指置于直肠内，以减少意外切开直肠的风险。

- 接着将注意力转向肛周区域。借助电刀和锐性分离进一步显露直肠阴道隔。该处必须小心，以避免损伤残余的肛门内括约肌（如果肛门内括约肌完整）。并防止在肛管或直肠形成纽扣孔样缺损。

- 然后向两侧游离至坐骨直肠窝脂肪。

- 辨识（图 49-8）并切断（图 49-9）缺损中线的瘢痕组织。保留括约肌两端附着的瘢痕组织很重要，因为这有助于增加修补强度，并可提供重叠修补所需的括约肌瓣。

- 通过锐性游离，创建长 1.5～2cm 肛门括约肌瓣（图 49-10）。

- 括约肌修补之前，应先用稀释的抗生素溶液（如杆菌肽）充分冲洗手术区域，并仔细电凝止血。

- 若肛门内括约肌完好无损，可用延迟吸收缝线（如 3-0 Polyglactin）间断缝合几针进行折叠。若肛门内括约肌已断裂，则可和肛门外括约肌一起修补。

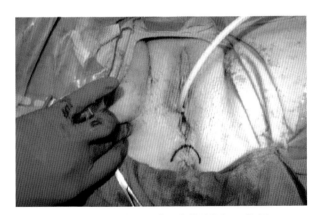

▲ 图 49-5　括约肌成形术的计划切口位置

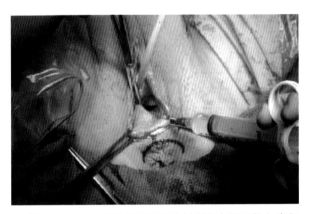

▲ 图 49-6　**Allis 钳夹的位置及注射利多卡因和肾上腺素**

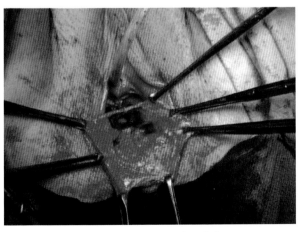

▲ 图 49-7　阴道后壁的游离

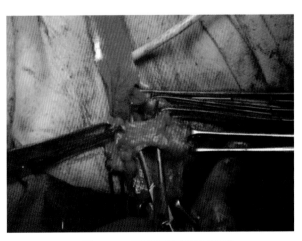

▲ 图 49-8　识别肛门括约肌瘢痕

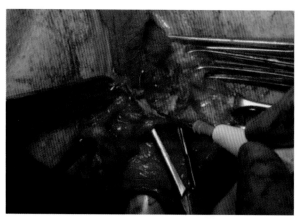

▲ 图 49-9　离断肛门括约肌瘢痕

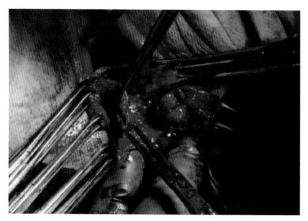

▲ 图 49-10　建立外括约肌瓣

- 接下来，用重叠或端 – 端的方式修补肛门外括约肌。对于重叠修补，我们喜欢用 0 号或 2-0 的 Polyglactin 或 Polydioxanone 缝线。Allis 钳夹括约肌瓣的末端进行重叠，一侧置入下方，另一侧置于其上方。从上方瓣附着的侧方开始，重叠括约肌的两侧行 2～3 针垂直褥式缝合。用同样的方法在上方括约肌瓣的瘢痕端行 2～3 针垂直褥式缝合（图 49-11）。

- 如行端 – 端修补，可用相同的缝合方法将括约肌的断端靠拢在一起。Allis 钳夹括约肌的断端，顺序间断缝合括约肌的后、下、上和前部。尽管我们更喜欢做重叠修补，在无法充分游离括约肌瓣的情况下，这也是一个可行的替代方法。

- 如果计划行阴道后壁修补或肛提肌修补，应在此时进行。用 2-0 Polyglactin 或 Polydioxanone 缝线间断缝合折叠直肠阴道筋膜或肛提肌，注意确保阴道口径不会明显变窄，以保证性活跃的女性可以进行性交。

- 远端缝合来重建会阴体，对这一部分手术，我们喜欢用更大型号的可吸收缝合线，如 1-0 Polyglactin 缝线。

- 如果阴道组织过多，可以修剪阴道上皮边缘。

- 进行直肠指检，确保阴道后壁无残留的缺损，直肠黏膜无遗漏的损伤或缝线。行直肠指检时，肛管应能容纳一指宽度。

- 再次使用抗生素溶液冲洗创面并充分止血。

- 如果有阴道切口，用 2-0 Polyglactin 缝线连续缝合至处女膜水平。

- 如果需要，在剪除会阴体多余的皮缘后，可用 3-0 Polyglactin 缝线间断缝合关闭阴道远端切口和会阴皮肤边缘。

- 如果可能，会阴体切口可行 V–Y 成形（图 49-12）。该方法使切口中心部位敞开以便引流。垂直缝合可获得更好的美容效果和更长的会阴体。

- 所有患者应留观一晚，主要目的是继续使用抗生素并确保充分的镇痛。根据我们的经验，绝大多数患者都能符合术后第 1 天出院的标准。

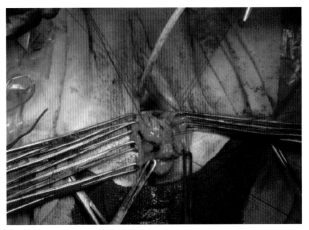
▲ 图 49-11 肛门外括约肌的重叠修补

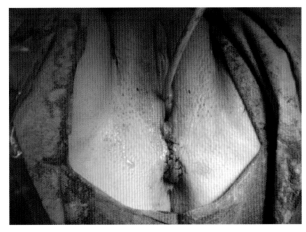
▲ 图 49-12 用 V-Y 成形技术关闭皮肤切口

经验与教训

1. 术中经验

- 术中用低功率的针型电刀刺激肌纤维引起肌肉抽动，来识别肛门括约肌。
- 如果会阴体存在无效腔，应留置 Penrose 引流管，术后拔除，以避免形成血清肿或血肿。
- 对于既往修补失败者、手术方式复杂或伴有肠道疾病的患者，可以考虑同时行粪便转流造口。
- 如果术中阴道止血困难，可用阴道填塞对阴道后壁压迫止血，通常保留至术后第 1 天。如果使用阴道填塞，应留置导尿管直至拆除阴道填塞。
- 如果行肛提肌缝合术，建议逆行膀胱充盈排尿试验，确保患者术后能够有效排空膀胱。

2. 术后经验

- 术后排便通畅对恢复至关重要。我们常规让出院患者每日 2 次口服多库酯钠、口服聚乙二醇和一汤匙的矿物油，也可口服纤维补充剂。建议患者口服矿物油直至排便。之后可对排便方案进行微调，以保持大便柔软并可以耐受的稠度。
- 为患者提供海绵环状坐垫（如麻醉所用的头枕）会有所帮助，可以让患者坐着时不直接压迫会阴和肛周区域。
- 患者术后通常会有明显的疼痛，因此有效的镇痛方案非常关键。对没有禁忌证的患者，建议出院后 72h 内口服非甾体抗炎药和对乙酰氨基酚，按需服用阿片类镇痛药。

3. 教训

- 有时直肠和阴道后壁之间的组织很少，直肠指诊有助于减少意外直肠切开的风险。如发生直肠切开，应使用含抗生素溶液（如杆菌肽）充分冲洗该区域，然后用 4-0 铬或聚卡普隆缝线进行修补。
- 多达 25% 的患者发生切口感染，可通过口服抗生素治疗。
- 缝线裂开很常见，通常在良好的会阴部清洁护理后二期愈合。

- 尽管肛门括约肌修补后的初步结果令人鼓舞，80%～90% 的患者功能改善，这种效果会随着时间的推移而降低。术后 5～10 年只有不足 40% 的患者有满意的控便能力。

推荐阅读

[1] El-Gazzaz G, Zutshi M, Hannaway C, Gurland B, Hull T. Overlapping sphincter repair: does age matter? *Dis Colon Rectum.* 2012;55(3):256–261.

[2] Halverson AL, Hull TL. Long-term outcome of overlapping anal sphincter repair. *Dis Colon Rectum.* 2002;45(3):345–348.

[3] Rodrigues FG, Chadi SA, Cracco AJ, et al. Faecal incontinence in patients with a sphincter defect: comparison of sphincteroplasty and sacral nerve stimulation. *Colorectal Dis.* 2017;19(5):456–461.

第50章 结直肠手术中的垂直腹直肌肌皮瓣、臀肌皮瓣和整形外科重建技术

Vertical Rectus Abdominis Myocutaneous Flaps, Gluteal Flaps, and Plastic Surgery Reconstruction in Colorectal Surgery

Emre Gorgun Raymond Isakov 著

张振宇 译 傅传刚 杨 飘 校

一、注意事项

- 一些类型的皮瓣可以为复杂、受射线照射和巨大伤口提供健康、高度血管化的组织，这些伤口原本可能需要数月才能愈合或根本无法愈合。
- 确定肌皮瓣手术前，需对手术进行认真的规划，包括是否行肠造口。
- 垂直腹直肌肌皮瓣使用大块肌肉组织填充盆腔，也可用于阴道壁的重建。
- 与其他皮瓣技术相比，垂直腹直肌肌皮瓣的并发症发生率相对较低。
- 垂直腹直肌肌皮瓣使用带蒂的斜行或垂直皮瓣。
- 垂直腹直肌肌皮瓣是用于会阴部整形的最常用腹部肌皮瓣，包括皮肤、皮下组织和肌肉。
- 臀肌和股薄肌肌皮瓣也可以提供大块的健康组织，可用于修复腹会阴切除和瘘管（如直肠尿道瘘和直肠阴道瘘）手术后的组织缺损。
- 建议整形术前进行多学科讨论。

二、手术体位

- 采用截石位，以方便获取垂直腹直肌皮瓣和股薄肌肌皮瓣。
- 俯卧位一般用于臀肌肌皮瓣。
- 术中可能需根据情况调整体位。
- 所有皮瓣移植手术前，会阴部及下肢均需要完善的备皮。

三、特殊器材

- 15 号或 10 号手术刀片和手术刀柄。
- 标记笔。
- 电刀。
- 医用钳。
- 缝线或吻合器。
- 标准软组织手术组套。
- 引流管。
- 肌皮瓣获取后留下的腹部缺损的修补可能需用到网片。
- 腹带。

四、垂直腹直肌肌皮瓣

- 常规消毒铺巾后，通过初诊确定腹直肌的轮廓，然后标记肌皮瓣的中线侧和外侧边界。
- 自中线开始切开，沿白线向下至阴阜。
- 选定填充会阴部缺损的皮岛，切割皮岛时应注意保留血供。
- 延伸切口至外侧，以便将皮瓣与腹直肌鞘解剖分离。
- 结扎来自腹直肌后鞘的穿支皮瓣。
- 分离腹直肌后，打开后鞘进入腹腔（图 50-1）。
- 切开皮瓣上方及侧方边界，深达筋膜内。
- 识别并保留深部的腹壁下动脉。
- 在完整解剖和游离皮瓣后，将其沿长轴旋转 180°，并经腹部切口将皮瓣送入盆腔深部，置于会阴缺损部位（图 50-2 和图 50-3）。
- 肌皮瓣置于会阴部后，将皮瓣的远侧边缘与阴道 / 会阴缝合。
- 将肌皮瓣与皮岛保持朝外对齐，钉合固定。
- 缝合真皮层，关闭皮肤（图 50-4）。

五、臀肌皮瓣

- 完成肿瘤学切除后，常规准备和设计皮瓣，通过触诊确定并标记臀肌筋膜皮瓣的边界。
- 根据缺损的尺寸单侧或双侧标记肌皮瓣部位。
- 可以选择皮瓣旋转或 V-Y 形皮瓣进行重建手术。
- 标记完成后，使用电刀在皮肤表面做弧形切口，深至皮下组织和筋膜（图 50-5）。

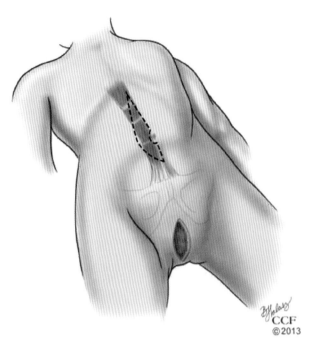

▲ 图 50-1　根据会阴部缺损确定的腹直肌肌皮瓣腹侧的边界

经许可转载，引自 Cleveland Clinic Center for Medical Art & Photography © 2019，版权所有

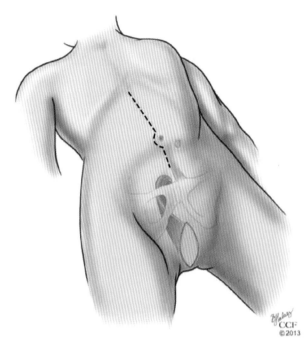

▲ 图 50-2　切割并获取皮瓣，将其旋转 180° 送入盆腔以关闭会阴部缺损

经许可转载，引自 Cleveland Clinic Center for Medical Art & Photography © 2019，版权所有

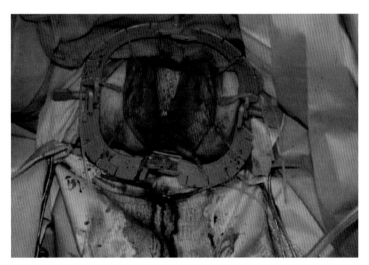

▲ 图 50-3　移至会阴部的肌皮瓣术中照片

- 术中仔细解剖分离，以免损伤穿支血管。

- 继续解剖分离至筋膜松解后，肌皮瓣便可被抬起（图 50-6）。

- 将皮瓣剪裁成皮岛，将其向内上提拉填补会阴部缺损。

- 调整皮瓣，关闭会阴部缺损，然后皮瓣的边缘去上皮化（图 50-7）。

- 通过钉合或角落缝合将皮瓣固定在新的位置上。笔者倾向于使用 1 号薇乔线间断缝合筋膜，0 号薇乔线用于关闭创面（图 50-8）。

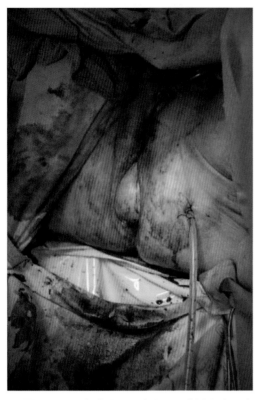

▲ 图 50-4　已完成的垂直腹直肌肌皮瓣术中照片

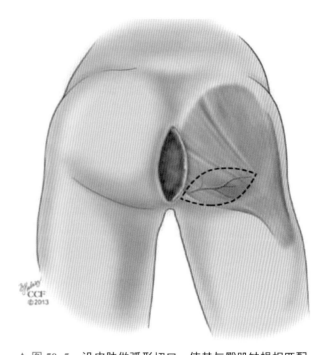

▲ 图 50-5　沿皮肤做弧形切口，使其与臀肌缺损相匹配。左侧或右侧臀大肌可以用于制作皮瓣

经许可转载，引自 Cleveland Clinic Center for Medical Art & Photography © 2019，版权所有

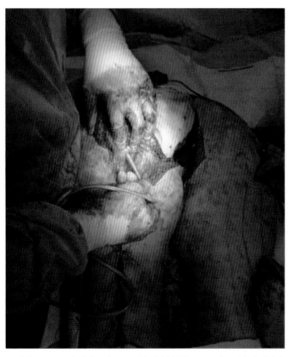

▲ 图 50-6　解剖分离直至筋膜被松解后，方可抬高皮瓣

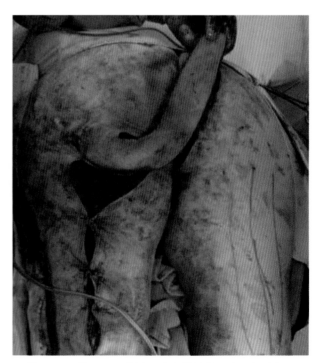

▲ 图 50-7　获取臀肌皮瓣后将其旋转修补会阴部缺损。可以采用钉合或角落缝合来固定皮瓣

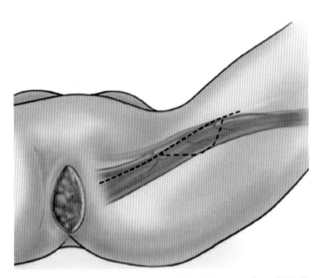

▲ 图 50-10　根据缺损的范围确定并标记股薄肌皮瓣的边界线

经许可转载，引自 Cleveland Clinic Center for Medical Art & Photography © 2019，版权所有

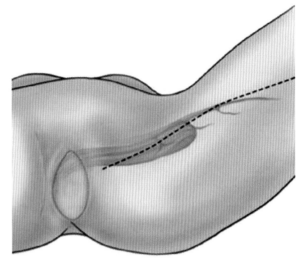

▲ 图 50-11　将充足的股薄肌皮瓣旋转并放置在缺损处，缝合各组织层面

经许可转载，引自 Cleveland Clinic Center for Medical Art & Photography © 2019，版权所有

推荐阅读

[1] Althumairi AA, Canner JK, Gearhart SL, et al. Risk factors for wound complications after abdominoperineal excision: analysis of the ACS NSQIP database. *Colorectal Dis.* 2016;18(7):O260–O266.

[2] Bell SW, Dehni N, Chaouat M, Lifante JC, Parc R, Tiret E. Primary rectus abdominis myocutaneous flap for repair of perineal and vaginal defects after extended abdominoperineal resection. *Br J Surg.* 2005;92(4):482–486.

[3] Chan S, Miller M, Ng R, et al. Use of myocutaneous flaps for perineal closure following abdominoperineal excision of the rectum for adenocarcinoma. *Colorectal Dis.* 2010;12(6):555–560.

[4] Choudry U, Harris D. Perineal wound complications, risk factors, and outcome after abdominoperineal resections. *Ann Plast Surg.* 2013;71(2):209–213.

第51章 结直肠手术后的复杂腹壁重建

Complex Abdominal Wall Reconstruction Following Colorectal Surgery

Clayton C. Petro   Michael J. Rosen 著

汤 睿 刘正尼 译   傅传刚 高 玮 校

一、注意事项

- 多数情况下，复杂腹壁重建意味着要采用组织结构分离技术，我们主要施行的是腹横肌松解（TAR）。

- 鉴于结直肠手术后疝发生率高达18%，且通常出现在永久性、暂时性或者原造口的位置，这项技术常被使用。

- 有关腹横肌松解技术已在他处有详尽描述，在此章节我们将着墨于结直肠手术后运用该技术需要注意的细节。

  - 具体来说，我们聚焦于原直肠切除、结肠切除及（或）造口位置对于腹直肌后间隙分离的影响，因为这些解剖层面可能在先前的结直肠手术中已遭破坏。

  - 有关造口旁疝修补的内容将在第45章单独阐述。

（一）无菌器械

- 无菌，蓝色或绿色的湿手术巾。

- 10把Kocher血管钳。

- 有齿手术镊。

- 直角钳。

- 2把大的腹腔拉钩。

- 夹带（钝性）剥离子的中弯或长弯血管钳。

- 2把皮肤拉钩。

- 缝线穿刺器。

- 大的压肠板。

（二）体位

- 仰卧位，双臂位置不做要求。
- 消毒范围广泛采用菱形铺巾，如此，让剑突、耻骨和侧腹壁（包括两侧髂前上棘）位于无菌区内，术中可以触摸到，在肌内后方放置补片时可穿过筋膜进行固定（图51-1）。
- 常规放置导尿管。

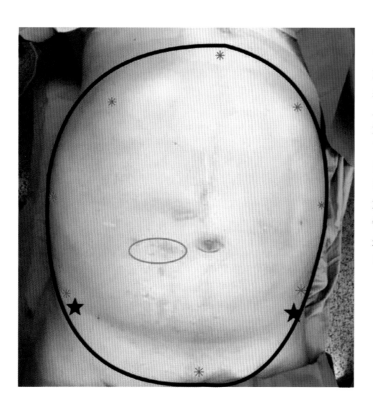

◀ 图 51-1　无菌准备和铺巾标记
加粗黑线表示铺巾的边界—无菌区内必须能触摸到剑突，耻骨，两侧髂前上棘（黑色五角星）。红色星号代表穿筋膜固定补片的位置。细灰色线标识了位于右下腹的原造口位置。要注意的是右下腹的旁正中切口来自于原先的阑尾切除术。这位患者还有近期因憩室病行乙状结肠切除后留下的腹腔镜戳孔，因吻合口瘘行剖腹后的回肠造瘘已经回纳，目前存在一个缺损为12cm宽的中线腹壁疝

二、进腹的路径、粘连松解和缺损测量

- 从中线进腹，尽可能将切口向头端延伸至原切口，以便切开白线的原本位置。彻底松解前腹壁粘连，详见经验与教训。
- 腹内粘连松解向侧方应延伸至 Toldt 线，以免将结肠从侧腹壁游离时误入腹膜后。关于原结肠切除位置的粘连松解，详见经验与教训。
- 尽可能松解所有肠襻间粘连，除非有切开肠管的危险，且患者没有肠梗阻症状。
- 应彻底检查肠管以确认肠管没有被全层切开，浆膜层撕裂应予以缝合。
- 腹腔脏器与腹壁分离后，用湿的蓝色或绿色手术巾覆盖脏器。这个步骤标志着手术的腹内部分已完成，术者须对游离后的脏器处理（包括吻合、浆膜损伤、止血）感到满意。
- 放置手术巾后，在腹壁没有张力的情况下测量缺损面积，剖腹切口长度与缺损的最宽度的乘积。

建议

- 采用分腿位或者截石位进行结直肠手术时（例如 Hartmann 术后回纳），只要大腿和躯干位于同一水平就不会影响操作。当污染部分手术完成后，重铺洞巾。
- 对于多次手术的患者避免意外的肠管切开至关重要，建议优先松解腹中线的粘连，这样可以更好显露两侧，便于分别处理。

经验与教训

- 从侧腹壁分离粘连时注意不要进入腹膜外层面，尽可能将小肠和网膜挡在手后、将其与侧腹壁隔开，以便于清晰显露侧腹壁的边界，避免意外分离入腹壁。
- 遵循"腹壁留在肠管上好过于肠管留在腹壁上"的原则会在腹膜上造成破损，使腹横肌松解变得异常困难。脏器粘连应直接从腹膜上分离，尽可能保留腹膜。
- 侧方粘连松解需要延伸至结肠的腹膜反折处，如果之前有过结肠切除，很可能之前已打开进入过该层面。将脏器从前腹壁上分离下来的范围只要足够在腹横肌松解时手术巾能覆盖脏器即可。在原结肠切除处将结肠从腹壁分离时，如果太靠外侧会很容易进入腹膜后，将腹膜从后腹膜外侧的固定位置上分离下来。侧腹膜的分离即使对于最富经验的腹壁外科医生来说也是难题。
- 腹内覆盖无菌手术巾可避免腹横肌松解中意外损伤下方的腹腔脏器。
- 与之相反，如果在原结肠切除处存在脏器与后腹膜的粘连、在手术巾没有覆盖该区域时，术者在腹横肌松解时必须警惕不要损伤下面的肠管。
- 腹横肌松解后重获腹腔的充分显露具有挑战性，撕裂的腹膜可能会破坏整个分离，因而不能依赖于这种操作。一旦分离的腹腔脏器被手术巾覆盖，不要按例行性计划再回到腹腔内。

三、腹直肌后分离

- 用 4～5 把 Kocher 钳夹持内侧的腹直肌前鞘筋膜。确保触摸到束状腹直肌以避免钳夹疝囊（图 51-2）。
- 在原造口处辨别出腹直肌后鞘上的缺损（图 51-3）。在 Kocher 钳的上、下方向侧方游离，标记在后鞘上的缺损位置。
- 肌后分离从切开腹直肌后鞘内侧、显露后方的腹直肌内侧缘开始（图 51-4）。使用有齿镊有助于牵引组织。
- 显露腹直肌后，沿腹直肌内侧缘纵向切开整个后鞘（图 51-5）。
- 采用钝性分离与电凝止血相结合的方法分离肌后层面，在此过程中用剩余的 5 把 Korcher 钳夹持腹直肌后鞘边缘用于对抗牵引（图 51-6）。注意保护侧方神经血管束穿支，并且要避开原造口位置。

● 在下腹部，腹壁下血管在弓状线以下不被腹直肌包裹，分离时应注意保护。将血管与腹直肌一起分离在前方。

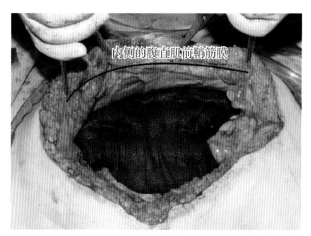

▲ 图 51-2　Kocher 钳钳夹在腹直肌内侧缘的位置。黑线代表腹直肌内侧缘

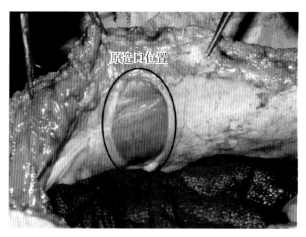

▲ 图 51-3　原造口位置，黑色圆圈标记原先造口术中在腹直肌后鞘上形成的缺损

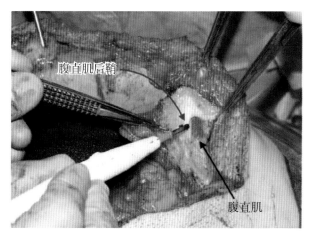

▲ 图 51-4　肌后分离的开始

切开腹直肌后鞘（紫箭）显露后方的腹直肌内侧缘（黑箭），以便确认进入肌后间隙

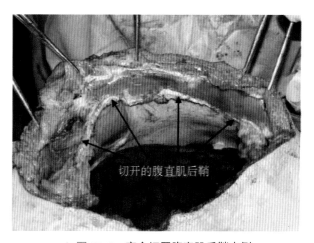

▲ 图 51-5　完全切开腹直肌后鞘内侧

黑箭代表腹直肌后鞘的内侧切缘，可以显露整个腹直肌

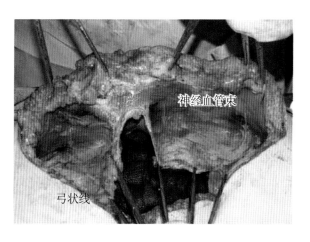

◀ 图 51-6　肌后间隙的建立

绿箭标明的神经血管束划出了肌后分离的外侧范围，蓝箭指出了在弓状线上腹直肌后鞘存在轻微丢失

建议

- 从可以清晰辨认腹直肌的位置切开后鞘，直到可以看清肌肉再继续后鞘的切开。我们发现在头侧近肋缘处通常可以最为恒定地发现腹直肌，但巨大的上腹部疝，陈旧的肋缘下切口疝或者腹直肌分离等情况会对辨别此处的腹直肌产生干扰。
- 如果剖腹切口处显露部分腹直肌，可以其为标志继续切开其余的腹直肌后鞘，注意切缘尽量靠近内侧。

经验与教训

- 建立肌后层面时，外侧的穿支神经血管束多需要保护，通常会有几支穿支经过内侧的肌后间隙。虽然应该尽可能将其游离至侧方，但牺牲部分穿支以建立完整的肌后间隙的做法也经常采用，前提是必须明确肌后间隙的游离确实需要延伸至穿支的外侧。
- 要注意半月线紧邻于大多数穿支神经血管束外侧。
- 下腹部，需要辨认和保护腹壁下血管。在弓状线下方通常会有一支腹壁下动脉内侧较大分支，需要将其断开。
- 需要强调的是，通常在腹壁血管的外侧 1cm 处发现半月线，建立肌后间隙时，要确保血管和腹直肌位于前方。

四、下方的腹横肌松解

- 切开紧邻穿支神经血管束内侧的腹内斜肌后片层，开始下方的腹横肌松解。这个位置通常位于腹壁下血管外侧 1cm 处，需要辨识半月线以免向外侧分离的太远。
- 断开腹内斜肌后片层，显露弓状线上方的腹横肌腱膜部分。这层组织必须要仔细切断并保留下方的腹膜（图 51-7）。一般来说，要在这两层腱膜层间做区分很困难也没有必要。也可以说，保留了纤薄/半透明的腹膜就是正确分离深度的标志。
- 在弓状线以下需要断开纤薄的腹横筋膜，游离出腹膜，使其与弓状线以上显露的腹膜相连。
- 在腹膜上向内侧牵引，使用剥离子可以将腹横肌从腹膜上钝性分离，一直到达后腹膜。
- 维持在腹膜层面，向外侧游离腹膜前间隙直至显露腰大肌（图 51-8）
- 从腹膜上钝性分离腹横肌可沿着腰大肌向头侧分离，后方（侧面）的原造口位置保持完整。
- 在后腹膜分离腔的浅层可放置干的医用海绵用以标记下方腹横肌松解的结束位置。
- 再往下通常会碰到紧贴腹膜从内环口穿出的生殖结构。
  - 对女性来说，缓慢用电灼离断子宫圆韧带没有不良后果。

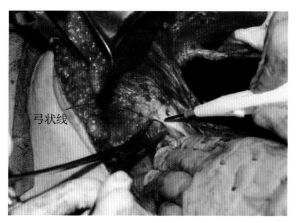

▲ 图 51-7　下方的腹横肌松解

在弓状线以上切开腹直肌后鞘外侧—由腹内斜肌后方的肌纤维和腹横肌腱膜构成，在半月线内侧游离出下方的腹膜

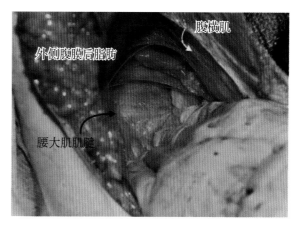

▲ 图 51-8　显露腰大肌

腹膜前腹横肌松解的外侧延伸范围至显露腰大肌为止，标志是看见白色条状的腰大肌肌腱（黑箭）。通过进入位于腹膜后脂肪的一个微小分层可以到达这个位置，将部分脂肪（蓝线）留在侧腹壁上（黄箭）

- 对男性来说，需要仔细地将生殖血管去腹膜化，弯曲折叠处留在后腹膜上，以便内侧腹膜的推进。
- 要注意的是只有完成耻骨上的游离，这部分操作才可能做到充分显露。

建议

- 要获得腹横肌松解的适当深度，需要向内侧轻微牵拉腹直肌后鞘，使其保持平坦，用电刀快速地烧灼出一条切开线直至在切开的筋膜下看到保留着一层纤薄的腹膜。
- 一旦局部区域已经到达腹横肌松解的合适深度，将腹内斜肌后腱膜与腹横肌腱膜向上分离以保持下方腹膜的完整。用直角钳完善这个层面的分离。
- 保持腹直肌后鞘的张力有助于分离。
- 如在后腹膜分离中辨识腰大肌感到困难。这在体型巨大，腹膜后脂肪肥厚的患者中极具挑战，轻触到髂血管会是一个有益的标识。腰大肌就在髂血管外侧深处。

经验与教训

- 钝性将腹横肌从腹膜上分离时，会遇到腹膜后脂肪。由一个裂隙层面将其分为典型的两层脂肪。进入这个层面后会有部分脂肪留在侧后腹膜上，并且到达腰大肌。相反，如将所有腹膜后脂肪从腹壁上分离下来，会导致后腹膜腰部血管的出血。

五、上方的腹横肌松解

- 接下来开始上方的腹横肌松解。在外侧穿支神经血管束和半月线内侧，切开腹内斜肌后片层。

这可以显露下方的腹横肌纤维，它的内侧部分在腹部的上 1/3 处更明显（图 51-9）。

- 采用直角钳挑起腹横肌纤维并予以切断（图 51-10）。同样，向内侧牵拉腹直肌后鞘有助于分离。
- 将腹横肌切断后可将腹膜从腹横肌上钝性分离下来。同样，向内牵引腹直肌后鞘和与之连接腹膜，用剥离子把腹横肌推开。
- 从而做到向上、向下、向两侧肌后 / 腹膜前的大范围分离（图 51-11）。

> 建议：将腹横肌从下方的腹膜上钝性分离时，从肋缘下开始，在这里的腹膜更能耐受操作。先向上方和外侧拓展层面，然后向下方和外侧延伸。

经验与教训
- 腹横肌松解平面必须到达肋缘下。
- 一个普遍的错误是由于害怕在腹膜上造成破损而分离到太外侧。错误辨识半月线会导致切断腹内斜肌而非腹横肌，进入了腹内斜肌和腹横肌的肌间层面，而不是腹膜外层面。这个肌间层面在肋缘下无法拓展，出现这种情况提示分离层面错误。

六、原造口周围的分离

- 直视下采用剥离子和向内侧牵引腹膜，应尽可能地向外侧在上、下方向建立肌后分离层面。
- 上、下方向的分离层面最后在保留完整的原造口位置的外侧汇合（看到放置于下方分离层面顶端的海绵后就意味着两个层面已汇合）。
- 两个层面汇合后，把手放在造口位置后面，可以从外向内分离腹膜前层次，直至只保留造口位

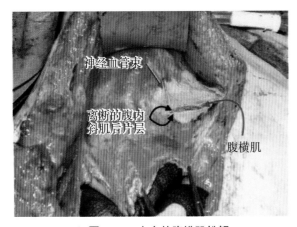

▲ 图 51-9 上方的腹横肌松解

在穿支神经血管束（绿箭）内侧切断腹内斜肌后层的上 1/3（黑箭），可以显露下方的腹横肌纤维

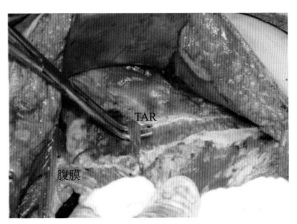

▲ 图 51-10 切断腹横肌

切断腹横肌［"腹横肌松解"（TAR）］是为了游离出下方的腹膜（蓝箭），后者与腹直肌后鞘内侧相连

置（图 51-12）。

- 此时，在可控状态下可以将造口位置从前腹壁上分离下来，这样对腹直肌后鞘及连接的腹膜造成的损伤最小（图 51-13 和图 51-14）。
- 在腹膜前层面形成广泛的腹膜后分离可以明显改善腹直肌后鞘和连续腹膜的推进（图 51-15）。

建议

- 在侧方腹膜前间隙往上、下方向拓展时，腹膜保持一定的张力向外侧牵引。通过将左手放在干海绵上很容易做到这种牵引，这样手指也不会意外戳破腹膜。
- 请记得在下方分离时采用头低足高仰卧位（Trendelenburg），上方分离时采用头高足低位（反Trendelenburg），这样有助于观察。

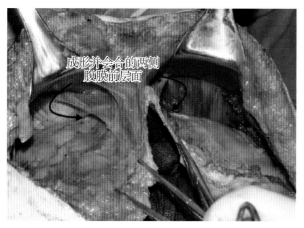

▲ 图 51-11 侧方的腹膜前分离

往上、向下方向拓展的腹膜前层面在将腹横肌切断后最终在两侧成形和相通

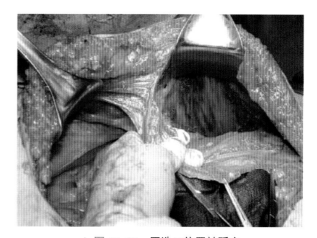

▲ 图 51-12 原造口位置被孤立

侧方的腹膜前层面分离完成，上、下方向的分离层面连接后，可自外向内分离以孤立原造口位置

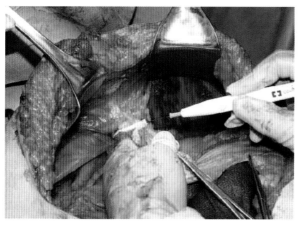

▲ 图 51-13 在原造口位置的肌后分离

向后鞘分离可以保留前方肌肉，后鞘会留下有限的缺损

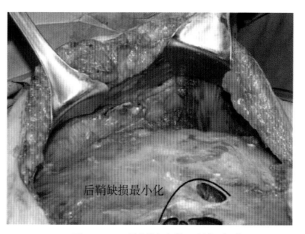

▲ 图 51-14 单侧的腹横肌松解完成

注意在原造口位置游离出肌后分离层次会在腹直肌后鞘上造成一个小缺损

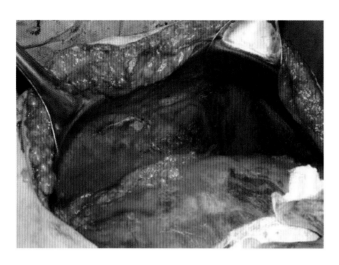

◀ 图 51-15　广泛的后腹膜分离

可以看到通过在腹膜前层面进行广泛的后腹膜分离使腹直肌后鞘获得显著的推进

经验与教训

- 游离原造口位置后（图 51-11 和图 51-12），可以分开前、后层。在前腹壁上犯错可以避免造成后鞘缺损，但相应地在前方肌肉上造成缺损。然而后层往往是富余的，因而应避免在前方肌肉上犯错。由于缺损只限于再手术的位置，所以在后鞘上残留的缺损可轻易被修补（图 51-13）。

七、对侧的腹横肌松解及其他附加的分离

- 在对侧先前没有手术的部位，完成腹横肌松解可能并不困难。

- 在腹横肌松解后，由下方的腹膜前层次向后腹膜推进时，在原先结肠切除的一侧分离可能极具挑战。结肠切除后，再手术区域的解剖层次不明显，只有向外侧充分分离创建足够间隙才能满足补片置入且能够充分覆盖中线。并非总是需要分离至腰大肌的外侧，尤其是下方腹横肌松解，这样做可造成很难修复的腹膜侧方分离。

- 两侧肌后分离完成后，必须在耻骨上和剑突下区域汇合。

- 耻骨上区的分离：在腹膜前层面于腹壁下血管内侧向下直至直视下显露 Cooper 韧带，用大的腹腔拉钩牵开腹直肌，用 Kocher 钳牵引后鞘及头低足高位都可以帮助显露。显露双侧 Cooper 韧带后，术者可以在韧带之间轻柔地钝性分离出 Retzius 间隙。维持腹白线的完整，分离依附在白线上的腹膜前组织，直到进入下方的 Retzius 间隙（图 51-16）。

- 剑突下分离：也是借助于类似的显露——用拉钩向上方牵开腹直肌，向下牵开后鞘，以及采用头高足低位（反 Trendelenburg 体位）。这种分离需要将腹直肌后鞘从进入白线的地方分开，并保持白线的完整性（图 51-17）。在缺损处的上方向各个方向分离继续 5～7cm。在剑突下，腹膜前脂肪层就在白线下方，将多数上方腹横肌纤维切断后可以与腹膜前腹横肌松解层面相融合，并可向头侧建立间隙至膈肌的中心腱（图 51-18）。

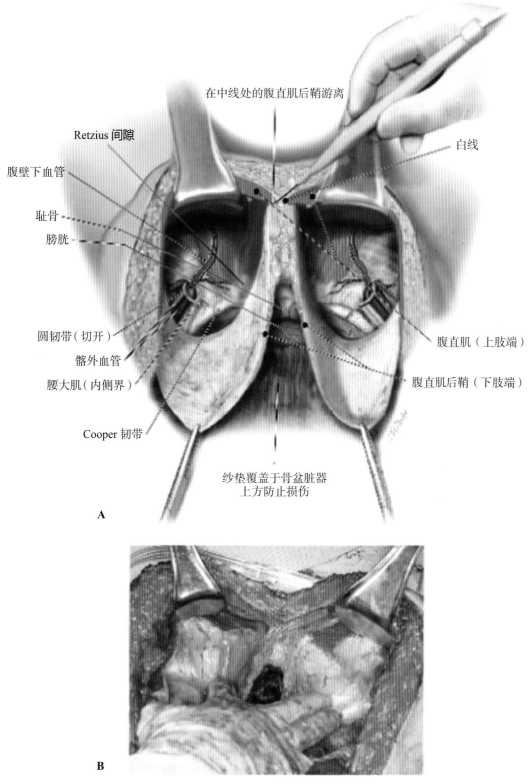

在中线处的腹直肌后鞘游离

Retzius 间隙

腹壁下血管

耻骨

膀胱

圆韧带（切开）

髂外血管

腰大肌（内侧界）

Cooper 韧带

白线

腹直肌（上肢端）

腹直肌后鞘（下肢端）

纱垫覆盖于骨盆脏器
上方防止损伤

A

B

▲ 图 51-16　耻骨上分离

在两侧腹壁下血管内侧的腹膜前分离可以显露两侧的 Cooper 韧带并建立 Retzius 间隙。腹直肌后鞘和腹膜前组织可以从白线上分离下来，直到看见 Retzius 间隙和耻骨。A. 解剖；B. 术中分离（经许可转载，引自 Rosen MJ. Posterior component separation with transversus abdominis release. In：Rosen MJ, ed. *Atlas of Abdominal Wall Reconstruction.* 2nd ed. Philadelphia，PA：Elsevier；2017：90-102.）

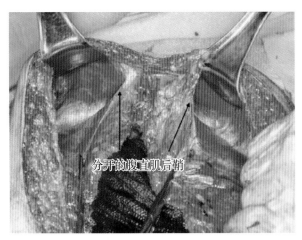

▲ 图 51-17　剑突下分离

在保持白线完整的前提下，将腹直肌后鞘的内侧部分从腹白线上分离下来，融合白线下方的腹膜前层面和两侧的肌后间隙（经许可转载，引自 Rosen MJ. Posterior component separation with transversus abdominis release. In：Rosen MJ，ed. *Atlas of Abdominal Wall Reconstruction.* 2nd ed. Philadelphia，PA：Elsevier；2017：90-102.）

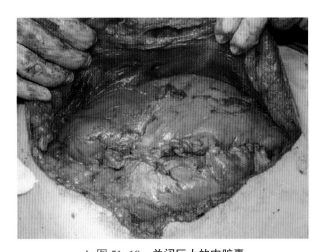

▲ 图 51-18　关闭巨大的内脏囊

腹直肌后鞘的关闭将由腹横肌松解建立的肌后间隙与下方的腹腔脏器隔开

建议

- 出现腹膜破损后，明智的做法是尽可能从其他位置开始分离（即如果在下方腹横肌松解时造成破损，则从上方开始分离，反之亦然）。
- 另一种解决破损的做法是在这个医源性破损的外侧牵引腹膜，快速将分离移向破损的更远处。在破损内侧牵引腹膜无疑会撕扯破损周边的腹膜。

经验与教训

- 耻骨上分离时，通过轻柔地钝性分离可以轻松建立 Retzius 间隙，把膀胱置于下方。如果分离困难，尤其是直肠切除后再次盆腔手术的患者，提示膀胱可能黏附于前方的白线。如果出现这种情况，可以延伸进腹的中线切口，缓慢分离下方与白线粘连的组织。即使损伤了膀胱，也可以直接观察到。
- 如果担心或者不确定膀胱有无损伤，可以从导尿管灌注 400～500ml 亚甲蓝染色的生理盐水。
- 剑突下分离时，通过离断腹横肌上方的大多数纤维，可使外侧的腹横肌松解层面和内侧腹膜前脂肪层面融合。腹横肌最上方的部分实际上和横膈相连，在前方分离的时候注意不要分离到膈肌纤维从而进入胸腔。

八、腹壁重建

- 耻骨上、剑突下的腹横肌松解完成后，腹直肌后鞘与邻近腹膜关闭后，手术进入重建阶段。

- 腹膜上的小破损可以用 3-0 吸收线 8 字形缝合，大的破损用 3-0 线连续缝合。

- 用 2-0 吸收线连续缝合关闭中线腹直肌后鞘，形成一个巨大的内脏囊（图 51-18）。

- 随后将补片放置于肌后巨大的囊腔内，通常呈菱形放置（图 51-19）。

- 在直视下采用缝线穿刺器进行穿筋膜补片固定。我们最常用 8 根慢吸收单股 1 号线在标记位置固定补片（图 51-1）。

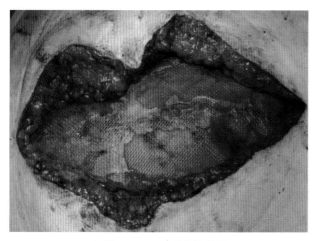

▲ 图 51-19　肌后补片放置

在这例手术中，在肌后间隙内呈菱形放置了一张 30cm×30cm 的重量型聚丙烯补片

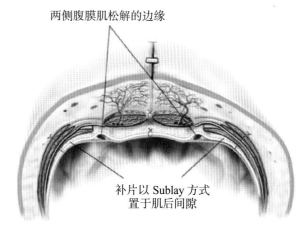

两侧腹膜肌松解的边缘

补片以 Sublay 方式置于肌后间隙

▲ 图 51-20　肌后补片的最终位置

经许可转载，引自 Rosen MJ. Posterior component separation with transversus abdominis release. In：Rosen MJ, ed. *Atlas of Abdominal Wall Reconstruction.* 2nd ed. Philadelphia, PA：Elsevier；2017：90-102.

- 之后在补片上方留置 19 号硅胶引流管，术后引流少于 30ml/d 后拔除。

- 用 1 号慢吸收单股缝线关闭前鞘。

- 切除多余的软组织和陈旧瘢痕，然后用 3-0 铬制羊肠线在深层连续缝合关闭皮下存留的所有无效腔。

- 用 4-0 单股缝线皮内缝合关闭皮肤切口。

- 图 51-20 展示了补片在腹直肌后的最终位置以及穿筋膜固定的方向。

建议

- 穿筋膜固定补片时，有许多的细节之处，要注意目的是在前鞘关闭后补片保持平整。以下是一些要点。

- 直视下使用缝线穿刺器，并用大的压肠板保护穿刺点。

- 先穿刺固定耻骨上和剑突下的点。

- 每一边腹壁各固定缝合 3 个点。
- 每穿刺一个点，与之毗邻的穿刺点都要收紧。
- 设计补片在前方的固定位置时，将两侧前鞘向中线拉拢，模拟前腹壁的最终位置。
- 先将单侧的三处固定点打结收紧，再处理对侧的固定点。
- 补片需要尽可能保持紧绷，因为关闭前鞘通常会导致松弛。

经验与教训
- 关于用慢吸收的 1 号单股线关闭前筋膜。
- 如果关闭时不存在张力，可以在确认的筋膜上采用针距为 0.5～1.0cm 的连续缝合，注意要减少缝入多余脂肪和肌肉组织。
- 如果前筋膜关闭时存在张力，采用间断的 8 字形缝合。多数采用内 8 字形缝合，少部分外 8 字形缝合。

九、术后护理

- 恢复饮食一般取决于是否同时行结直肠手术，通常，患者术后即可恢复饮食。
- 常规放置引流，检测引流的量是否减少以及稠厚度是否降低，拔除引流的时间通常差异很大。
- 为了患者的舒适和支持，建议使用腹带。
- 术后机械性和药物性预防静脉栓塞以及下床活动对于避免静脉血栓栓塞十分关键。

十、总结

- 原先的造口位置和结直肠切除会增加腹横肌松解的难度。
- 施行先向上、下方向的腹横肌松解，再到原手术位置（如原造口或者旁正中切口）的外侧，从而减少对腹直肌后鞘和腹膜的损伤。
- 减少在原结肠切除位置的粘连松解和侧方 / 后腹膜的分离，以便不损害腹膜的外侧固定。
- 如果患者既往有例如直肠切除的盆腔手术史，要意识到耻骨上分离的难度，注意观察有无膀胱损伤。

推荐阅读

[1] Novitsky YW, Elliott HL, Orenstein SB, Rosen MJ. Transversus abdominis muscle release: a novel approach to posterior component separation during complex abdominal wall reconstruction. *Am J Surg.* 2012;204(5):709–716.

[2] Pauli EM, Wang J, Petro CC, Juza RM, Novitsky YW, Rosen MJ. Posterior component separation with transversus abdominis release successfully addresses recurrent ventral hernias following anterior component separation. *Hernia.* 2015;19(2):285–291.

[3] Singh R, Omiccioli A, Hegge S, Mckinley C. Does the extraction–site location in laparoscopic colorectal surgery have an impact on incisional hernia rates? *Surg Endosc.* 2008;22(12):2596–2600.

第52章 便 秘

Constipation

Tracy Hull **著**

鲁 兵 **译**　傅传刚 **校**

一、慢传输型便秘

（一）注意事项

- 对保守治疗失败，结肠传输试验检查确定为慢传输便秘（图 52-1），并且排粪造影显示能够排空直肠的便秘患者，可以考虑为手术的相对候选人。

- 有时，当诊断不明确或患者存在营养不良等并发症时，可先行腹腔镜回肠造口术（图 52-2），促进患者恢复健康，同时确定症状是否可以得到改善。

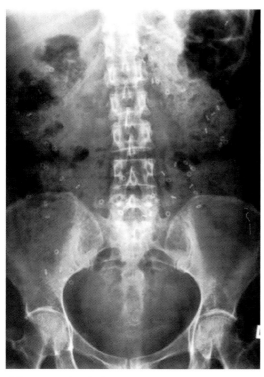

▲ 图 52-1　结肠传输试验显示，第 5 天标志物散布在结肠各处，与慢传输便秘一致

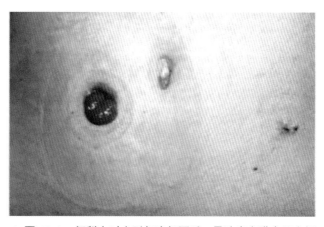

▲ 图 52-2　便秘有时会引起腹部不适，导致患者进食量大幅减少。腹腔镜造口术是一种简单快速的手术，可迅速将结肠拉出造口，使患者恢复健康。未来，再规划一个更复杂、彻底的切除手术

- 如果患者症状不是由于上消化道或小肠而是由于结肠引发慢传输，回肠造口后腹胀和痉挛等症状应当得到缓解。

- 如果结肠明显扩张，腹腔镜回肠造口可以为确定性结肠切除前进行结肠灌洗提供路径，从而减轻结肠扩张。

- 如果结肠扩张引起结肠缺血性改变，应行全结肠切除术，并进行回肠末端造口。

- 结肠切除术前，应行机械肠道准备，肠道准备效果差异较大。

（二）设备

- 普通剖腹 / 腹腔镜手术器械。

- Hasson 穿刺器，12mm 穿刺器，5mm 穿刺器 3 把。

- 内镜下线性切割闭合器，可更换吻合钉（根据需要）。

- 端 – 端吻合器。

- 10mm/5mm 30° 腹腔镜。

- 伤口保护器。

- 能量平台 / 容器密封装置。

（三）定位 / 术前（见第 3 章）

- 手术室放置 Foley 导尿管，术前给予抗生素。

- 采取静脉血栓及栓塞预防措施（化学和机械）。

- 体位采取马镫位或分腿式手术台。

- 患者进行固定，可能需要头低位。

（四）技术

- 全结肠切除通常采用腹腔镜手术，但如果结肠扩张明显，采用传统的开腹手术进行。

- 开放式手术采用腹部正中切口。

- 对于腹腔镜入路，可使用 10～12mm 的气囊或 Hasson 穿刺器进入脐或脐上区域。

- 直视下，在右、左中腹部放置 5mm 穿刺器，在耻骨上中线或右下象限区域放置 10～12mm 穿刺器。耻骨上或脐部的穿刺器位置可扩展为标本取出部位。

> **经验与教训**
>
> - 即使结肠减压后，由于结肠常常冗长，腹腔镜下定位不准，尤其是横结肠肝曲和脾曲。
>
> - 盲肠通常非常游离，头朝下会使盲肠脱离盆腔。同时，患者左侧倾斜也会使右半结肠远离手术野。

- 根据外科医生的偏好，整个结肠以从外侧到内侧或从内侧到外侧路径进行游离。我们通常使用先进的双极能量平台切除肠系膜。

- 右半结肠从外侧向内侧手术解剖分离肠系膜（图 52-3 和 52-4）。
  - 解剖分离回结肠血管（图 52-5）。值得注意的是，并不需要在靠近血管起始点进行解剖分离，但结肠系膜应该从十二指肠的附着处进行分离，以便在需要时将结肠从取出部位拉出。
- 然后将患者的位置改为头高位，确定肠系膜的切缘。
- 进入这一平面将横结肠的网膜和肠系膜分开。交替地切除大网膜，然后分离肠系膜（图 52-6）。由于分离结肠的血管相对靠近结肠，这种做法不适合癌症患者。我们使用双极能量平台分离切割。
  - 由于横结肠总是冗长，注意避免偏离该平面。
- 分离脾曲，患者取头高右侧倾斜。当操作者游离脾曲时，降结肠从外侧向内侧移动（图 52-7）。
  - 结肠通常是冗长且折叠，分离时容易失去正确的方向。
  - 横结肠区和降结肠区之间的频繁交替有助于分离。
  - 脾曲完全游离后，横结肠的切缘被带到降结肠上。
- 患者取头低位，然后对乙状结肠进行定位游离。确认左输尿管的位置后，游离切断肠系膜下血管（图 52-8）。冗长的乙状结肠可能附着在骨盆中，需要在血管分离解剖前将其分离释放。
- 整个左半结肠从外侧向内侧游离，分离乙状结肠系膜切缘与降结肠系膜切缘会合。

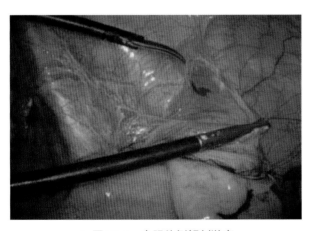

▲ 图 52-3　盲肠外侧解剖游离

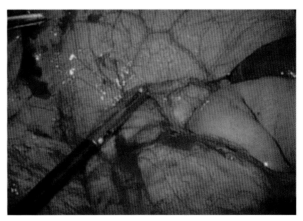

▲ 图 52-4　肝曲外侧解剖游离

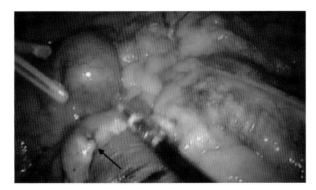

▲ 图 52-5　回肠结肠蒂的划分。黑箭指蒂，红箭指十二指肠第二部分区域

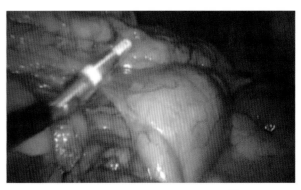

▲ 图 52-6　大网膜附着于横结肠的情况

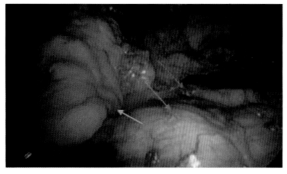

▲ 图 52-7　游离脾曲

黑箭指示脾脏，蓝箭显示结肠脾曲向内侧移动，绿箭表示
网膜附着物，橙箭显示腹膜后组织

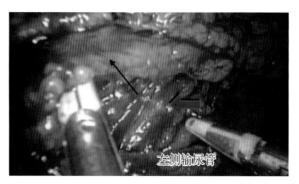

▲ 图 52-8　识别左输尿管及分离肠系膜下动脉（IMA）

- 由骶前间隙进入游离上段直肠，这有助于吻合。
- 采用能量平台对上段直肠的肠系膜进行分离。
- 使用耻骨上切口，线性切割吻合器将直肠切断，尽可能一次完成切断直肠（图 52-9）。
- 扩大耻骨上端穿刺孔利于结肠取出。
- 放置小型切口保护器。
- 游离结肠，直至末端回肠。
- 在回盲交界部切断肠管及系膜。
- 回肠末端切口边缘用 0 号不可吸收聚丙烯缝合线做荷包。
- 环形吻合器的头部置于回肠末端。
  - 根据回肠末端肠管的可用性和大小，采用 29～31mm 大小不等环形吻合器。
  - 此外，使用吻合器吻合时需要排除肛门狭窄。
- 将小肠放入腹腔。
- 将穿刺器经伤口保护器插入腹腔，周围保护套固定，闭合腹腔。重新建立气腹。
- 确认小肠肠系膜未扭曲。
- 将吻合器推进至直肠闭合线的顶部，使钉钻穿过直肠断端（图 52-10）。我们不提倡采用端侧吻合术治疗便秘。

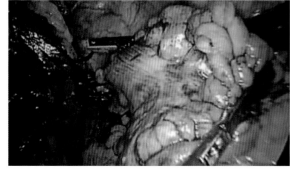

▲ 图 52-9　直肠乙状交界处横断，确保直角切断肠管

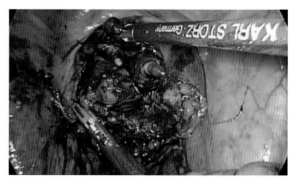

▲ 图 52-10　穿过远端直肠钉线的吻合器钉

经验与教训

● 如果经肛吻合器插入难以到达直肠断端，可有两种办法。

　– 首先是切除更多直肠。

　– 当直肠扩张，并且黏膜堆积，吻合器推进较为困难，这种情况下，需要注意吻合器头部不损伤肠管。

　– 停止气腹，耻骨上切口横向延长。

　– 确定并切除直肠断端吻合钉线。缝合荷包。

　– 术者的示指穿过荷包线进入直肠，另一只手在两腿之间，引导吻合器，示指深入直肠，帮助吻合器避开堆积的直肠黏膜进入直肠深部。

　– 将吻合器带到直肠顶部，伸出钉钻，系紧荷包线，完成吻合（图 52-11 和图 52-12）。

● 当患者肠管组织质量欠佳或正在服用会显著改变其免疫系统的药物时，应考虑采用近端回肠造口术。

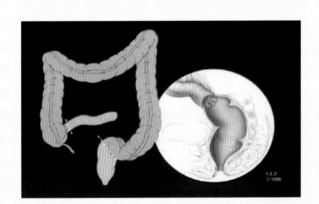

▲ 图 52-11　结肠切除，回肠直肠吻合术治疗慢传输型便秘的概况

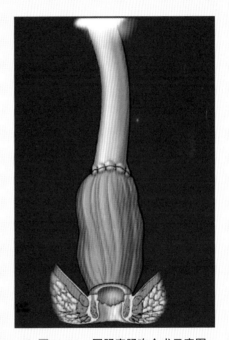

▲ 图 52-12　回肠直肠吻合术示意图

二、盆腔便秘

（一）注意事项：先天性巨结肠

● 成人可检出短节段先天性巨结肠。肛门生理测试发现直肠肛管抑制反射缺失。

- 如果寻找神经节细胞缺失的证据，可在直肠后壁做条状活检。
  - 应提醒病理学家，确定送检标本组织方向非常重要。
  - 通常病变带的宽度约为 1.5cm，从齿状线向上到头侧为 2～3cm。
  - 如果直肠扩张，长度延伸至扩张直肠的远端。
- 一旦确诊，不考虑保守治疗，计划手术。
- 注意：有些患者有巨直肠，需要进行临时性回肠造口（通常为腹腔镜手术）和肠道清洁，使结肠和直肠恢复到可控制的直径。

（二）设备

- 普通剖腹 / 腹腔镜手术器械。
- 气囊（哈森）穿刺器，12mm 穿刺器，5mm 穿刺器 3 个。
- 内镜线性切割闭合器，可更换吻合钉（根据需要）。
- 端 – 端吻合器。
- 10mm/5mm 30° 腹腔镜。
- 伤口保护器。
- 能源平台 / 容器密封装置。

（三）定位 / 术前（见第 3 章）

- 手术室放置 Foley 导尿管，术前给予抗生素。
- 采取静脉血栓及栓塞预防措施（化学和机械）。
- 体位采取马镫位或分腿式手术台。
- 患者进行固定，可能需要头低位。
- 一般有明确手术方案，常规采用腹腔镜手术。如果患者曾有先天性盆腔手术则采用开放手术方案。
- 有时，采用腹腔镜左半结肠头侧游离术结合开放式耻骨上腹部横切口。

（四）技术

- 确定左输尿管位置后，分离切断肠系膜下血管（图 52-8）。
- 通过进入直肠全系膜切除平面的骶前间隙游离盆底（图 52-13 和图 52-14）。
- 直肠完全游离至盆底后，改由经肛手术径路。
- 做肛门外翻缝合，用电凝从齿状线开始向近侧行黏膜切除。
- 切开头侧肛门括约肌，进入直肠周围平面（类似经会阴直肠乙状结肠切除术的平面），向上分离，与腹部游离会合。
- 将肠管经肛管拉出并截断（图 52-15 和图 52-16）。
- 术中冰冻检查拟用于吻合的近端结肠边缘肠壁组织。

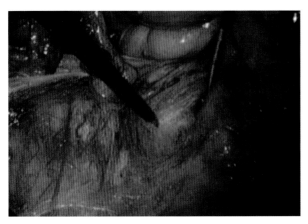

▲ 图 52-13　进入骶前无血管间隙

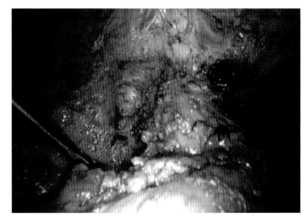

▲ 图 52-14　盆底游离 / 解剖

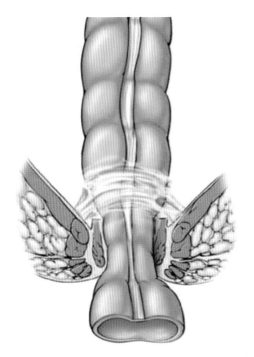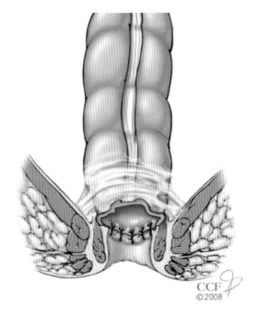

▲ 图 52-15　先天性巨结肠进行黏膜切除术

游离大肠，病理证实计划吻合的边缘神经节细胞存在。在齿状线水平进行手工吻合（经许可转载，引自 Cleveland Clinic Center for Medical Art & Photography © 2019，版权所有）

　　– 注意：提醒病理学家检查送冰冻样本。

　　– 确定神经节细胞存在。

● 结肠切断，证实近端结肠切口血供良好。

● 采用 2-0 或 3-0 聚乳酸缝线进行结肠断端手工吻合（图 52-17）。

● 如果患者术前没有进行回肠造口，则进行回肠造口术。

● 放置盆腔引流管。

● 所有腹部切口（和穿刺孔位置）均缝合。

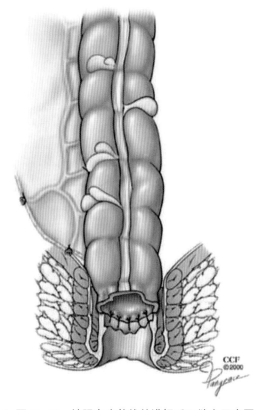

▲ 图 52-16　结肠在齿状线处进行手工缝合示意图
经许可转载，引自 Cleveland Clinic Center for Medical Art & Photography © 2019，版权所有

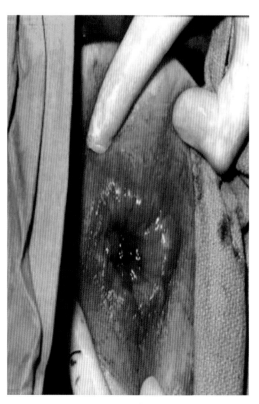

▲ 图 52-17　手工吻合口在齿状线的外观

三、术后护理

- 所有患者在结肠切除术后应给予采用常规强化护理。
- 没有证据表明术后需要持续使用抗生素。
- 新造口术患者术后给予造口教学至关重要。

推 荐 阅 读

[1] Bordeianou LG, Carmichael JC, Paquette IM, et al. Consensus statement of definitions for anorectal physiology testing and pelvic floor terminology (revised). *Dis Colon Rectum*. 2018;61(4):421–427.

[2] Paquette IM, Varma M, Ternent C, et al. The American Society of Colon and Rectal Surgeons' clinical practice guideline for the evaluation and management of constipation. *Dis Colon Rectum*. 2016;59(6):479–492.

[3] Reshef A, Alves-Ferreira P, Zutshi M, Hull T, Gurland B. Colectomy for slow transit constipation: effective for patients with coexistent obstructed defecation. *Int J Colorectal Dis*. 2013;28(6):841–847.

第53章 盆底疾病的肉毒杆菌和针刺治疗
Botox of the Pelvic Floor and Acupuncture

Massarat Zutshi **著**

吴 炯 **译**　　傅传刚　高 玮 **校**

一、注意事项

- 肛提肌肌群由耻骨尾骨肌，耻骨直肠肌和髂骨尾骨肌组成。

- 肛提肌由阴部神经的分支（会阴神经和直肠下神经）和骶神经的 S_3 和（或）S_4 共同支配。

- 一般情况下，肛提肌肌群处于收缩状态，以支撑腹腔及盆腔器官。

- 向前牵拉直肠和肛管之间的肛直角，有助于肛门自制功能，而肌肉放松可使肛直角变大，便于排便。

- 肛提肌综合征表现的症状，一种是慢性特发性盆腔深部疼痛，另一种是痉挛性肛门直肠痛，表现为剧烈的"电击样"痛。

  - 疼痛在卧位及坐位时加重，站立时减轻，具有慢性及反复发作的特点。

  - 疼痛通常在白天加重。

  - 疼痛至少持续 20min。

- 直肠指诊可触及僵硬或痉挛的条索样耻骨直肠肌，尾骨附着区触诊可有压痛。

- 肉毒杆菌毒素是一种治疗选择（其他的包括生物反馈、电刺激、物理治疗和骶神经刺激），主要是将肉毒素与生理盐水一起注射到肌肉中。

- 不同文献报道的症状缓解率差异很大。

二、无菌仪器 / 设备

- 6 支配有 22 号 1～1/2 英寸针头的 1ml 注射器。

- 1 支配有 22 号 1～1/2 英寸针头的 10ml 注射器。

- 2 瓶 100U 肉毒杆菌毒素。

- 1 瓶 20ml 丁哌卡因脂质体注射用混悬液。

- 1 瓶 10ml 生理盐水。

- 用于皮肤消毒的聚维酮碘溶液剂。

- 照明式 Hill-Ferguson 肛门拉钩。

三、手术入路

肛周入路

- 术前：肠道准备（泻药或灌肠剂）排空直肠内粪便。
- 麻醉：一般用喉罩麻醉。
- 体位：截石位。

四、方法

- 每瓶肉毒杆菌毒素用 3.5ml 生理盐水稀释，分别装入 6 个 1ml 注射器（图 53-1）。将长效丁哌卡因装入 10ml 注射器。
- 患者取截石位，首先用聚维酮碘纱布消毒肛管内部，皮肤消毒范围应超过会阴部，前侧至阴囊或阴道，后侧至尾骨。两侧超过坐骨结节。
- 将手指放在肛管内进行指检，检查肛管是否有异常。插入 Hill-Ferguson 肛门牵开器行直视下检查，记录任何异常的发现（图 53-2B）。
- 将非惯用手的示指放在肛管内，辨认左右两侧和后方的肛门内括约肌和肛提肌。
- 将示指放在肛管后侧，并向下按压肛提肌。用非惯用手的拇指触摸肛提肌（图 53-3）。
- 取 1 支装满肉毒杆菌毒素的注射器，从肛管后正中线处的肛周皮肤刺入，缓慢推进，直到感觉针头贴在指尖上（图 53-4）。
- 向外退出针头，确保针头进入肌肉内部。回抽无血后先注射 1/3 溶液，调整针头方向以 30° 进针，再注射 1/3 溶液，反方向以 30° 角进针，注射最后的 1/3 溶液（图 53-5）。

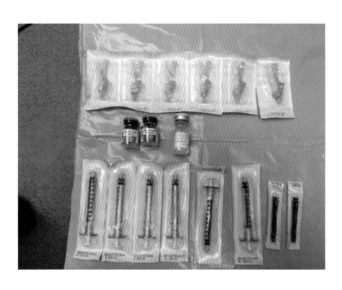

◀ 图 53-1　准备
200U 肉毒杆菌毒素、生理盐水
和 6 个 1ml 注射器

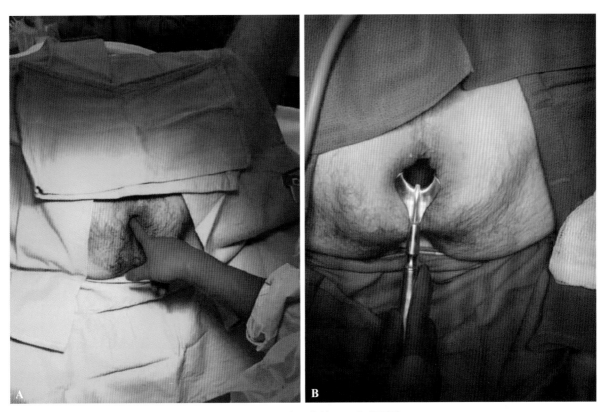

▲ 图 53-2　**A.** 直肠指诊；**B.** 肛门视诊

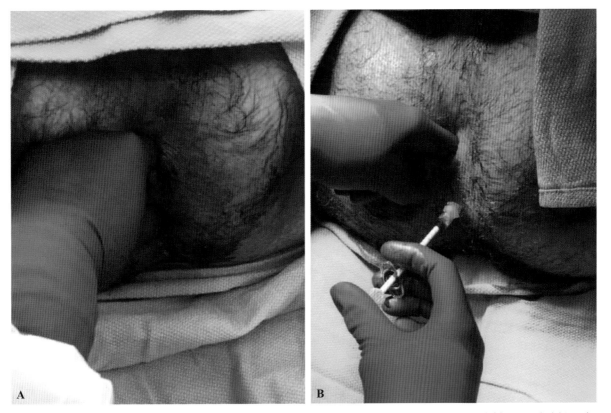

▲ 图 53-3　**A.** 触诊后正中线的肛提肌，用手指插入肛门将肛提肌推向大拇指；**B.** 后正中线注射，用手指插入肛门将肛提肌向下推，引导针尖进入肌肉

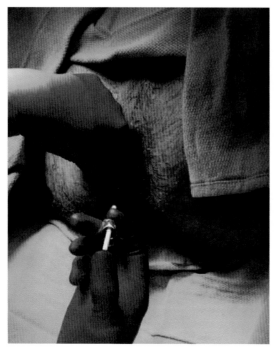 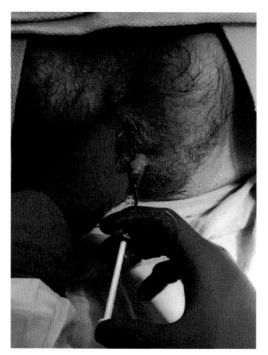

▲ 图 53-4　右后外侧注射
在肛管内用手指引导针尖进入肛提肌

▲ 图 53-5　左后外侧注射
用手指在肛门内感触肛提肌并引导针尖进入肌肉

- 用另一支注射器重复刚才的步骤，这次是先在右后方和左后方注射（图 53-6），然后在左右两侧注射（图 53-7），要确保针头始终在肌肉内。最后一针可以根据不同的患者，注射在疼痛最明显的地方。

- 使用 10ml 的 EXPAREL（丁哌卡因脂质体注射用混悬液）重复以上步骤。

- 将剩余的 10ml EXPAREL，在两侧分别注射 5ml，进行阴部神经阻滞。
    - 用左手示指在肛管内触碰一侧的坐骨棘。
    - 将针从坐骨结节下方的皮肤朝肛内手指方向刺入，回抽无血后注射溶液，然后缓慢退出针头。
    - 通过改变方向行扇形注射，将 5ml 溶液全部注入一侧。
    - 然后在对侧重复此操作。

- 最后轻轻地按揉肛提肌。
    - 将示指伸入肛管内，从后正中线开始，触及肛提肌，按从前往后的方向轻轻按摩。
    - 然后从后中线移到一侧，再移到对侧，轻柔地从右向左移动。
    - 仅需按摩肛提肌，且按摩力度不能太大。

- 检查肛管是否有出血。

- 清洁皮肤区域。

- 嘱咐患者恢复到仰卧位。

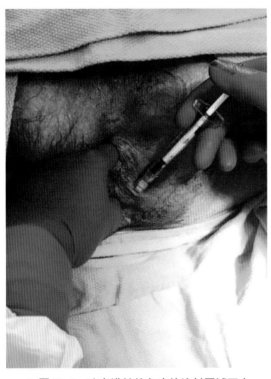

▲ 图 53-6　改变进针的角度使注射区域更大

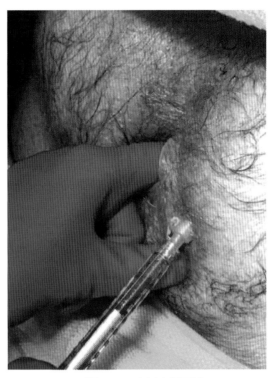

▲ 图 53-7　左侧注射区域

经肛入路

- 第一步和肛周入路相似。

- 注射肉毒杆菌毒素时，将非惯用手的示指放在肛管内，触摸到肛提肌然后用大拇指向上推。

- 移开示指，将 Hill-Ferguson 肛门牵开器置入肛管，在齿状线上方约 1cm 处朝拇指方向进针，同时将肛提肌向上推。

- 回抽无血后，注射 1/3 的溶液。

- 退出针头，改变方向，以 30° 进针，重复注射。

- 再次退出针头，在相反的方向上以 30° 进针，注射剩余的溶液。

- 本项操作是在不同层次上的重复，就像会阴入路中所描述的那样，但这次是经肛的操作。

- 同样的，注射后对肛提肌进行按摩，从两侧到后正中线，从前到后。

- 按照肉毒杆菌毒素的注射说明，肛提肌内注射 10ml 长效脂质体丁哌卡因，还有 10ml 作为阴部神经阻滞。

五、术后护理

- 根据需要，每天坐浴或者使用冰袋。

- 根据每个外科医生的用药习惯和患者的意愿使用镇痛药，必要的时候使用麻醉类镇痛药。

- 10～12 周复查。
- 患者如果出现任何发红、肿胀、疼痛加剧、体温高于 101 ℉（38.3℃）或排尿困难的症状，建议与医生联系。

推荐阅读

Bastawrous AL, Lee JK. Proctalgia fugax, levator spasm, and pelvic pain: evaluation and differential diagnosis. In: Beck D, Steele SR, Wexner SD, eds. *Fundamentals of Anorectal Surgery*. 3rd ed. New York, NY: Springer Publishing; 2019:318–321.

第 54 章　经会阴直肠切除术
Perineal Proctectomy

Amy Lightner　**著**

朱　哲　**译**　　傅传刚　高　玮　**校**

一、一般注意事项

- 没有肠梗阻的患者应在术前 1 天口服聚乙烯制剂进行肠道准备，并口服 3 剂每次 1g 的新霉素和 500mg 甲硝唑。
- 术前 2h 内皮下注射肝素，并使用间断压迫装置预防深静脉血栓形成。
- 直肠指检，影像学和内镜检查可用于确定病变的病理类型（如是肿瘤或瘘管型的克罗恩病），以及前壁病变与阴道或前列腺的关系，在局部肿物较大的情况下内外括约肌受累及侧盆壁受侵的情况。
- 直肠肿瘤患者术前应进行直肠指检，明确是否确实需要行经腹会阴联合直肠切除。
- 在直肠切除最后步骤前，充分游离结肠以便进行肠造口，直肠主要经腹部游离。进入骶前间隙后，后方分离至肛提肌水平，离断两侧的侧韧带，前方在 Dennvilliers 筋膜后层解剖出直肠前壁与精囊腺及前列腺或阴道壁之间的平面。

二、器械及设备

- 软垫。
- 碘溶液。
- 带有凳子和头灯的操作台。
- 针式电刀。
- 常规电刀。
- Lone Star 肛门圆形拉钩。
- Kocher 钳。
- St. Mark 自动拉钩 1 个。
- 阴道拉钩 2 个。

- Harrington 拉钩 2 个。
- Gelpi 拉钩。
- 粗直剪刀。
- 长剪刀。
- 长持针器。
- 无损伤血管钳。
- Russians。
- 有齿精细镊子。
- 1–0 薇乔缝线。
- 2–0 薇乔缝线。
- 4–0 可吸收缝线。
- 2–0 尼龙缝线。
- 19 号 JP 负压引流管。
- 冲洗用肾形弯盘。
- 吸引器。
- 标本桶。

三、麻醉

- 全身麻醉。
- 充分的肌松可以使腹腔得到充分的气体注入，使腹腔镜操作视野更佳。
- 采用椎管内或腹横肌平面阻滞联合口服和静脉镇痛药物以止痛。

四、患者体位

- 患者应采用 Lloyd–Davies 截石位或改良截石位，双臂合拢躯干两侧，并固定于软垫上，双腿固定于马镫形腿架上，防止压迫腓总神经。髋关节外展使会阴分离，并置于手术床的末端，以便触摸到尾骨尖。
- 如果是较大的前壁肿瘤，或者计划行后迷走神经切开术，或者是患者要求，可以考虑采用俯卧位。
- 通过红色橡胶导尿管使用稀释的聚维酮碘进行直肠冲洗，清除残余的粪便。
- 术者通常坐在两腿之间，患者的双腿应向上抬高。
- 如果采用折刀位，检查床通常应抬高，以便更好地进入会阴部操作。
- 根据手术医生对拉钩的要求，助手可位于左侧或右侧。

五、器械及设备

- 专用的手术台，配有电刀、Lone Star 肛门圆形拉钩及各类拉钩用于显露术野，以便更好地分离、缝合。
- 根据手术室的无影灯条件决定是否需要使用头灯。
- 标本取出后应更换新的吸引管，以及弯盘、生理盐水及倍他啶溶液用于冲洗盆腔。

六、手术技巧

- Lone Star 肛门圆形拉钩固定在肛门周围外括约肌处的切口外。
- 手术先在肛门周围做一个椭圆形切口，男性从会阴体的中点，女性从阴道口后方，向后延伸至尾骨尖和肛门的中点。
- 切口应将所有外括约肌包括在内，但不需要向两侧延伸至坐骨结节。
- 然后使用电刀沿切口分离至坐骨直肠窝脂肪（图 54–1）。
- 用数把无创肠钳将肛门夹住，以便最后分离前壁的时候牵拉便于光线照在术野范围。
- 然后将 Lone Star 肛门圆形拉钩重新固定在皮肤切缘上，更好地显露术野，以便向头端分离坐骨直肠窝脂肪。

（一）后壁分离

- 当分离至后方及侧方时，根据患者的身体条件，深部盆腔组合自动拉钩与 Lone Star 肛门圆形拉钩一起使用会有很大的帮助。

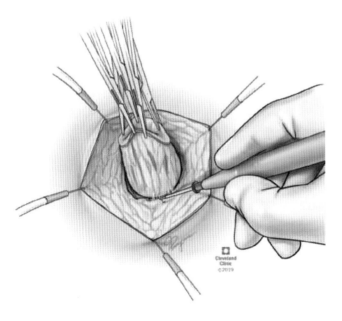

◀ 图 54–1　使用电刀沿坐骨直肠窝脂肪环形进行剥离

经许可转载，引自 Cleveland Clinic Center for Medical Art & Photography © 2019，版权所有

- 进行后方分离时应在尾骨前方进行分离，可以用手指置于尾骨尖作为指示。
- 肛尾韧带离断标志着后方分离的完成，进行这一步操作时，应使用粗直剪在尾骨前方将肛尾韧带捅开并拓展以通过示指（图 54-2）。

（二）侧壁分离

- 将示指放在肛提肌的后面，用电刀切断两侧的耻骨直肠肌，从后向前分离。
- 当分离进行到前壁时，用拉钩将阴道牵开将有助于侧方的显露。

（三）前壁分离

- 仅有前壁未分离时，用手从已贯通的会阴伤口将直肠切除标本的近端拉出，使直肠在前壁形成一个顶点。

通过牵拉将前壁的直肠横机与直肠尿道肌分开（图 54-3）。

- 最后一步是分离直肠与前列腺或阴道壁，注意分离不能太靠后方导致直肠破裂引起肿瘤播散，也不能太靠前方引起尿道及生殖结构的损伤。

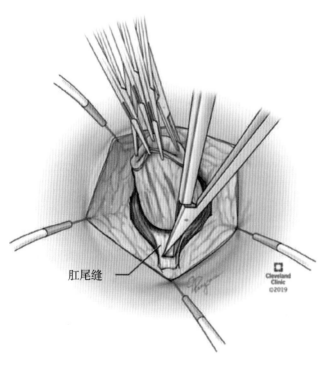

▲ 图 54-2　后方分离的最后一步

离断肛尾韧带，使用粗直剪在尾骨前方将肛尾韧带捅开并拓展，以通过示指以便接下来分离侧壁（经许可转载，引自 Cleveland Clinic Center for Medical Art & Photography © 2019，版权所有）

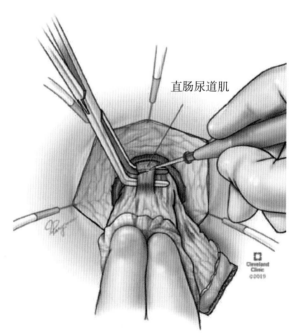

▲ 图 54-3　通过牵拉分离前壁的直肠横肌与直肠尿道肌

经许可转载，引自 Cleveland Clinic Center for Medical Art & Photography © 2019，版权所有

（四）手术标本取出

- 标本取出时应避免穿孔或肿瘤外溢。

- 应检查标本确保符合直肠全系膜切除（TME），直肠系膜筋膜没有被破坏。

- 在送检病理之前应打开标本评估肿瘤的情况。

- 彻底止血是防止术后出血及脓肿形成的关键。

- 止血的手段包括缝合结扎及电凝。

- 彻底止血后，先后使用 1L 倍他定溶液和 2L 生理盐水从腹腔倒入冲洗会阴部伤口。

（五）关闭会阴部伤口

- 将 19 号负压引流管由穿刺器孔置入盆腔，最好与造口放置在同一侧，以防止将来肿瘤复发可能需要用到腹直肌皮瓣。

- 若一期缝合，应当使用可吸收线分层缝合会阴部切口。

- 残余的肛提肌应使用 0 号或 1 号薇乔缝线进行间断 8 字形缝合。

- 使用 1 号薇乔缝线 8 字形缝合皮下脂肪层及坐骨直肠间隙，最后一层使用 2-0 薇乔缝线 8 字形缝合，确保没有无效腔。

- 如果没有因为术前放疗引起的感染，皮肤可以用 4-0 单根线连续缝合关闭。

- 如果患者接受过术前放疗，可使用 2-0 尼龙线行垂直褥式缝合皮肤（图 54-4）。

（六）关闭会阴创口的其他选择

- 伤口负压引流。

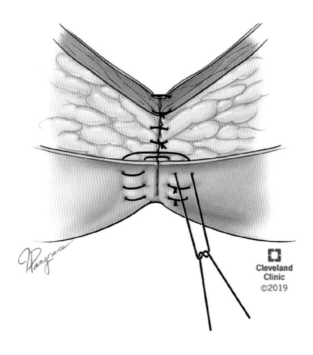

◀ 图 54-4　关闭会阴部伤口时，皮下脂肪和坐骨直肠间隙用 1-0 和 2-0 薇乔缝线重新对合，确保无无效腔。然后用 2-0 尼龙线行垂直褥式缝合皮肤

经许可转载，引自 Cleveland Clinic Center for Medical Art & Photography © 2019，版权所有

- 可选择生物或合成补片修补会阴部缺损。
- 大网膜成形术。
- 垂直腹直肌皮瓣转移。
- 股薄肌皮瓣转移。
- 臀大肌皮瓣转移。

（七）经括约肌间分离

- 适用于良性疾病如克罗恩病需要进行直肠切除或超低位的直肠肿瘤需要采用结肠肛管手工吻合的患者。本次讨论中的良性疾病在缝闭肛门的情况下可以进行经括约肌间分离。
- 体位与前述相同，这里 Lone Star 肛门圆形拉钩应放置在皮肤颜色改变的地方，也就是内外括约肌交界处。
- 在肛门皮肤移行处可以见到内外括约肌间沟。
- 针式电刀采用电切模式沿括约肌间沟环形切开，此平面相对缺乏血供。
- 将 Lone Star 肛门圆形拉钩重新放置在切缘，再更换为常规电刀。
- 接下来的分离步骤如前所述。
- 超低位直肠癌的患者应从齿状线上方开始分离，一直沿括约肌间隙向头端分离，直到与从盆腔分离的位置会合。

经验与教训

- 会阴部伤口往往需要撑开引流，应让患者提前预期到这种可能性。
- 会阴部外翻缝合牵拉可以代替 Lone Star 肛门圆形拉钩的作用。
- 前壁分离往往是最困难的地方，轻柔牵拉导尿管有助于判断尿道的位置。

七、术后护理

- 遵循我们认可的术后加速康复计划。
- 麻醉拔管前拔除胃管，尽量减少静脉补液，术后当天可进食，术后第 1 天即可拔除尿管。
- 减少阿片类药物的使用，避免患者自控镇痛。
- 术后继续皮下注射肝素和间断压迫装置，以预防深静脉血栓形成。
- 负压引流管应在出院前拔除。
- 由于会阴部伤口感染、裂开发生率较高，应当每天检查会阴部伤口是否有感染迹象。浆液性的引流是正常的，一旦出现脓性分泌物可能需要拆开伤口充分引流。

[1] Delacroix SE Jr, Winters JC. Urinary tract injuries: recognition and management. *Clin Colon Rectal Surg*. 2010;23(3):221.

[2] Peirce C, Martin S. Management of the perineal defect after abdominoperineal excision. *Clin Colon Rectal Surg*. 2016;29(2):160–167.

[3] Shirouzu K, Murakami N, Akagi Y. Intersphincteric resection for very low rectal cancer: a review of the updated literature. *Ann Gastroenterol Surg*. 2017;1(1):24–32.

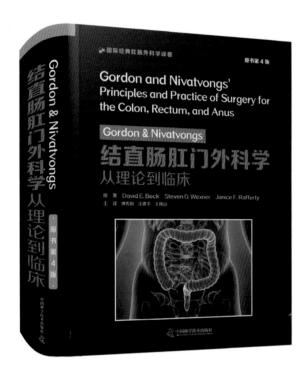

主 译：傅传刚　汪建平　王锡山

开 本：大 16 开（精装）

定 价：598.00 元

　　本书引进自世界知名的 Thieme 出版社，是一部新颖、独特、全面的结直肠肛门外科学经典教科书。本书为全新第 4 版，著者结合大量文献研究及个人临床经验，从最基础的结直肠肛门生理、外科解剖，到临床诊断、手术指征及手术方法等，对结直肠肛门各种临床常见和少见良性及恶性疾病进行了系统、详细的阐述。本书内容系统、图文并茂，对结直肠肛门外科有很强指导作用，适合广大结直肠肛门外科医生阅读参考。

●

致 读 者

亲爱的读者：

　　感谢您对我社图书的喜爱和支持。中国科学技术出版社为中央级出版社，创建于 1956 年，直属于中国科学技术协会，是我国出版科技科普图书历史最长、品种最多、规模最大的出版社。主要出版和发行医药卫生、基础科学、工程技术、人文科学、文化生活等多领域的学术专著和科普出版物。中国科学技术出版社·医学分社，拥有专业的医学编辑出版团队，其下的"焦点医学"是中国科学技术出版社重点打造的医学品牌。我们以"高质量、多层次、广覆盖"为宗旨，出版的医学相关图书数量众多，得到广大读者的喜爱和好评。

　　想要了解更多信息，敬请关注我社官方医学微信"焦点医学"。如果您对本书或其他图书有何意见和建议，可随时来信、来电（010-63581952）联系！欢迎投稿，来信必复。